AF356176

Octave DOIN ET FILS, Éditeurs, 8, place de l'Odéon, Paris, 6º.

NOUVELLE BIBLIOTHÈQUE

DE

L'ÉTUDIANT EN MÉDECINE

PUBLIÉE SOUS LA DIRECTION

DE

L. TESTUT

Professeur à la Faculté de médecine de Lyon.

PAR MM. LES PROFESSEURS ET AGRÉGÉS

ABADIE (de Bordeaux), ANCEL (de Nancy), ARNOZAN (de Bordeaux),
AUGAGNEUR (de Lyon), BOISSON (de Lyon),
BORDIER (de Lyon), BOULUD (de Lyon), BOURSIER (de Bordeaux),
CADE (de Lyon), CARLE (de Lyon), J. CARLES (de Bordeaux),
CASSAET (de Bordeaux), CAUSSE (de Lyon),
CAVALIÉ (de Bordeaux), COLLET (de Lyon), J. COURMONT (de Lyon),
Paul COURMONT (de Lyon), DENUCÉ (de Bordeaux), DUBREUILH (de Bordeaux),
FLORENCE (de Lyon), FORGUE (de Montpellier), GALLAVARDIN (de Lyon),
GANGOLPHE (de Lyon), HÉDON (de Montpellier),
HERRMANN (de Toulouse), HUGOUNENQ (de Lyon), L. IMBERT (de Marseille),
O. JACOB (du Val-de-Grâce), JEANBRAU (de Montpellier), LAGRANGE (de Bordeaux),
LANDE (de Bordeaux), LANGLOIS (de Paris), LANNOIS (de Lyon),
LE DANTEC (de Bordeaux), LESIEUR (de Lyon), LYONNET (de Lyon),
MAYGRIER (de Paris), MONGOUR (de Bordeaux), MOREAU (de Lyon),
A. MOREL (de Lyon), NOVÉ-JOSSERAND (de Lyon), PAPILLAULT (de Paris),
PATEL (de Lyon), PAVIOT (de Lyon), PIC (de Lyon),
PIÉCHAUD (de Bordeaux), M. POLLOSSON (de Lyon), POUSSON (de Bordeaux),
RÉGIS (de Bordeaux), RIEUX (de Lyon), SCHWAB (de Paris), TESTUT (de Lyon),
THOINOT (de Paris), TOUBERT (de Paris), TOURNEUX (de Toulouse),
VERDUN (de Lille), VIALLETON (de Montpellier), WEILL (de Lyon).

Cette bibliothèque est destinée avant tout, comme son nom l'indique, aux étudiants en médecine : elle renferme toutes les matières qui, au point de vue théorique et pratique, font l'objet de nos cinq examens de doctorat.

Les volumes sont publiés dans le format in-18 colombier (grand in-18), avec cartonnage, toile et tranches de couleur. Ils comporteront de 400 à 1.300 pages et seront illustrés de nombreuses figures en noir ou en couleurs.

Le prix des volumes variera de 6 à 12 francs.

La Nouvelle Bibliothèque de l'Étudiant en Médecine comprend actuellement (le nombre pourra en être augmenté dans la suite) soixante-cinq volumes, qui se répartissent comme suit :

PREMIER ET DEUXIÈME EXAMENS

Précis d'Anatomie descriptive, par L. Testut, professeur d'anatomie à la Faculté de médecine de Lyon. 6ᵉ édit., 1 vol. de 820 pages.   9 fr.

Précis de Dissection (Guide de l'étudiant aux travaux pratiques d'Anatomie), par P. Ancel, professeur d'anatomie à la Faculté de médecine de Nancy, 1 volume de 330 pages avec 71 figures dans le texte. dont 47 en couleurs . . . .   6 fr.

Précis d'Histologie, par F. Tourneux, professeur d'histologie à la Faculté de médecine de Toulouse, 2ᵉ édition. 1 volume de 1.050 pages, avec 537 figures, dont 99 en couleurs, dans le texte . . .   12 fr.

Précis d'Embryologie, par F. Tourneux, professeur d'histologie à la Faculté de médecine de Toulouse, 2ᵉ édit. 1 vol. de 600 pages, avec 248 figures dans le texte, dont 59 tirées en couleurs.   9 fr.

Précis de Technique histologique et embryologique (Guide de l'étudiant aux travaux pratiques d'histologie), par L. Vialleton, professeur d'histologie à la Faculté de médecine de Montpellier. 2ᵉ édit. 1 vol. de 480 pages, avec 86 figures dans le texte et 12 planches en couleurs hors texte. . . . .   9 fr.

Précis de Physiologie, par E. Hédon, professeur de physiologie à la Faculté de médecine de Montpellier, 6ᵉ édition, 1 volume de 729 pages, avec 198 figures dans le texte. . . . .   8 fr.

Précis de Chimie physiologique et pathologique, par L. Hugounenq, professeur de chimie à la Faculté de médecine de Lyon, 2ᵉ édit. 1 volume de 612 pages, avec 111 figures dans le texte, dont 14 tirées en couleurs, et 6 planches chromolithographiques hors texte.   9 fr.

Précis de Technique chimique, à l'usage des Laboratoires médicaux (Guide de l'étudiant et du praticien dans les recherches de chimie, de physiologie et de clinique), par A. Morel, professeur agrégé à la Faculté de médecine de Lyon. 1 vol. de 800 pages avec 160 figures dans le texte et 2 planches hors texte. . . . .   9 fr.

Précis de Physique biologique, par H. Bordier, professeur agrégé à la Faculté de médecine de Lyon, 2ᵉ édit., 1 volume de 650 pages, avec 288 figures dans le texte, dont 20 tirées en couleurs, et une planche chromolithographique hors texte. . . . .   8 fr.

Précis de Manipulations de physique biologique (Guide de l'étudiant aux travaux pratiques de physique biologique), par H. Bordier. 1 volume de 325 pages, avec 82 figures dans le texte . . . .   5 fr

TROISIÈME ET CINQUIÈME EXAMENS

Précis de Pathologie générale, par Paul COURMONT, professeur agrégé à la Faculté de médecine de Lyon, médecin des hôpitaux. 2e édition, 1 volume de 1 100 pages, avec 121 figures dans le texte . 12 fr.

Précis de Pathologie interne, par F.-J. COLLET, professeur à la Faculté de médecine de Lyon, médecin des hôpitaux, 6e édition, 2 volumes de 1.840 pages avec 256 figures, dont 46 en couleurs dans le texte et 4 planches en couleurs hors texte. . . . . 18 fr.

Précis de Pathologie externe, par E. FORGUE, professeur de clinique chirurgicale à la Faculté de médecine de Montpellier. 4e édition, 2 volumes formant 2.120 pages avec 648 figures en noir et en couleurs dans le texte . . . . 22 fr.

Précis de Pathologie chirurgicale générale, par X . . . . . 1 vol.

Précis d'Anatomie topographique, par L. TESTUT, professeur d'anatomie à la Faculté de médecine de Lyon, et O. JACOB, médecin-major de l'armée, professeur agrégé au Val-de-Grâce, 3e édition, 1 vol. de 560 pages. . . . . 7 fr.

Précis de Pathologie exotique, par A. LE DANTEC, professeur de pathologie exotique à la Faculté de médecine de Bordeaux, 3e édition entièrement revisée. 2 volumes formant 1.850 pages, avec 234 figures dont une partie en couleurs dans le texte et 3 planches en couleurs hors texte. . . . . 18 fr.

Précis de Chirurgie d'armée, par J. TOUBERT, professeur agrégé au Val-de-Grâce. 1 volume de 550 pages, avec 234 graphiques ou figures dans le texte, dont 104 tirés en couleurs . . . . 8 fr.

Précis des Opérations d'urgence, par M. GANGOLPHE, professeur agrégé à la Faculté de médecine de Lyon, chirurgien en chef de l'Hôtel-Dieu. 1 volume de 450 pages, avec 138 figures en noir et en couleurs dans le texte. . . . . 7 fr.

Précis de Médecine opératoire (Manuel de l'Amphithéâtre), par M. POLLOSSON, professeur de médecine opératoire à la Faculté de médecine de Lyon. 3e édition, 1 volume de 420 pages, avec 157 figures dans le texte . . . . 6 fr.

Précis de Chirurgie opératoire, par T. JEANBRAU, professeur agrégé à la Faculté de médecine de Montpellier. . . . . 1 vol.

Précis de Chirurgie journalière, par M. PATEL, professeur agrégé à la Faculté de médecine de Lyon. . . . . 1 vol.

Précis de Médecine journalière, par X. . . . . 1 vol.

Précis de Thérapeutique chirurgicale, par L. IMBERT, professeur de clinique chirurgicale à la Faculté de médecine de Marseille, 1 volume de 950 pages avec 292 figures dans le texte . . 10 fr,

Précis d'Auscultation et de Percussion, par E. Cassaët, professeur agrégé à la Faculté de médecine de Bordeaux, médecin des hôpitaux, 2ᵉ édition, 1 vol. de 800 pages avec 208 figures dont 104 en couleurs dans le texte.. . . . . 10 fr.

Précis de Diagnostic médical et de Séméiologie, par Paviot, professeur agrégé à la Faculté de médecine de Lyon, médecin des hôpitaux, 1 vol. de 1250 pages avec 57 figures dans le texte. 12 fr.

Précis d'Anatomie pathologique, par G. Herrmann, professeur à la Faculté de médecine de Toulouse . . . . 1 vol.

Précis de Microscopie clinique, par Lesieur, professeur agrégé à la Faculté de Médecine de Lyon. . . . . 1 vol.

Précis de Bactériologie, par J. Courmont, professeur d'hygiène à la Faculté de médecine de Lyon, médecin des hôpitaux, 4ᵉ édition. 1 vol. de 1.150 pages avec 449 figures, dont 104 en couleurs dans le texte. . . . . , ... , . 12 fr.

Précis d'Hématologie et de Cytologie, par Rieux, médecin-major de l'armée, répétiteur à l'École du service de santé militaire. (*Sous presse.*)

Précis de Médecine infantile, par E. Weill, professeur de clinique des maladies des enfants à la Faculté de médecine de Lyon, médecin des hôpitaux, 3ᵉ édition. 2 volumes formant 1.500 pages, avec 100 figures en noir et en couleurs et 16 planches en couleurs hors texte. . . . . 18 fr.

Précis de Chirurgie infantile, par T. Piéchaud, 2ᵉ édition revisée par M. Denucé, professeur de clinique chirurgicale infantile et orthopédie à la Faculté de médecine de Bordeaux, chirurgien des hôpitaux. 1 vol. de 1.050 pages avec 219 figures dans le texte. 10 fr.

Précis d'Orthopédie, par Nové-Josserand, professeur agrégé à la Faculté de médecine de Lyon, chirurgien des hôpitaux. 1 vol. de 600 pages avec 266 figures dans le texte et 8 planches en photogravure hors texte.. . . . . 8 fr.

Précis des Maladies des vieillards, par A. Pic, professeur agrégé de la Faculté de médecine de Lyon, médecin des hôpitaux. 1 vol.

Précis de Dermatologie, par W. Dubreuilh, professeur agrégé à la Faculté de médecine de Bordeaux, médecin des hôpitaux, 3ᵉ édition, 1 volume de 550 pages, avec figures dans le texte. . . . . 7 fr.

Précis de Parasitologie humaine (parasites animaux et végétaux, bactéries exceptées), par P. Verdun, professeur de zoologie médicale et pharmaceutique à la Faculté de médecine de Lille. 1 vol. de 750 pages, avec 310 fig. et 4 planches en couleurs hors texte. 8 fr.

Précis des Maladies vénériennes, par V. Augagneur, ancien professeur de clinique des maladies cutanées et syphilitiques, et M. Carle, chef de laboratoire de la clinique des maladies cutanées et syphilitiques de la Faculté de médecine de Lyon, 1 volume de 700 pages avec 57 figures dans le texte et 16 planches chromolithographiques hors texte. 10 fr.

Précis des Maladies des oreilles, du nez, du pharynx et du larynx,

par R. Lannois, professeur adjoint à la Faculté de médecine de Lyon, médecin des hôpitaux, 2 vol. formant 1.700 pages avec 445 figures dans le texte . . . . 18 fr.

Précis des Maladies du cœur et de l'aorte, par P. Gallavardin, médecin des hôpitaux de Lyon. 1 vol. de 900 pages avec 203 figures dont une partie en couleurs dans le texte. . . . . 10 fr.

Précis d'Ophtalmologie, par F. Lagrange, professeur agrégé à la Faculté de médecine de Bordeaux, chirurgien des hôpitaux, 3ᵉ édit. 1 vol. de 870 pages, avec 310 figures en noir et en couleurs dans le texte et 5 planches en couleurs hors texte . . . . . . 10 fr.

Précis des Maladies de l'appareil respiratoire, par F.-J. Collet, prof. à la Faculté de médecine de Lyon, médecin des hôpitaux .   1 vol.

Précis des Maladies de l'estomac et de l'intestin, par Cade, médecin des hôpitaux de Lyon, 1 volume de 1.020 pages, avec 162 figures dans le texte et 2 planches en couleurs hors texte. 12 fr.

Précis des Maladies du foie, par Ch. Mongour, professeur agrégé à la Faculté de médecine de Bordeaux. 1 volume de 636 pages avec 75 figures dans le texte. . . . . 8 fr.

Précis des Maladies des voies urinaires, par A. Pousson, professeur adjoint à la Faculté de médecine de Bordeaux, chirurgien des hôpitaux, 3ᵉ édition, 1 volume de 1.120 pages, avec 318 figures dans le texte dont 25 tirées en couleurs . . . . 12 fr.

Précis des Maladies des reins, par Jacques Carles, médecin des hôpitaux de Bordeaux. 1 volume de 660 pages, avec 93 figures et 4 planches en couleurs dans le texte. . . . . 8 fr.

Précis des Maladies du système nerveux, par Abadie, professeur agrégé à la Faculté de médecine de Bordeaux. . . . . 2 vol.

Précis de Psychiatrie, par E. Régis, professeur adjoint à l'Université de Bordeaux, chargé du cours de clinique psychiatrique, 4ᵉ édition. 1 volume de 1.226 pages, avec 90 figures et 6 tracés dans le texte. . . . . 12 fr.

Précis d'Obstétrique, par Ch. Maygrier, professeur agrégé à la Faculté de médecine de Paris, accoucheur de la Charité, et A. Schwab, ancien interne des hôpitaux, ex-chef de clinique d'accouchement à la Faculté de médecine de Paris, 1 volume de 1.325 pages avec 326 figures, dont une partie en couleurs dans le texte . . . . 12 fr.

Précis de Gynécologie, par A. Boursier, professeur de clinique des maladies des femmes à la Faculté de médecine de Bordeaux, chirurgien des hôpitaux. 2ᵉ édition, 1 vol. de 1.160 pages avec 311 figures dans le texte . . . . 12 fr.

Précis des Maladies des Dents et de la Bouche, par Cavalié, professeur agrégé à la Faculté de médecine de Bordeaux .   1 vol.

Précis d'Hydrologie médicale, par A. Florence, professeur à la Faculté de médecine de Lyon. . . . . **1 vol.**

Précis de Consultations médicales, par X. Arnozan, professeur de clinique à la Faculté de médecine de Bordeaux, médecin des hôpitaux. 1 volume de 480 pages. . . . . **7 fr.**

Précis de Consultations chirurgicales, par E. Forgue, professeur de clinique chirurgicale à la Faculté de médecine de Montpellier . . . . **1 vol.**

Précis de Consultations gynécologiques, par X. . . . . **1 vol.**

QUATRIÈME EXAMEN

Précis de Thérapeutique, par X. Arnozan, professeur de thérapeutique à la Faculté de médecine de Bordeaux, médecin des hôpitaux. 3ᵉ édit., 2 vol. formant 1.250 pages, avec figures dans le texte: **15 fr.**

Précis de Thérapeutique clinique, par X. . . . . **1 vol.**

Précis de l'Art de formuler, par B. Lyonnet, médecin des hôpitaux de Lyon, et B. Boulud, pharmacien des hôpitaux de Lyon. 1 vol. de 400 pages . . . . **6 fr.**

Précis d'Hygiène publique et privée, par J.-P. Langlois, professeur agrégé à la Faculté de médecine de Paris, 4ᵉ édition. 1 vol. de 650 pages avec 79 figures dans le texte . . . . **8 fr.**

Précis de Médecine légale, par L. Thoinot, professeur à la Faculté de médecine de Paris. . . . . , . . **1 vol.**

Précis de Déontologie médicale, par L. Thoinot, professeur à la Faculté de médecine de Paris. . . . . **1 vol.**

Précis de Matière médicale, par H. Causse et B. Moreau, professeurs agrégés à la Faculté de médecine de Lyon. 1 vol. de 800 pages avec 150 figures dans le texte et 4 planches en couleurs hors texte . . . . **9 fr.**

Précis d'Anthropologie, par G. Papillault, professeur à l'École d'anthropologie de Paris. . . . . **1 vol.**

Précis de Législation et d'Administration militaires, par le docteur A. Boisson, médecin-major à l'Ecole du service de santé militaire à Lyon. 1 volume de 672 pages, avec 26 figures dans le texte et une planche chromolithographique hors texte. . . **8 fr.**

Les volumes pour lesquels il n'y a pas d'indication de prix ne sont pas parus, mais sont en cours de rédaction ou d'impression (Novembre 1910).

ANATOMIE TOPOGRAPHIQUE

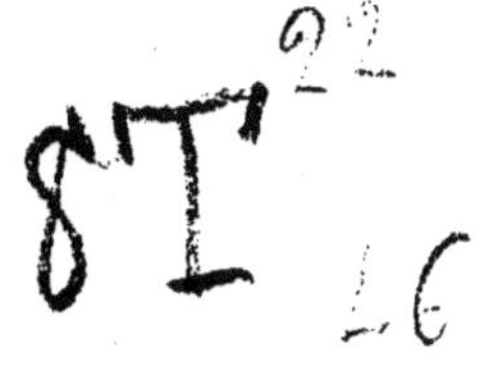

PRÉCIS
D'ANATOMIE TOPOGRAPHIQUE

AVEC

APPLICATIONS MÉDICO-CHIRURGICALES

AIDE-MÉMOIRE

A L'USAGE

DES CANDIDATS AU TROISIÈME EXAMEN DE DOCTORAT

PAR

L. TESTUT
Professeur d'anatomie
à l'Université de Lyon.

O. JACOB
Médecin-major de l'armée,
Professeur au Val-de-Grâce.

TROISIÈME ÉDITION REVUE ET CORRIGÉE

PARIS

OCTAVE DOIN ET FILS, ÉDITEURS

8, PLACE DE L'ODÉON, 8

1911

AVANT-PROPOS

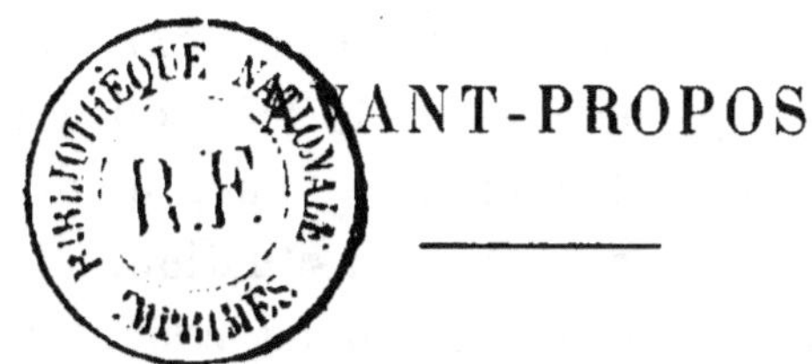

Ce petit livre n'est pas un traité didactique, mais — comme l'indique nettement son sous-titre — un simple aide-mémoire renfermant, sous une forme succincte, la description des différentes régions du corps humain avec, pour chacune d'elles, les applications médico-chirurgicales qui s'y rapportent.

Réduit à quelques centaines de pages, écrit dans ce style extrêmement concis qui caractérise les résumés, dépourvu de toute illustration, voire même de figures schématiques, — et cela de propos délibéré — il s'adresse, non pas à ceux qui *ont besoin d'apprendre*, mais à ceux qui cherchent à se remettre en mémoire ce qu'ils ont *déjà appris*.

Ainsi entendu, il rendra, nous l'espérons bien, quelques services à l'étudiant et aussi au praticien : *à l'étudiant,* qui pourra, sans recourir de nouveau à ses gros traités, repasser en quelques semaines, ou même en quelques jours, les matières d'une répétition ou d'un examen ; *au praticien,* qui pourra, lui aussi, en présence d'un cas pathologique inattendu ou d'une opération urgente, se remémorer en quelques instants tous les détails utiles de la région ou des régions qui l'intéressent.

Le plan que nous avons suivi est exactement le même

que celui que nous avons adopté pour notre *Traité d'anatomie topographique*. dont ce *Précis* n'est pour ainsi dire qu'un court résumé.

C'est ainsi que, pour les régions des membres et, aussi, pour les régions superficielles de la tête, du cou et des trois grandes cavités splanchniques, nous étudions successivement, pour chacune d'elles, sa situation, ses limites, sa forme extérieure. ses divers plans constitutifs, ses vaisseaux et ses nerfs.

De même, pour les régions viscérales, nous envisageons tout d'abord l'étude descriptive du viscère, puis son étude topographique, sa constitution anatomique, ses vaisseaux et ses nerfs.

Enfin, à propos de chaque région ou de chaque viscère, nous indiquons ici encore, mais d'une façon aussi succincte que possible, les divers modes d'exploration et les différentes voies d'accès chirurgicales.

L. Testut.   O. Jacob.

Lyon-Paris, le 1er janvier 1911.

PRÉCIS
D'ANATOMIE TOPOGRAPHIQUE

LIVRE PREMIER
TÊTE

La tête est le segment le plus élevé du corps. Elle est située au-dessus du cou, qu'elle déborde à la fois en avant, en arrière et sur les côtés. La hauteur de la tête est mesurée par la distance en verticale qui sépare le vertex du menton : elle est, en moyenne, de 18 à 20 centimètres, soit les 13/100 de la hauteur totale du corps. La tête se divise en *crâne* et *face*. Nous les décrirons tout d'abord ; nous étudierons ensuite les *appareils des sens*.

CHAPITRE PREMIER
CRANE

Situé à la partie supérieure et postérieure de la tête, le crâne est une sorte de boîte osseuse dans laquelle se loge l'*encéphale*. Nous envisagerons successivement : 1° le *crâne osseux en général ;* 2° les *parois craniennes ;* 3° la *cavité cranienne ;* 4° son *contenu ;* 5° la *topographie cranio-encéphalique.*

ARTICLE PREMIER
CRANE OSSEUX EN GÉNÉRAL

Huit os contribuent à former la boîte cranienne, savoir : 1° quatre os impairs, le *frontal*, l'*ethmoïde*, le *sphénoïde* et l'*occipital ;* 2° deux os pairs : les *pariétaux* et les *temporaux.*

1° Conformation extérieure. — Le crâne a la forme d'un

ovoïde, dont le grand axe serait antéro-postérieur et dont la grosse extrémité serait située en arrière. Il nous présente deux régions : la *voûte* et la *base*.

α) La *voûte* est séparée de la base par un plan qui passe un peu au-dessus de l'arcade sourcilière, suit le bord supérieur de l'arcade zygomatique et vient se terminer à la protubérance occipitale externe. Elle est formée par le frontal, les deux pariétaux, l'écaille des deux temporaux et la partie supérieure de l'écaille occipitale. Partout convexe (sauf sur les côtés où se trouve la fosse temporale), lisse et unie, uniquement recouverte par le cuir chevelu, elle est, de ce fait, facile à explorer et à aborder.

β) La *base* est formée par l'ethmoïde, le sphénoïde, les deux temporaux et la partie inférieure de l'occipital. Elle présente des trous fort nombreux, principalement pour le passage des nerfs. Très profondément située, elle est difficile à explorer et aborder.

2° Conformation intérieure. — Ici encore, il convient de distinguer la voûte et la base :

a. *Voûte*. — La voûte nous présente : 1° *sur la ligne médiane*, la crête frontale et la gouttière longitudinale (pour le sinus de même nom) ; 2° *sur les côtés*, en allant d'avant en arrière, les trois fosses frontale, pariétale et occipitale.

b. *Base*. — La base se divise en trois étages : antérieur, moyen et postérieur. Les limites séparatives de ces divers étages sont, d'une part la petite aile du sphénoïde, d'autre part le bord supérieur du rocher.

α) L'*étage antérieur* nous présente : 1° *sur les côtés*, les bosses orbitaires ; 2° *sur la ligne médiane*, l'apophyse crista-galli, la lame criblée de l'ethmoïde, les gouttières olfactives, la gouttière optique et les deux trous optiques ;

β) L'*étage moyen* : 1° *sur la ligne médiane*, la selle turcique (pour le corps pituitaire), limitée en dehors par les gouttières caverneuses (pour le sinus caverneux) ; 2° *sur les côtés*, deux fosses profondes, les *fosses temporales*, où s'ouvrent des trous fort nombreux, la *fente sphénoïdale* (pour les vaisseaux et nerfs destinés à l'orbite), le *trou grand rond* (pour le nerf maxillaire supérieur), le *trou ovale* (pour le nerf maxillaire inférieur), le *trou petit rond* (pour l'artère méningée moyenne), le *trou déchiré antérieur* (pour le nerf vidien), l'*orifice interne du canal carotidien* (pour la carotide interne) ;

γ) L'*étage postérieur :* 1° *sur la ligne médiane* et en allant d'avant en arrière, la gouttière basilaire, le trou occipital et la crête occipitale interne ; 2° *sur les côtés*, deux excavations, les *fosses cérébelleuses* (pour le cervelet) avec la gouttière du sinus latéral, la gouttière du sinus pétreux inférieur, le *conduit auditif interne* (pour le nerf auditif, le nerf facial et l'intermédiaire de Wrisberg), l'*aqueduc du vestibule* (pour le canal endolymphatique), le *trou condylien antérieur* (pour le nerf grand hypoglosse), le *trou déchiré postérieur* (pour la veine jugulaire interne et les trois nerfs pneumogastrique, spinal et glosso-pharyngien).

3° Constitution anatomique. — Sous ce titre, nous étudierons successivement la structure spéciale des os du crâne, leur épaisseur, leurs moyens de nutrition :

α) Envisagés au point de vue de leur *structure*, les os du crâne sont formés par deux lames de tissu compacte, la *lame* ou *table interne* ou *lame vitrée* (très fragile, susceptible de se fracturer isolément) et la *lame* ou *table externe*, entre lesquelles se trouve interposée une couche de tissu spongieux, le *diploé*. Ils sont revêtus par le périoste en dehors, par la dure-mère en dedans.

β) Leur *épaisseur* est très variable suivant les points (ne pas l'oublier au cours de la trépanation), ce qui tient à l'abondance plus ou moins grande du diploé. Cette épaisseur se modifie avec l'âge et aussi sous l'influence de certaines affections (hyperostoses, exostoses syphilitiques).

γ) Les *moyens de nutrition* sont moins abondants dans les os du crâne que dans les autres os (réparation des pertes de substance plus lente). — Les *artères* proviennent du cuir chevelu d'une part, de la dure-mère (méningée moyenne) d'autre part. — Les *veines* (*veines diploïques*) se jettent dans les sinus longitudinal, latéral, de Breschet. — Les *lymphatiques* sont inconnus.

4° Architecture et mode de résistance. — Le crâne n'est pas constitué par une seule pièce osseuse, mais, comme nous l'avons vu, par huit os unis les uns aux autres par des sutures.

Ces *sutures*, loin de diminuer la résistance du crâne, l'augmentent au contraire en rendant à peu près impossible, grâce à leur disposition, l'enfoncement ou l'écartement de leurs bords quand un traumatisme porte sur un point quelconque de la voûte. Elles l'augmentent encore en lui donnant une plus grande *élasticité* : de fait, chez le vieillard, chez lequel les sutures s'ossifient, l'élasticité disparaît et le crâne devient très fragile.

Lorsqu'un choc atteint la voûte du crâne et qu'une *fracture* se produit, celle-ci ne reste pas localisée au point d'application du traumatisme : elle s'irradie presque toujours à distance, vers la base. La direction et le trajet des fissures irradiées ne résultent pas de l'action dite du contre-coup (*théorie ancienne*), mais bien de la disposition architecturale du crâne (*théorie actuelle*). Si on considère, en effet, la situation réciproque des portions épaissies et des portions minces du squelette cranien, on constate que ces portions ne sont pas disposées au hasard, mais suivant un ordre tel que le crâne paraît construit sur le type d'un bateau à quille, avec une charpente solide et épaissie (*parties* ou *points renforcés* : pièce basilaire, pièce sincipitale, pièce fronto-ethmoïdale, pièce occipitale, pièces orbito-sphénoïdales, pièces pétro-mastoïdiennes) et des entre-boutants minces (*parties* ou *points faibles* : entre-boutant fronto-sphénoïdal, entre-boutants sphéno-pétreux, entre-boutants occipito-pétreux). Or, les fissures irradiées cheminent toujours dans la zone des entre-boutants et, lorsqu'elles franchissent une des pièces de la charpente (*arcs-boutants, poutres du crâne*) pour passer dans un entre-boutant voisin, elles suivent encore une voie anatomique bien définie : le *point faible de l'arc-boutant*.

ARTICLE II

PAROIS CRANIENNES

Les parois craniennes forment cinq régions, savoir : 1° la *région sourcilière* ; 2° la *région occipito-frontale* ; 3° la *région tem-*

porale ; 4° la *région mastoïdienne ;* 5° la *région de la base du crâne*.

§ 1 — RÉGION SOURCILIÈRE

La région sourcilière (ainsi appelée parce qu'elle répond aux sourcils) est une petite région située à droite et à gauche de la ligne médiane, entre le front et les paupières.

1° Limites. — *Superficiellement :* 1° en haut, une ligne courbe, à concavité inférieure, qui la sépare de la région occipito-frontale ; 2° en bas, une ligne également courbe et à concavité inférieure, qui répond au rebord de l'orbite et la sépare de la région palpébrale. *En profondeur,* elle doit être prolongée jusqu'au contenu de la cavité cranienne : elle comprend donc les sinus frontaux.

2° Forme extérieure et exploration. — Le sourcil se présente sous la forme d'une saillie arrondie et arquée, couverte de poils, avec une *tête,* un *corps* et une *queue.* Les deux sourcils sont séparés sur la ligne médiane par une surface ordinairement glabre (quelquefois cependant couverte de poils), qui répond à la racine du nez et qui constitue la *région intersourcilière* de certains auteurs. — *A la palpation,* on reconnaît aisément l'*arcade orbitaire* et, sur le tiers interne de cette dernière, l'*échancrure sus-orbitaire.* — *A l'état pathologique,* l'aspect de la région peut être modifiée par des plaies, des phlegmons, des tumeurs (*kystes dermoïdes*), des fractures.

3° Plans superficiels. — Ils comprennent (en allant de dehors en dedans) les cinq plans suivants :

a. *Peau.* — Elle est épaisse, fortement adhérente, très riche en glandes sébacées, recouverte d'une nappe de poils, les *poils des sourcils* (kystes sébacés et kystes dermoïdes).

b. *Couche celluleuse sous-cutanée.* — Constituée par des travées conjonctives allant de la couche musculaire à la couche profonde du derme cutané ; très peu de graisse.

c. *Couche musculaire.* — Elle est formée par deux plans superposés : 1° un *plan superficiel,* constitué par des faisceaux du *fron-*

tal, à direction verticale et par des faisceaux de l'*orbiculaire des paupières*, à direction transversale ; 2° un *plan profond* représenté par les faisceaux du *sourcilier*, à direction oblique. Ce dernier muscle se trouve couché sur la moitié interne de l'arcade sourcilière.

d. *Couche celluleuse sous-musculaire*. — Nappe lâche, prolongeant l'espace sous-aponévrotique de la région occipito-frontale, permettant aux sourcils un glissement facile sur le plan sousjacent.

e. *Périoste*. — Se continue, en haut avec le péricrâne, en bas avec le périoste orbitaire et le ligament large des paupières.

4° Vaisseaux et nerfs superficiels. — Les *artères* viennent de la sus-orbitaire et de la temporale superficielle. — Les *veines* se portent : 1° les unes (*groupe interne*) vers la racine du nez, où elles se jettent dans l'ophthalmique ; 2° les autres (*groupe externe*) vers l'arcade zygomatique, pour se jeter dans la veine temporale superficielle. — Des *lymphatiques*, ceux de la moitié interne se portent en dedans et, se réunissant aux lymphatiques frontaux, descendent (en côtoyant la veine faciale) dans les ganglions sous-maxillaires ; ceux de la moitié externe se portent en dehors pour aboutir aux ganglions parotidiens. — Les *nerfs* se distinguent en moteurs et sensitifs : les premiers viennent du facial ; les seconds du frontal interne et du frontal externe (*névralgies du sus-orbitaire*), branches de l'ophthalmique.

5° Plan squelettique. — Il est représenté : 1° par les *arcades sourcilières*; 1° par la *bosse nasale* ou *glabelle*, dont le relief, plus ou moins accusé suivant les sujets, est en rapport avec le développement des cavités sous-jacentes, les *sinus frontaux*.

6° Sinus frontaux. — Ce sont deux cavités en forme de pyramide triangulaire, situées à droite et à gauche de la ligne médiane et s'ouvrant dans le méat moyen des fosses nasales par l'intermédiaire du canal frontal.

a. *Cloison médiane*. — Elle sépare les deux sinus l'un de l'autre. Médiane et sagittale à son origine, elle se dévie très souvent d'un côté ou de l'autre en se rapprochant de la partie supérieure du sinus. Elle est mince et presque toujours complète.

b. *Dimensions et capacité.* — Très variables suivant les sujets. On peut rencontrer des *sinus de dimensions moyennes* (20 à 25 millimètres de hauteur, sur 25 à 27 millimètres de largeur) ; de *grands sinus* (étendus parfois jusqu'à l'apophyse orbitaire externe), d'accès facile par la région frontale ; de *petits sinus* (fréquents surtout chez la femme) qui n'ont pas de rapports avec la région fronto-sourcilière, mais seulement avec l'angle supéro-interne de l'orbite (on ne peut donc les aborder que par la voie orbitaire).

c. *Cavité sinusale et son revêtement.* — La cavité sinusale est rendue irrégulière par la présence de cloisons incomplètes qui occupent surtout son bord supérieur. Elle ne renferme, à l'état normal, que de l'air (emphysème sous-cutané dans le cas de fracture de la paroi antérieure). La *muqueuse* qui la tapisse, simple prolongement de la pituitaire, contient des glandes à mucus (origine de certains kystes). Dans son épaisseur cheminent les *vaisseaux* et les *nerfs*, qui, pour la plupart, émanent des vaisseaux et nerfs de la pituitaire.

d. *Parois et rapports.* — Chaque sinus nous offre trois parois (antérieure, postérieure, interne), un sommet, une base. — La *paroi antérieure* ou *frontale* ou *sous-cutanée*, d'une épaisseur qui varie de 1 à 8 millimètres, est uniquement recouverte par les plans superficiels de la région sourcilière : c'est la *paroi chirurgicale du sinus* (trépanation par la voie frontale). A noter cependant que, dans le cas de sinus très petit, elle peut faire défaut. — La *paroi postérieure* ou *cranienne*, épaisse de 1 millimètre seulement, répond à l'étage antérieur de la cavité cranienne (méninges, pointe du lobe frontal), ce qui nous explique la possibilité, pour l'infection sinusale (sinusite), de se propager à l'endocrâne. — La *paroi interne* n'est autre que la cloison sus-indiquée. — Le *sommet*, sinueux remonte d'autant plus haut que le sinus est plus grand. — La *base* (*paroi inférieure* ou *orbito-nasale, plancher du sinus*), très mince, répond : 1º par sa partie externe (*portion orbitaire*), à la moitié antéro-interne de l'orbite (d'où les complications orbitaires observées au cours des sinusites frontales) ; 2º par sa partie interne (*portion nasale*), aux cellules ethmoïdales qui la soulèvent souvent (*bulles fron-*

tales), et, parfois, à l'angle antérieur de la voûte nasale. Il est dangereux de pénétrer dans le sinus en effondrant son plancher par la voûte nasale.

e. *Canal frontal.* — Il naît sur la partie interne du plancher, à côté de la cloison, et vient déboucher au sommet du méat moyen, soit dans la gouttière de la bulle, soit dans l'une des cellules internes du sommet du méat, soit, le plus souvent, dans la gouttière de l'unciforme. Sa direction est oblique de haut en bas, de dehors en dedans et d'avant en arrière. Ses dimensions sont très variables (de 2 à 10 ou 15 millimètres de long sur 2 à 3 millimètres de large) : il est d'autant plus long et étroit que les cellules ethmoïdales, au milieu desquelles il se fraie un passage, sont plus développées.

f. *Exploration et voies d'accès.* — Le sinus frontal peut être exploré par la *transillumination* et par le *cathétérisme* de son canal. Il peut être accessible au chirurgien par la *voie frontale*, par la *voie orbitaire*, par la *voie nasale*.

7° Méninges. — Rien de spécial au point de vue anatomique. Leur voisinage des sinus frontaux explique la possibilité d'une méningite comme complication des sinusites frontales.

8° Circonvolutions cérébrales. — A la région sourcilière répondent les circonvolutions qui avoisinent le pôle frontal du cerveau : extrémité antérieure des circonvolutions frontales, des deux circonvolutions olfactives (y compris le bulbe olfactif). Ces circonvolutions font partie de la *zone latente* du cerveau, d'où la possibilité de leur destruction par des collections purulentes (abcès du cerveau), sans qu'on observe les symptômes spéciaux dits symptômes de localisation.

§ 2 — RÉGION OCCIPITO-FRONTALE

La région occipito-frontale est une région impaire et médiane occupant à la fois la partie antérieure, la partie moyenne et la partie postérieure de la voûte cranienne.

1° Limites. — De forme quadrilatère, elle a pour limites *superficielles* : 1° *en avant*, la ligne courbe (concave en bas) qui la sépare de la région sourcilière ; 2° *en arrière*, la protubérance occipitale externe et, de chaque côté de cette saillie osseuse, la ligne courbe occipitale supérieure ; 3° *latéralement*, une ligne fort irrégulière qui, faisant suite à la ligne occipitale supérieure, passerait par la base de l'apophyse mastoïde et suivrait ensuite la ligne temporale supérieure jusqu'à l'apophyse orbitaire externe. *En profondeur*, elle s'étend, comme les régions précédentes, jusqu'aux circonvolutions cérébrales.

2° Forme extérieure et exploration. — La région occipito-frontale est convexe dans tous les sens. Elle nous offre à considérer : 1° sur la ligne médiane, la *glabelle* ou *bosse nasale* en avant, l'*inion* ou *protubérance occipitale externe* en arrière ; 2° sur les côtés, et en allant d'avant en arrière ; le *sillon frontal*, les *bosses frontales* et les *bosses pariétales*.

3° Plans superficiels. — Ils comprennent la *peau* et le *tissu cellulaire sous-cutané* avec les *vaisseaux et nerfs superficiels* :

a. *Peau*. — Remarquable par son épaisseur et par son adhérence. Lisse et glabre au niveau du front, elle est, dans tout le reste de son étendue, recouverte par les cheveux (*alopécie, calvitie*). Nombreuses glandes sébacées (*kystes sébacés* ou *loupes*) et sudoripares. A noter que c'est dans l'orifice des canaux excréteurs de ces glandes, et aussi dans les bulbes pileux que se développent la plupart des champignons ou des microbes qui provoquent l'apparition de la teigne et autres affections du cuir chevelu : de là les difficultés du traitement et la fréquence des récidives.

b. *Tissu cellulaire sous-cutané*. — Il est constitué, comme à la paume de la main, par un système de travées conjonctives, à la fois très épaisses et très courtes, qui vont de la face profonde du derme à la couche musculo-aponévrotique sous-jacente. Entre ces travées se trouvent des espaces dans lesquels se tassent des pelotons adipeux.

c. *Vaisseaux et nerfs superficiels*. — Ils sont fort nombreux :

α) Les *artères superficielles* proviennent de sources multiples : 1° de la frontale et de la sus-orbitaire, branches de l'ophthalmique ; 2° de la temporale superficielle ; 3° de l'auriculaire pos-

térieure et de l'occipitale, branches de la carotide externe. A
noter que les ramifications, toujours fort nombreuses, de ces
différentes artères sont comme incrustées dans le tissu conjonctif
sous-cutané : de là les difficultés pour leur dénudation et leur
ligature. Par la richesse vasculaire des téguments s'expliquent
leur très grande vitalité et la facilité avec laquelle reprennent de
vastes lambeaux ne tenant parfois que par de simples pédicules.

β) Les *veines* forment trois groupes : 1° *veines antérieures* ou
frontales, aboutissant à la veine préparate et, de là, à la veine
frontale ; 2° *veines moyennes* ou *pariétales*, descendant dans la
veine temporale superficielle; 3° *veines postérieures* ou *occipitales*,
se rendant à la jugulaire externe.

γ) Les *lymphatiques* cheminent de haut en bas dans le tissu
cellulaire sous-cutané. Ils se divisent, comme les veines, en
trois groupes : 1° *lymphatiques antérieurs*, se rendant aux ganglions sous-maxillaires ; 2° *lymphatiques postérieurs*, descendant
dans les ganglions sous-occipitaux ; 3° *lymphatiques moyens*, se
rendant en partie aux ganglions mastoïdiens, en partie aux ganglions parotidiens.

δ) Les *nerfs*, abstraction faite de quelques filets moteurs qui
proviennent du facial (pour les muscles occipital, frontal et auriculaire), sont sensitifs et émanent : 1° en avant, du *frontal
interne* et du *frontal externe* (branches de l'ophtalmique) ; 2° sur
les côtés, de l'*auriculo-temporal* (branche du nerf maxillaire
inférieur), qui débouche dans la région temporale ; 3° en
arrière, des trois nerfs *auriculaire postérieur*, *mastoïdien* et
sous-occipital.

4° Couche musculo-aponévrotique. — Elle est formée par
les deux muscles frontaux et les deux muscles occipitaux réunis
les uns aux autres par une lame fibreuse intermédiaire, l'*aponévrose épicranienne* ou *galea aponeurotica*. A se rappeler que
cette aponévrose, intimement fusionnée en avant et en arrière
avec les muscles précités, se prolonge latéralement dans la
région temporale (voy. *Région temporale*). Le plan musculo-aponévrotique est intimement uni avec les deux plans précédents :
il forme, avec ces derniers, le *cuir chevelu*.

5° Couche celluleuse sous-aponévrotique. — Elle est formée par du tissu conjonctif extrêmement lâche, entièrement dépourvu de graisse, très pauvre en vaisseaux, permettant un glissement facile du cuir chevelu sur le périoste : c'est l'*espace supra-périostique* de MERKEL, dans lequel s'amassent les collections pathologiques (emphysème, œdème, phlegmon diffus, bosses sanguines).

6° Périoste. — Encore appelé *péricrane*. Il adhère faiblement à la surface osseuse (sauf au niveau des sutures) et, de ce fait, se laisse décoller facilement (*hématomes sous-périostiques* ou *céphalématomes*). Peu riche en vaisseaux.

7° Plan squelettique. — Il est représenté par les os de la voûte du crâne, avec les diverses sutures qui les réunissent.

8° Méninges. — Au-dessous du squelette on rencontre successivement la dure-mère (avec, chez les vieillards, les granulations de Pacchioni), l'arachnoïde (et sa cavité), la pie-mère. Sur la ligne médiane, se voit le sinus longitudinal supérieur, allant de l'apophyse crista galli au pressoir d'Hérophile, recevant sur tout son trajet de nombreux affluents : veines cérébrales internes et externes, veines méningées moyennes, veines diploïques, veines émissaires. A noter qu'un grand nombre de ces affluents se jettent préalablement dans les *lacs sanguins*, vrais diverticules des sinus, situés dans l'épaisseur de la dure-mère. Après lésion du sinus longitudinal deux variétés d'hématomes intra-craniens : *hématome intra-duremérien*, si le conduit veineux est intéressé dans sa totalité ; *hématome extra-duremérien*, s'il est intéressé seulement au niveau de sa base.

9° Circonvolutions cérébrales. — A la région occipito-frontale répondent : 1° une partie des trois grandes scissures rolandique, sylvienne et perpendiculaire externe ; 2° une partie des quatre lobes frontal, pariétal, temporal et occipital, avec les circonvolutions qui les constituent. A remarquer que cette portion de l'écorce renferme la plus grande partie de la zone sensitivo-motrice, notamment le *centre cortical du membre* *supérieur*, le *centre cortical du membre inférieur*, le *centre de l'agraphie*.

§ 3 — RÉGION TEMPORALE

La région temporale, située sur les côtés du crâne, répond exactement à la fosse temporale de l'ostéologie.

1° Limites. — *Superficiellement* : 1° *en avant*, le bord postérieur du malaire, l'apophyse orbitaire externe et la crête latérale du frontal ; 2° *en haut* et en arrière, la ligne temporale dans toute son étendue, allant jusqu'à l'*astérion* par conséquent; 3° *en bas*, une ligne transversale passant par l'arcade zygomatique. *En profondeur*, la région s'étend, comme la région occipito-frontale, jusqu'aux circonvolutions cérébrales.

2° Forme extérieure et exploration. — La région temporale est saillante chez les personnes grasses et chez les enfants, excavée au contraire chez les gens maigres. Le doigt y reconnaît aisément, en avant et en haut l'*apophyse orbitaire externe*, en bas l'*arcade zygomatique* : repères importants utilisés en topographie cranio-cérébrale (voy. plus loin).

3° Plans superficiels. — Nous comprenons sous ce nom : 1° la *peau* ; 2° le *tissu cellulaire sous-cutané* ; 3° l'*aponévrose épi-cranienne*.

a. *Peau*. — En avant, elle est fine, glabre, très mobile (*blépharoplastie*), soulevée par places par les flexuosités de l'artère temporale superficielle. Dans le reste de son étendue, elle a tous les caractères du cuir chevelu (p. 10) : à noter que c'est à ce niveau que les cheveux commencent à blanchir. Elle est un siège d'élection des plaques de pelade.

b. *Tissu cellulaire sous-cutané, vaisseaux et nerfs superficiels*. — Il est lâche en avant, très serré en arrière. Dans son épaisseur cheminent les vaisseaux et nerfs superficiels. — Les *artères* proviennent de l'*artère temporale superficielle*, l'une des branches terminales de la carotide externe. Cette artère monte au devant de l'oreille et, à 2 ou 3 centimètres au-dessus du zygoma, se divise en deux branches divergentes, la *frontale* et la *pariétale*, qui se ramifient dans la région temporale et dans les régions voisines. A noter que ces ramifications artérielles sont très flexueuses, surtout chez les vieillards. — Les *veines*, très nombreuses, les unes satellites des artères, les autres indépendantes, cheminent de haut en bas vers la partie antérieure du pavillon et se réunissent, un peu au-dessus du zygoma, en un tronc unique qui est la *veine temporale superficielle*. Elle est ordinairement placée en arrière de l'artère homonyme. Elle croise le zygoma et, avec la maxillaire interne, va constituer la jugulaire externe. — Les *lymphatiques*, suivant le même trajet que les veines, aboutissent les uns aux ganglions parotidiens, les autres aux ganglions mastoïdiens. — Les *nerfs* se distinguent en moteurs et sensitifs : les *moteurs* (pour les muscles auriculaires antérieur et supérieur) proviennent du facial ; les *sensitifs* (pour la peau) émanent en partie du temporo-malaire (branche du lacrymal), en partie et surtout de l'auriculo-temporal (branche du maxillaire inférieur). Ce dernier nerf chemine d'ordinaire en arrière des vaisseaux.

c. *Aponévrose épicranienne*. — Lame cellulo-fibreuse, fort mince, prolongeant dans la région les parties latérales de l'aponévrose épicranienne (voy. *Région occipito-frontale*). Sur sa face externe se trouvent les deux muscles auriculaire antérieur et auriculaire supérieur, muscles rudimentaires et sans importance. Au-dessous d'elle et l'unissant au plan sous-jacent, se voit une couche de tissu cellulaire lâche, continuation de l'espace qui, dans la région occipito-frontale, la sépare du périoste : dans cet espace peuvent fuser les collections pathologiques développées dans l'espace sous-épicranien.

4° Aponévrose temporale loge temporale. — C'est une lame fibreuse très résistante, située au-dessous de l'aponévrose épicranienne. Elle s'insère en haut : 1° sur la partie ascendante du bord postérieur de l'os malaire ; 2° sur l'apophyse orbitaire externe ; 3° sur la ligne temporale, tant que cette ligne est unique, puis (quand elle s'est bifurquée) sur la ligne temporale supérieure et au-dessous d'elle jusqu'à la ligne temporale inférieure.

De là, elle se porte en bas et se divise bientôt en deux feuillets, qui viennent s'insérer l'un et l'autre sur le bord supérieur du zygoma. Entre ces deux feuillets se trouve un espace de forme ovalaire : il est comblé par un paquet cellulo-adipeux, au niveau duquel cheminent quelque temps l'artère temporale profonde postérieure et quelques veines sans importance.

En s'écartant de la paroi cranienne pour venir se fixer au zygoma, l'aponévrose temporale délimite, avec cette paroi cranienne, une loge ostéo-fibreuse, qui est la *loge temporale*. Vue en coupe frontale, elle a la forme d'un triangle à base inférieure. Fermée sur la plus grande partie de son étendue, la loge temporale est largement ouverte au niveau de sa base et, là, se continue avec les deux régions génienne et zygomatique.

5° Contenu de la loge temporale. — Dans cette loge se trouve contenu le *muscle temporal* : muscle en éventail, s'insérant en haut sur le plan osseux de la loge temporale, ainsi que sur la partie supérieure de l'aponévrose temporale ; se terminant en bas (un peu au-dessous de notre région) sur l'apophyse coronoïde du maxillaire. — Au-dessous du muscle temporal, entre lui et le plan osseux, cheminent de bas en haut : 1° les trois *artères temporales profondes* antérieure, moyenne et postérieure, provenant les deux premières de la maxillaire interne, la troisième de la temporale superficielle ; 2° les trois *nerfs temporaux profonds* antérieur, moyen et postérieur, émanant l'antérieur du buccal, le postérieur du massétérin, le moyen directement du maxillaire inférieur. — Le muscle ne remplit qu'incomplètement la loge temporale. Les vides sont comblés par une masse cellulo-adipeuse, demi-fluide, qui se développe de préférence à la partie externe de ce muscle. A noter que cette masse graisseuse communique avec le tissu graisseux de la joue, de la région zygomatique et aussi (par l'échancrure sigmoïde) avec celui de la région massétérine.

6° Plan squelettique. — Il est constitué par quatre os (frontal, grande aile du sphénoïde, écaille du temporal, pariétal), réunis par des sutures dont l'ensemble constitue le *ptérion*. Le ptérion a le plus souvent la forme d'un **H** ; à noter que la branche horizontale de l'**H** répond à la circonvolution de BROCA et croise souvent l'artère méningée moyenne. La paroi osseuse de la loge temporale se termine, en bas, par la crête sphéno-temporale, repère important pour la résection du ganglion de Gasser (voy. p. 65).

7° Méninges. — En dedans du plan squelettique se disposent les trois méninges : 1° la *dure-mère*, répondant ici à la *zone décollable* de MARCHANT (épanchements sanguins entre elle et l'os) ; 2° l'*arachnoïde* ; 3° la *pie-mère*. Dans l'épaisseur de la dure-mère cheminent l'*artère méningée moyenne* (avec ses trois branches antérieure, moyenne et postérieure) et les *veines méningées moyennes*. Un peu au-dessus du ptérion, se trouve une sorte de confluent veineux (*carrefour veineux* de TROLARD) au niveau duquel l'artère baigne dans la cavité veineuse : lésion possible de ces vaisseaux dans les cas de fracture de la région temporale (d'où *hématome temporo-pariétal, hématome frontal* et *hématome temporo-occipital* suivant la branche artérielle lésée).

8° Circonvolutions cérébrales. — A la région temporale correspondent la scissure de Sylvius et la moitié inférieure de la scissure de Rolando avec les circonvolutions suivantes : 1° la *troisième frontale* presque en totalité ; 2° les trois quarts postérieurs de la *seconde frontale;* 3° la moitié inférieure des deux circonvolutions *frontale ascendante* et *pariétale ascendante,* avec la plus grande partie du *lobule pariétal inférieur ;* 4° les trois *circonvolutions temporales.* La plus grande partie des centres psycho-moteurs se trouvent situés sur cette portion de l'écorce (voy. *Topographie cranio-encéphalique*).

§ 4 — RÉGION MASTOÏDIENNE

La région mastoïdienne, située également sur les côtés du crâne, est constituée par l'ensemble des parties molles qui recouvrent la mastoïde et par cette saillie osseuse elle-même.

1° Situation et limites. — *Superficiellement,* ses limites sont : 1° *en bas,* le sommet de la mastoïde ; 2° *en haut,* une ligne transversale (*linea temporalis, crête sus-mastoïdienne*) prolongeant la racine longitudinale du zygoma ; 3° *en avant,* une ligne verticale passant par le bord antérieur de la mastoïde ;

4° *en arrière*, le bord postérieur de cette même apophyse prolongé jusqu'à l'astérion. En *profondeur*, la région s'étend jusqu'à l'encéphale.

2° Forme extérieure et exploration. — A l'état normal, la région mastoïdienne est toujours convexe et nettement séparée du pavillon de l'oreille par le *sillon auriculo-mastoïdien* ; à l'état pathologique, son aspect est plus ou moins modifié par des tuméfactions localisées (kystes, adénites) ou diffuses (mastoïdites, phlegmon). L'exploration est facile à pratiquer en raison de la minceur des parties molles qui la recouvrent.

3° Parties molles superficielles. — Cinq plans, savoir :

a. *Peau*. — Mince, fine, peu mobile, glabre en avant, couverte de poils en bas et en arrière.

b. *Tissu cellulaire sous-cutané*. — Assez analogue à celui de la région occipito-frontale (p. 9).

c. *Aponévrose*. — *L'aponévrose mastoïdienne* est représentée par la partie latérale de l'aponévrose épicranienne, laquelle, à sa partie inférieure, se fusionne plus ou moins complètement avec les tendons des différents muscles qui se fixent à la mastoïde.

d. *Couche musculaire*. — Elle est formée par l'auriculaire postérieur et par des faisceaux des quatre muscles occipital, sterno-cléido-mastoïdien, splénius de la tête, petit complexus. A noter que ces différents muscles se fixent sur la *partie non chirurgicale* de la mastoïde.

e. *Périoste*. — Il s'étale régulièrement sur la face externe de la mastoïde. Il se continue avec celui du conduit auditif externe, d'où propagation possible d'une périostite de la caisse à la face externe de la mastoïde.

f. *Vaisseaux et nerfs superficiels*. — Les *artères* proviennent pour la plupart de l'auriculaire postérieure. Quelques-unes, cependant, sont fournies par l'occipitale. — Les *veines* descendent dans la jugulaire interne. A noter la *veine mastoïdienne* qui, à travers le trou de même nom, pénètre dans le crâne et s'ouvre dans le sinus latéral : c'est une anastomose entre la circulation de la région et celle de l'endocrâne (propagation possible, par son intermédiaire, de l'inflammation de la région au sinus latéral). — Les *lymphatiques* aboutissent, les uns (les *antérieurs*) aux ganglions mastoïdiens, les autres (les *postérieurs*) aux ganglions cervicaux. — Les *nerfs* se distinguent en sensitifs et moteurs : les premiers sont fournis par les deux branches auriculaire et mastoïdienne du plexus cervical ; les seconds (pour les muscles occipital et auriculaire postérieur) proviennent du facial.

4° Plan squelettique, mastoïde. — Il est formé par l'apophyse mastoïde qui, comme on le sait, est fort épaisse et renferme dans son épaisseur de nombreuses cavités. Nous examinerons successivement : 1° sa *surface exocranienne* ; 2° ses *cavités* ; 3° sa *surface endocranienne*.

A. Surface exocranienne. — De forme pyramidale à base triangulaire supérieure, elle nous offre à considérer : 1° un *sommet* ou *pointe*, engaîné par les muscles qui s'y attachent ; 2° trois *bords*, externe, interne, postérieur, ce dernier net et aisément perceptible sous la peau ; 3° une *face antérieure*, contribuant, en haut, à former la paroi postérieure du conduit auditif osseux ; 4° une *face interne*, plane, séparée de l'occipital par la rainure digastrique ; 5° une *face externe*, la plus importante (*paroi chirurgicale* ou *d'abordage*), où l'on peut distinguer : une *moitié postérieure*, rugueuse, sur laquelle s'insèrent le splénius et le petit complexus ; une *moitié antérieure*, à peu près lisse, sauf au voisinage de la paroi postérieure du conduit auditif osseux où se trouvent la *spina supra meatum* (à l'angle de réunion de la paroi postérieure et de la paroi supérieure du conduit) et la *zone criblée rétroméatique* (immédiatement en arrière et au-dessous de la spina, au niveau de la paroi externe de l'antre).

B. Cavités pneumatiques. — Elles se subdivisent en *antre mastoïdien* et *cellules mastoïdiennes proprement dites*.

a. *Antre.* — Il existe chez tous les sujets, même chez le nouveau-né, et ses lésions (*antrite*) sont très fréquentes au cours des otites moyennes : c'est lui que le chirurgien, intervenant pour une mastoïdite doit trépaner tout d'abord. Il a la forme d'un cube irrégulier et se trouve situé en arrière et un peu au-dessus du conduit auditif (presque directement au-dessus chez le nouveau-né), à une profondeur qui varie de 15 à 18 millimètres.

Ses *dimensions* sont, en moyenne, de 8 à 10 millimètres pour le plus grand diamètre, de 5 à 6 pour le plus petit ; mais elles peuvent être plus grandes ou, au contraire, beaucoup plus faibles (antres ayant les dimensions d'un grain de blé).

L'antre est très irrégulier. Il s'ouvre dans l'attique (p. 92) par un étroit canal (3 ou 4 millimètres de long, sur 3 millimètres de haut et 3 ou 4 millimètres de large), le *canal tympano-mastoïdien* ou *aditus ad antrum*, que limitent : 1° en bas (*paroi inférieure*) le massif du facial ; 2° en dedans (*paroi interne*), le canal demi-circulaire externe ; 3° en haut (*paroi supérieure*), le tegmen tympani ; 4° en dehors (*paroi externe*), la paroi postéro-supérieure du conduit auditif osseux qui se continue d'une part avec le mur de la logette (p. 89) et d'autre part avec la paroi externe de l'antre. L'ouverture de l'aditus ad antrum, au cours de l'*opération de* STACKE, expose donc à blesser le canal demi-circulaire externe et surtout le facial, dans les cas, notamment, où ce nerf affecte des rapports plus intimes que normalement avec la paroi inférieure de l'aditus.

L'antre nous présente à étudier six parois (externe, interne, supérieure, inférieure, antérieure, postérieure). — La *paroi externe* (*paroi chirurgicale* ou *paroi d'abordage*) répond toujours à la portion de la mastoïde qui est recouverte par l'insertion du pavillon. On la délimite sur la surface osseuse, au cours de la trépanation, en traçant un carré de 1 centimètre de côté environ, tangent à la moitié supérieure de la paroi postérieure du conduit auditif externe osseux. — La *paroi interne* est en rapport : 1° avec la fosse cérébelleuse (avec laquelle elle communique même directement par l'intermédiaire du *canal pétro-mastoïdien*) et le cervelet (abcès cérébelleux consécutif à l'antrite) ; 2° avec le sinus latéral (thrombose possible de celui-ci). A noter que lorsque l'antre est tout petit, le sinus latéral peut le refouler en quelque sorte contre la paroi postérieure du conduit auditif et venir s'interposer entre lui et la face externe de la mastoïde ; on risque alors, au cours de la trépanation mastoïdienne, de léser le canal veineux. — La *paroi supérieure* (*plafond de l'antre*), très mince, sépare la cavité antrale de la fosse cérébrale moyenne (d'où abcès possibles du cerveau). La linea temporalis la repère sur la face externe de la mastoïde : donc, ne pas dépasser en haut cette ligne dans la trépanation de l'antre. — La *paroi inférieure* (*plancher de l'antre*), situé sur un plan inférieur à l'aditus ad antrum (d'où tendance à la stagnation des sécrétions antrales), est en rapport, dans sa partie la plus antérieure, avec l'origine de la troisième portion du facial. — La *paroi postérieure*, répond aux cellules postérieures et, parfois, au sinus latéral. — La *paroi antérieure* sur laquelle s'ouvre l'aditus ad antrum, est en rapport avec l'origine de la troisième portion du facial.

b. *Cellules proprement dites*. — Cavités irrégulières communiquant entre elles d'une part, avec l'antre d'autre part : elles ne se développent qu'après la naissance et sont, en même temps que l'antre, le siège des lésions dans le cas de mastoïdite. Les cellules peuvent occuper toute l'épaisseur et toute l'étendue de la mastoïde (*mastoïdes pneumatiques*), envahir même les os voisins. Mais, le plus souvent, elles se disposent en groupes, séparés les uns des autres par du tissu spongieux (*mastoïdes pneumato-diploïques*) ; à retenir que ces groupes cellulaires (*cellules limitrophes du conduit auditif osseux, cellules de la pointe, cellules postérieures*) sont parfois le siège de phénomènes inflammatoires localisés. Dans quelques cas, les cellules mastoïdiennes font complètement défaut et, alors, la mastoïde est uniquement formée de tissu spongieux (*mastoïde diploïque*), parfois même de tissu compacte (*mastoïde scléreuse*).

C. Surface endocrânienne de la mastoïde. — Elle répond à la fosse cérébelleuse d'une part, à la fosse cérébrale moyenne d'autre part.

α) La *partie en rapport avec la fosse cérébelleuse* est formée par une portion de la face postérieure du rocher (*segment pétreux :* il répond à la paroi postérieure de l'antre) et par la portion descendante de la gouttière du sinus latéral (*segment sinusal :* il répond au segment postéro-supérieur et aux segments moyens de l'apophyse).

β) La *partie en rapport avec la fosse cérébrale moyenne* est constituée par la portion de la face antéro-postérieure du rocher qui se trouve située en arrière et en dehors du tegmen tympani.

γ) Au total, on voit que l'infection partie de la mastoïde peut se propager au cerveau, au cervelet (3 fois sur 4), au sinus latéral.

D. VUE D'ENSEMBLE DES RAPPORTS DE LA MASTOÏDE. — Quatre lignes (*trois horizontales* passant l'une par la linea temporalis, l'autre par le milieu du conduit, l'autre par le bord inférieur du même conduit, et *une verticale oblique* parallèle au grand axe de l'apophyse passant à 15 millimètres en arrière du conduit) divisent la mastoïde en six segments :

1° *Un segment antéro-supérieur*, qui répond à l'antre (siège de la trépanation de l'antre) ;

2° *Un segment postéro-supérieur*, qui répond au sinus latéral et à la fosse cérébelleuse (siège de la trépanation pour découvrir le sinus latéral thrombosé ou pour ouvrir un abcès cérébelleux) ;

3° *Deux segments moyens*, qui correspondent au dernier coude du sinus latéral et (le segment antéro-moyen) au facial ;

4° *Deux segments inférieurs*, qui répondent à la pointe de la mastoïde et représentent la zone non dangereuse de la mastoïde.

5° Méninges. — Sur la face endo-cranienne de la mastoïde se trouvent les méninges (dure-mère, arachnoïde, pie-mère), avec, dans l'épaisseur de la dure-mère, la portion transversale ou descendante du *sinus latéral* (10 à 15 millimètres de diamètre), Celui-ci, on le sait, se termine au trou déchiré postérieur en constituant l'origine de la jugulaire interne : de là, possibilité de la propagation de la thrombose du sinus à la jugulaire ; de là encore possibilité de l'entrée de l'air dans les veines (sifflement) dans le cas d'ouverture accidentelle du sinus.

6° Encéphale. — A la région mastoïdienne répondent la *troisième circonvolution temporale* et le *segment antéro-latéral du cervelet* (symptomatologie spéciale des abcès intra-craniens consécutifs aux mastoïdites).

ARTICLE III

CAVITÉ CRANIENNE ET SON CONTENU

La cavité cranienne se divise en deux loges : l'une, plus grande, destinée au cerveau (*loge cérébrale*) ; l'autre, plus petite renfermant le cervelet et l'isthme de l'encéphale (*loge cérébelleuse*). L'une et l'autre sont tapissées par les *méninges craniennes*.

§ 1 — MÉNINGES CRANIENNES

Envisagé au point de vue de l'anatomie appliquée, l'appareil méningien se compose, en allant de dehors en dedans : 1º d'une enveloppe résistante, la *méninge dure*, répondant à la dure-mère ; 2º d'une enveloppe épaisse et friable, la *méninge molle*, répondant aux deux autres méninges de l'anatomie descriptive. Entre les deux se trouve une cavité, la *cavité arachnoïdienne*.

1º Méninge dure. — Membrane fibreuse, très résistante, inextensible, animée de battements isochrones à ceux du pouls (sauf dans les cas d'abcès sous-jacent).

a. *Conformation extérieure et rapports*. — Deux surfaces : externe et interne. — Sa *surface externe* est tomenteuse et adhère aux os du crâne (plus ou moins intimement suivant l'âge et suivant les points) sur lesquels elle est exactement appliquée : c'est à son niveau que se développent les *abcès sus-* ou *extra-duremériens*. — Sa *surface interne*, lisse et brillante, donne naissance à un certain nombre de prolongements ou cloisons (*tente du cervelet, faux du cerveau, faux du cervelet, tente de l'hypophyse*) destinés à isoler les uns des autres les différents segments de la masse encéphalique et à les maintenir en place.

b. *Structure*. — La dure-mère se compose de deux feuillets accolés (à retenir que ces deux feuillets, arrivés au trou occipital, se séparent pour descendre isolément dans le canal rachidien en délimitant entre eux l'*espace épidural*), dont la structure histologique est celle du tissu fibreux ; elle est le point de départ des *fongus de la dure-mère*.

c. *Vaisseaux et nerfs*. — Les *artères* se distribuent à la fois au squelette et à la dure-mère. Ce sont : les *artères méningées antérieures*, l'*artère méningée moyenne*, la *petite méningée*, la *méningée postérieure*. — Les *veines* sont de deux sortes : 1º les *veines proprement dites*, qui accompagnent les artères et se jettent dans les sinus ou le plexus ptérygoïdien ; 2º les *sinus*, canaux veineux volumineux, à parois rigides, adhérents en partie au squelette, sur lequel ils se creusent un sillon plus ou moins marqué : ils se divisent, suivant qu'ils sont ou non facilement exposés aux traumatismes, et aisément abordables pour le chirurgien, en *sinus découverts* (sinus longitudinal supérieur, sinus latéraux, sinus caverneux) et en *sinus cachés* (sinus occipital postérieur, sinus pétreux inférieur et supérieur, sinus longitudinal inférieur, sinus droit, sinus coronaire, sinus occipital transverse). — Les *lymphatiques* sont représentés par un système de fentes, de lacunes communiquant avec la cavité arachnoïdienne. — Les *nerfs*, tous sensitifs, viennent de l'ophthalmique de WILLIS, du ganglion de GASSER, du maxillaire inférieur.

2° Arachnoïde et espace arachnoïdien. — L'arachnoïde est une membrane séreuse comprenant deux feuillets, un *feuillet pariétal* accolé à la dure-mère et un *feuillet viscéral* en rapport avec les centres nerveux, mais ne les tapissant pas exactement. Entre ces deux feuillets se trouve l'*espace arachnoïdien*, cavité virtuelle à l'état normal, mais où, à l'état pathologique, peuvent se collecter des épanchements sanguins (pachyméningite interne hémorrhagique, hématomes internes de la dure-mère).

3° Méninge molle. — Complexus anatomique formé par le *feuillet viscéral de l'arachnoïde*, l'*espace sous-arachnoïdien* (avec le *liquide céphalo-rachidien*) et la *pie-mère proprement dite*. Il convient d'y rattacher les *granulations de Pacchioni*.

a. *Feuillet viscéral de l'arachnoïde*. — Lame très mince, mal différenciée, délimitant en dedans la cavité arachnoïdienne.

b. *Pie-mère proprement dite*. — Membrane cellulo-vasculaire dans l'épaisseur de laquelle les vaisseaux destinés à l'encéphale se divisent en très fines ramifications. Elle est en rapport immédiat avec la substance nerveuse et lui adhère faiblement (adhérences intimes dans les cas de méningo-encéphalite chronique). Elle forme les *toiles choroïdiennes* supérieure et inférieure et les *plexus choroïdes* du quatrième ventricule et des ventricules latéraux.

c. *Espace pie-mérien ou sous-arachnoïdien*. — Espace compris entre la pie-mère (qui revêt exactement toutes les anfractuosités de l'encéphale) et le feuillet viscéral de l'arachnoïde (qui passe en pont au-dessus de ces anfractuosités). Cet espace est commun à tout l'axe cérébro-spinal. Il est rempli par le *liquide sous-arachnoïdien* ou *céphalo-rachidien* et il se trouve cloisonné à l'infini (d'où l'impossibilité de le désinfecter lorsqu'il est le siège des lésions inflammatoires) en une série de cavités ou d'espaces secondaires, (les plus larges sont connus sous les noms de *confluents, lacs, flumina, rivi, rivuli*), qui communiquent tous entre eux d'une part, avec les ventricules d'autre part. L'infection de l'espace sous-arachnoïdien (*lepto-méningite*) aura donc une tendance naturelle à se généraliser à tout l'appareil.

d. *Liquide céphalo-rachidien.* — Liquide clair, transparent, légèrement alcalin et très faiblement albumineux, remplissant l'espace sous-arachnoïdien : son examen (le liquide céphalo-rachidien peut être recueilli sur le vivant par la ponction du cul-de-sac sacro-lombaire) est aujourd'hui de pratique courante en clinique. — Sa *quantité* est de 120 à 150 grammes environ ; elle est augmentée dans la plupart des méningites, surtout dans la méningite tuberculeuse. — Sa *tension* n'a pas encore été exactement déterminée, mais on admet qu'à l'état normal le liquide retiré par la ponction du cul-de-sac sacro-lombaire doit s'écouler goutte à goutte ; elle est, en règle générale, augmentée dans les cas de méningite. — Sa *couleur*, claire, comme sa transparence, se trouvent modifiées lorsque l'espace piemérien est le siège de lésions : c'est ainsi que le liquide devient rouge dans le cas d'hémorrhagie collectée dans l'espace sus-indiqué, louche et parfois franchement purulent dans la plupart des méningites (sauf la méningite tuberculeuse). — L'*examen microscopique* n'y décèle pas de microbes, ni d'éléments cellulaires (sauf quelques rares lymphocytes) à l'état normal ; par contre, il permet d'y reconnaître divers microbes pathogènes et des leucocytes polynucléaires dans un certain nombre de méningites. — Le *rôle* du liquide céphalo-rachidien paraît être surtout un rôle de protection pour le cerveau. Ce même liquide peut cependant, dans certaines conditions, devenir un agent vulnérant pour l'organe que, normalement, il est destiné à protéger (commotion cérébrale, méningites avec hypertension).

e. *Granulations méningiennes de Pacchioni*. — Ce sont de petites végétations (leurs dimensions moyennes sont celles d'un grain de millet) émanées de la méninge molle au voisinage des sinus veineux et faisant saillie dans leur cavité. On les rencontre de préférence le long de la scissure inter-hémisphérique, de chaque côté du sinus longitudinal, et on les voit, parfois, user la paroi cranienne et s'y creuser des fossettes plus ou moins profondes. Leur rôle est encore inconnu.

§ 2 — LOGE CÉRÉBRALE : CERVEAU

Délimitée en haut et sur les côtés par la voûte du crâne, la loge cérébrale a pour plancher : l'étage antérieur de la base du crâne, l'étage moyen de cette même base du crâne, la face supérieure de la tente du cervelet. Elle renferme le *cerveau*. Le cerveau est une masse ovoïde à grand axe antéro-postérieur, mesurant 17 centimètres de longueur sur 14 centimètres de largeur et 13 centimètres de hauteur chez l'homme (chez la femme, 1 centimètre en moins pour chacun des trois diamètres). Nous étudierons successivement : 1° sa *conformation extérieure ;* 2° la *région de l'écorce ;* 3° les *noyaux centraux* ou *opto-striés ;* 4° les *ventricules ;* 5° le *centre ovale ;* 6° ses *vaisseaux*.

1° Conformation extérieure. — Le cerveau se compose essentiellement de deux moitiés latérales ou *hémisphères*, réunies l'une à l'autre par des *parties interhémisphériques.*

A. Hémisphères. — Chacun des hémisphères, pris à part, revêt la forme d'un prisme triangulaire, avec deux extrémités, trois faces et trois bords :

a. *Extrémités*. — Elles se distinguent en antérieure (ou *pôle frontal*) et postérieure (ou *pôle occipital*).

b. *Faces*. — Elles se distinguent en interne, externe et inférieure. — La *face interne*, plane et verticale, délimite latéralement la grande scissure hémisphérique. Elle répond à la faux du cerveau. La *face externe*, fortement convexe, répond à la calotte cranienne (voy. *Topographie cranio-encéphalique*). — La *face inférieure*, la plus irrégulière des trois, repose successivement en allant d'avant en arrière : 1° sur l'étage antérieur de la base du crâne (partie concave) ; 2° sur l'étage moyen (partie fortement saillante en bas, *corne sphénoïdale, pôle sphénoïdal*) ; 3° sur la tente du cervelet (partie plane, obliquement inclinée en bas et en dehors).

c. *Bords.* — Il se distinguent en *interne, externe* et *supérieur.* Ce dernier, assez régulièrement convexe, répond à l'entrée de la scissure interhémisphérique.

B. FORMATIONS INTERHÉMISPHÉRIQUES. — Ces formations, qui unissent entre eux les deux hémisphères, sont : du côté de la convexité, le *corps calleux ;* 2° du côté de la base, le *chiasma optique,* l'*espace perforé antérieur,* le *corps pituitaire,* les *tubercules mamillaires,* l'*espace perforé postérieur.*

a. *Corps calleux.* — Il se trouve situé dans le fond de la scissure interhermisphérique (voy. plus loin *Structure du cerveau*).

b. *Chiasma optique.* — (Voy. *Voie optique,* p. 125.)

c. *Espace perforé antérieur.* — Petite région criblée de trous, située sur le côté externe du chiasma. De forme losangique, il présente quatre côtés : 1° un côté antéro-externe, formé par la racine blanche externe du nerf olfactif ; 2° un côté antéro-interne, représenté par la racine blanche interne de ce même nerf olfactif et, plus superficiellement, par le nerf optique ; 3° un côté postéro-interne, formé par la bandelette optique ; 4° un côté postéro-externe, constitué par la pointe du lobe temporo-occipital. Dans l'aire de l'espace perforé antérieur se voit un faisceau blanc, que l'on désigne, en raison de sa direction, sous le nom de *bandelette diagonale* (appartient à la voie olfactive).

d. *Corps pituitaire.* — Le corps pituitaire ou *hypophyse* est une petite masse ellipsoïde (15 millimètres de largeur sur 6 millimètres de hauteur), située dans la selle turcique, entre les deux sinus caverneux, au-dessus du sinus sphénoïdal, au-dessous du tuber cinereum, dont il est séparé par le diaphragme de l'hypophyse et auquel il est relié par la tige pituitaire. Il se compose de deux lobes : *lobe postérieur,* formation nerveuse dérivant du ventricule moyen ; *lobe antérieur,* véritable glande à sécrétion interne émanée du pharynx primitif. Son hypertrophie entraîne l'*acromégalie* : on a conseillé et pratiqué, dans ce cas, l'extirpation de la glande.

e. Tubercules mamillaires. — Petites saillies hémisphériques, de coloration blanche (4 à 5 millim. de diamètre), situées sur le côté interne des pédoncules cérébraux. Elles sont constituées par une masse centrale de substance grise, entourée par une mince couche de substance blanche. Fonctions et connexions mal connues.

f. Espace perforé postérieur. — Encore appelé *interpédonculaire* (parce qu'il est situé entre les deux pédoncules cérébraux), il est constitué par une lame de substance grise, criblée de trous, dépendant de la substance grise du troisième ventricule.

C. Fente cérébrale de Bichat. — C'est un sillon profond, en forme de fer à cheval (à concavité antérieure) le long duquel la pie-mère s'insinue dans l'épaisseur de la masse hémisphérique pour y former la *toile choroïdienne* et les *plexus choroïdes (pie-mère interne)*. Sa partie moyenne est comprise entre le bourrelet du corps calleux et les tubercules quadrijumeaux; ses parties latérales, entre la circonvolution de l'hippocampe et le pédoncule cérébral.

2° Région de l'écorce. — L'écorce cérébrale (*cortex, pallium, manteau des hémisphères*) nous présente des *scissures* et des *circonvolutions* : nous les décrirons tout d'abord. Nous étudierons ensuite les *localisations fonctionnelles dans l'écorce* et les *voies de conduction cortico-spinales.*

A. Circonvolutions cérébrales. — Elles doivent être envisagées sur chacune des trois faces de l'hémisphère :

a. Circonvolutions de la face externe. — La face externe de l'hémisphère nous présente trois scissures importantes : 1° la *scissure de Sylvius*, oblique en haut et en arrière, longue de 8 ou 9 centimètres avec ses deux prolongements antérieur (ou horizontal) et postérieur (ou ascendant) ; 2° la *scissure de Rolando*, naissant en bas dans l'angle que forme la scissure précédente avec son prolongement postérieur, se portant de là obliquement en haut et en arrière pour venir se terminer par une encoche sur le bord supérieur de l'hémisphère ; 3° la *scissure perpendiculaire externe* située à la partie postérieure de l'hémisphère (masquée chez l'homme, très visible chez les singes), suivant exactement la direction de la scissure perpendiculaire interne. Ces trois scissures délimitent quatre lobes (*frontal, occipital, pariétal, temporal*), auxquels il convient d'ajouter le *lobe de l'insula*.

α) Le *lobe frontal* comprend toute la portion de la face externe de l'hémisphère qui se trouve placée en avant de la scissure de Rolando. Il nous présente : 1° trois circonvolutions à direction antéro-postérieure (*première, deuxième et troisième frontales*), séparées les unes des autres par le *sillon frontal supérieur* et le *sillon frontal inférieur* ; 2° la *circonvolution frontale ascendante*, située en arrière des trois précédentes, comprise entre la scissure de Rolando (en arrière) et le *sillon prérolandique* (en avant). De ces quatre circonvolutions, la plus importante est la troisième frontale (centre du langage articulée) : on lui distingue une partie antérieure ou *tête* ; une partie moyenne ou *cap*, située entre les deux prolongements de la scissure de Sylvius ; une partie postérieure ou *pied*, comprise entre le cap et la partie correspondante de la frontale ascendante.

β) Le *lobe occipital* comprend toute la partie de la face externe de l'hémisphère située en arrière de la scissure perpendiculaire externe. Il nous présente trois circonvolutions horizontales superposées (*première, deuxième et troisième occipitales*) séparées par deux sillons de même direction (*sillons occipitaux supérieur* et *inférieur*).

γ) Le *lobe temporal* comprend toute la partie de la face externe de l'hémisphère qui se trouve située au-dessous de la scissure de Sylvius. Il nous présente, comme le précédent, trois circonvolutions superposées (*première, deuxième* et *troisième temporales*), séparées par deux sillons de même direction : le *sillon temporal supérieur* ou *sillon parallèle*, toujours nettement marqué, et le *sillon temporal inférieur*, presque toujours interrompu par des plis de passage.

δ) Le *lobe pariétal* est situé au-dessus de la scissure de Sylvius, entre la scissure de Rolanto et la scissure perpendiculaire externe. Il est parcouru en diagonale par le *sillon inter-pariétal* (avec son prolongement ascendant), lequel le partage en trois circonvolutions, savoir : 1° la *circonvolution pariétale ascendante*, qui borde en arrière la scissure de Rolando ; 2° la *circon-*

volution pariétale supérieure ou *lobule pariétal supérieur*, située entre le sillon intrapariétal et le bord supérieur de l'hémisphère ; 3° la *circonvolution pariétale inférieure* [(ou *lobule pariétal inférieur*) située au-dessous de la précédente, entre le sillon interpariétal et la scissure de Sylvius. A noter que cette dernière circonvolution renferme, à sa partie toute postérieure, le *pli courbe*, circonvolution en forme d'un **U** couché (⊃), embrassant dans sa concavité l'extrémité postérieure du sillon parallèle.

ε) Le *lobule de l'insula* est situé dans le fond de la scissure de Sylvius. C'est une saillie conoïde, circonscrite par trois rigoles (d'où son nom d'*insula*), divisée par le *grand sillon de l'insula* en deux lobules, l'un antérieur, l'autre postérieur. Chacun d'eux se décompose en deux ou trois circonvolutions de forme triangulaire, les *circonvolutions de l'insula*. Profondément, l'insula répond à la face externe du noyau lenticulaire, dont il est séparé par une lame grisâtre, l'*avant-mur*.

b. *Circonvolutions de la face interne*. — La face interne de l'hémisphère, avec ses trois scissures *calloso-marginale*, *calcarine* et *perpendiculaire interne*, nous présente deux circonvolutions et deux lobules, savoir :

α) La *circonvolution frontale interne*, comprise entre le bord supérieur de l'hémisphère et la scissure calloso-marginale, se terminant en arrière par un petit lobule spécial, le *lobule para-central* ;

β) La *circonvolution du corps calleux*, contournant le corps calleux, nettement circonscrite en haut par la scissure calloso-marginale et en bas par le corps calleux (à noter sur son extrémité antérieure, ainsi que sur l'extrémité antérieure de la circonvolution précédente la présence d'un petit lobule allongé, le *carrefour olfactif*) ;

γ) Le *coin*, compris entre la scissure calcarine et la scissure perpendiculaire interne ;

δ) Le *lobule quadrilatère*, situé en avant du coin, entre la scissure perpendiculaire interne et la portion terminale de la scissure calloso-marginale.

c. *Circonvolutions de la face inférieure*. — La portion initiale de la scissure de Sylvius divise la face inférieure de l'hémisphère en deux lobes : l'un antérieur, le *lobe orbitaire;* l'autre postérieur, le *lobe temporo-occipital.*

α) Le *lobe orbitaire* (de forme triangulaire), avec ses trois sillons *orbitaire interne* ou *olfactif, orbitaire externe* et *cruciforme,* nous présente les circonvolutions suivantes: 1° la *circonvolution olfactive interne* ou *gyrus rectus,* longeant le côté interne du sillon olfactif: 2° la *circonvolution olfactive externe,* située en dehors de la précédente; 3° les *circonvolutions orbitaires moyennes,* se disposant tout autour du sillon cruciforme; 4° la *circonvolution orbitaire externe,* occupant la partie la plus externe du lobe.

β) Le *lobe temporo-occipital,* allongé d'avant en arrière, nous présente deux sillons longitudinaux, *sillon temporo-occipital externe* et *sillon temporo-occipital interne,* délimitant deux circonvolutions: l'une externe ou *première circonvolution temporo-occipitale;* l'autre interne ou *deuxième circonvolution temporo-occipitale.* A noter que la partie postérieure de cette dernière circonvolution est appelée *lobule lingual,* tandis que sa partie antérieure constitue la *circonvolution de l'hippocampe.*

B. LOCALISATIONS FONCTIONNELLES DANS L'ÉCORCE CÉRÉBRALE. — Les centres corticaux se distinguent en *centres sensitivo-moteurs, centres sensoriels, centres de l'intelligence, centres du langage.*

a. *Centres sensitivo-moteurs.* — Ils se disposent tout autour de la scissure de Rolando et comprennent toute la frontale ascendante, toute la pariétale ascendante, le lobule paracentral, l'opercule rolandique. Les lésions de cette zone (*zone motrice, zone excitable, zone épileptogène*) se traduisent par des paralysies ou au contraire par des convulsions, suivant qu'il y a destruction ou seulement irritation des éléments nerveux. Les faits anatomo-cliniques permettent de distinguer: 1° un *centre des mouvements de la tête, de la nuque et du cou* (pied et face interne de la première frontale); 2° un *centre moteur du membre inférieur* (lobule paracentral et quart supérieur de la frontale et de la pariétale ascendantes); 3° un *centre moteur du membre supérieur* (deux quarts moyens de la pariétale et de la frontale ascendantes); 4° un *centre des mouvements de la face, de la langue, de la mastication, du larynx* (opercule rolandique, quart inférieur de la pariétale et de la frontale ascendantes). A retenir que les muscles de la face annexés aux organes des sens (muscles de l'œil et des paupières) possèdent un deuxième centre (*centre sensorio-moteur*) qui est situé au niveau du pli courbe et qui peut suppléer le centre sensitivo-moteur lorsque celui-ci est détruit : ainsi s'explique pourquoi, dans l'hémiplégie cérébrale, le muscle orbiculaire des paupières et les muscles du front ne sont pas paralysés.

b. *Centres sensoriels.* — Ils sont au nombre de quatre : 1° le *centre olfactif* (partie antérieure de la circonvolution de l'hippocampe); 2° le *centre visuel* (lobe occipital) ; 3° le *centre auditif* (partie moyenne des deux premières circonvolutions temporales); 4° le *centre gustatif* (partie moyenne de la circonvolution de l'hippocampe).

c. *Centres de l'intelligence.* — Localisée pendant longtemps dans les lobes frontaux, l'intelligence, pour la plupart des auteurs, résulterait du fonctionnement de l'écorce cérébrale tout entière.

Centres du langage. — La fonction du langage est sous la dépendance de plusieurs centres, localisés sur l'hémisphère cérébral gauche (zone du langage). Ce sont : 1° le *centre de la parole* (pied de la troisième frontale) ; 2° le *centre de l'écriture* (pied de la deuxième frontale) ; 3° le *centre auditif des mots* (première et deuxième temporales); 4° le *centre visuel des mots* (lobule pariétal supérieur). La lésion de l'un ou de l'autre de ces différents centres produit une des diverses formes de l'aphasie (*aphasie motrice. agraphie, cécité verbale, surdité verbale*).

C. Voies de conduction cortico-spinales. — Les fibres émanées des centres moteurs (*faisceau moteur*) et sensitifs (*faisceau sensitif*) que nous venons de signaler suivent, pour se rendre aux masses grises de la protubérance, du bulbe et de la moelle, soit une *voie directe*, soit une *voie détournée :*

a. *Voie cortico-spinale directe.* — Envisageons successivement le faisceau moteur et le faisceau sensitif :

α) Le *faisceau moteur* se subdivise en *faisceau pyramidal* et en *faisceau géniculé.* Le premier (fibres venues des centres moteurs des membres) s'entre-croise avec le faisceau pyramidal du côté opposé en partie dans le bulbe (*faisceau croisé*), en partie sur toute la hauteur de la moelle (*faisceau direct*) et aboutit aux cornes antérieures de la moelle. Le deuxième (fibres venues des centres de la face, langue, larynx, etc.), à son tour, s'entre-croise avec le faisceau géniculé du côté opposé dans la partie supérieure de la protubérance et se termine dans les noyaux bulbo-protubérantiels.

β) Le *faisceau sensitif* se comporte comme le précédent : les fibres destinées aux noyaux sensitifs bulbo-protubérantiels s'entrecroisent avec celles du côté opposé dans la protubérance ; les fibres destinés aux cornes postérieures de la moelle (*ruban de Reil*) s'entre-croisent en partie dans le bulbe (*faisceau de Goll*) en partie sur toute la hauteur de la moelle (*faisceau de Gowers*).

Les lésions de la voie cortico-spinale directe se traduisent, suivant leur siège, soit par une *hémiplégie croisée complète*, soit par une *hémiplégie alterne du type inférieur*, soit par une *hémiplégie croisée des membres seuls*, soit par une *hémiplégie avec hémianesthésie croisée*, soit par une *hémianesthésie totale sensitivo-sensorielle croisée*, soit par une *hémianesthésie complète et croisée*, soit enfin par une *hémianesthésie croisée des membres seuls*.

b. *Voie cortico-spinale détournée.* — Envisageons encore séparément les fibres motrices et les fibres sensitives :

α) Les *fibres motrices*, mélangées tout d'abord aux fibres des faisceaux pyramidal et géniculé, s'entre-croisent dans la protubérance avec celles du côté opposé, passent dans le pédoncule cérébelleux moyen et se terminent dans l'écorce du cervelet. De celle-ci partent des fibres qui cheminent dans le pédoncule cérébelleux inférieur et se rendent aux noyaux moteurs du bulbe et aux cornes antérieures de la moelle.

β) Les *fibres sensitives* s'entre-croisent, elles aussi, dans la protubérance, suivent le pédoncule cérébelleux supérieur et se terminent dans l'écorce du cervelet et le noyau dentelé. A leur tour, les fibres émanées des cellules cérébelleuses descendent dans la moelle (*faisceau cérébelleux direct*) et aboutissent aux cellules des colonnes de Clarke.

La physiologie pathologique de la voie cortico-spinale détournée est encore peu connue.

3° Noyaux centraux. — Les noyaux centraux ou noyaux opto-striés comprennent la *couche optique*, le *noyau caudé*, le *noyau lenticulaire*. Nous leur rattacherons la *capsule interne*.

a. *Couche optique*. — La couche optique ou *thalamus* est un gros noyau de substance grise (30 à 40 millimètres de longueur sur 20 millimètres de largeur et 22 millimètres de hauteur), situé sur le côté du ventricule moyen. A retenir : 1° sur sa *face supérieure*, le sillon choroïdien, le tubercule antérieur et le tubercule postérieur ou pulvinar, le triangle de l'habenula ; 2° sur sa *face inférieure*, la région sous-thalamique, avec le corps de LUYS ; 3° sur sa *face interne*, la commissure grise, qui traverse le ventricule moyen pour se rendre à la couche optique du côté opposé ; 4° sur sa *face externe*, l'existence de la capsule externe (voy. plus loin) ; 5° à son *extrémité antérieure*, entre elle et le trigone, le *trou de Monro* ; 6° à son *extrémité postérieure (carrefour ventriculaire)*, les deux *corps grenouillés* interne et externe, unis l'un et l'autre aux deux tubercules quadrijumeaux (**AEPI**). Les lésions de la couche optique s'accompagnent d'hémiplégie fugace douloureuse et d'hémianesthésie (*syndrome thalamique*).

b. *Noyau caudé*. — Le noyau caudé, partie supérieure du corps strié (70 millimètres de longueur) a la forme d'une virgule à grosse extrémité dirigée en avant. — Sa *face supérieure* répond à la cavité du ventricule latéral. — Sa *face inférieure* repose sur la capsule interne. — Son *bord externe* répond au corps calleux. — Son *bord interne*, concave, embrasse la partie correspondante de la couche optique. — Sa *tête* repose sur l'espace perforé antérieur. — Sa *queue*, se repliant en bas et en avant, contourne le pédoncule cérébral.

c. *Noyau lenticulaire*. Le noyau lenticulaire, partie inférieure du corps strié, est situé au-dessous du noyau caudé. Allongé d'avant en arrière (5 centimètres de longueur), il se continue par son extrémité antérieure avec la tête du noyau caudé. Vu en coupe frontale, il nous apparaît sous la forme d'un triangle, avec : 1° une *face inférieure*, horizontale, reposant sur le lobe temporo-occipital ; 2° une *face externe*, verticale, répondant à la capsule externe ; 8° une *face supéro-interne*, répondant dans toute son étendue à la capsule interne. Ses lésions s'accompagnent d'anarthrie.

d. *Capsule interne*. — Lame de substance blanche, s'étalant entre le noyau lenticulaire d'une part, le noyau caudé et la couche optique d'autre part.

Vue en coupe frontale (*coupe de* CHARCOT), elle revêt la forme d'une lame oblique en haut et en dehors, se continuant en bas avec le pédoncule cérébral, se fusionnant en haut avec le centre ovale.

Vue en coupe horizontale (*coupe de* FLECHSIG), elle forme encore une lame blanche, mais une lame blanche coudée sur elle-même, présentant par conséquent : 1° un *segment antérieur* ou lenticulo-strié ; 2° un *segment postérieur* ou lenticulo-optique ; 3° entre les deux segments, une saillie anguleuse, appelée *genou*.

Envisagée au point de vue de sa systématisation anatomique, la capsule interne est constituée comme suit : 1° le segment antérieur, dépourvu de fibres pédonculaires, est exclusivement formé par des fibres lenticulo-striées et des fibres cortico-thalamiques ; 2° le genou est occupé par le faisceau géniculé (faisceau moteur volontaire pour les muscles de la tête et de la face) ; 3° le segment postérieur renferme dans ses deux tiers antérieurs le faisceau pyramidal (faisceau moteur volontaire pour les membres), dans son tiers postérieur le faisceau sensitif (applications médicales : symptomatologie spéciale des lésions localisées aux différentes parties de la capsule interne).

4° Ventricules cérébraux. — Au nombre de trois, ils se distinguent en ventricule moyen et ventricules latéraux :

a. *Ventricule moyen*. — Situé entre les deux couches optiques, il a la forme d'un entonnoir aplati transversalement, à sommet dirigé en bas. — Son *sommet* ou *infundibulum* répond à la tige pituitaire. — Sur sa *base* s'étalent successivement la toile choroïdienne, le trigone et le corps calleux. — Ses deux *faces* sont formées, en haut par la couche optique, en bas par la substance grise de la base. — Son *bord antérieur* nous présente, en allant de haut en bas : 1° les *parties antérieures du trigone* ; 2° la *vulve* ; 3° la *commissure blanche antérieure*, allant d'un lobe temporal à l'autre ; 4° la *lamelle sus-optique* ; 5° le *chiasma optique* ; 6° la *substance grise de la base*. — Son *bord postérieur* nous présente à son tour, en allant dans le même sens : 1° la *glande pinéale*,

formation rudimentaire, débris de l'œil pinéal des lacertiens ;
2° la *commissure blanche postérieure ;* 3° l'*aqueduc de Sylvius ;*
4° le *pédoncule cérébral ;* 5° la *substance grise de la base.*

b. *Ventricules latéraux.* — Cavités anfractueuses, allongées
d'avant en arrière, se décomposant en trois portions (antérieure,
postérieure et inférieure). — La *portion antérieure* ou *frontale*
(longueur 7 centimètres), aplatie de haut en bas, nous présente
deux parois : 1° une paroi supérieure ou *voûte,* formée par le
corps calleux ; 2° une paroi inférieure ou *plancher,* où nous
retrouvons, en allant de dehors en dedans, le noyau caudé, le
sillon opto-strié, la couche optique, les plexus choroïdes et le
trigone cérébral. — La *portion postérieure,* plus courte, a elle
aussi deux parois : 1° une *voûte,* formée par la corne postérieure du corps calleux ; 2° un *plancher,* où se dresse une saillie
conoïde, l'*ergot de Morand.* — La *portion inférieure* se porte obliquement en bas et en avant vers le sommet du lobe temporal.
Elle a, comme les précédentes, deux parois : 1° une *voûte,* formée
par la couche optique, doublée du pédoncule cérébral ; 2° un
plancher, où l'on trouve successivement, en allant de dehors en
dedans, la *corne d'Ammon,* le *corps bordant* et le *corps godronné*
(circonvolution rudimentaire).

5° Centre ovale. — On désigne sous ce nom toute la masse
de substance blanche qui occupe le centre des hémisphères cérébraux.

a. *Constitution anatomique.* — Le centre ovale renferme trois
ordres de fibres (Meynert), savoir :

1° Des *fibres d'association,* celles qui, dans un même hémisphère,
mettent en relation deux régions de l'écorce plus ou moins éloi-
gnées l'une de l'autre (formant les *fibres arquées,* le *cingulum,* le
faisceau longitudinal supérieur, le *faisceau longitudinal inférieur,*
le *faisceau occipito-frontal,* le *faisceau unciforme*) ;

2° Des *fibres commissurales,* celles qui traversent la ligne médiane et qui se terminent, par l'une et l'autre de leurs deux
extrémités, dans les régions homologues des deux hémisphères
(*corps calleux, fibres de la lyre, commissure blanche antérieure*) ;

3° Des *fibres de projection,* celles qui unissent l'écorce cérébrale

aux masses grises sous-jacentes. Elles forment quatre groupes :
1° *fibres cortico-striées*, allant au noyau caudé ; 3° *fibres cortico-
lenticulaires*, allant au noyau lenticulaire ; 3° *fibres cortico-thalamiques*, allant à la couche optique ; 4° *fibres cortico-pédoncu-
laires*, descendant de l'écorce dans le pédoncule cérébral (à noter
que ces dernières fibres comprennent les cinq faisceaux fonda-
mentaux de la capsule interne : *faisceau géniculé, faisceau pyramidal, faisceau sensitif, faisceau cortico-protubérantiel postérieur*
ou *faisceau de Meynert, faisceau cortico-protubérantiel antérieur*).

b. *Etude topographique*. — Pour faire l'étude topographique
du centre ovale, il faut pratiquer les coupes transversales de
PITRES et la coupe horizontale de FLECHSIG.

α) Les *coupes transversales de* PITRES, au nombre de six, nous
montrent : 1° la *coupe préfrontale*, les faisceaux préfrontaux ;
2° la *coupe pédiculo-frontale*, les deux noyaux du corps strié,
la partie antérieure de la capsule interne et les faisceaux émanés des trois frontales ; 3° et 4° la *coupe frontale* et la *coupe
pariétale*, l'avant-mur, les deux noyaux striés, la capsule interne,
la couche optique et les faisceaux pyramidal et géniculé ;
5° la *coupe pédiculo-pariétale*, la couche optique, le noyau caudé
et le segment rétro-lenticulaire de la capsule interne ; 6° la *coupe
occipitale*, les faisceaux occipitaux.

β) Sur la *coupe horizontale* de FLECHSIG, le centre ovale nous
apparaît sous la forme d'un sablier, avec une partie antérieure
(elle répond au lobe frontal et est occupée par le prolongement
frontal du ventricule latéral) et une partie postérieure (elle correspond aux lobes temporal et occipital et se trouve occupée
par le prolongement postérieur du ventricule latéral) relativement larges, et une partie moyenne (elle est comprise entre le
noyau lenticulaire et les circonvolutions de l'insula) fort étroite.
Cette partie moyenne se trouve divisée par l'*avant-mur* ou *claus-
trum*, en un segment interne, la *capsule interne* (p. 33) et un
segment externe, la *capsule externe*.

6° Circulation du cerveau. — Le cerveau possède une
riche *circulation sanguine*, dont l'intégrité paraît indispensable
à son bon fonctionnement. Pas de *vaisseaux lymphatiques*.

A. ARTÈRES. — Les branches artérielles destinées au cerveau proviennent de l'hexagone de WILLIS. Nous les distinguerons en *artères des circonvolutions* et *artères des noyaux centraux.*

a. *Artères des circonvolutions.* — Elles émanent des trois artères cérébrale antérieure, cérébrale moyenne et cérébrale postérieure. Elles s'anastomosent entre elles à la surface des circonvolutions et, par conséquent, ne sont pas terminales au sens anatomique du mot. — La *cérébrale antérieure*, branche de la carotide interne, se dirige en avant vers la scissure inter-hémisphérique et, après avoir fourni quelques fins rameaux à la moitié interne du lobe orbitaire, se partage en trois branches (antérieure, moyenne et postérieure) qui se ramifient, en partie sur la face interne de l'hémisphère, en partie sur la portion la plus élevée de sa face externe. — La *cérébrale postérieure*, née du tronc basilaire, contourne la face inférieure du pédoncule cérébral et, en atteignant l'hémisphère, se partage en trois branches terminales (antérieure moyenne et postérieure), qui se ramifient sur la partie postéro-interne de l'hémisphère. — La *cérébrale moyenne* ou *sylvienne*, née de la carotide interne, s'engage dans la scissure de Sylvius et la parcourt dans toute son étendue. Chemin faisant, elle jette sur la face externe de l'hémisphère un certain nombre de *branches ascendantes* et *descendantes;* puis, arrivée à l'extrémité postérieure de la scissure, elle se termine par *l'artère du pli courbe*, qui se ramifie sur la circonvolution de même nom.

b. *Artères des noyaux centraux.* — Les trois artères cérébrales prennent encore part, mais d'une façon fort inégale, à l'irrigation des noyaux opto-striés. Le *noyau caudé* reçoit les *artères striées antérieures* (branches de la cérébrale antérieure) et les *artères lenticulo-striées* (branches de la sylvienne). — Le *noyau lenticulaire* reçoit de la sylvienne les *artères striées internes* (pour le globus pallidus) et les *artères striées externes* (pour le putamen). — La *couche optique*, enfin, reçoit les *artères lenticulo-optiques* (branches de la sylvienne), les *artères optiques inférieures* (branches de la cérébrale postérieure) et les deux *artères optiques postéro-interne* et *postéro-externe* (branches également de la cérébrale postérieure).

B. Veines. — Elles se répartissent en trois systèmes : 1° *veines des circonvolutions ;* 2° *veines des noyaux centraux;* 3° *veines de la base.*

a. *Veines des circonvolutions.* — Encore appelées *corticales*, se distinguent en cérébrales internes, externes et inférieures. — Les *veines cérébrales internes* viennent s'ouvrir: les unes, ascendantes, dans le sinus longitudinal supérieur; les autres, descendantes, dans le sinus longitudinal inférieur ou dans la veine de Galien. — Les *veines cérébrales externes* se distinguent encore en ascendantes et descendantes : les premières (de 8 à 12) viennent se jeter dans le sinus longitudinal supérieur: les secondes aboutissent, les unes au sinus pétreux supérieur, les autres au sinus caverneux. A noter, sur la face externe de l'hémisphère, la *grande anastomotique* de Trolard et la *veine anastomotique* de Labbé, reliant l'une et l'autre le sinus longitudinal supérieur aux sinus de la base. — Les *veines cérébrales inférieures*, situées à la face inférieure de l'hémisphère, se distinguent en antérieures et postérieures : les antérieures occupant le lobe orbitaire et se rendant au sinus longitudinal supérieur et aux veines de la base; les postérieures cheminant sur le lobe temporo-occipital et aboutissant à la partie horizontale du sinus latéral, au sinus pétreux supérieur, à la veine basilaire, à l'ampoule de Galien.

b. *Veine des noyaux centraux.* — Elles se portent en arrière et se résument en un tronc volumineux, la *veine de Galien* (chemine d'avant en arrière dans l'épaisseur de la toile choroïdienne), laquelle se jette dans le sinus droit. A noter que les deux veines de Galien, la droite et la gauche, se réunissent, un peu en avant du sinus droit, en un tronc commun renflé, l'*ampoule de Galien.*

c. *Veines de la base.* — Il existe à la base du cerveau deux veines volumineuses, les *veines basilaires.* Chacune d'elles fait suite à la cérébrale antérieure et vient se terminer en arrière (après avoir croisé les côtés de l'isthme) dans l'ampoule de Galien. Elles recueillent, chemin faisant, de nombreux affluents internes et externes dont le plus important est la *veine insulaire,* provenant du lobe de l'insula.

C. Lymphatiques. — Le cerveau ne possède pas de canaux

lymphatiques vrais. La lymphe y circule dans les espaces inter-
stitiels et aussi dans les gaines lymphatiques de ROBIN (voy.
Méninges).

§ 3 — LOGE CÉRÉBELLEUSE : CERVELET ET ISTHME

La loge cérébelleuse, placée au-dessous et en arrière de la loge
cérébrale, répond assez exactement à ce que, en anatomie descriptive, on désigne sous le nom d'étage postérieur de la base
du crâne. Elle renferme : 1° le *cervelet ;* 2° l'*isthme de l'encéphale.*

A) — CERVELET

Ellipsoïde aplati de haut en bas, à grand diamètre transversal, ressemblant à un cœur de carte à jouer. Il mesure 9 centimètres de largeur, sur 6 centimètres dans le sens antéro-postérieur et 5 centimètres dans le sens vertical. Il pèse 130 à
153 grammes. On lui distingue un *lobe médian* et deux *lobes
latéraux* ou *hémisphères.*

1° Conformation extérieure et rapports. — Deux *faces*
(supérieure et inférieure) et une *circonférence :*

a. *Face supérieure.* — Elle est séparée du cerveau par la tente
du cervelet. Elle nous présente sur la ligne médiane le *vermis
supérieur* et, de chaque côté, deux surfaces planes s'inclinant en
bas et en dehors (dans les lésions du vermis : ataxie et vertige
cérébelleux).

b. *Face inférieure.* — Elle nous présente : 1° sur la ligne
médiane, la *grande scissure médiane* du cervelet, au fond de
laquelle se voit le *vermis inférieur* avec l'*éminence cruciale,* la
luette et les deux *valvules de Tarin* (la grande scissure médiane
répond à la crête occipitale interne et à la faux du cervelet) ;
2° sur les côtés, les *hémisphères cérébelleux,* assez régulièrement
arrondis (ils reposent sur les fosses occipitales inférieures ou
cérébelleuses).

c. *Circonférence.* — Elle sépare les deux faces. Elle nous présente : 1° deux échancrures médianes, l'une postérieure ou

incisure marsupiale (elle répond à la faux du cervelet), l'autre antérieure ou *incisure semi-lunaire* (elle loge la protubérance annulaire et le bulbe rachidien); 2° entre les deux échancrures, un bord arrondi et mousse, en rapport avec le sinus latéral (en arrière) et le sinus pétreux supérieur (en avant).

2° Mode de segmentation périphérique. — Les hémisphères cérébelleux sont divisés par des *sillons de premier ordre* en *lobules* (lobule du pneumogastrique ou flocculus et lobule rachidien ou tonsille). Les lobules, à leur tour, sont divisés par des *sillons de second ordre* en *lames*; celles-ci, par des *sillons de troisième ordre*, en *lamelles*. Aucune localisation fonctionnelle et, partant, aucune importance médico-chirurgicale.

3° Conformation intérieure et constitution anatomique, pédoncules cérébelleux. — Deux substances : substance blanche et substance grise.

La *substance grise* forme la *substance corticale* et la *substances grise centrale* (avec les *noyaux dentelés*, l'*embolus*, le *nucleus globosus* et les *noyaux du toit*).

La *substance blanche* est représentée par le *centre médullaire*, d'où s'échappent les prolongements constituant l'*arbre de vie*. Du centre médullaire partent encore les *pédoncules cérébelleux*. Ils sont au nombre de trois : 1° *pédoncules inférieurs* ou *corps restiformes*, descendant dans le bulbe; 2° *pédoncules moyens*, se portant transversalement vers les parties latérales de la protubérance et disparaissant dans son épaisseur; 3° *pédoncules supérieurs*, se portant vers les tubercules quadrijumeaux et disparaissant au-dessous d'eux (à noter qu'ils sont réunis l'un à l'autre par la *valvule de Vieussens; à* noter aussi qu'ils traversent le *noyau rouge de la calotte*).

4° Vaisseaux. — Trois *artères* cérébelleuses : *cérébelleuse inférieure et postérieure, cérébelleuse inférieure et antérieure, cérébelleuse supérieure*, provenant, la première de la vertébrale, les deux autres du tronc basilaire. Leurs ramifications sont irrégulières et flexueuses. — Les *veines*, indépendantes des artères, se distinguent en *médianes* et *latérales :* les premières (répondant au vermis) se jettent, en partie dans les veines de

Galien, en partie dans le sinus droit ou l'un des sinus latéraux ; les secondes (répondant aux hémisphères) se rendent en partie au sinus latéral, en partie au sinus pétreux supérieur.

B) — ISTHME DE L'ENCÉPHALE

Il comprend : 1° les *pédoncules cérébelleux ;* 2° les *pédoncules cérébraux ;* 3° les *tubercules quadrijumeaux ;* 4° la *protubérance annulaire ;* 5° le *bulbe rachidien.*

1° Pédoncules cérébelleux. — Nous les avons déjà décrits avec le cervelet.

2° Pédoncules cérébraux. — Les pédoncules cérébraux, situés à la partie antérieure de la protubérance, vont de la protubérance au hile du cerveau.

A. CONFORMATION EXTÉRIEURE. — Faisceaux cylindroïdes, de coloration blanche, à trajet divergent. Ils mesurent 15 à 18 millimètres de longueur sur 16 millimètres de largeur en moyenne. Ils nous présentent :

a. *Deux extrémités :* l'une inférieure, se confondant avec la face supérieure de la protubérance ; l'autre supérieure, répondant à la partie inférieure des noyaux opto-striés ;

b. *Quatre faces* (inférieure, supérieure, externe et interne). — La *face inférieure,* convexe, repose successivement sur la lame quadrilatère du sphénoïde et sur les parties latérales du diaphragme de l'hypophyse. — La *face supérieure,* tout artificielle, sert de base aux tubercules quadrijumeaux et fait corps avec eux. — La *face externe* forme, avec la circonvolution de l'hippocampe, la partie latérale de la fente cérébrale de BICHAT. Elle nous présente le *sillon latéral de l'isthme* et, au-dessus, le *faisceau latéral de l'isthme* ou *ruban de Reil.* — La *face interne* est libre dans sa partie inférieure seulement (*sillon de l'oculomoteur commun*). Dans sa partie supérieure (qu'on ne voit que sur des coupes), elle répond au raphé médian.

B. CONSTITUTION ANATOMIQUE. — Deux étages (supérieur et inférieur) séparés par le *locus niger* de SOEMMERING. Deux substances : *substance blanche* et *substance grise.*

a. *Substance grise.* — Elle comprend deux formations : 1º le *noyau d'origine du moteur oculaire commun et du pathétique;* 2º le *noyau rouge de la calotte,* auquel aboutit après entre-croisement le pédoncule cérébelleux supérieur.

b. *Substance blanche.* — Elle forme sept faisceaux, savoir :

α) *Dans la calotte,* le *pédoncule cérébelleux supérieur* (qui aboutit au noyau rouge), le *faisceau sensitif* ou *partie interne du ruban de Reil* (qui s'étale en un large ruban sur la face dorsale du locus niger), le *faisceau d'association longitudinal* et la *bandelette longitudinale postérieure* (qui sont situés à droite et à gauche de la ligne médiane dans la formation réticulaire).

β) *Dans le pied,* se disposent trois importants faisceaux, tous d'origine corticale, descendant vers les noyaux gris de la protubérance, du bulbe et de la moelle. Ce sont : 1º dans ses trois cinquièmes moyens, le *faisceau pyramidal;* 2º dans son cinquième interne, le *faisceau géniculé;* 3º dans son cinquième externe, le *faisceau cortico-protubérantiel antérieur* ou *faisceau de Meynert.*

C. Vaisseaux. — Les *artères* proviennent du tronc basilaire, de la cérébrale postérieure, de la cérébelleuse supérieure, de la communicante postérieure, de la choroïdienne. On les divise, suivant leur direction et leur mode de distribution, en *médianes* et *latérales.* — Les *veines* se rendent, en partie aux veines basilaires, en partie à la veine communicante postérieure.

3º Tubercules quadrijumeaux. — Saillies mamelonnées, au nombre de quatre, situées à la partie postéro-supérieure de la protubérance et des pédoncules cérébraux.

A. Conformation extérieure. — Ils se distinguent en : *antérieurs* ou *nates* (grisâtres, ovoïdes, 10 millimètres sur 7) et *postérieurs* ou *testes* (plus clairs, plus petits, 8 millimètres sur 6). Chacun d'eux donne naissance latéralement à un prolongement appelé *bras conjonctival:* celui du tubercule antérieur se rend au corps genouillé externe; celui du tubercule postérieur, au corps genouillé interne (AEPI).

B. Constitution anatomique et connexions. — Les quatre tubercules se composent à la fois de substance blanche et de substance grise. — Les *nates* se rattachent essentiellement à la

vision (accessoirement au sens de l'ouïe). Ils sont en connexion :
1° par leurs *fibres afférentes*, avec le corps genouillé et la bandelette optique qui leur apportent les fibres rétiniennes ; 2° par
leurs *fibres efférentes*, avec le faisceau optique intra-cérébral
(voy. *Voie optique*). — Les *testes*, essentiellement en rapport avec
le sens de l'ouïe, sont en connexion : 1° par leurs *fibres afférentes*,
avec le faisceau acoustique du ruban de Reil ; 2° par leurs *fibres
efférentes*, avec l'écorce du lobe temporal (voy. *Voie acoustique*).

C. Vaisseaux. — Les *artères quadrijumelles* sont au nombre
de trois : antérieure, moyenne et postérieure. Elles proviennent,
les deux premières de la cérébrale postérieure, la troisième de
la cérébelleuse supérieure. — Les *veines* aboutissent, pour la
plupart, aux veines de Galien.

4° Protubérance annulaire. — La protubérance annulaire,
encore appelée *mésocéphale* ou *pont de Varole*, est une masse
cuboïde, de coloration blanche, formant la partie centrale de
l'isthme.

A. Conformation extérieure et rapports. — Elle nous offre
à considérer six faces : 1° une *face inférieure* et une *face supérieure*, purement conventionnelles, se continuant l'une avec le
bulbe, l'autre avec le pédoncule cérébral ; 2° deux *faces latérales*,
se continuant de même avec les pédoncules cérébelleux moyens ;
3° une *face antérieure*, fortement convexe, reposant sur la gouttière basilaire (à noter le *sillon basilaire*, le *bourrelet pyramidal*,
l'*émergence du trijumeau*) ; 4° une *face postérieure*, représentée
par le triangle supérieur du plancher du quatrième ventricule
(à noter la *tige du calamus*, l'*eminentia teres*, la *fovea superior*
et le *locus cœruleus*).

B. Constitution anatomique. — La protubérance annulaire
nous présente deux étages (un *étage inférieur* et un *étage supérieur* ou *calotte*), constitués l'un et l'autre par de la substance
blanche et par de la substance grise.

a. *Substance blanche.* — Trois sortes de fibres : transversales,
longitudinales, arciformes. — Les *fibres transversales* proviennent en grande partie des pédoncules cérébelleux moyens : elles
aboutissent aux noyaux du pont, d'où partent ensuite, sous le

nom de *fibres cortico-protubérantielles*, de nouvelles fibres à direction longitudinale qui remontent jusqu'à l'écorce cérébrale. Elles forment encore le *corps trapézoïde*. — Les *fibres longitudinales* forment trois faisceaux : 1º le *faisceau pyramidal* (auquel s'est joint le *faisceau géniculé*) ; il occupe l'étage inférieur ; 2º le *faisceau sensitif* ou *ruban de Reil*, situé à la partie inférieure et externe de la calotte ; 3º le *faisceau d'association longitudinal*, dont fait partie la *bandelette longitudinale postérieure*. — Les *fibres arciformes* occupent la formation réticulaire. Elles s'entre-croisent sur la ligne médiane en formant le *raphé*.

b. *Substance grise.* — Deux sortes de formations : 1º des formations d'origine bulbo-spinale (*noyau du moteur oculaire externe, noyau masticateur, substance grise du locus cœruleus*) ; 2º des formations appartenant en propre à la protubérance (*olive supérieure et noyaux du pont*).

C. Vaisseaux. — Les *artères* proviennent du tronc basilaire. Elles se divisent en *médianes* et *latérales* (à noter *l'artère du trijumeau*). — Les *veines* se dirigent vers la face inférieure (*réseau protubérantiel*). Elles aboutissent, les supérieures à la veine communicante postérieure, les inférieures et les latérales aux sinus pétreux ou aux veines cérébelleuses.

5º Bulbe rachidien. — Formation cylindroïde, aplatie d'avant en arrière, plus large en haut qu'en bas, mesurant 27 à 30 millimètres de longueur, sur 16 millimètres de largeur.

A. Conformation extérieure et rapports. — Quatre *faces* (antérieure, postérieure, latérales), une *base* et un *sommet* :

a. *Face antérieure.* — Sur la ligne médiane : sillon médian, se terminant en haut par le *foramen cæcum*, interrompu en bas par la *décussation des pyramides*. Sur les côtés : *pyramide antérieure* et *sillon collatéral antérieur*. Cette face répond à la gouttière basilaire de l'occipital d'abord, puis à l'apophyse odontoïde (cas de mort foudroyante dans la luxation atloïdo-axoïdienne).

b. *Face postérieure.* — La face postérieure répond tout d'abord au cervelet, puis à la membrane occipito-atloïdienne postérieure. Elle diffère d'aspect dans sa moitié supérieure et dans sa moitié inférieure. — *Dans sa moitié inférieure*, elle est exactement conformée comme la moelle épinière (voy. *Moelle*). — *Dans sa moitié supérieure*, elle forme le plancher du quatrième ventricule, délimité sur les côtés par les *pyramides postérieures* et par les *corps restiformes*. A noter sur le plancher ventriculaire : 1° la *tige du calamus ;* 2° les *barbes du calamus* ou *stries acoustiques ;* 3° l'*aile blanche interne* (noyau de l'hypoglosse) ; 4° l'*aile blanche externe* (un des noyaux de l'auditif) ; 5° l'*aile grise* (noyaux sensitifs des trois nerfs pneumogastrique, glosso-pharyngien et intermédiaire).

c. *Faces latérales.* — La face latérale est formée par le *cordon latéral* et par l'*olive* (12 à 16 millimètres de hauteur sur 4 ou 5 millimètres de largeur). A noter le *sillon préolivaire*, d'où émergent les filets radiculaires de l'hypoglosse. Elle répond au condyle occipital et à l'articulation de ce condyle avec l'atlas.

d. *Base.* — Se confond avec la protubérance. Elle en est séparée, pourtant, à sa partie antérieure, par le *sillon bulbo-protubérantiel*, avec la *fossette sus-olivaire* (d'où émerge le facial) et la *fossette latérale* (d'où émergent l'auditif et l'intermédiaire).

e. *Sommet.* — Il se continue avec la moelle (*collet du bulbe*). Il répond à un plan horizontal passant par l'articulation du condyle occipital avec l'atlas.

B. Constitution anatomique. — Le bulbe se compose, comme la moelle, de substance blanche et de substance grise :

a. *Substance blanche.* — Elle est représentée par les divers faisceaux de la moelle (voy. *Moelle*), lesquels au niveau du collet se prolongent dans le bulbe. Ce sont : 1° le *faisceau pyramidal direct* (il passe directement de la moelle dans le bulbe) ; 2° le *faisceau pyramidal croisé* (il s'entre-croise avec son homologue et passe dans la pyramide du côté opposé) ; 3° le *faisceau de Gowers* (il gagne, sans s'entre-croiser, le cordon latéral du bulbe) ; 4° le *faisceau cérébelleux direct* (lui aussi, sans s'entre-croiser, se jette sur le corps restiforme, et de là, gagne le cervelet) ; 5° le *faisceau fondamental du cordon antéro-latéral* (sans s'entre-croiser il vient se placer, dans le bulbe, tout à côté du plan médian) ; 6° le *faisceau de Goll* et le *faisceau de Burdach* (ils se terminent, sans s'entre-croiser, dans les noyaux de Goll et de Burdach correspondants ; à noter que, de ces noyaux, partent de nouvelles fibres qui constituent les *faisceaux sensitifs* ou *rubans de Reil,* droit et gauche, lesquels, presque immédiatement après leur origine, s'entre-croisent sur la ligne médiane pour venir se placer en arrière des faisceaux pyramidaux).

b. *Substance grise.* — Elle se subdivise en substance grise d'origine spinale et substance grise propre au bulbe :

α) La *substance grise d'origine spinale* (corne antérieure ou *motrice* et corne postérieure ou *sensitive*) forme les noyaux des nerfs bulbaires : noyaux de l'hypoglosse, du facial, du spinal, du pneumogastrique, du glosso-pharyngien, de l'auditif, du trijumeau sensitif. Ces nerfs bulbaires président à la phonation, à la mastication, à la déglutition, à la respiration et à la circulation, d'où variétés et gravité des paralysies bulbaires ;

β) La *substance grise propre du bulbe* forme : 1° les *olives*, les *parolives interne* et *externe ;* les *noyaux de Goll* et les *noyaux de Burdach ;* 3° la *formation réticulaire* (voy. les *Traités d'anatomie descriptive*).

C. Vaisseaux. — Les *artères* proviennent de l'artère vertébrale ou de ses branches. On les divise en : 1° *médianes* (antérieures ou postérieures), descendant dans les sillons médians, soit antérieur, soit postérieur ; 2° *radiculaires*, pénétrant dans le bulbe avec les racines des nerfs ; 3° *périphériques*, pénétrant par des points autres que les sillons médians et l'émergence des nerfs bulbaires (artérite entraînant la paralysie glosso-labio-laryngée). — Les *veines* aboutissent, en partie aux veines rachidiennes, en partie aux sinus postérieurs de la base du crâne.

ARTICLE IV

TOPOGRAPHIE CRANIO-ENCÉPHALIQUE

La topographie cranio-encéphalique est seulement applicable à la partie de la surface encéphalique qui répond à la voûte cranienne. Elle comprend l'étude des rapports que présentent avec la surface cranienne (autrement dit la recherche des lignes repères) les bords des hémisphères cérébraux et cérébelleux, les

3.

scissures et sillons, les noyaux opto-striés et les ventricules latéraux. Elle comprend également l'étude des rapports de l'encéphale
avec les sutures craniennes, la topographie des divers centres,
enfin le diagnostic topographique des lésions encéphaliques.

**1° Lignes repères des hémisphères cérébraux et céré-
belleux**. — Le *bord supérieur du cerveau* répond à la ligne
médio-sagittale glabello-iniaque. — Le *bord inférieur* (subdivisé
en *bord frontal, bord temporal, bord occipital*) correspond à une
ligne, qui, partie en avant de la suture naso-frontale, aboutit
tout d'abord à un point situé à 8 ou 15 millimètres au-dessus
de l'apophyse orbitaire externe ; puis, à un autre point placé à
15 millimètres en arrière de la même apophyse, à 20 millimètres
au-dessus de l'arcade zygomatique ; de là, elle se dirige vers la
cavité glénoïde, l'effleure, puis se relève et va jusqu'à l'inion en
passant par deux points situés l'un à 4 ou 10 millimètres au-dessus
du trou auditif externe, et l'autre au niveau de l'astérion. — Le
cervelet est placé au-dessous d'une ligne allant du tubercule rétro-
orbitaire à un point situé à 10 millimètres au-dessus de l'inion.

2° Lignes repères des scissures et sillons. — Deux sortes
de procédés, les uns *simples* ou *ordinaires*, les autres *complexes*
ou *proportionnels*.

a. *Procédés simples*. — Les plus utilisés sont ceux de P. Broca-
Championnière et de Poirier. — Le *sillon de Rolando* se repère
ainsi : 1° *extrémité inférieure*, par un point situé, soit à l'extrémité
d'une verticale de 3,5 cent. élevée sur l'extrémité d'une horizontale de 7 centimètres (ou 6,5 cent.) menée de l'angle que fait
l'apophyse orbitaire externe avec la crête temporale (L. Championnière), soit à l'extrémité d'une verticale de 7 centimètres
partant du zygoma et passant au-devant du tragus (Poirier) ;
2° *extrémité supérieure*, par un point placé soit à 5 centimètres
en arrière du bregma (L. Championnière), soit à 2 centimètres
en arrière du milieu de la distance naso-iniaque (Poirier). — La
scissure de Sylvius, soit par une horizontale parallèle au zygoma,
située à 5 centimètres au-dessus de cette apophyse et partant
de 3 centimètres en arrière de l'apophyse orbitaire externe
(L. Championnière), soit par la ligne naso-lambdoïdienne laté-

rale (Poirier). — La *scissure perpendiculaire externe*, par la ligne qui va du lambda à l'astérion.

b. *Procédés proportionnels*. — Les moins complexes sont ceux de Chipault et de Krönlein (voy. les *Traités spéciaux*).

3° Lignes repères des noyaux opto-striés et des ventricules latéraux. — Le *genou du corps calleux* répond à la partie moyenne du cap de la 3ᵉ frontale ; son *bourrelet*, à la partie moyenne de la 2ᵉ temporale ; le *tubercule mamillaire*, à la 2ᵉ temporale, à 40 millimètres de la pointe du lobe temporal ; la *couche optique*, à la scissure de Sylvius, à la 1ʳᵉ temporale et un peu à la 2ᵉ ; la *tête du noyau caudé*, à la portion initiale de la scissure de Sylvius, au pied et au cap de la 3ᵉ frontale et à l'extrémité antérieure de la 1ʳᵉ temporale. Trois lignes repèrent les noyaux opto-striés sur la face externe du crâne : deux verticales menées l'une à 18 millimètres en arrière de l'apophyse orbitaire externe et l'autre par l'extrémité supérieure du sillon de Rolando ; une horizontale, passant à 45 millimètres au-dessous de la convexité du crâne. — Les *ventricules latéraux* se trouvent inscrits dans un rectangle formé par deux horizontales passant l'une à 5 centimètres, l'autre à 2 centimètres du zygoma, et par deux verticales menées l'une à l'union du tiers antérieur et des deux tiers postérieurs du zygoma, l'autre à 5 centimètres en arrière du sommet de la mastoïde.

4° Rapports de l'encéphale avec les sutures du crâne. — La *scissure de Rolando* est sensiblement en arrière de la suture fronto-pariétale ; le *sillon prérolandique*, immédiatement en arrière d'elle ; la *scissure de Sylvius* répond en avant à l'angle postérieur du ptérion et suit la suture temporo-pariétale sur une longueur de 5 centimètres ; le *premier sillon temporal* ou *sillon parallèle* suit la direction de la suture temporo-pariétale, mais est au-dessous d'elle ; la *scissure perpendiculaire externe* est parallèle à la suture occipito-pariétale et se trouve un peu en avant d'elle.

5° Projection sur la surface extérieure du crâne des divers centres corticaux. — Le *centre du membre inférieur* est découvert en trépanant sur le tiers supérieur de la ligne rolandique ; le *centre du membre supérieur*, sur le tiers moyen ; le *centre de l'écriture*, en avant de ce point ; le *centre des mouvements de la face et de la langue*, sur le tiers inférieur de la ligne rolandique ; le *centre du langage articulé*, en avant de ce point ; le *centre visuel des mots*, juste au-dessus de la ligne sylvienne, à 9 ou 10 centimètres du lambda ; le *centre auditif des mots*, entre le conduit auditif et la ligne sylvienne ; le *centre cortical des mouvements des yeux*, sur la ligne sylvienne à 6 ou 7 centimètres du lambda ; le *cervelet*, enfin, sur le milieu de la ligne unissant le sommet de la mastoïde à l'inion.

6° Diagnostic topographique des lésions de l'encéphale. — Envisageons successivement les tumeurs de la convexité du cerveau, puis celles de la base.

α) Les *tumeurs de la convexité* se manifestent : celles de la *zone préfrontale*, par des troubles démentiels ; celles de la *zone rolandique*, par des convulsions ou des paralysies de la face ou des membres du côté opposé ; celles du *lobe pariétal*, par la disparition du sens musculaire dans les membres du côté opposé et par du ptosis également du côté opposé ; celles du *lobe temporal*, soit par de la surdité de l'âme, soit par de la paraphasie, soit par de la surdité verbale ; celles du *lobe occipital*, par de la cécité verbale, ou par de l'hémianopsie homonyme, ou par de l'aphasie optique.

β) Les *tumeurs de la base*, à leur tour s'accompagnent : celles du *segment orbito-olfactif*, d'amblyopie, d'hémianosmie et de troubles démentiels ; celles du *segment temporo-optico-pédonculaire*, d'hémianopsie, d'hémiplégie, d'anosmie, et, parfois, de troubles démentiels ; celles du *segment occipito-protubérantiel*, soit d'une paralysie alterne, soit d'aphasie optique ; celles du *segment cérébello-bulbaire*, soit de paralysie d'un ou de plusieurs nerfs bulbaires, soit du syndrome cérébelleux.

CHAPITRE II

FACE

La face, deuxième segment de la tête, est située à la partie inférieure et antérieure du crâne. Elle nous offre à considérer :

1° Les parties squelettiques, formant ce qu'on désigne ordinairement sous le nom de *massif osseux de la face* ;

2° Les parties molles superficielles, constituant les *régions superficielles* de la face ;

3° Les parties molles profondes, formant les *régions profondes* de la face.

ARTICLE PREMIER

MASSIF OSSEUX DE LA FACE

Le massif osseux, dont l'ensemble constitue la face, est comme suspendu à la partie inférieure et antérieure du crâne.

1° Forme générale. — Il revêt schématiquement, la forme d'un prisme triangulaire dont les deux bases seraient placées latéralement. Outre ces deux bases, qui répondent à l'os malaire, le massif osseux facial nous présente trois faces, savoir : 1° une *face antérieure*, sur laquelle s'ouvrent les deux cavités orbitaires et les deux fosses nasales (*apertura piriformis*) ; 2° une *face supérieure*, qui répond à la partie antérieure de la base du crâne et lui est intimement unie ; 3° une *face postérieure*, vaste cavité où débouchent les fosses nasales (*choanes*) et dans laquelle s'abritent la langue, le voile du palais, le pharynx, les régions parotidienne et zygomatique, etc. Pour les détails ostéologiques de ces trois faces, voyez les traités d'anatomie descriptive. La face se divise en *mâchoire supérieure* et *mâchoire inférieure*.

2° Mâchoire supérieure. — Elle se compose de treize os, qui s'articulent entre eux pour former une seule pièce osseuse qu'en anatomie appliquée on appelle le *maxillaire supérieur*.

Cette pièce osseuse, qu'on peut être amené parfois à réséquer en chirurgie opératoire (*résection du maxillaire supérieur*), revêt la forme d'un cube irrégulier. Elle nous présente donc à étudier six faces : une *face antérieure*, sous-cutanée ; une *face externe*, en rapport avec la fosse zygomatique ; une *face postérieure*, en rapport avec la fosse ptérygo-maxillaire ; une *face supérieure*, qui prend part à la formation de l'orbite, et se trouve parcourue par le nerf sous-orbitaire ; une *face interne* et une *face inférieure*, qui contribuent à former, l'une les fosses nasales, l'autre la cavité buccale, et se trouvent recouvertes par des muqueuses.

Le maxillaire supérieur est solidement uni avec les autres os de la face (malaire, os propres du nez, maxillaire supérieur du côté opposé) et avec la base du crâne (apophyse ptérygoïde). Il est constitué par des os minces et fragiles que recouvre un périoste peu fertile et il se trouve creusé d'une vaste cavité, le *sinus maxillaire*, que nous étudierons plus loin (voy. p. 140).

3° Mâchoire inférieure. — Seule portion mobile du squelette facial. Elle est constituée par un os unique, le *maxillaire inférieur*, auquel on décrit : 1° un *corps*, horizontal, en fer à cheval ; 2° deux *branches* verticales, qui se terminent en haut par l'*apophyse coronoïde* et le *condyle*. — Le maxillaire inférieur est épais, résistant, formé de tissu compacte (il se fracture cependant plus souvent que le maxillaire supérieur qui est plus fragile). Il est recouvert par un périoste très fertile (régénération de l'os après résection sous-périostée).

ARTICLE II

RÉGIONS SUPERFICIELLES DE LA FACE

Les parties molles préfaciales et latéro-faciales forment cinq régions, savoir : 1° la *région nasale* ; 2° la *région labiale* ; 3° la *région mentonnière* ; 4° la *région massétérine* ; 5° la *région génienne*. Les trois premières sont impaires et médianes ; les deux autres, paires et latérales.

§ 1 — RÉGION NASALE

Région impaire et médiane, la région nasale répond exactement à cette saillie, de forme pyramidale, que l'on désigne ordinairement sous le nom de nez.

1° Limites. — *Superficiellement*, elle est limitée : 1° en haut, par une ligne transversale allant d'un sourcil à l'autre ; 2° en bas, par une autre ligne transversale, passant par l'extrémité inférieure de la sous-cloison ; 3° sur les côtés, par une ligne oblique en bas et en dehors, la *ligne naso-génienne*, allant de l'angle interne de l'œil au point le plus externe de l'aile du nez. *En profondeur*, elle s'étend jusqu'aux fosses nasales.

2° Forme extérieure et exploration. — Le nez représente une pyramide triangulaire creuse, surplombant l'orifice antérieur des fosses nasales à la manière d'un auvent. Ses bords latéraux répondent aux *sillons naso-palpébral, naso-génien, naso-labial*; son bord antérieur ou *dos du nez* a une direction, qui, bien que très variable suivant les sujets, constitue un caractère de race. Les lésions du nez (déformations, destructions limitées ou totales) ont, au point de vue de l'esthétique, une importance considérable. Il est très facile à explorer.

3° Plans superficiels. — Quatre plans successifs :
a. *Peau*. — Mobile au niveau du squelette osseux ; fortement adhérente, au contraire, au niveau des cartilages. Très riche en glandes sébacées (*nez piqueté de noir, acné hypertrophique, éléphantiasis du nez*).

b. *Tissu cellulaire sous-cutané*. — Peu développé, peu chargé de graisse, ne forme une couche bien nette que sur les points où la peau est mobile.

c. *Couche musculaire*. — Elle est formée par le *pyramidal*, le *transverse du nez*, le *myrtiforme*, l'*élévateur commun de l'aile du nez et de la lèvre supérieure*, le *dilatateur propre des narines*. Elle ne présente aucune importance en chirurgie.

d. *Périoste*. — Il ne mérite qu'une simple mention.

e. *Vaisseaux et nerfs*. — Les plans superficiels du nez sont très vasculaires, d'où la facilité avec laquelle prennent les greffes. — Les *artères* proviennent : 1° de la *nasale* (branche de l'ophtalmique), pour la partie supérieure de la région ; 2° de la *dorsale du nez* et de l'*artère de la sous-cloison* (branches de la faciale), pour les parties inférieures et latérales. — Les *veines* se rendent à l'angulaire et à la faciale. — Les *lymphatiques* (très riche réseau) descendent vers le sillon naso-génien et, de là, dans les ganglions sous-maxillaires et sus-hyoïdiens médians. — Les *nerfs* sont moteurs et sensitifs : les *moteurs* (pour les muscles de la région) émanent du facial ; les *sensitifs* proviennent du nasal externe, du sous-orbitaire et du naso-lobaire (branche du nasal interne).

4° Plan squelettique. — Nous avons à la fois : 1° des *os* ; 2° des *cartilages* ; 3° une *membrane fibreuse*.

a. *Os*. — Les os qui entrent dans la constitution anatomique du nez sont : 1° Les deux *os propres du nez*, petits os de forme rectangulaire, adossés l'un à l'autre sur la ligne médiane, de façon à former une sorte de voûte ; 2° l'*apophyse montante du maxillaire supérieur*, dirigée verticalement, unie en haut avec l'apophyse orbitaire interne du frontal, en avant avec les os propres du nez ; 3° tout en bas, l'*apophyse palatine du maxillaire supérieur*, formant la partie la plus reculée de l'orifice antérieur des fosses nasales (*apertura piriformis*).

b. *Cartilages*. — Trois cartilages principaux : 1° le *cartilage de la cloison*, impair et médian, sorte de pilier soutenant la partie antérieure du nez (*nez en lorgnette* quand il est détruit) ; 2° les *cartilages latéraux*, au nombre de deux, l'un droit, l'autre gauche, ayant une forme triangulaire, situés immédiatement au-dessous des os nasaux ; 3° les *cartilages de l'aile du nez*, également au nombre de deux, en forme de fer à cheval, situés au-dessous des précédents. A ces cartilages principaux s'ajoutent des *cartilages accessoires*, très variables de forme, de nombre et de dimensions (*cartilages carrés, cartilages sésamoïdes, cartilages vomériens*).

c. *Membrane fibreuse*. — Toutes les pièces, osseuses ou cartilagineuses, du nez sont recouvertes par une membrane fibreuse (*périoste* sur les os, *périchondre* sur les cartilages), qui les unit les unes aux autres.

5° Revêtement muqueux. — C'est une dépendance de la muqueuse pituitaire.

§ 2 — RÉGION LABIALE

Région impaire et médiane, comprenant toutes les parties molles qui constituent les lèvres.

1° Limites. — Elle a pour limites : 1° en haut, l'extrémité postérieure de la sous-cloison, le bord postérieur des narines, l'extrémité postérieure de l'aile du nez et, enfin, le *sillon nasogénien ;* 2° en bas, le *sillon mento-labial*, prolongé à droite et à gauche jusqu'à la ligne verticale qui limite en dedans la région génienne et qui passe à 10 ou 12 millimètres en dehors de la commissure des lèvres.

2° Forme extérieure et exploration. — Au nombre de deux (la supérieure et l'inférieure), les lèvres s'unissent en dehors pour former les *commissures* et circonscrire *l'ouverture buccale :* la lèvre supérieure nous présente le *sillon sous-nasal* et se trouve recouverte chez l'homme adulte par la *moustache ;* la lèvre inférieure, à son tour, nous offre une fossette où s'implante la *mouche*. Elles forment, à l'état normal, deux voiles musculo-membraneux continus. A l'état pathologique, on y rencontre des pertes de substance ou des fissures d'origine traumatique ou ulcéreuse ou congénitale (*bec-de-lièvre*). Elles sont très facilement explorables et accessibles.

3° Plans constitutifs. — Les lèvres comprennent cinq couches qui se superposent comme suit :

a. *Peau*. — Épaisse, résistante, adhérant intimement aux faisceaux musculaires sous-jacents ; riche en follicules pileux et, par suite, en glandes sébacées.

b. *Tissu cellulaire sous-cutané.* — N'existe que sur les parties latérales de la région.

c. *Couche musculaire.* — Elle est formée en grande partie par l'*orbiculaire des lèvres* (demi-orbiculaire supérieur et demi-orbiculaire inférieur), dont les fibres s'insèrent aux commissures, partie à la peau, partie à la muqueuse. A l'orbiculaire se joignent de nombreux faisceaux accessoires : *myrtiforme, élévateur commun de l'aile du nez et de la lèvre supérieure, élévateur propre de la lèvre supérieure, canin, petit et grand zygomatiques, risorius, buccinateur, triangulaire des lèvres* et *carré du menton.* Tous ces derniers muscles sont dilatateurs. Seul l'orbiculaire est constricteur (écoulement de la salive dans les cas de paralysie faciale).

d. *Couche glanduleuse.* — Elle est constituée par une multitude de petites glandes salivaires, *glandes labiales*, formant une nappe à peu près continue (peuvent donner naissance à des kystes ou à des tumeurs mixtes).

e. *Muqueuse labiale.* — Elle tapisse régulièrement toute la région ; elle se continue : 1° du côté du bord libre, avec la peau ; 2° du côté du bord adhérent, avec la muqueuse des gencives, en formant le *sillon gingivo-labial.* Sur la ligne médiane, petit repli triangulaire, le *frein de la lèvre.*

4° Vaisseaux et nerfs. — Les *artères* sont représentées par un cercle artériel résultant de l'anastomose des deux *coronaires des lèvres* : il se trouve situé tout près du bord libre, entre la couche musculaire et la couche glanduleuse. Outre les coronaires, les lèvres reçoivent quelques ramuscules de la sous-orbitaire, de la buccale et de la transversale de la face. — Les *veines*, pour la plupart sous-cutanées, sont indépendantes des artères. Elles aboutissent, en partie à la faciale, en partie à la sous-mentale. — Les *lymphatiques* se portent : ceux de la lèvre supérieure vers les commissures et, de là, dans les ganglions sous-maxillaires ; ceux de la lèvre inférieure, aux ganglions sous-maxillaires (ce sont les *latéraux*) et aux ganglions sus-hyoïdiens (ce sont les *médians*). — Les *nerfs* se distinguent en moteurs et sensitifs : les rameaux moteurs (pour les muscles), proviennent du facial ; les rameaux sensitifs (pour la peau et les glandes) sont fournis par le sous-orbitaire pour la lèvre supérieure, par le mentonnier pour la lèvre inférieure.

§ 3 — RÉGION MENTONNIÈRE

Impaire et médiane comme la précédente, elle comprend la saillie mentonnière du maxillaire inférieur avec les parties molles qui la recouvrent en avant.

1° Limites. — De forme quadrilatère, elle a pour limites : 1° *en haut*, le sillon mento-labial ; 2° *en bas*, le bord inférieur du maxillaire ; 3° *sur les côtés*, une verticale menée par l'extrémité interne du sillon labio-génien.

2° Forme extérieure et exploration. — La région mentonnière, plus ou moins saillante suivant les sujets, est convexe dans tous les sens : on y trouve parfois une fossette (*fossette mentonnière*). Son exploration est toujours aisée.

3° Plans superficiels. — Trois couches seulement :
a. *Peau*. — Épaisse, riche en follicules pileux, couverte de poils de duvet chez la femme et chez l'enfant, de longs poils chez l'homme adulte.
b. *Couche musculo-graisseuse*. — Elle est formée par quatre muscles ou portions de muscles (*triangulaire des lèvres, carré du menton, houppe du menton*, quelques faisceaux du *peaucier cervical*), entre lesquels se disposent de nombreux tractus conjonctifs et une quantité plus ou moins considérable de graisse. RICHET a signalé une bourse *séreuse prémentonnière*.
c. *Périoste*. — Rien de spécial.

4° Plan squelettique. — Il est constitué par la partie moyenne du maxillaire inférieur, très épaisse et très résistante. Sur le milieu, la *symphyse mentonnière*, plus ou moins saillante suivant les sujets ; sur les côtés, les deux *trous mentonniers*, par lesquels s'échappent les vaisseaux et nerfs de même nom.

5° Vaisseaux et nerfs. — Les *artères*, toutes petites, proviennent de la *mentonnière* (branche de la dentaire), de la *sous-mentale* et de la *coronaire inférieure* (branches de la faciale). — Les *veines* se rendent, en partie à la faciale, en partie à la sous-mentale. — Les *lymphatiques* descendent dans la région sus-hyoïdienne et s'y terminent, les uns (les *latéraux*) dans les ganglions sous-maxillaires, les autres (les *médians*) dans les ganglions sus-hyoïdiens. — Les *nerfs* sont moteurs ou sensitifs : les *rameaux moteurs* viennent du facial ; les *rameaux sensitifs* émanent en partie de la branche transverse du plexus cervical, en partie du nerf mentonnier (pour réséquer ce dernier nerf, se rappeler que le trou mentonnier est situé au-dessous de l'espace qui sépare la première de la deuxième petite molaire, à mi-distance environ du bord inférieur de la mâchoire et du bord alvéolaire).

§ 4 — RÉGION MASSÉTÉRINE

La région massétérine, située à la partie postérieure et latérale de la face, comprend à la fois la branche du maxillaire inférieure et les parties molles qui la recouvrent en dehors.

1° Limites. — *Superficiellement*, elle est limitée : 1° en haut, par l'arcade zygomatique ; 2° en bas, par le bord inférieur du maxillaire ; 3° en arrière, par le bord postérieur de sa branche ; 4° en avant, par le bord antérieur du masséter. *En profondeur*, nous arrêterons la région à la branche du maxillaire.

2° Forme extérieure et exploration. — La région massétérine a la forme d'un quadrilatère allongé verticalement, légèrement saillant. A la palpation on reconnaît : 1° le condyle de la mâchoire en haut et en arrière ; 2° les battements de l'artère temporale superficielle en haut, de la faciale en bas et en avant.

3° Plans superficiels. — Nous décrirons sous ce nom toutes les parties molles sus-aponévrotiques. Deux couches seulement :
a. *Peau.* — Glabre chez la femme, recouverte de poils chez l'homme ; elle glisse facilement sur l'aponévrose sous-jacente.

b. *Tissu cellulaire sous-cutané*. — Plus ou moins riche en graisse. Il forme une couche continue dans laquelle cheminent : 1º tout en haut, l'*artère transversale de la face* (à 1 centimètre environ au-dessous de l'arcade zygomatique) ; 2º les *ramifications divergentes du nerf facial* ; 3º le *prolongement antérieur de la parotide*, d'où s'échappe le *canal de Sténon* ; 4º tout en bas, le *risorius de Santorini*.

4º Aponévrose massétérine, loge massétérine. — Quadrilatère comme la région, elle s'insère : en haut, sur l'arcade zygomatique ; en bas, sur le bord inférieur du maxillaire ; en arrière, sur le bord postérieur de la branche ; en avant (après avoir contourné le bord antérieur du masséter), sur l'apophyse coronoïde et sur le bord antérieur de la branche. Ainsi insérée sur tout son pourtour, elle forme avec la branche du maxillaire une loge ostéo-fibreuse, la *loge massétérine*.

5º Contenu de la loge massétérine. — Cette loge est comblée par le *masséter*, muscle volumineux, de forme quadrilatère, s'insérant en haut sur l'arcade zygomatique (par deux faisceaux), se fixant en bas sur la face externe de la branche du maxillaire. C'est un élévateur du maxillaire (sa contracture dans le tétanos produit le *trismus ;* sa dégénérescence fibreuse amène la *constriction des mâchoires*).

6º Périoste. — Rien de spécial.

7º Plan squelettique. — Il est représenté par : 1º l'*arcade zygomatique ;* 2º la *branche du maxillaire inférieur ;* 3º l'*articulation temporo-maxillaire*.

A. Arcade zygomatique. — Puissante apophyse, horizontalement dirigée, unissant l'écaille temporale (où elle prend naissance par deux *racines*, transverse et longitudinale) à l'os malaire, et faisant saillie sous les téguments (repère important). Elle délimite, avec le crâne et l'os malaire, un orifice, l'*orifice zygomatique*, de dimensions variables (rôle possible dans l'irréductibilité des luxations de la mâchoire), qui fait communiquer la fosse temporale avec la région génienne et zygomatique.

B. Branche du maxillaire inférieur. — Lame osseuse quadrilatère, formant avec le corps de l'os un angle presque droit. Elle nous présente : 1° une *face externe*, sur laquelle s'insère le masséter ; 2° une *face interne*, sur laquelle se voient l'*orifice supérieur du canal dentaire* (nerf et vaisseaux dentaires inférieurs) et l'*épine de Spix* qui le borde ; 3° un *bord postérieur* (bord parotidien) ; 4° un *bord antérieur*, disposé en gouttière, faisant saillie dans la cavité buccale (repère pour découvrir le nerf dentaire par la voie buccale) ; 5° une *extrémité inférieure*, qui contribue à former, avec le corps du maxillaire inférieur, l'*angle de la mâchoire* ou *gonion* ; 6° une *extrémité supérieure*, où l'on distingue une échancrure (*échancrure sigmoïde*) et deux apophyses volumineuses, l'une renflée, le *condyle du maxillaire*, l'autre mince et tranchante, triangulaire, l'*apophyse coronoïde* : à noter que celle-ci donne insertion au tendon du temporal ; elle présente parfois des dimensions exagérées, ce qui, dans le cas de luxation de la mâchoire, peut être une cause d'irréductibilité du déplacement (*arc-boutement ou accrochement de la coronoïde*). Fractures possibles de la branche du maxillaire, du col du condyle, de la coronoïde.

C. ARTICULATION TEMPORO-MAXILLAIRE. — C'est une double condylienne. — Les *surfaces articulaires* sont constituées par le *condyle du maxillaire inférieur* d'une part, par le *condyle du temporal* (racine transverse) et la *partie antérieure de la cavité glénoïde du même os*, d'autre part : à retenir que cette cavité glénoïde n'est séparée de la cavité cranienne que par une mince lamelle osseuse (d'où propagation possible de l'inflammation de l'articulation à l'endocrâne) et qu'elle contribue à former la paroi antérieure du conduit auditif externe osseux (fracture possible du conduit auditif dans une chute sur le menton).

Un *ménisque interarticulaire*, fibreux, se trouve interposé entre les surfaces articulaires ; celles-ci, d'autre part, sont réunies par une *capsule* que renforcent des *ligaments latéraux* (interne et externe) et des *ligaments accessoires* (stylo-maxillaire, sphéno-maxillaire, ptérygo-maxillaire). A la capsule se rattachent deux *synoviales* (sus- et sous-méniscales) communiquant souvent ensemble (siège principal des lésions dans le cas d'*arthrite*).

L'articulation de la mâchoire est en *rapport* avec le conduit auditif osseux externe, la cavité cranienne, la parotide. D'autre part, elle se trouve entourée par des vaisseaux et des nerfs (vaisseaux temporaux et maxillaires internes, nerf auriculo-temporal et facial), qu'il faut savoir ménager au cours de la résection du condyle de la mâchoire.

Les *mouvements* qu'elle peut exécuter sont des mouvements d'abaissement, d'élévation, de projection en avant, de projection en arrière, de diduction : l'exagération du mouvement d'abaissement peut déterminer la luxation de la mâchoire. A retenir que la limitation et surtout la disparition des mouvements (*ankylose de la mâchoire*) gênent considérablement l'alimentation et nécessitent presque toujours une intervention chirurgicale.

8° Vaisseaux et nerfs. — Ils se distinguent en superficiels et profonds :

a. *Groupe superficiel*. — Les *artères superficielles* proviennent de la transversale de la face et de la faciale (cette dernière émet parfois une *artère massétérine superficielle* ou *inférieure*). — Les *veines superficielles* aboutissent, en partie à la faciale, en partie à la temporale superficielle ou même à la jugulaire externe. — Les *lymphatiques superficiels* se rendent aux ganglions sous-maxillaires. — Les *nerfs superficiels* sont représentés par des branches déjà signalées du facial et par quelques rameaux sensitifs issus de l'auriculo-temporal et du plexus cervical superficiel.

b. *Groupe profond*. — La loge massétérine nous présente en haut et au-dessous du muscle : 1° l'*artère massétérine*, branche de la maxillaire interne ; 2° les *veines massétérines* (ordinairement deux) aboutissant au plexus ptérygoïdien ; 3° le *nerf massétérin*, branche du maxillaire inférieur. A noter que ces trois organes passent par l'échancrure sigmoïde, entre l'apophyse coronoïde et le col du condyle.

§ 5 — RÉGION GÉNIENNE

La région génienne (de *gena*, joue) est une région irrégulièrement quadrilatère occupant les parties latérales de la face.

1° Limites. — *Superficiellement*, elle est délimitée : 1° *en haut*, par le rebord inférieur de l'orbite ; 2° *en bas*, par le bord inférieur du maxillaire inférieur ; 3° *en dehors*, par le bord antérieur du masséter, prolongé jusqu'à l'apophyse orbitaire externe ; 4° *en dedans* (en allant de haut en bas), par le sillon naso-génien d'abord, puis par le sillon labio-génien, enfin par une verticale qui, partant de l'extrémité externe de ce sillon, viendrait aboutir au bord inférieur du maxillaire. — *En profondeur*, la région s'étend jusqu'aux maxillaires et, entre les maxillaires, jusqu'à la muqueuse buccale.

2° Forme extérieure et exploration. — La région génienne a la forme d'un quadrilatère allongé, plus haut que large, saillant chez l'enfant et chez l'adulte doué d'un certain embonpoint, excavé au contraire chez les sujets amaigris. Son exploration est toujours des plus faciles.

3° Plans constitutifs. — Six couches superposées :

a. *Peau*. — Fine, très mobile, très vasculaire. Glabre chez l'enfant ou chez la femme, elle est, chez l'homme, couverte de poils. Riche en glandes sudoripares et sébacées.

b. *Tissu cellulaire sous-cutané*. — Il est formé par de minces lamelles conjonctives, diversement entre-croisées, auxquelles s'adjoint une quantité plus ou moins considérable de graisse. Tout en arrière, la *boule graisseuse* de Bichat, comblant tout l'espace compris entre le masséter et le buccinateur.

c. *Couche musculaire superficielle*. — Elle comprend une série nombreuse de faisceaux appartenant aux muscles peauciers de la face : moitié inférieure de l'*orbiculaire des paupières*, *élévateur commun de l'aile du nez et de la lèvre supérieure*, *élévateur propre de la lèvre supérieure*, *canin*, *petit et grand zygomatiques*, *risorius*, quelques faisceaux du *peaucier du cou* (déviation des traits dans les paralysies faciales).

d. *Buccinateur et son aponévrose. Glandes molaires*. — Muscle aplati situé plus profondément que les muscles peauciers, occupant l'espace compris entre les deux maxillaires. Insertions : 1° en arrière, sur le rebord alvéolaire supérieur, sur le rebord alvéolaire inférieur, sur la bandelette ptérygo-maxillaire ; 2° en avant, sur la peau et la muqueuse de la commissure de la lèvre. Sur lui s'étale l'*aponévrose buccinatrice* : très épaisse en arrière (où elle se continue avec l'aponévrose massétérine), elle s'atténue graduellement en avant. Sur lui, encore, chemine le *canal de Sténon*, lequel perfore successivement muscle et muqueuse pour s'ouvrir dans la bouche un peu en avant du collet de la deuxième grosse molaire supérieure (infection possible de la parotide par les germes microbiens buccaux). A noter qu'on tombe sur le canal par une incision pratiquée suivant la ligne droite qui unit le tragus à la commissure labiale. A noter encore l'existence, dans son voisinage (entre le muscle et l'aponévrose), de *glandes molaires* (produisant les adénomes kystiques de la joue).

e. *Muqueuse buccale et périoste.* — A la partie moyenne de la région, le buccinateur est revêtu, en dedans, par la muqueuse buccale. En dehors de la zone répondant au buccinateur, les parties molles de la région répondent au périoste et au squelette.

f: *Plan squelettique.* — Il est formé, en allant de haut en bas : 1° par la face externe de l'os malaire (*conduit malaire*, *point malaire* dans les névralgies de la face) ; 2° par la face externe du maxillaire supérieur (*trou sous-orbitaire*, *point sous-orbitaire* dans les névralgies) ; 3° par la face externe du corps du maxillaire inférieur avec sa *ligne oblique externe*.

4° Vaisseaux et nerfs. — Les *artères*, très nombreuses, proviennent de la lacrymale (pour la partie supéro-externe seulement), de la sous-orbitaire, de l'alvéolaire, de la buccale, de la transversale de la face, de la faciale. Cette dernière, la plus importante de toutes (*artère chirurgicale* de la région), aborde la région au niveau de l'angle antéro-inférieur du masséter, gagne ensuite la commissure des lèvres, puis le sillon nasogénien, et, enfin, l'angle interne de l'œil où elle s'anastomose avec l'angulaire, branche de l'ophthalmique. — Les *veines* (riche réseau) aboutissent : 1° en dedans, à la veine faciale, laquelle s'anastomose en haut avec l'ophthalmique (phlébite de la faciale se propageant aux méninges par l'intermédiaire de l'ophthalmique) ; 2° en dehors, à la veine temporale superficielle ; 3° profondément, au plexus ptérygoïdien. — Les *lymphatiques* (riches réseaux), à l'exception de ceux de la pommette qui se rendent

aux ganglions parotidiens, descendent en compagnie de l'artère
et de la veine faciales dans les ganglions sous-maxillaires. Parfois, un ou plusieurs *ganglions géniens*, rendez-vous des lymphatiques superficiels de la face (siège d'adénites aiguës ou chroniques). — Les *nerfs* se distinguent en moteurs et sensitifs : les
rameaux moteurs, destinés aux muscles, sont fournis par le
facial ; les *rameaux sensitifs*, destinés aux téguments, proviennent du lacrymal, du buccal, du maxillaire supérieur (bouquet
sous-orbitaire).

ARTICLE III

RÉGIONS PROFONDES DE LA FACE

Nous comprendrons sous ce titre les régions qui ne sont pas
recouvertes par les téguments. Ce sont : 1º la *région de la fosse
zygomatique* ; 2º la *région ptérygo-maxillaire* ; 3º les *régions buc-
cales* ; 4º la *région pharyngienne*.

§ 1 — RÉGION DE LA FOSSE ZYGOMATIQUE

La région de la fosse zygomatique ou région zygomatique
occupe les parties latérales de la face.

1º Limites. — Elle a pour limites : 1º *en haut*, l'arcade zygomatique et la portion de la grande aile du sphénoïde qui se
trouve en dehors du point d'implantation de la ptérygoïde ;
2º *en bas*, un plan horizontal passant au-dessous de la branche
du maxillaire inférieur ; 3º en dehors, la face interne de cette
même branche ; 4º en dedans, l'apophyse ptérygoïde et le pharynx ; 5º en avant, la tubérosité maxillaire ; 6º en arrière, la
face antérieure de la parotide.

2º Forme et exploration. — La fosse zygomatique est fort
irrégulière. Pour la commodité de la description, on la compare
ordinairement à une pyramide quadrangulaire (voy. plus bas).
Elle est très difficile à explorer.

3º Parois. — Comme toute pyramide quadrangulaire, la

région zygomatique nous présente : 1º quatre *parois* (externe, interne, antérieure, postérieure) ; 2º une *base* ; 3º un *sommet*.

a. *Paroi externe*. — Elle est formée successivement par la face interne de la branche du maxillaire, par l'apophyse coronoïde et par la face correspondante de l'os malaire.

b. *Paroi interne*. — Elle s'étend depuis la tubérosité du maxillaire jusqu'à la partie la plus interne de la parotide. Elle est formée successivement, en allant d'avant en arrière : 1º par l'entrée de la fosse ptérygo-maxillaire ; 2º par l'apophyse ptérygoïde ; 3º par la fosse ptérygoïde ; 4º par la portion latérale du pharynx naso-buccal dans sa moitié supérieure, par le ptérygoïdien interne dans sa moitié inférieure.

c. *Paroi antérieure*. — Elle est formée : 1º en haut, par la tubérosité du maxillaire supérieur ; 2º en bas, entre les deux maxillaires, par l'origine du muscle buccinateur et par l'origine du constricteur supérieur du pharynx.

d. *Paroi postérieure*. — Elle est constituée par la région parotidienne et son contenu (voy. *Région parotidienne*) et, tout en haut, par l'apophyse styloïde).

e. *Base*. — La base ou paroi supérieure est incomplète : formée en dedans par une partie de la base du crâne (4 à 5 millimètres d'épaisseur en moyenne), elle est représentée en dehors par un large hiatus qui fait communiquer la région zygomatique avec la fosse temporale. A noter que ces deux parties de la base, partie interne et partie externe, sont séparées l'une de l'autre par la crête sphéno-temporale.

f. *Sommet*. — Il répond à l'angle de la mâchoire ou, plus exactement, aux faisceaux du muscle ptérygoïdien interne qui s'insèrent sur cet angle.

4º **Contenu**. — La fosse zygomatique renferme : 1º les *muscles ptérygoïdiens* ; 2º des *vaisseaux sanguins* ; 3º le *nerf maxillaire supérieur* ; 4º du *tissu cellulaire et des lymphatiques*.

A. MUSCLES PTÉRYGOIDIENS. — Au nombre de deux, ils se distinguent en externe et interne. — Le *ptérygoïdien externe* est un muscle triangulaire. Par sa base, il prend naissance à la base du crâne par deux faisceaux : un *faisceau supérieur* ou *sphénoïdal* (il s'insère sur cette partie de la grande aile du sphénoïde qui forme le plafond de la fosse zygomatique) ; un *faisceau inférieur* ou *ptérygoïdien* (il s'attache sur la face externe de l'apophyse ptérygoïde). Ces deux faisceaux se portent vers le côté interne de l'articulation temporo-maxillaire et, après s'être plus ou moins fusionnés, se fixent à la fois sur le col du condyle et sur le ménisque interarticulaire. — Le *ptérygoïdien interne*, situé en dedans du précédent, plus volumineux que lui, de forme quadrilatère, s'étend obliquement de la fosse ptérygoïde à la partie interne de la branche du maxillaire inférieur.

B. Vaisseaux sanguins. — Ils sont représentés par *l'artère maxillaire interne* et par les *grosses veines* qui l'accompagnent.

a. *Artère maxillaire interne*. — L'artère maxillaire interne, l'une des deux branches terminales de la carotide externe, naît dans la région parotidienne au niveau du col du condyle. Se portant immédiatement en avant et en dedans, elle cravate ce col (sa lésion possible dans la résection du condyle), contourne ensuite le bord inférieur du ptérygoïdien externe, gagne la face externe de ce muscle et se place entre lui et le temporal. Plus rarement, elle chemine entre les deux muscles ptérygoïdiens, pour passer ensuite entre les deux faisceaux du ptérygoïdien externe. Finalement, elle gagne la fosse ptérygo-maxillaire, où elle se termine en fournissant la sphéno-palatine (*branche terminale*). Mais déjà, au cours de son trajet, elle a donné quatorze collatérales que l'on distingue en : 1° *ascendantes* (tympanique, méningée moyenne, petite méningée, temporale profonde antérieure et temporale profonde moyenne) ; 2° *descendantes* (dentaire inférieure, massetérine, buccale, ptérygoïdienne, palatine supérieure) ; 3° *antérieures* (alvéolaire et sous-orbitaire) ; 4° *postérieures* (vidienne et ptérygo-palatine).

b. *Veines*. — Les veines, qui accompagnent les branches de la maxillaire interne, se réunissent en deux plexus : 1° le *plexus alvéolaire*, qui, par la veine alvéolaire, aboutit à la faciale ; 2° le *plexus ptérygoïdien*, d'où part la *veine maxillaire interne*, laquelle forme l'une des origines de la jugulaire externe. A noter que les plexus veineux de la fosse zygomatique sont en relation, par les veines méningées, avec les sinus craniens.

C. **Nerf maxillaire inférieur.** — Troisième branche du trijumeau. Nerf mixte, à la fois moteur et sensitif. Siège de névralgies fréquentes (*tic douloureux de la face*), nécessitant souvent la résection des branches et du tronc nerveux lui-même.

a. *Rapports.* — Le tronc nerveux, fort court, nous offre à envisager, au point de vue de ses rapports : 1° un *segment intra-cranien* (quelques millimètres seulement), qui s'étend du ganglion de Gasser au trou ovale et qui est accompagné de veines plexiformes et de l'artère petite méningée ; il n'est accessible que par la trépanation du plafond de la fosse zygomatique ; 2° un *segment extra-cranien* (quelques millimètres également), qui est entouré par les vaisseaux de la région et qui répond au ptérygoïdien externe en dehors, à la trompe d'Eustache en dedans.

b. *Branches.* — Au nombre de sept. — Trois sont *externes :* nerf temporal profond moyen, massétérin, buccal, ce dernier descendant dans la région génienne et affectant avec la cavité buccale des rapports qui permettent de l'atteindre par cette cavité. — Les quatre autres sont : l'un *interne* (nerf ptérygoïdien interne) ; l'autre *postérieur* (auriculo-temporal) ; les deux derniers *inférieurs* (lingual et dentaire inférieur). Ces deux derniers nerfs, relativement très volumineux, paraissent continuer la direction et le trajet du nerf maxillaire inférieur ; ils sont accessibles par la cavité buccale.

c. *Ganglion otique et ganglion de Gasser.* — Le *ganglion otique* est situé immédiatement au-dessous du trou ovale, au côté interne du nerf maxillaire inférieur. Ses racines proviennent des deux nerfs petits pétreux, superficiel et profond. Il innerve les péristaphylins, le ptérygoïdien interne, le muscle du marteau et la muqueuse de la caisse du tympan. — Le *ganglion de Gasser* est intracranien et, par suite, ne se trouve pas situé dans la région ; mais il appartient au trijumeau et, d'autre part, on l'aborde en chirurgie opératoire par la région de la fosse zygomatique. Il a la forme d'un haricot et se trouve logé sur la partie la plus interne de la face antérieure du rocher, dans une loge fibreuse (*loge* ou *cavum de Meckel*) résultant du dédoublement de la dure-mère ; il adhère aux parois de sa loge, surtout en haut et en dedans, où il répond au sinus caverneux et à la carotide interne (lésion possible de ces vaisseaux dans la résection du ganglion, opération que l'on pratique dans le cas de névralgie rebelle du trijumeau).

D. TISSU CELLULAIRE, LYMPHATIQUES. — Une graisse fluide, jaune, se continuant avec celle des régions ptérygo-maxillaire, génienne et temporale (voies de communication pour les abcès, les tumeurs) remplit la loge zygomatique. Les lymphatiques qui y cheminent aboutissent aux ganglions carotidiens supérieurs.

5° Voies d'accès. — Au nombre de trois, *voie transmaxillaire, voie zygomatique, voie buccale.*

§ 2. — RÉGION DE LA FOSSE PTÉRYGO-MAXILLAIRE

La région de la fosse ptérygo-maxillaire, située à la partie profonde et latérale de la face, immédiatement en dedans de la précédente, répond exactement à la fosse de même nom.

1° Limites. — Elle a pour limites : 1° *en avant*, la tubérosité du maxillaire supérieur ; 2° *en arrière*, la face antérieure de l'apophyse ptérygoïde ; 3° *en bas*, l'angle d'union de ces deux parois antérieure et postérieure ; 4° *en haut*, la base du crâne (grande aile du sphénoïde) ; 5° *en dedans*, le palatin ; 6° *en dehors*, une ouverture la faisant communiquer avec la fosse zygomatique.

2° Forme et exploration. — Elle a la forme d'une pyramide quadrangulaire à base supérieure. Elle se rétrécit du fait de l'agrandissement des deux sinus sphénoïdal et maxillaire. Absolument inexplorable en clinique à cause de sa profondeur.

3° Parois. — Elle nous présente : un *sommet*, une *base* et quatre *parois* (antérieure, postérieure, interne et externe).

a. *Sommet*. — Il est formé par la rencontre de l'apophyse ptérygoïde et de la tubérosité du maxillaire. On y voit le *canal palatin postérieur* et ses *accessoires*.

b. *Base*. — Elle est formée surtout par la lèvre externe ou sphénoïdale de la fente sphéno-maxillaire ; tout à fait en dedans, elle est formée aussi par le sinus sphénoïdal. A noter que, par cette fente, elle communique avec l'orbite.

c. *Paroi antérieure*. — Tubérosité du maxillaire (avec le *sinus maxillaire*). A noter les trous dentaires postérieurs (pour les nerfs de même nom).

d. *Paroi postérieure*. — Elle est formée par la face antérieure de l'apophyse ptérygoïde. A noter tout en haut : 1° le *trou grand rond*, pour le nerf maxillaire supérieur ; 2° le *conduit ptérygo-palatin*, pour l'artère homonyme et le nerf pharyngien de Bock ; 3° le *trou vidien*, pour le nerf et l'artère homonymes.

e. *Paroi interne*. — Elle est formée par la portion verticale du palatin. Tout en haut, se voit le trou sphéno-palatin, pour le passage du nerf et de l'artère homonymes allant aux fosses nasales.

f. *Paroi externe*. — Fait défaut : c'est une ouverture en forme de fente (*fente ptérygo-maxillaire*), faisant communiquer la fosse ptérygo-maxillaire avec la fosse zygomatique. La forme et les dimensions de cette fente sont très variables : elle est tantôt très étroite, tantôt au contraire assez large, mais souvent obstruée en haut par des épines osseuses (d'où la nécessité de la mettre largement à découvert pour avoir accès dans la fosse elle-même.

4° Contenu. — La fosse ptérygo-maxillaire renferme, au milieu d'un tissu cellulo-graisseux (à noter qu'il communique avec celui de l'orbite, de la fosse zygomatique et de la joue) :

a. La *portion terminale de l'artère maxillaire interne* : elle s'accole à la paroi antérieure ; calibre fort réduit à ce niveau ; peu d'importance ;

b. Les *veines* : voy. p. 64 ;

c. Le *nerf maxillaire supérieur* : au sortir du trou grand rond, il occupe la partie la plus élevée de la fosse zygomatique, qu'il traverse obliquement d'arrière en avant et de dedans en dehors. Il s'engage alors dans la gouttière sous-orbitaire. Au niveau de la fosse, il fournit le rameau orbitaire, deux ou trois rameaux dentaires postérieurs, quelques petits rameaux pour le ganglion sphéno-palatin ;

d. Le *ganglion sphéno-palatin* : petit renflement grisâtre, aplati, de forme triangulaire, situé un peu au-dessous et en dedans du nerf maxillaire supérieur ; les trois racines (abstraction faite de celles que lui envoie le nerf maxillaire supérieur lui-même) lui sont apportées par le nerf vidien ; il fournit le rameau pharyngien de Bock, le nerf sphéno-palatin et les trois nerfs palatins (antérieur, moyen et postérieur) ; la destruction du ganglion est parfois indiquée dans les cas de névralgie rebelle.

5° Voies d'accès. — Au nombre de trois : 1° la *voie zygomatique* (section de l'arcade zygomatique et de la partie postérieure du malaire, réclinaison du tendon du temporal) ; 2° la *voie transmaxillaire* (en passant au travers du sinus maxillaire) ; 3° la *voie orbito-malaire* (section de l'arcade zygomatique, d'une partie de l'os malaire et de la paroi externe de l'orbite).

§ 3 — RÉGIONS DE LA BOUCHE

La bouche est une cavité fort irrégulière allant de l'orifice buccal à l'isthme du gosier. Les arcades dentaires la divisent en deux parties : 1° en arrière, la *bouche proprement dite ;* 2° en avant, le *vestibule de la bouche.* Les nombreuses formations anatomiques qui délimitent la cavité buccale se répartissent en plusieurs régions, savoir : la *région labiale,* la *région génienne,* la *région palatine,* la *langue* et la *région sublinguale,* la *région gingivo-dentaire,* la *région amygdalienne* ou *tonsillaire.* A remarquer que les deux régions labiale et génienne ont été déjà décrites avec les régions superficielles de la face et, d'autre part, que la langue sera décrite avec les organes des sens.

A) — RÉGION PALATINE

La région palatine constitue la paroi supérieure et postérieure de la cavité buccale. Elle comprend à la fois la *voûte palatine* et le *voile du palais.*

1° Situation et limites. — Située entre les fosses nasales et la cavité buccale, elle est limitée ; 1° *en avant* et *sur les côtés,* par les arcades dentaires supérieures ; 2° *en arrière,* par le bord libre du voile du palais (formant avec la base de la langue l'isthme du gosier).

2° Disposition générale et dimensions. — Elle a la forme d'une voûte, concave à la fois dans le sens antéro-postérieur et dans le sens transversal. Elle mesure 8 à 9 centimètres de longueur (dont 4 ou 5 pour le voile) sur 4 centimètres de largeur. Variations individuelles nombreuses : voiles longs, voiles moyens, voiles courts ; variations de hauteur et de forme en relation avec les malformations nasales.

3° Forme extérieure. — Dans sa partie antérieure (*voûte palatine*), la région est résistante et nous présente un raphé médian avec, à gauche et à droite de ce raphé, des crêtes muqueuses obliques ou transversales. Dans sa partie postérieure, elle est molle et dépressible et revêt la forme d'un voile (*voile du palais*). Ce voile, mobile et contractile, joue un grand rôle dans la succion, la déglutition et la phonation ; son bord libre nous offre à considérer : 1° la *luette* (forme et longueur variables) ; 2° les *piliers du voile du palais* (deux de chaque côté, antérieur et postérieur). Les malformations de la région palatine et en particulier les perforations acquises ou congénitales (becs-de-lièvre complexes) constituent une infirmité sérieuse qui nécessite souvent une intervention.

4° Exploration. — Se pratique par la cavité buccale, par les fosses nasales, par le rhino-pharynx (rhinoscopie postérieure).

5° Plans constitutifs. — Il convient d'étudier à part la voûte palatine et le voile du palais :

A. Voute palatine. — Quatre couches superposées, qui sont, en allant de bas en haut :

a. *Couche muqueuse inférieure* (*muqueuse palatine*) — Couleur blanc rosé ; très épaisse (surtout sur les côtés), très résistante, intimement fusionnée avec le périoste ;

b. *Couche glanduleuse*. — Petites glandes en grappe (*glandes palatines*), situées dans l'épaisseur même de la muqueuse, formant presque une couche continue. Elles sont le point de départ des *tumeurs mixtes du palais ;*

c. *Couche osseuse*. — Elle est constituée par les apophyses horizontales des maxillaires supérieurs et des palatins. Elle loge parfois dans son épaisseur un prolongement du sinus maxillaire. Siège d'élection des manifestations de la syphilis tertiaire ;

d. *Couche muqueuse supérieure* (*muqueuse nasale*). — Elle appartient aux fosses nasales (voy. *Fosses nasales*).

B. VOILE DU PALAIS. — Cinq couches superposées qui sont, en allant de bas en haut :

a et *b*. *Couche muqueuse inférieure et couche glanduleuse*. — Elles sont semblables à celles de la voûte palatine. A noter cependant la présence, au niveau de la luette et des piliers, d'une sorte de sous-muqueuse lâche (d'où possibilité d'œdèmes) ;

c. *Aponévrose*. — L'aponévrose du voile du palais fait suite à la voûte osseuse. Nettement différenciée en avant, elle se perd peu à peu, en arrière, au milieu des faisceaux musculaires. A noter qu'elle est toujours parfaitement tendue, d'où difficulté de retrouver par le toucher le bord postérieur de la voûte palatine ;

d. *Couche musculaire*. — Elle est formée par dix muscles, cinq de chaque côté : 1° le *palato-staphylin*, allant de l'épine nasale postérieure au sommet de la luette (*azygos de la luette*); 2° le *péristaphylin interne*, allant du rocher (ainsi que du plancher de la trompe) à l'aponévrose palatine ; 3° le *péristaphylin externe*, allant de la fossette scaphoïde à la face inférieure de l'aponévrose palatine ; 4° et 5° le *pharyngo-staphylin* et le *glosso-staphylin*, formant comme la charpente des deux piliers postérieur et antérieur du voile du palais. Tous ces muscles sont moteurs du voile du palais (troubles résultant de leur paralysie) ;

e. *Couche muqueuse supérieure*. — Muqueuse inégale, rouge, mince, continuation de la muqueuse nasale. Elle s'unit, au niveau du bord libre du voile, avec la couche muqueuse antérieure.

6° Vaisseaux et nerfs. — Les *artères* proviennent : 1° de la sphéno-palatine ; 2° de la pharyngienne inférieure ; 3° de la palatine inférieure ; 4° de la palatine supérieure (c'est la plus importante ; la conserver dans l'opération de l'uranoplastie). — Les *veines* aboutissent au plexus ptérygoïdien, aux veines de la muqueuse nasale, de la langue, de l'amygdale. — Les *lymphatiques* sĕ rendent aux ganglions profonds du cou, en particulier à ceux qui sont placés sur les côtés de la membrane thyro-hyoïdienne. — Les *nerfs* sont sensitifs et moteurs : les *rameaux sensitifs*, pour la muqueuse, proviennent du ganglion sphéno-palatin ; les *rameaux moteurs*, pour les muscles, émanent en partie du trijumeau (portion motrice ou nerf masticateur), en partie du pneumo-spinal (et non du facial, comme le disent les classiques).

7° Voies d'accès. — Voy. l'*exploration*, p. 68.

B) — RÉGION SUBLINGUALE

La région sublinguale est cette partie du plancher buccal qui est mise à découvert quand on tire la langue en haut. Elle a pour organe essentiel la *glande sublinguale :* elle se réduit pour ainsi dire à la *loge sublinguale* et à *son contenu.*

1° Situation et limites. — Elle est située au-dessous de la partie libre de la langue. Limitée en avant et sur les côtés par les arcades dentaires ; en arrière, par la partie la plus reculée de la face inférieure de la langue. Elle s'étend, en profondeur, jusqu'aux muscles mylo-hyoïdiens, qui la séparent de la région sus-hyoïdienne.

2° Forme extérieure. — Elle revêt la forme d'un triangle, que tapisse la muqueuse buccale. Elle nous présente : 1° sur la ligne médiane, le *filet* ou *frein ;* 2° de chaque côté de celui-ci et tout à fait en arrière, l'*ostium ombilicale* (embouchure du canal de Wharton), dont l'imperforation peut être la cause de la *grenouillette congénitale ;* 3° un peu en dehors et en arrière de l'ostium ombilicale, de tous petits orifices (orifices des canaux excréteurs de la glande sublinguale) ; 4° entre ces orifices et les arcades dentaires, les *caroncules sublinguales.*

3° Dissection de la région : loge sublinguale. — Elle est formée par quatre parois (sauf sur la ligne médiane où il n'y en a que trois) : 1° une *paroi antéro-externe*, représentée par la face interne de la branche horizontale du maxillaire (*fossette sublinguale*) ; 2° une *paroi postéro-interne*, par le génio-glosse, l'hyo-glosse, le génio-hyoïdien ; 3° une *paroi supérieure*, par la muqueuse buccale ; 4° une *paroi inférieure*, par le mylo-hyoïdien. Elle communique largement en arrière avec la loge sous-maxillaire.

4° Contenu de la loge sublinguale. — La loge sublinguale contient :

1° La *glande sublinguale*, la plus petite des glandes salivaires, s'ouvrant sur le plancher buccal par 15 ou 20 canaux excréteurs, dont un, plus volumineux que les autres (*canal de Rivinus*), débouche à côté et un peu en arrière du canal de Wharton : elle peut être le siège de *tumeurs mixtes*, de *tumeurs kystiques* (*grenouillette commune*) ;

2° Le *prolongement sublingual* de la **glande sous-maxillaire**, en forme de languette conoïde, arrivant au contact de l'extrémité postérieure de la glande sublinguale ;

3° Le *canal de Wharton* (4 à 5 centimètres de long, 2 à 3 millimètres de large), qui parcourt la loge dans toute son étendue pour venir s'ouvrir à la base du frein (*ostium ombilicale*) ; facile à cathétériser ; siège possible de calculs salivaires ;

4° Des *vaisseaux et nerfs* : l'*artère sublinguale* (calibre 2 millimètres), branche de la faciale, et ses *veines* ; le *nerf lingual*, uniquement recouvert par la muqueuse au niveau de la dernière grosse molaire (facile par conséquent à découvrir en ce point) ;

5° Du *tissu cellulo-graisseux*, lâche surtout en dedans où, parfois, se voient des ébauches de bourses séreuses ; siège du *phlegmon diffus sus-hyoïdien* ou *angine de Ludwig*.

5° Exploration et voies d'accès. — La région sublinguale peut être *explorée* directement par la vue ; elle est également explorable avec un doigt introduit dans la cavité buccale et un doigt de l'autre main appliqué sur la région sus-hyoïdienne. Les *voies d'accès* sont au nombre de deux : la *voie buccale* et la *voie sus-hyoïdienne*.

C) — RÉGION GINGIVO-DENTAIRE

La région gingivo-dentaire comprend la portion du bord libre des mâchoires que tapissent les gencives et sur laquelle sont implantées les dents. Nous envisagerons successivement : 1° les *gencives* ; 2° les *alvéoles* ; 3° les *dents*.

1° Gencives. — Au nombre de deux, supérieure et inférieure.

a. *Configuration extérieure*. — Forme d'un fer à cheval à concavité postérieure. Couleur rosée ; aspect lisse ; consistance ferme.

b. *Faces et bords*. — Les gencives nous présentent : 1° une *face antérieure ou vestibulaire*, qui contribue à former avec la face interne de la lèvre correspondante le *vestibule buccal* et le *sillon labio-jugo-gingival* (voie d'accès sur les nerfs mentonnier et sous-orbitaire, sur le sinus maxillaire) ; 2° une *face postérieure* ou *buccale proprement dite* ; 3° un *bord dentaire*, percé de trous par lesquels passent les dents.

c. *Structure*. — La muqueuse gingivale est très épaisse, très résistante. Elle enserre solidement le collet de la dent et adhère intimement au périoste sous-jacent, sauf au niveau du sillon labio-gingival où apparaît la couche celluleuse de la joue (siège de la *fluxion dentaire*). Elle est dépourvue de glandes, mais possède des papilles volumineuses et nombreuses.

d. *Vaisseaux et nerfs*. — Les *artères* proviennent de la maxillaire interne d'une part, de la linguale, de la sous-mentale, de la dentaire inférieure d'autre part. — Les *veines* se rendent aux plexus alvéolaire et ptérygoïdien et aux veines linguale et faciale.— Les *lymphatiques* aboutissent aux ganglions sous-maxillaires, carotidiens (parfois aux ganglions géniens). Les *nerfs* proviennent des nerfs dentaires (siège de la névralgie dite *des édentés*).

2° Alvéoles dentaires. — Cavités uniloculaires ou multiloculaires, destinées à loger la ou les racines des diverses dents. Elles sont creusées dans l'épaisseur du bord des maxillaires, plus près de la table externe que de l'interne. Point de départ possible des *épulis* (sarcome à myéloplaxes).

3° Dents. — Les dents sont des productions épidermiques, émanées de l'épithélium gingival.

a. *Aperçu embryologique*. — L'épithélium gingival, en s'enfonçant dans le tissu embryonnaire des maxillaires, donne naissance à une sorte de lame (*lame épithéliale*), puis à des bourgeons qui, par des transformations successives (*organe de l'émail, organe de l'ivoire, follicule dentaire*), deviennent les dents. Un trouble survenu dans l'évolution de ces bourgeons peut déterminer la formation de tumeurs de la mâchoire appelées *odontomes*. D'autres tumeurs (tumeurs kystiques, épithéliomes primitifs de la mâchoire) ont pour point de départ une transformation des masses résiduales de la masse épithéliale (*débris épithéliaux paradentaires*).

b. *Nombre*. — Au nombre de 20 chez l'enfant (10 à chaque mâchoire : 4 molaires, 2 canines, 4 incisives), elles apparaissent du 6° au 36° mois (*dents de lait*) et tombent pour être remplacées, de la 5° à la 30° année environ, par les *dents permanentes*. Celles-ci sont au nombre de 32 (16 à chaque mâchoire : 6 molaires, 4 prémolaires, 2 canines, 4 incisives). L'éruption des dents de lait provoque souvent des accidents convulsifs et digestifs ; au contraire l'éruption des dents permanentes, à l'exception toutefois des *dents de sagesse*, donne rarement lieu à des accidents.

c. *Situation*. — Les dents se disposent régulièrement à la suite les unes des autres et forment deux rangées paraboliques (*arcades dentaires* supérieure et inférieure), de courbure différente (la supérieure est la plus grande), mais nulle part interrompues. On peut cependant rencontrer des *dents déviées* ou des *dents en ectopie*.

d. *Direction*. — Sensiblement verticale à l'état normal.

e. *Moyens de fixité*. — Les dents sont maintenues en place : 1° *par la forme même des alvéoles* ; 2° *par la gencive*, qui enserre le collet dentaire ; 3° surtout *par le périoste alvéolo-dentaire*, qui adhère à la fois à la paroi alvéolaire et à la racine de la dent et représente le ligament interosseux d'une sorte d'articulation dentaire (*gomphose*), susceptible de s'enflammer (*polyarthrite alvéolo-dentaire, scorbut des gencives*).

f. *Conformation extérieure*. — On distingue dans chaque dent : 1° la *couronne* (portion découverte ou triturante de la dent), blanche et brillante normalement, taillée en biseau sur les incisives, en pointe sur les canines, en cube sur les molaires et les prémolaires ; elle est le siège d'élection de la carie dentaire ; 2° le *collet*, qui répond à la limite même de la couronne et au niveau duquel se dépose le *tartre dentaire* dans le cas de gingivite tartrique ; 3° la *racine* (portion cachée de la dent), jaunâtre, de forme conique, simple pour les incisives et les canines, multiples pour les prémolaires et les molaires (double, triple et même quadruple parfois) ; par son intermédiaire, la carie dentaire peut déterminer une ostéo-périoste du maxillaire, ordinairement bénigne, mais parfois assez grave.

g. *Conformation intérieure et constitution anatomique.* — La dent est un organe creux. Elle est constituée par une substance relativement peu résistante (*dentine* ou *ivoire*), que l'*émail* (sur la couronne) et le *cément* (sur la racine) protègent contre les microbes de la bouche : l'envahissement de la dentine par ces microbes produit la *carie dentaire* (*carie pénétrante, carie non pénétrante*).

h. *Pulpe dentaire*. — Formée par du tissu conjonctif, des vaisseaux et des nerfs, elle remplit complètement la cavité de la dent (*chambre pulpaire*). Son inflammation (*pulpite*), dans les cas de carie pénétrante, provoque de très vives douleurs.

i. *Vaisseaux et nerfs.* — Les *artères* proviennent de la dentaire inférieure, de l'alvéolaire, de la sous-orbitaire. — Les *veines* se rendent aux veines dentaire inférieure, alvéolaire, sous-orbitaire. — Les *lymphatiques* sont inconnus. — Les *nerfs* viennent du trijumeau : dentaires postérieurs et dentaire antérieur, fournis par le maxillaire supérieur ; dentaire inférieur, fourni par le maxillaire inférieur.

D) RÉGION TONSILLAIRE

La région tonsillaire ou amygdalienne, paire et symétrique, est la région occupée par la tonsille ou amygdale.

1° Situation et limites. — Elle est située en arrière et sur les parties latérales de la cavité buccale, en dedans de la région zygomatique en avant du pharynx, au-dessous de la région palatine, au-dessus de la langue. Elle est comprise entre les deux piliers du voile du palais.

2° Forme et exploration. — Dépression profonde (*fosse ou loge amygdalienne*), de forme triangulaire à sommet supérieur et dans laquelle fait saillie l'*amygdale palatine*. Facile à explorer par la vue et le palper.

3° Loge ou fosse amygdalienne. — Elle nous offre à considérer : 1° une *paroi antérieure*, qui contribue à former avec celle du côté opposé l'*isthme du gosier ;* elle est constituée par le pilier antérieur du voile du palais (*muscle glosso-staphylin* revêtu par la muqueuse, laquelle se prolonge parfois sur l'amygdale en un repli triangulaire, *plica triangularis ;* 2° une *paroi postérieure*, formée par le pilier postérieur du voile (contenant dans son épaisseur le muscle *pharyngo-staphylin*) : elle déborde en dedans la paroi antérieure ; 3° une *paroi externe* ou fond de la loge amygdalienne (*muscle amygdalo-glosse, aponévrose pharyngienne, constricteur supérieur du pharynx*) ; 4° un *sommet,* formé par l'angle d'écartement des deux piliers ; 5° une *base,* qui se continue sans ligne de démarcation aucune avec la paroi latérale du pharynx.

4° Amygdale palatine. — Elle est située dans la loge susindiquée, mais elle ne la comble pas entièrement ; la partie supérieure de cette dernière reste libre (*fossette sus-amygdalienne*).

a. *Configuration extérieure.* — L'amygdale a la forme d'une grosse amande, à grand axe légèrement oblique de haut en bas et d'avant en arrière. Sa surface, rosée et irrégulièrement mamelonnée, nous présente les *cryptes amygdaliens.*

b. *Dimensions.* — 20 à 25 millimètres de hauteur ; 15 millimètres de largeur ; 10 millimètres d'épaisseur. Variations très grandes : *atrophie* de l'amygdale ; *hypertrophie* de l'amygdale (amygdale enchatonnée, pédiculée, plongeante).

c. *Rapports.* — L'amygdale nous présente deux faces, deux bords et deux extrémités ou pôles. — La *face interne* fait saillie dans la cavité bucco-pharyngienne. — La *face externe* (*hile*) est appliquée sur la paroi latérale du pharynx et répond, par son intermédiaire, au segment antérieur (*segment préstylien*) non dangereux, de l'*espace maxillo-pharyngien* (d'où possibilité d'extirper l'amygdale en pénétrant dans cet espace par l'incision des parties molles sous- et rétro-maxillaires ; d'où, encore, rareté de la lésion des vaisseaux carotidiens au cours de l'amygdalotomie). — Les *bords,* antérieur et postérieur, sont au contact des piliers correspondants du voile du palais, auxquels ils peuvent adhérer partiellement ou totalement à la suite d'amygdalites répétées (extirpation difficile de ces amygdales adhérentes). — Le *pôle supérieur* est séparé du sommet de la loge amygdalienne par la fossette sus-amygdalienne, dont l'orifice est susceptible de s'oblitérer : il en résulte alors la formation d'une cavité close et, consécutivement, d'un phlegmon péri-amygdalien supérieur. — Le *pôle inférieur* est séparé de la base de la langue par un intervalle de 5 à 6 millimètres.

d. *Structure anatomique*. — L'amygdale est formée d'une série de lobes. Chaque lobe se compose d'un diverticule ou crypte dont la paroi comprend : 1° une couche superficielle épithéliale ; 2° une couche profonde de tissu réticulé et de follicules clos. L'amygdale palatine contribue à former avec les autres amygdales (linguale, tubaire, pharyngienne) cette sorte d'*anneau lymphatique*, qui se trouve placé à l'entrée du pharynx et qui est destiné à détruire les microbes qui pullulent dans les deux cavités nasale et buccale.

5° Vaisseaux et nerfs. — Les *artères* proviennent, selon les cas, de la linguale, de la pharyngienne inférieure et des palatines supérieure et inférieure. — Les *veines* (*plexus tonsillaire*) aboutissent au plexus pharyngien. — Les *lymphatiques* se rendent aux ganglions sous-maxillaires. — Les *nerfs* émanent à la fois du lingual et du glosso-pharyngien.

6° Voies d'accès. — Deux voies : 1° *voie buccale* (voie naturelle), elle convient aux affections bénignes ; 2° *voie maxillo-pharyngienne* (voie artificielle) ; elle est indiquée dans les cas d'affection maligne (cancer).

§ 4. — RÉGION PHARYNGIENNE

La région pharyngienne comprend cette partie profonde de la face et du cou qui est occupée par le pharynx.

1° Considérations générales. — La *situation du pharynx* est la suivante : en avant de la colonne cervicale, en arrière des fosses nasales, de la bouche et du larynx, au-dessous de l'apophyse basilaire, en dedans des régions carotidiennes et zygomatiques. — Ses *limites* sont : en haut, les choanes, auxquelles il fait suite, et la base du crâne ; en bas, un plan horizontal passant par le bord inférieur du cartilage cricoïde (il répond au *tubercule de Chassaignac* ou tubercule de la 6ᵉ vertèbre cervicale et est distant de 13 à 15 centimètres des arcades dentaires). — Sa *forme générale* est celle d'un long entonnoir appendu à la base du crâne (et se continuant par son sommet avec l'œsophage), ou encore d'une gouttière à concavité antérieure. — Ses *dimensions* sont : longueur, 14 centimètres chez l'homme, 13 centimètres chez la femme ; calibre, variable, suivant les points, de 3 ou 2 centimètres dans le sens transversal sur 4 ou 2 dans le sens antéro-postérieur. — Les *moyens de fixité*, nombreux, sont représentés par ses insertions supérieures sur la base du crâne et par ses attaches antérieures sur le massif facial et l'appareil laryngo-trachéal.

2° Éxopharynx, rapports de la surface extérieure du pharynx. — Les rapports que le pharynx affecte avec les organes ou formations qui l'entourent se font par l'intermédiaire d'une gaine celluleuse que nous allons tout d'abord décrire.

a. *Couche celluleuse péripharyngienne, espace rétro-pharyngien.* — La couche celluleuse qui entoure, en arrière et sur les côtés, le pharynx est assez résistante sur les parties latérales (elle se condense en tractus fibreux qui se portent sur l'aponévrose prévertébrale, l'aile interne de la ptérygoïde, l'apophyse styloïde) ; par contre, en arrière, elle est très lâche et forme une ébauche de séreuse (*espace rétro-pharyngien*), qui se continue avec l'espace prévertébral (d'où possibilité des migrations des collections purulentes) et qui est destinée à permettre les glissements du pharynx sur la face antérieure de la colonne vertébrale. Dans la partie supérieure de cet espace, au niveau de l'axis, on trouve deux ganglions lymphatiques, développés surtout chez l'enfant (*ganglions rétro-pharyngiens*) : ils sont le point de départ des *phlegmons rétro-pharyngiens* (ne pas confondre avec l'abcès froid de même nom, symptomatique d'un mal de Pott cervical, et qui, comme eux, fait saillie dans le pharynx).

b. *Rapports postérieurs*. — Le pharynx est en rapport, en arrière et en allant de haut en bas : 1° *avec la base du crâne* (corps du sphénoïde et apophyse basilaire recouverts d'un épais trousseau fibreux, origine possible mais non constante des *polypes naso-pharyngiens*) ; 2° *avec la colonne cervicale* (face antérieure des six premières cervicales, recouvertes par les muscles prévertébraux et l'aponévrose prévertébrale), que l'on peut explorer en partie par la cavité pharyngienne.

c. *Rapports latéraux*. — Envisageons-les successivement au niveau du segment cervical, puis du segment céphalique :

α) *Au niveau de son segment cervical*, le pharynx est en rapport : 1° *dans la portion de ce segment située au-dessous du bord supérieur du cartilage thyroïde*, avec la carotide primitive, la veine jugulaire interne, le pneumogastrique et, aussi, avec la partie postérieure des lobes tyroïdiens ; 2° *dans la portion située au-dessus*, avec l'origine des carotides interne et externe, les artères thyroïdienne supérieure, pharygienne inférieure, linguale, avec la jugulaire interne et les ganglions qui l'entourent, avec le pneumogastrique, le stylo-hyoïdien, le digastrique et la glande sous-maxillaire.

β) *Au niveau de son segment céphalique*, il est en rapport avec *l'espace maxillo-vertébro-pharyngien*. Cet espace, compris entre le pharynx, la colonne cervicale et la branche montante du maxillaire doublée des deux ptérygoïdiens, se trouve divisé, par l'apophyse styloïde et les muscles qui en partent, en : 1° un *espace externe ou glandulaire*, occupé par la parotide et les vaisseaux et nerfs qui la traversent ; 2° un *espace interne ou sous-glandulaire*, séparé du précédent par l'aponévrose parotidienne profonde. Celui-ci se trouve lui-même subdivisé, par l'*aponévrose stylo-pharyngienne* ou *aileron du pharynx*, en deux loges : 1° une *loge préstylienne* (*espace sous-glandulaire antérieur*), qui renferme surtout de la graisse ; 2° une *loge rétro-stylienne* (*espace sous-glandulaire postérieur*), qui est occupée dans presque toute sa hauteur par le paquet vasculo-nerveux du cou, savoir la carotide interne, la jugulaire interne, le sympathique, le spinal, le pneumogastrique, le glosso-pharyngien, le grand hypoglosse, enfin de nombreux ganglions lymphatiques accolés à la jugulaire et à la carotide (point de départ des *phlegmons latéro-pharyngiens*, qui peuvent faire saillie, comme les phlegmons rétro-pharyngiens, dans la cavité pharyngienne, mais qu'il est prudent d'ouvrir par l'extérieur et non par le pharynx).

3° Endopharynx, divisions topographiques du pharynx. — La cavité pharyngienne répond successivement, à sa partie antérieure, en allant de haut en bas : aux fosses nasales, à la bouche, au larynx ; on peut donc la diviser en trois portions : 1° une *portion nasale* ; 2° une *portion buccale* ; 3° une *portion laryngienne*.

a. *Portion nasale*. — La portion nasale (*naso-pharynx, rhino-pharynx, arrière-cavité des fosses nasales, cavum*) s'étend depuis la voûte du pharynx jusqu'au voile du palais. Ses dimensions sont : diamètre vertical. 4 centimètres ; diamètre transversal, 4 centimètres ; diamètre antéro-postérieur, 2 centimètres. Sa forme est irrégulièrement cubique, on peut donc lui décrire six parois :

α) Une *paroi antérieure*, représentée par les *choanes* (voy. p. 134) ;

β) Une *paroi postérieure*, sur laquelle se voient de nombreux follicules adénoïdes ;

γ) Deux *parois latérales*, sur laquelle se trouvent : 1° l'*orifice pharyngien de la trompe d'Eustache*, qui fait une saillie plus ou moins considérable dans la cavité du naso-pharynx (*lésion possible dans le cas d'ablation de végétations adénoïdes*) ; 2° la *fossette de Rosenmüller*, située en arrière de l'orifice tubaire (le bec de la sonde s'y engage souvent dans le cathétérisme de la trompe) ;

δ) Une *paroi supérieure*, en forme de voûte (courbure variable suivant les sujets : *voûte cintrée, voûte surbaissée, voûte ogivale*), sur laquelle se trouve implantée une masse de tissu lymphoïde, constituant l'*amygdale pharygienne* ou *amygdale de Luschka*. Cette amygdale, dont les cryptes sont disposés en sillons parallèles (le plus accentué porte le nom de *récessus médian* et aboutit en arrière à une dépression connue sous le nom de *bourse pharyngienne*) est surtout développée chez l'enfant. Son hypertrophie (elle constitue l'affection appelée *végétations adénoïdes*) peut amener l'obstruction du naso-pharynx, empêcher la respiration nasale, et produire des lésions de l'appareil de l'audition : elle nécessite une intervention chirurgicale (extirpation des végétations adénoïdes) ;

ε) Une *paroi inférieure*, qui n'existe que lorsque le voile du palais vient se mettre au contact de la paroi postérieure du pharynx (au moment de la déglutition).

b. *Portion buccale*. — Encore appelée *oro-pharynx, arrière-gorge*. Elle s'étend, en hauteur, depuis le voile du palais jusqu'à un plan horizontal passant par l'os hyoïde. — Ses dimensions sont, en moyenne, de 4 centimètres dans les divers sens : elles peuvent être, à l'état pathologique, notablement diminuées (*pharynx virtuel, pharyngite hypertrophique*) ou, au contraire, augmentées (*inflammation chronique du pharynx*). — Sa *paroi antérieure* est représentée par un vaste orifice que délimitent le bord inférieur du voile et le **V** lingual. — Ses *parois latérales* et sa *paroi postérieure* présentent de petits amas de tissu lymphoïde, dont l'hypertrophie constitue les *granulations du pharynx*.

c. *Portion laryngienne*. — Elle fait suite à la précédente et se termine à l'extrémité supérieure de l'œsophage. — Son calibre, qui est de trois à quatre centimètres en haut, n'est plus que de quatorze millimètres en bas. Le larynx vient faire saillie dans la partie antérieure de sa cavité (d'où les crises de suffocation que déterminent les corps étrangers arrêtés en ce point). — On lui distingue : 1° une *paroi antérieure*, qui est formée par l'épiglotte, l'orifice pharyngien du larynx, la face postérieure du cricoïde ; 2° deux *parois latérales* (*gouttières pharyngo-laryngées*) ; 3° une *paroi postérieure*, appliquée sur les corps des troisième, quatrième, cinquième, sixième vertèbres cervicales.

4° Constitution anatomique. — Le larynx est formé de trois couches superposées :

α) Une *couche moyenne, fibreuse* (*aponévrose du pharynx*), formant comme la charpente de l'organe ;

β) Une *couche extérieure* ou *musculaire*, composée de dix muscles, cinq de chaque côté, savoir : trois *muscles constricteurs* (supérieur, moyen et inférieur), imbriqués de bas en haut à la manière des tuiles d'un toit, et deux *muscles élévateurs* (*pharyngo-staphylin* et *stylo-pharyngien*). Ces muscles peuvent être le siège : 1° de paralysies, toujours associées à celles du voile du palais (diphtérie, paralysies par lésions bulbaires) ; 2° de contractures (tétanos, rage, hystérie) ;

γ) Une *couche intérieure* ou *muqueuse* (*muqueuse du pharynx*), rosée et lubréfiée par un mucus adhérent à l'état normal, rouge, sèche ou couverte d'un enduit jaunâtre purulent à l'état pathologique (inflammation). Elle renferme un grand nombre de glandes mucipares et de follicules adénoïdes, dont les lésions sont la règle au cours des pharyngites.

5° Vaisseaux et nerfs. — Les *artères* proviennent principalement de la pharyngienne inférieure et, accessoirement, des ptérygo-palatine, palatine inférieure, thyroïdienne supérieure. — Les *veines* se jettent dans la jugulaire interne : elles se dilatent fréquemment dans le cas de pharyngite. — Les *lymphatiques* se rendent aux ganglions rétro-pharyngiens (portion nasale) et à cinq ou six ganglions situés au-dessous du ventre postérieur du digastrique (portion buccale et laryngienne). — Les *nerfs*, à la fois sensitifs et moteurs, se disposent en plexus (*plexus pharyngien*) : les *rameaux sensitifs* émanent du pneumogastrique (réflexe pharyngien) et, accessoirement, du glosso-pharyngien et du trijumeau ; les *rameaux moteurs* viennent du glosso-pharyngien et surtout du pneumo-spinal.

6° Exploration et voies d'accès. — Tandis que le pharynx buccal est directement explorable par la vue, le naso-pharynx ne peut l'être que par la *rhinoscopie postérieure*, et le laryngo-pharynx que par la *laryngoscopie*. — Les différentes portions du pharynx sont accessibles au chirurgien, soit par la *voie naturelle* s'il s'agit d'une affection bénigne, soit par une *voie artificielle*, s'il s'agit d'une affection maligne (voie palatine, voie nasale, voie faciale, pharyngotomies latérales).

CHAPITRE III

APPAREILS DES SENS

De nos cinq appareils sensitifs, quatre occupent la tête :
1º *l'appareil de l'audition* ; 2º *l'appareil de la vision* ; 3º *l'appareil
de l'olfaction* ; 4º *l'appareil du goût*. Le premier se trouve situé
presque tout entier dans l'épaisseur de la paroi cranienne ; le
second occupe une cavité intermédiaire au crâne et à la face ;
les deux autres appartiennent manifestement au massif facial.

ARTICLE PREMIER

APPAREIL DE L'AUDITION

L'appareil de l'audition est destiné à nous faire percevoir les
sons, avec leurs caractères variables d'intensité, de hauteur et
de timbre. Il nous offre à considérer : 1º *l'oreille externe* ; 2º la
membrane du tympan ; 3º *l'oreille moyenne* ; 4º *l'oreille interne*.

§ 1 — OREILLE EXTERNE

Elle comprend elle-même deux parties : 1º une partie externe,
le *pavillon* ; 2º une partie interne, le *conduit auditif externe*.

1º Pavillon. — Le pavillon, situé en arrière de l'articulation temporo-maxillaire, recouvre la partie antérieure (*segment
chirurgical*) de la mastoïde. Son mode d'implantation, ses
dimensions, sa configuration sont des plus variables.

a. *Conformation extérieure.* — Le pavillon revêt la forme d'un
ovale, dont la grosse extrémité est dirigée en haut et la petite

extrémité (*lobule*) en bas. Il nous présente un grand nombre de dépressions (*conque, gouttière de l'hélix, fossette de l'anthélix*) et de saillies (*hélix, anthélix, tragus, antitragus*). Ses difformités, assez fréquentes, peuvent être congénitales ou acquises.

b. *Constitution anatomique*. — Le pavillon est constitué, en allant de la surface vers la profondeur, par :

1° La *peau*, fine, étroitement appliquée sur le fibro-cartilage, qu'elle revêt sur ses deux faces et qu'elle déborde seulement en bas pour constituer, en s'adossant à elle-même, le *lobule* de l'oreille : elle est un des sièges d'élection de l'eczéma, de l'impétigo et des engelures ;

2° Du *tissu cellulaire sous-cutané*, lâche seulement sur la face interne du pavillon, où il peut devenir le siège d'œdème ;

3° Un *fibro-cartilage*, mince et élastique, qui reproduit les saillies et dépressions du pavillon et sur lequel se fixent quelques trousseaux fibreux (*ligaments extrinsèques* et *intrinsèques*) et de petits muscles (*muscles auriculaires* extrinsèques et intrinsèques) complètement atrophiés chez l'homme.

c. *Vaisseaux et nerfs*. — Les *artères* proviennent de la temporale superficielle et de l'auriculaire postérieure. — Les *veines* aboutissent à la veine jugulaire externe et à la veine mastoïdienne. — Les *lymphatiques* se rendent au ganglion préauriculaire d'une part, aux ganglions mastoïdiens d'autre part. — Les *nerfs* viennent : 1° du facial (rameaux moteurs) ; 2° de l'auriculo-temporal et de la branche auriculaire du plexus cervical superficiel (rameaux sensitifs).

2° Conduit auditif externe. — Fibro-cartilagineux dans sa partie externe, osseux dans sa partie interne, il relie le pavillon à la caisse du tympan.

a. *Conformation extérieure*. — Le conduit auditif externe se porte horizontalement de dehors en dedans et un peu d'arrière en avant. Mais sa *direction* n'est pas rectiligne ; il décrit, en effet, à la fois dans le sens frontal et dans le sens horizontal, de légères courbes qu'il faut savoir redresser quand on pratique l'examen du tympan. — Sa *forme* n'est pas régulièrement cylindrique, mais plutôt ovalaire. — Sa *longueur* est de 24 millimètres en moyenne, dont 8 pour la partie cartilagineuse, 10 pour la partie osseuse. — Son *calibre* est variable suivant les sujets, et, sur le même sujet, suivant le point considéré ($9^{mm},08$ à $8^{mm},13$ pour le grand diamètre, $6^{mm},54$ à $4^{mm},60$ pour le petit diamètre : à retenir que le point le plus rétréci (*isthme*) siège à 19 millimètres de la conque. La plupart des affections du conduit s'accompagnent d'un rétrécissement de son calibre.

b. *Parois*. — On en distingue quatre : antérieure, postérieure supérieure, inférieure. — La *paroi antérieure* est en rapport avec l'articulation temporo-maxillaire (voy. p. 58), dont le condyle peut, dans une chute sur le menton, fracturer le conduit auditif osseux. — La *paroi postérieure* répond à la mastoïde (d'où possibilité pour une mastoïdite de se fistuliser dans le conduit, d'où également, pour le chirurgien, possibilité d'aborder les cellules mastoïdiennes par le conduit) et, tout à fait à son extrémité profonde, au nerf facial. — La *paroi supérieure* est en rapport avec l'étage moyen de la cavité cranienne. Sa portion osseuse est creusée de cellules qui s'ouvrent dans l'attique : les suppurations limitées à cette cavité peuvent donc se faire jour dans le conduit sans perforer le tympan. — La *paroi inférieure* répond à la parotide ; mais elle n'adhère pas au tissu glandulaire et il est possible de l'en séparer pour atteindre soit la caisse du tympan soit la face inférieure du rocher. Près de son extrémité profonde, cette paroi forme avec le tympan une dépression (*sinus prétympanique*) où de petits corps étrangers peuvent parfois se cacher.

c. *Extrémités*. — Les deux extrémités du conduit auditif sont représentées par deux orifices : l'*externe*, elliptique, s'ouvre dans la conque ; l'*interne*, circulaire et obliquement coupé aux dépens de la paroi supérieure du conduit, se trouve fermé par le tympan.

d. *Structure*. — Le conduit est constitué par un revêtement cutané et un squelette. — Le *revêtement cutané*, prolongement de celui qui revêt le pavillon, adhère intimement au périchondre et au périoste sous-jacents. Il présente, mais dans la portion fibro-cartilagineuse seulement, des poils rudimentaires et des glandes (*glandes cérumineuses*) dont la sécrétion (*cérumen*) s'exagère parfois et détermine alors la formation de corps étrangers (*bouchons de cérumen*). La peau du conduit peut être le siège d'eczéma. Son inflammation est appelée *otite externe.* — Le *squelette*, dans la partie externe ou superficielle du conduit, est cartilagineux en bas et en avant, fibreux en haut et en arrière. Dans la partie interne ou profonde, il est osseux (sauf chez le nouveau-né).

e. *Vaisseaux et nerfs.* — Les *artères* viennent de l'auriculaire postérieure, de la temporale superficielle, de la tympanique. — Les *veines* se rendent au plexus ptérygoïdien, à la veine maxillaire interne, à la jugulaire externe. — Les *lymphatiques* se jettent dans les ganglions parotidiens et préauriculaires. — Les *nerfs*, très nombreux, viennent de l'auriculo-temporal, de la branche auriculaire du plexus cervical superficiel, du pneumogastrique.

f. *Exploration et voies d'accès.* — Le conduit auditif externe est explorable dans la chambre noire au moyen de l'otoscope. Il est abordable : 1° par sa cavité (*voie directe*) ; 2° après décollement du pavillon et incision de sa paroi postérieure cartilagineuse (*voie indirecte*).

§ 2 — MEMBRANE DU TYMPAN

Membrane très mince fermant le conduit auditif en dedans et le séparant de la caisse.

1° Généralités. — a. *Inclinaison.* — Le tympan est incliné de telle sorte qu'il paraît continuer la courbe décrite par la paroi supérieure du conduit auditif. Son angle d'inclinaison, variable suivant les sujets et, chez le même sujet, suivant l'âge, est de 30 à 35° en moyenne chez le nouveau-né, de 40 à 45° chez l'adulte.

b. *Dimensions.* — Régulièrement circulaire, le tympan mesure 9 millimètres de diamètre environ. Son épaisseur est de $0^{mm},1$; elle est diminuée au niveau des points cicatriciels, augmentée au contraire au niveau des points enflammés (myringites).

c. *Résistance.* — Très grande : le tympan peut supporter sans se rompre une grande pression (de là la nécessité de la paracentèse dans le cas d'otite moyenne aiguë).

d. *Mode d'insertion, membrane de Shrapnell.* — La circonférence du tympan est fixée sur le *cercle tympanal* par le *bourrelet de Gerlach*, sauf en haut où l'un et l'autre font défaut : cette partie de la membrane non insérée sur le cercle et le bourrelet, c'est la *membrane de Shrapnell* (siège des perforations symptomatiques des ostéites de l'attique et des osselets).

2° Forme extérieure et exploration. — Examiné au spéculum auri, le tympan nous apparaît (*image otoscopique*) avec une couleur rappelant celle du mica ou de la baudruche. Sa surface, excavée en entonnoir, nous offre au niveau de son pôle supérieur, la *courte apophyse du marteau*, d'où partent, en divergeant, en avant le *pli antérieur*, en arrière, le *pli postérieur*, en bas et en arrière le *manche du marteau :* à noter que son extrémité inférieure (spatule) arrive jusqu'au centre de la dépression tympanique (ombilic). De l'extrémité inférieure du manche du marteau, à son tour, part, en se dirigeant en bas et en avant, le *triangle lumineux* de POLITZER, reflet lumineux dont la forme et les dimensions varient suivant les sujets et, sur le même sujet, suivant que le tympan est plus ou moins déprimé.

Ces divers accidents de la surface du tympan (en particulier la courte apophyse et le manche du marteau) sont des repères de premier ordre dans l'examen de la membrane soit à l'état normal, soit à l'état pathologique ; ils sont visibles chez tous les sujets. Dans certains cas, on peut encore apercevoir la *corde du tympan*, la *branche verticale de l'enclume*, le *promontoire*.

A l'état pathologique, la membrane tympanale subit, dans son aspect, des modifications plus ou moins considérables : sa coloration peut devenir rouge (myringites) ou au contraire blanc nacré (otite scléreuse) ; son excavation peut être exagérée (obstruction de la trompe) ou remplacée par une convexité (exsudats dans la caisse) ; sa mobilité peut disparaître (otites sèches) ; enfin elle peut présenter des perforations qui, suivant qu'elles siègent sur la périphérie du tympan ou au voisinage de son centre, sont symptomatiques d'une ostéite de la caisse ou d'une simple otite moyenne sans lésions osseuses.

3° Rapports et division topographique. — Une ligne, menée par l'apophyse externe et les plis antérieur et postérieur,

divise le tympan en deux parties : 1° l'une supérieure, toute petit
répondant à l'attique et aux osselets, c'est la *membrane de Shra*
nell ; 2° l'autre inférieure, comprenant la plus grande part
de la membrane tympanique, c'est le *tympan proprement dit*.

Deux lignes, perpendiculaires l'une à l'autre et passant p
l'ombilic, subdivisent le tympan proprement dit en quatre se
ments ou quadrants : le quadrant postéro-supérieur est en ra
port avec l'étrier, la fenêtre ovale, la corde du tympan, c'est
zone dangereuse du tympan ; les trois autres quadrants répoi
dent au promontoire, c'est la *zone peu dangereuse*, celle où l'(
peut pratiquer la *paracentèse* (on choisit d'ordinaire le quadra
postéro-inférieur).

4° Structure. — Le tympan est constitué par une *couc*
fibreuse, tapissée en dehors par la *couche cutanée du condu*
auditif externe, en dedans par la *muqueuse de la caisse* (*myri*
gites consécutives aux otites externes ou moyennes).

5° Vaisseaux et nerfs. — Ils sont disposés en deux réseaux
l'externe est tributaire des vaisseaux et nerfs du condui
l'interne, de ceux de la caisse. — Les *artères* émanent de l'au
culaire profonde (*réseau externe*), de la tympanique et de l'arté
de la corde du tympan (*réseau interne*). — Les *veines* aboutisse
à la jugulaire externe (*réseau externe*), aux veines de la tromp
de la dure-mère et au sinus transverse (*réseau interne*). — L
lymphatiques s'unissent à ceux du conduit (*réseau externe*) et
ceux de la caisse (*réseau interne*). — Les *nerfs* proviennent
1° de l'auriculo-temporal et du rameau auriculaire du pneum
gastrique (*réseau externe*) ; 2° du nerf de Jacobson (*résec*
interne). Sensibilité exquise, d'où réflexes fort nombreux.

6° Voies d'accès. — Les mêmes que celles du conduit a
ditif externe (p. 86).

§ 3 — OREILLE MOYENNE

L'oreille moyenne est une des portions les plus importante
de l'appareil de l'audition, celle qui joue un rôle prépondérar

dans la pathologie auriculaire. Elle se divise en trois segments : *caisse du tympan, cavités mastoïdiennes, trompe d'Eustache.*

A) — CAISSE DU TYMPAN PROPREMENT DITE

La caisse du tympan est une cavité anfractueuse, que l'on a successivement comparée à une grotte, à un tambour ou encore à une lentille biconcave. Nous étudierons ses *parois*, son *contenu;* nous terminerons par une *vue d'ensemble.*

1° Parois de la caisse. — Au nombre de six : deux répondent aux faces de la lentille (paroi externe et interne), quatre à sa circonférence (paroi supérieure, inférieure, antérieure, postérieure).

α) La *paroi externe* ou *tympanique* est formée par le tympan dans ses trois cinquièmes environ, par de l'os dans le reste de son étendue. Cette portion osseuse de la paroi externe de la caisse ne mesure que 2 millimètres en avant et en arrière, 1 millimètre ou 0ᵐ,5, en bas ; mais en haut, où elle forme le *mur de la logette*, elle atteint 5 ou 6 millimètres.

β) La *paroi interne* ou *labyrinthique* répond à l'oreille interne. Elle nous présente, à sa partie centrale, une saillie dont le sommet arrive à 1ᵐᵐ,5 ou 2 millimètres du tympan : c'est le *promontoire*. Une verticale passant par le sommet du promontoire la divise en une moitié antérieure et une moitié postérieure. Dans la moité antérieure nous trouvons le *bec de cuiller* (pour le muscle du marteau). Dans la moitié postérieure, nous rencontrons, en allant de haut en bas : 1° la *deuxième portion de l'aqueduc de Fallope*, dont la paroi mince et parfois déhiscente n'offre, dans le cas d'otite moyenne ou dans le cas d'intervention sur la caisse, qu'une faible protection pour le facial ; 2° la *fossette et la fenêtre ovales ;* 3° la *fossette* et la *fenêtre rondes ;* 4° le *sinus tympanique;* 5° la *pyramide* (pour le muscle de l'étrier).

γ) La *paroi supérieure* ou *cranienne*, très mince (1 millimètre à peine), déhiscente même parfois, est en rapport avec la fosse cérébrale moyenne (d'où, dans le cas d'otite moyenne, propagation possible de l'inflammation aux méninges et au cerveau).

δ) La *paroi inférieure* ou *plancher de la caisse*, également mince et parfois déhiscente, répond au golfe de la jugulaire interne (thrombose possible de cette veine au cours de l'otite moyenne).

ε) La *paroi antérieure* ou *tubo-carotidienne* est occupée, à sa partie supérieure, par l'orifice tympanique de la *trompe d'Eustache*. Dans le reste de son étendue, elle est en rapport avec le coude de la *carotide interne* (de là les bourdonnements accusés par les malades atteints d'anévrysmes carotidiens).

ζ) La *paroi postérieure* ou *mastoïdienne* nous présente l'*aditus ad antrum* ou *canal tympano-mastoïdien* (p. 18) et, un peu au-dessous de ce dernier, l'orifice d'entrée de la *corde du tympan*.

2° Contenu de la caisse. — La caisse contient les osselets et leurs muscles. A l'état pathologique on peut encore y trouver du sang (fractures du crâne), de la sérosité ou du pus (otites), des fongosités, des séquestres, etc.

a. *Osselets*. — Les osselets sont au nombre de trois : le *marteau*, l'*enclume*, l'*étrier*; leur nom indique assez exactement leur forme.

En s'articulant entre eux (la tête du marteau avec celle de l'enclume, la branche inférieure de l'enclume avec la tête de l'étrier), ils forment un système ininterrompu (*chaîne des osselets*), qui se trouve suspendu à la voûte de la caisse et qui est solidaire du tympan d'une part, du périoste de la fenêtre ovale d'autre part : il leur adhère intimement.

Les osselets s'unissent entre eux par de véritables *articulations*; ils sont en outre reliés aux différentes parois de la caisse par des *ligaments* qui les maintiennent en position tout en leur permettant des déplacements partiels.

b. *Muscles*. — Deux petits muscles, réciproquement antagonistes, mettent en mouvement la chaîne des osselets. Ce sont :

α) Le *muscle du marteau* (innervé par le nerf maxillaire inférieur), qui occupe le conduit osseux signalé plus haut et qui vient se fixer par un court tendon (2 millimètres), sur la surface interne du col du marteau ; il protège le nerf auditif contre les bruits intenses ;

β) Le *muscle de l'étrier* (innervé par le facial), qui est contenu dans le canal de la pyramide et qui vient s'insérer, par un tendon très court lui aussi (2 millimètres). sur le col de l'étrier ; il dispose l'oreille à la perception des bruits faibles.

La mobilité de la chaîne des osselets peut disparaître à la suite des affections de la caisse qui laissent après elles des scléroses du tympan, des ankyloses des osselets, des brides cicatricielles, etc. (otites moyennes, otite scléreuse) ; il en résulte des troubles, parfois considérables, de l'audition.

3° Muqueuse de la caisse. — La muqueuse qui revêt intérieurement la caisse du tympan est un simple prolongement de la muqueuse du pharynx (de là le rôle si important que jouent les pharyngites dans la pathologie de la caisse). Elle tapisse tout d'abord les parois de la caisse, fusionnée avec le périoste ; puis, elle se porte sur les osselets, qu'elle enveloppe comme le péritoine entoure les viscères de l'abdomen : en formant une série de replis, qui cloisonnent la caisse et déterminent la formation de cavités secondaires, sortes de poches où l'infection a tendance à se cantonner.

4° Vaisseaux et nerfs. — Les *artères* proviennent de la stylo-mastoïdienne, de la tympanique, de la méningée moyenne. de la pharyngienne, de la carotide interne. — Les *veines* se jettent dans les plexus ptéryoïdien et pharyngien, dans les veines méningées moyennes, dans le sinus pétreux supérieur et le golfe de la jugulaire. — Les *lymphatiques* présentent une disposition analogue à ceux de la couche interne du tympan. — Les *nerfs* sont de deux sortes : les uns sont destinés à la caisse (rameaux moteurs du facial et du maxillaire inférieur pour les muscles des osselets, rameaux sensitifs du nerf de Jacobson, filets sympathiques) ; les autres ne font que la traverser (facial ; corde du tympan, appliquée à la manière d'un arc contre la partie supérieure de la membrane tympanale).

5° Vue d'ensemble de la caisse du tympan. — La caisse, avons-nous dit, a la forme d'une lentille biconcave. Ses diamètres, antéro-postérieur et supéro-inférieur, à peu près égaux, mesurent 15 millimètres environ. Sa largeur est de $1^{mm},5$ au niveau de l'ombilic, de 5 millimètres au niveau de la voûte, de 4 millimètres au niveau du plancher : dans la paracentèse

du tympan il ne faut donc pas enfoncer l'aiguille au delà de 3 mil
limètres si l'on ne veut s'exposer à aller piquer le promontoire
Deux plans, prolongeant la paroi supérieure et la paroi inférieure
du conduit auditif externe jusqu'à la paroi labyrinthique, divisent
la caisse en trois étages : inférieur, moyen, supérieur.

α) L'*étage inférieur* ou *recessus hypotympanique* a la forme
d'une auge, large de 4 millimètres et profonde de 1^{mm},5 à 2 millimètres, où le pus, dans les suppurations de la caisse, a naturellement tendance à stagner. Son fond, souvent creusé de cellules
et parfois déhiscent, répond au golfe de la jugulaire (d'où
thrombo-phlébite possible). Dans certains cas où il est très
développé, ce golfe de la jugulaire soulève le fond du recessus et
l'on risque alors, en faisant la paracentèse, de blesser le vaisseau
veineux.

β) L'*étage moyen*, situé sur le prolongement du conduit auditif
externe, est, de ce fait, facilement explorable. Il répond au
promontoire dont les lésions, au cours des otites, sont rares.

γ) L'*étage supérieur* ou *recessus épitympanique*, *attique*, *logette*,
est le plus important des trois étages de la caisse. En forme de
voûte, il se trouve délimité : 1° en dehors, par la membrane
de Shrapnell et le mur de la logette ; 2° en dedans, par la portion
de la paroi labyrinthique située au-dessus de la fenêtre ovale ;
3° en arrière, par l'aditus ad antrum ; 4° en avant, par le segment de la paroi antérieure de la caisse qui est au-dessus de
l'orifice de la trompe ; 5° en haut, enfin, par la voûte même de
la caisse. Sa cavité est en partie comblée par la tête du marteau
et le corps de l'enclume ; dans le reste de son étendue, elle est
cloisonnée par les ligaments et les replis muqueux signalés plus
haut en un certain nombre de *poches* plus ou moins isolées les
unes des autres, où, dans le cas d'otite moyenne, la suppuration
tend à s'éterniser. Dans l'attique, viennent déboucher : 1° en
arrière, l'antre ; 2° en haut, les cellules sus-atticales ; 3° en
dedans, les cellules sus-labyrinthiques ; 4° en dehors, les cellules
de la paroi supérieure du conduit auditif externe osseux (*mur
de la logette*). L'inflammation de l'attique pourra donc se propager à ces cavités et se compliquer d'une mastoïdite ou d'une
ostéite du mur de la logette.

6° Exploration et voies d'accès. — La caisse du tympan en partie explorable par la vue, au travers de la membrane du tympan à l'état normal. Elle est directement explorable à la fois par la vue et par le toucher instrumental dans les cas d'otite s'accompagnant de perforation étendue du tympan. Elle est enfin encore explorable par le diapason. — Elle est abordable par le conduit auditif et également par l'antre et l'aditus ad antrum après ouverture large de ces deux dernières cavités (*évidemment pétro-mastoïdien*).

B) — CAVITÉS MASTOIDIENNES

(Voy. *Région mastoïdienne*, p. 15.)

C) — TROMPE D'EUSTACHE

La trompe d'Eustache est un long canal qui relie la partie antérieure de la caisse au pharynx nasal : c'est le *conduit d'aération de l'oreille moyenne.*

1° Généralités. — La trompe se compose : 1° d'un *segment interne*, osseux ; 2° d'un *segment externe*, cartilagineux : 3° de deux *orifices* (orifice interne, orifice externe). — Sa *direction* est oblique d'arrière en avant, de dehors en dedans et de haut en bas. — Sa *longueur* varie de 35 à 45 millimètres. — Sa *largeur* (calibre), qui est de 8 millimètres sur 3 au niveau de l'orifice pharyngien, va en diminuant jusqu'à l'union de la portion cartilagineuse et de la portion osseuse (isthme), où elle mesure 2 millimètres ; de ce point, elle augmente peu à peu jusqu'à l'orifice tympanique, où elle atteint 5 millimètres sur 3.

2° Forme. — Le canal tubaire représente deux cônes unis l'un à l'autre par leur sommet tronqué. De ces deux cônes, l'interne (*cône tympanique*) répond à la portion osseuse, l'externe, (*cône pharyngien*) à la portion cartilagineuse. Dans le premier le canal reste toujours béant ; dans le deuxième, au contraire, il est normalement fermé à l'état de repos, les parois arrivant au contact. Il ne devient perméable à l'air que lorsque les muscles péristaphylins se contractent (*aération physiologique de l'oreille moyenne*) ou bien encore lorsque l'air sous pression écarte de force ses parois (*aération thérapeutique de la caisse*).

3° Rapports. — Ils varient suivant la portion :

α) La *portion osseuse*, creusée dans la partie inférieure du temporal, répond : 1° en haut, au muscle du marteau et, au-dessus de lui, aux méninges et à l'artère méningée moyenne ; 2° en bas, à la carotide interne.

β) La *portion cartilagineuse* est en rapport : 1° en avant et en dehors, avec la méningée moyenne et le nerf maxillaire inférieur qui la croisent ; 2° en arrière et en dedans, avec le péristaphylin interne et avec la muqueuse du pharynx.

γ) L'*orifice interne* ou *tympanique* occupe la partie la plus élevée de la paroi antérieure de la caisse.

δ) L'*orifice externe* ou *pharyngien*, encore appelé *pavillon de la trompe*, siège sur la partie latérale du naso-pharynx, sur le prolongement de la ligne d'insertion du cornet inférieur et à une distance de la queue de ce dernier qui varie de 10 à 12 millimètres : il est donc aisément accessible à l'exploration (cathétérisme de la trompe d'Eustache). Le relief qu'il fait sur la paroi pharyngienne détermine la formation, en arrière de lui, d'une excavation ou fossette, la *fossette de Rosenmüller*.

4° Constitution anatomique. — La trompe est constituée : 1° par une *charpente*, osseuse dans la portion osseuse, à la fois fibreuse et cartilagineuse dans la portion cartilagineuse ; 2° par une *muqueuse*, qui se continue, d'une part avec la muqueuse du pharynx, d'autre part avec la muqueuse de la caisse (voy. p. 91) ; 3° par des *glandes*, annexées à la muqueuse, et développées surtout dans la portion cartilagineuse.

5° Vaisseaux et nerfs. — Les *artères* proviennent de la pharyngienne, de la méningée moyenne, de la vidienne. — Les *veines* aboutissent aux plexus ptérygoïdiens. — Les *lymphatiques* se rendent aux glanglions rétro-pharyngiens. — Les *nerfs* proviennent : 1° les rameaux destinés aux muscles (*nerfs moteurs*), du ganglion otique et du ganglion de Meckel ; 2° ceux destinés à la muqueuse (*nerfs sensitifs*), du nerf de Jacobson et du nerf pharyngien de Bock.

6° Exploration et voies d'accès. — La trompe d'Eustache n'est explorable que par le naso-pharynx.

§ 4 — OREILLE INTERNE

L'oreille interne ou labyrinthe est située dans l'épaisseur du rocher, en dedans et un peu en arrière de la caisse du tympan. Elle est constituée par un ensemble de cavités osseuses (*labyrinthe osseux*), renfermant d'autres cavités semblables à parois membraneuses (*labyrinthe membraneux*), où se ramifient les fibrilles terminales du nerf auditif. Le labyrinthe membraneux est rempli d'un liquide appelé *endolymphe* : il est séparé du labyrinthe osseux par une deuxième nappe liquide, la *périlymphe*. Nous étudierons successivement : 1° la *morphologie du labyrinthe;* 2° la *voie auditive;* 3° la *topographie du labyrinthe.*

1° Morphologie du labyrinthe. — Nous décrirons sous ce titre sa *forme extérieure*, sa *structure*, ses *vaisseaux* et ses *nerfs*.

A. Conformation extérieure. — Il convient d'examiner séparément le *labyrinthe osseux*, le *labyrinthe membraneux* et les *espaces et liquides de l'oreille interne.*

α) Le *labyrinthe osseux* comprend : 1° une cavité centrale, mesurant 4 ou 5 millimètres sur 3, le *vestibule osseux;* 2° en arrière de ce vestibule et communiquant avec lui, trois petits canaux, longs de 12 à 18 millimètres et larges de 1 millimètre, qu'en raison de leur forme on appelle *canaux demi-circulaires;* 3° en avant du vestibule et communiquant également avec lui, un tube long de 28 à 30 millimètres, large de 2 millimètres, enroulé en spirale, le *limaçon.* Ces différentes cavités sont en relation, directe ou indirecte, avec le *conduit auditif interne,* canal long de 8 à 10 millimètres et large de 4 à 5, qui prolonge la direction du conduit auditif externe, et qui nous présente deux orifices : un orifice interne, s'ouvrant dans la cavité cranienne; un orifice externe, fermé par une paroi osseuse criblée de petits trous.

β) Le *labyrinthe membraneux* se subdivise à son tour en trois parties : 1° le *vestibule membraneux*, composé de deux petites vésicules (*utricule* et *saccule*), avec leurs *taches acoustiques*; 2° les *canaux demi-circulaires membraneux*, avec leurs *crêtes acoustiques*; 3° le *limaçon membraneux* (*canal cochléaire*) avec l'*organe de Corti*.

γ) Les *espaces et liquides de l'oreille interne* sont au nombre de deux : *l'espace et le liquide endolymphatiques; l'espace et le liquide périlymphatiques.* — L'espace *endolymphatique*, constitué par la cavité du labyrinthe membraneux lui-même, est clos de toutes parts. Le liquide qu'il renferme (*endolymphe*), clair comme de l'eau, contient des *otolithes*. — L'espace *périlymphatique* est formé par l'intervalle qui sépare le labyrinthe membraneux des parois du labyrinthe osseux. A noter qu'il communique d'une part avec les espaces arachnoïdien et sous-arachnoïdiens, et d'autre part, qu'il ne se trouve séparé de la caisse du tympan, au niveau des fenêtres ronde et ovale, que par le périoste qui ferme ces fenêtres : une infection partie de l'oreille moyenne peut donc envahir assez facilement l'espace périlymphatique et, par son intermédiaire, se propager aux méninges. Le liquide qu'il contient (*périlymphe*), identique à l'endolymphe, est en communication directe avec le liquide céphalo-rachidien.

B. Constitution anatomique. — Le *labyrinthe osseux* est constitué par une capsule osseuse très dure que tapisse intérieurement un mince périoste. — Le *labyrinthe membraneux* se compose d'une tunique conjonctive recouverte sur sa face interne par une couche épithéliale qui, en certains points, prend un développement tout particulier (*taches acoustiques, crêtes acoustiques, organe de Corti*).

C. Vaisseaux. — Les *artères* proviennent de l'artère auditive interne, branche du tronc basilaire (fréquemment atteinte d'artério-sclérose chez le vieillard). — Les *veines* se jettent dans le sinus latéral, les sinus pétreux supérieur et inférieur, la jugulaire interne. — Les *lymphatiques* sont représentés par l'espace périlymphatique.

2° Nerf auditif et voie auditive. — La voie auditive comprend : 1° le nerf auditif (huitième paire) ou, plus exactement. le *nerf cochléaire* (nerf de l'audition), et le *nerf vestibulaire* (nerf de l'orientation de la tête), qui, en s'accolant l'un à l'autre sur une partie de leur trajet, forment en réalité le nerf auditif ; 2° les centres ganglionnaires de ces deux nerfs, leurs centres corticaux et les fibres unissant entre eux ces divers centres. Elle se divise en trois segments : *segment labyrinthique, segment intracranien, segment intra-encéphalique.*

A. Segment labyrinthique. — Il est représenté par les deux nerfs cochléaire et vestibulaire, depuis leur origine dans le labyrinthe membraneux jusqu'à leur réunion dans le fond du conduit auditif interne.

α) Le *nerf cochléaire* est constitué par les fibres émanées de l'organe de Corti : il traverse le ganglion de Corti.

β) Le *nerf vestibulaire* est formé par trois rameaux qui proviennent des taches et crêtes acoustiques du saccule, de l'utricule, des canaux demi-circulaires : ils traversent le ganglion de Scarpa.

A retenir que les deux nerfs sus-indiqués sont absolument distincts l'un de l'autre dans ce premier segment de la voie auditive et que, par suite, chacun d'eux peut être lésé isolément : la lésion du nerf cochléaire (lésions du limaçon) se manifeste par des troubles de l'audition ; la lésion du nerf vestibulaire (lésions des canaux demi-circulaires), par des vertiges.

B. Segment intracranien, nerf auditif proprement dit. — Dans ce deuxième segment de la voie auditive, les deux nerfs cochléaire et vestibulaire s'accolent l'un à l'autre et forment le tronc même du nerf auditif. Celui-ci, accompagné par le facial et l'intermédiaire de Wrisberg, occupe successivement : 1° la partie inférieure du conduit auditif interne; 2° la cavité cranienne, où il chemine, placé sur le côté externe du facial, entre la base du crâne et le pédoncule cérébelleux moyen. Finalement, il arrive au bulbe. On a proposé et pratiqué la section intracranienne du nerf auditif (bourdonnements intenses).

C. Segment intra-encéphalique. — Il comprend les fibres auditives depuis leur entrée dans le bulbe jusqu'à leur arrivée dans les centres corticaux. Dans ce troisième segment de la voie auditive les fibres du nerf cochléaire et celles du nerf vestibulaire sont de nouveau séparées :

α) Les *fibres du nerf cochléaire* pénètrent dans le bulbe au niveau de la fossette latérale. Elles traversent successivement le bulbe, la protubérance, le pédoncule cérébral, la partie postérieure de la capsule interne, en faisant relais dans un certain nombre de *centres ganglionnaires* (ganglion ventral, noyau antérieur de l'auditif, tubercule acoustique latéral, olive supérieure, noyau trapézoïde, noyau latéral du ruban de Reil, tubercules quadrijumeaux). Finalement, elles arrivent à la partie moyenne des deux premières circonvolutions temporales du côté opposé, leur *centre cortical*.

β) Les *fibres du nerf vestibulaire* parcourent successivement le bulbe, le pédoncule cérébelleux inférieur, le cervelet, le pédoncule cérébelleux supérieur, la calotte pédonculaire, le segment postérieur de la capsule interne, le centre ovale, en faisant relais, comme les fibres cochléaires, dans un certain nombre de *centres ganglionnaires* (noyaux dorsal externe et dorsal interne, noyau de Bechterew, noyau dentelé, embolus, noyau du toit, vermis supérieur, noyau de Stilling). Elles aboutissent aux deux tiers inférieurs de la pariétale ascendante du côté opposé, leur *centre cortical*.

3º Topographie du labyrinthe. — Nous comprendrons sous ce titre : 1º les rapports de chacun des segments qui constituent l'oreille interne ; 2º les relations que le labyrinthe considéré dans sa totalité, présente avec quelques formations voisines ; 3º l'exploration et les voies d'accès.

A. RAPPORTS DE CHACUN DES DIVERS SEGMENTS DE L'OREILLE INTERNE. — α) Le *vestibule* est situé entre la fenêtre ovale et le fond du conduit auditif interne, en arrière et un peu au-dessous du promontoire. Sa paroi externe, sur laquelle se trouve la fenêtre ovale, fait partie de la caisse.

β) Les *canaux demi-circulaires* sont placés en arrière et au-dessous du vestibule : le supérieur fait saillie sur la face postérieure du rocher au niveau de son bord supérieur ; l'externe, sur la paroi interne de l'aditus; quant au postérieur, il est disposé presque parallèlement à la face postérieure de la pyramide pétreuse.

γ) Le *limaçon* répond : en arrière, au vestibule et au conduit auditif interne ; en avant et en haut, à la face antéro-postérieure du rocher ; en dehors, au promontoire ; en bas et en avant, au canal carotidien ; parfois enfin, en bas et en arrière, au golfe de la jugulaire.

B. VUE D'ENSEMBLE DES RAPPORTS DU LABYRINTHE. — Le labyrinthe, envisagé dans son ensemble, affecte des rapports importants :

α) *Avec l'oreille moyenne*, en particulier au niveau des fenêtres ovale et ronde, au niveau du promontoire et du canal demi-circulaire externe ; c'est par ces trois points, on le sait, que, au cours des otites moyennes purulentes, l'infection peut gagner l'oreille interne ;

β) *Avec la cavité cranienne* (surtout la fosse cérébelleuse), avec laquelle il est en communication directe par l'intermédiaire du conduit auditif interne et des aqueducs ; il en résulte que l'infection de l'oreille interne a une tendance naturelle à se propager aux méninges ;

γ) *Avec la carotide interne* et parfois *avec le golfe de la jugulaire*, au niveau du limaçon.

C. EXPLORATION ET VOIE D'ACCÈS. — L'oreille interne est explorable au moyen du diapason et, dans certains cas (lorsque le tympan est détruit) au moyen de l'otoscope et du stylet. Elle n'est abordable qu'après l'opération de STACKE ou évidement pétro-mastoïdien.

ARTICLE II

APPAREIL DE LA VISION

L'appareil de la vision se trouve situé entre la portion antérieure de la base du crâne et le massif facial. Il comprend : 1° la *cavité orbitaire;* 2° la *région palpébrale;* 3° la *conjonctive;*

4° l'*appareil lacrymal*; 5° le *globe oculaire*; 6° l'*aponévrose de Tenon*; 7° la *loge rétro-capsulaire*.

§ 1 — CAVITÉ ORBITAIRE

1° Généralités. — Les orbites sont deux cavités, larges et profondes, symétriquement placées de chaque côté de la ligne médiane, entre le crâne et le maxillaire supérieur, et séparées l'une de l'autre par la partie supérieure des fosses nasales. Elles renferment les globes oculaires et leurs principales annexes.

Chaque orbite, prise à part, a la *forme* d'une pyramide quadrangulaire creuse, à parois osseuses, pyramide dont la base est antérieure, le sommet postérieur et le grand axe oblique d'avant en arrière et de dehors en dedans.

Ses *dimensions* sont variables suivant les races, les sujets, l'âge. En moyenne, la profondeur est de 42 à 50 millimètres; la largeur (au niveau de la base), de 40 millimètres; la hauteur (au niveau de la base également), de 35 millimètres. L'orbite est trop grande pour son contenu : aussi des corps étrangers d'un certain volume peuvent-ils y pénétrer et y rester méconnus plus ou moins longtemps.

2° Rapports. — Nous étudierons successivement, au point de vue des rapports, les *parois*, les *bords*, la *base*, le *sommet* de la pyramide orbitaire.

a. *Parois*. — Au nombre de quatre : supérieure, inférieure, interne, externe.

α) La *paroi supérieure* ou *cranienne* ou *voûte de l'orbite*, formée en avant par l'apophyse orbitaire du frontal, en arrière par la petite aile du sphénoïde, est fortement excavée; elle sépare la cavité orbitaire de la cavité cranienne. Sa minceur est extrême, aussi se fracture-t-elle très facilement, soit directement, soit indirectement (fractures du crâne).

β) La *paroi inférieure* ou *maxillaire* ou *plancher de l'orbite*, très mince, elle aussi, et légèrement excavée, est constituée par la face supérieure du maxillaire et du malaire et, tout à fait en arrière, par la facette orbitaire du palatin. Elle répond au sinus maxillaire (d'où sa nécrose possible au cours des sinusites maxillaires) et nous présente la *gouttière* et le *canal sous-orbitaires,* où cheminent les vaisseaux et le nerf sous-orbitaires : c'est dans cette gouttière que, dans le cas de névralgie, on va découvrir le nerf pour le réséquer.

γ) La *paroi interne* ou *nasale* est plane, parfois même un peu convexe (cellules ethmoïdales très développées). Formée par la branche montante du maxillaire inférieur, par l'unguis, par l'os planum et, tout à fait en arrière, par le sphénoïde, elle répond successivement : 1° au sac lacrymal, qui est logé dans une gouttière creusée dans son angle antéro-inférieur (*gouttière lacrymale*); 2° aux cellules ethmoïdales ; 3° au sinus sphénoïdal, lorsque celui-ci est très développé. La paroi osseuse qui sépare l'orbite des cellules ethmoïdales est extrêmement mince : elle se brise très facilement dans les traumatismes (d'où emphysème des paupières) et se nécrose rapidement dans le cas d'ethmoïdite (d'où phlegmon de l'orbite).

δ) La *paroi externe* est formée : en avant, par l'apophyse orbitaire de l'os malaire et la partie externe de la voûte orbitaire du frontal; en arrière, par la grande aile du sphénoïde. Elle répond à la loge temporale. Seule des quatre parois de l'orbite, la paroi externe n'est en rapport avec aucune cavité sinusale, ni avec aucune région dangereuse; aussi peut-on la réséquer en partie pour avoir un large accès dans l'orbite.

b. *Bords.* — Au nombre de quatre, comme les parois qui les forment en se réunissant les unes aux autres. Ce sont : 1° le *bord supéro-externe,* très peu marqué, effacé même en avant par la fossette de la glande lacrymale; 2° le *bord supéro-interne,* qui nous présente, en allant d'arrière en avant, le trou optique, les deux trous ethmoïdal postérieur et ethmoïdal antérieur (une verticale abaissée de ce dernier orifice sert de limite réciproque aux groupes antérieur et postérieur des cellules ethmoïdales), la poulie de réflexion du grand oblique; ne pas oublier que, tout à fait en avant, ce bord répond toujours au sinus frontal, quelles que soient les dimensions de ce dernier (voy. p. 7); 3° le *bord inféro-externe,* occupé en grande partie par la fente sphéno-maxillaire (l'extrémité antérieure de celle-ci n'est qu'à 15 millimètres du rebord orbitaire); par l'intermédiaire de cette fente, l'orbite est en rapport avec les fosses zygomatique et temporale et, tout à fait en arrière, avec la fosse ptérygo-maxillaire et le nerf maxillaire supérieur ; 4° le *bord inféro-interne*, arrondi, à peine marqué.

c. *Base*. — La base de l'orbite est un vaste orifice de forme quadrilatère, dont le pourtour (*rebord orbitaire*), épais et très résistant, est constitué : 1° en haut, par l'arcade orbitaire du frontal (que surmonte *l'arcade sourcilière* dans laquelle est creusé le sinus frontal) et par les deux apophyses orbitaires du même os, l'externe et l'interne ; 2° en dedans et en bas, par l'apophyse montante du maxillaire supérieur ; 3° en dehors et en bas, par le bord antéro-supérieur de l'os malaire.

d. *Sommet*. — Il est occupé par le trou optique et, en dehors de celui-ci, par la fente sphénoïdale. — Le *trou optique*, ou mieux, le *canal optique*, long de 5 à 8 millimètres et large de 4 millimètres, loge le nerf optique et l'artère ophthalmique. Il est en rapport intime avec le sinus sphénoïdal (névrite optique consécutive à une sinusite sphénoïdale). Sa paroi, très mince, peut se fracturer à la suite d'un traumatisme portant sur le front ou le sourcil (d'où atrophie du nerf optique et cécité). — La *fente sphénoïdale*, délimitée par la grande aile et la petite aile du sphénoïde, est divisée en trois portions par l'anneau de Zinn : 1° une portion située en dehors de l'anneau, dans laquelle passent les nerfs lacrymal, frontal et pathétique ; 2° une portion répondant à l'anneau lui-même, où passent les nerfs moteurs oculaire commun et oculaire externe, le nerf nasal, la veine ophthalmique supérieure ; 3° une portion située au-dessous de l'anneau, où l'on rencontre la veine ophthalmique inférieure.

3° Exploration et voies d'accès. — On peut, par la palpation, *explorer* le rebord de l'orbite et la partie antérieure des parois orbitaires. — On peut *aborder* la cavité orbitaire, soit directement, soit après résection temporaire de la paroi externe.

§ 2 — RÉGION PALPÉBRALE

La région palpébrale, double comme la région sourcilière, répond exactement aux deux paupières.

1º Limites. — Circonscrite sur tout son pourtour par le rebord de l'orbite, elle confine : 1º en haut, à la région sourcilière ; 2º en bas, à la région génienne ; 3º en dedans, à la région nasale ; 4º en dehors, à la région temporale. En profondeur, elle s'étend jusqu'à la conjonctive.

2º Forme extérieure. — Les deux paupières, qui constituent la région, nous offrent à considérer, chacune prise à part, deux faces, deux extrémités et deux bords :

a. *Faces*. — Elles se distinguent en antérieure et postérieure. — La *face antérieure* ou *cutanée* est convexe dans tous les sens; celle de la paupière supérieure, visible seulement en totalité lorsque l'œil est fermé, nous présente à sa partie supérieure le *sillon orbito-palpébral*. — La *face postérieure* est concave ; recouverte par la conjonctive, elle fait partie de la cavité conjonctivale.

b. *Extrémités*. — Elles se réunissent en dedans et en dehors, en formant ce qu'on appelle les *commissures interne* et *externe*.

c. *Bords*. — Les deux bords se distinguent en bord adhérent et bord libre. — Le *bord adhérent* répond au pourtour de l'orbite. Il est en continuité avec les parties molles des régions voisines. — Le *bord libre*, épais de 2 millimètres en moyenne, est divisé par le *tubercule lacrymal* en deux portions fort inégales : une portion interne très courte, occupée par les conduits lacrymaux (*portion lacrymale*) ; une portion externe, plus longue, qui constitue à elle seule la presque totalité du bord libre (*portion ciliaire*). Celle-ci porte sur sa lèvre antérieure les *cils* (déviations possibles des cils) avec les glandes (*glandes ciliaires*, siège de la blépharite et de l'orgelet) qui leur sont annexées ; sur sa lèvre postérieure s'ouvrent les *glandes de Meibomius* ou *glandes tarsiennes* (siège du chalazion). — Les bords libres des deux paupières arrivent au contact lorsque l'œil se ferme (sauf dans le cas d'ectropion ou d'entropion). Lorsque l'œil s'ouvre, ils s'écartent l'un de l'autre et délimitent alors l'*orifice palpébral*.

3º Plans constitutifs. — Les paupières se composent : 1º d'une charpente fibreuse, le *septum orbitale* ; 2º de *plans super-*

ficiels, situés en avant du septum ; 3° de *plans profonds*, plac
en arrière.

a. *Septum orbitale*. — Représente une sorte de diaphragn
fibreux appliqué contre la base de l'orbite. On lui distingue deu
portions : une *portion périphérique* et une *portion marginale*.

α) *La portion périphérique* (*ligaments larges des paupières*), tr
mince, s'insère sur le pourtour de l'orbite. Elle est perforé
sur ce point, par les vaisseaux et nerfs qui sortent de l'orbit
par les tendons du releveur de la paupière supérieure et c
droit inférieur.

β) *La portion marginale*, très résistante, répond au bord lib
des paupières. Elle constitue les *tarses* (tarse supérieur, tar
inférieur), qui se moulent sur le globe de l'œil et donnent au
paupières la rigidité qu'elles présentent au voisinage de leur bo
libre. Des extrémités externe et interne des tarses partent
ligament palpébral externe et le *ligament palpébral interne* :
premier est fusionné avec le septum orbitale ; mais le secor
s'en sépare pour venir se fixer, en passant au devant du s
lacrymal, sur la branche montante du maxillaire supérieur. I
bord adhérent du tarse supérieur donne insertion au tendon c
releveur de la paupière supérieure, celui du tarse inférieur
l'expansion orbitaire du droit inférieur : ces muscles ouvrent l
paupières et sont antagonistes de l'orbiculaire.

b. *Plans superficiels*. — Au nombre de quatre, savoir : la peau
le tissu cellulaire sous-cutané, l'orbiculaire des paupières, l
tissu cellulaire sous-musculaire.

α) La *peau* est remarquable par sa minceur et sa finesse.

β) Le *tissu cellulaire sous-cutané* ne renferme que très pe
de graisse. Très lâche, il se laisse facilement infiltrer et dis
tendre par l'air (emphysème des paupières), la sérosité (œdème)
le sang (ecchymose).

γ) L'*orbiculaire des paupières* est un muscle annulaire, aplati
long et mince. Ses fibres naissent en dedans, à l'aide d'un ten
don bifurqué (*tendon direct* et *tendon réfléchi*), à la fois sur l
lèvre antérieure et la lèvre postérieure de la gouttière lacrymo
nasale ; elles viennent se terminer, en dehors, sur la peau d
l'angle externe. L'orbiculaire, par sa contraction, ferme le

paupières; il peut être atteint du paralysie, ou, au contraire, de contracture.

δ) La *couche celluleuse sous-musculaire* est lâche comme la celluleuse sous-cutanée.

c. *Plans profonds.* — Ils ne sont représentés que par deux couches : 1° une très mince *couche musculaire à fibres lisses* (muscles palpébraux supérieur et inférieur); 2° une *couche muqueuse*, le feuillet palpébral de la conjonctive (voy. p. 106).

4° Vaisseaux et nerfs. — Les *artères* proviennent des palpébrales supérieure et inférieure et, accessoirement, de la sus et sous-orbitaires, de la nasale, de la lacrymale, de la transversale de la face, de la temporale superficielle. — Les *veines* se jettent dans la veine ophthalmique d'une part (réseau profond), dans la veine temporale superficielle et faciale d'autre part (réseau superficiel). — Les *lymphatiques* se rendent aux ganglions sous-maxillaires, parotidiens et préauriculaire. — Les *nerfs* proviennent : 1° du facial supérieur (*rameaux moteurs* pour l'orbiculaire) : 2° du nasal externe, du frontal, du lacrymal et du sous-orbitaire (*rameaux sensitifs*); 3° du sympathique *rameaux sympathiques* pour les muscles palpébraux).

5° Exploration et voies d'accès. — Les paupières, en raison de leur situation superficielle, sont très facilement explorables et abordables.

§ 3 — CONJONCTIVE

La face profonde des paupières se trouve séparée de la face antérieure du globe oculaire par une cavité, la *cavité conjonctivale*, que tapisse une membrane muqueuse, la *conjonctive*.

1° Cavité conjonctivale. — Elle est destinée à assurer la mobilité du globe oculaire et, par le moyen des larmes qui y circulent incessamment, la transparence de la cornée. — Sa *forme* est celle d'un sac (*sac conjonctival*), étroitement moulé sur la face antérieure de l'œil, sac ouvert en avant au niveau de la fente palpébrale et dont les parois, antérieure et postérieure, s'adossent l'une à l'autre, à la manière des séreuses. De fait, comme une séreuse, la cavité conjonctivale nous présente : un *feuillet pariétal* ou *palpébral*, un *feuillet viscéral* ou *oculaire*. Ces deux feuillets se fusionnent réciproquement au niveau du *cul-de-sac* ou *fornix*. — Son *contenu*, à l'état normal, est représenté par une mince couche de liquide clair sécrété par les glandes conjonctivales et la glande lacrymale.

2° Conjonctive. — La conjonctive est une membrane muqueuse, dépendance du tégument externe. Elle nous présente un derme hérissé de papilles, de nombreux follicules clos et des glandes acineuses dont la sécrétion peut suppléer celle de la glande lacrymale.

α) *Sur le feuillet pariétal* (*conjonctive palpébrale ou pariétale*), elle est lisse, adhère intimement aux tarses et laisse voir par transparence les glandes de Meibomius sous-jacentes. Les papilles peuvent, dans le cas d'inflammation chronique, s'hypertrophier et être alors confondues avec les granulations.

β) *Sur le cul-de-sac* (que l'on divise en *supérieur*, *inférieur*, *interne* et *externe*) la conjonctive, en rapport avec le tissu cellulaire de l'orbite, forme des plis. Les follicules clos, qu'elle renferme au niveau du cul-de-sac inférieur, sont le siège de lésions dans le cas de conjonctivite folliculaire. Sur le cul-de-sac interne, elle nous présente une saillie rougeâtre, la *caroncule lacrymale*, qui est constituée par un îlot de peau, avec ses poils et ses glandes sébacées. En dehors de la caroncule, le *repli semi-lunaire*.

γ) *Sur le feuillet viscéral* de la cavité conjonctivale, la conjonctive (*conjonctive oculaire ou bulbaire*) est très mince, réduite même à sa couche épithéliale sur la cornée. Séparée de la sclérotique par un tissu cellulaire lâche (siège possible d'œdème ou *chémosis*), elle adhère intimement à la cornée.

3° Vaisseaux et nerfs. — Les *artères* ont une double origine. Les unes proviennent des palpébrales et irriguent toute la conjonctive (*territoire papébral*), à l'exception d'un segment large de 3 à 4 millimètres situé tout autour de la cornée : elles sont congestionnées dans le cas de conjonctivite. Les autres émanent des ciliaires antérieures et vascularisent la portion périkératique de la conjonctivite (*territoire ciliaire*), non irriguée par les palpébrales : elles deviennent visibles dans les cas d'iritis et forment alors ce que l'on désigne sous le nom de *cercle périkéra- tique*. — Les *veines* se rendent aux veines palpébrales d'une part, aux veines ciliaires (et de là à l'ophthalmique) d'autre part. — Les *lymphatiques* s'unissent à ceux des paupières; ils aboutis- sent aux ganglions sous-maxillaires, aux ganglions parotidiens et au ganglion préauriculaire. — Les *nerfs* viennent du lacry- mal, du nasal, des nerfs ciliaires : ils donnent à la conjonctive une sensibilité très grande à l'état normal et qui s'exagère encore à l'état pathologique.

4° Exploration et voie d'accès. — Pour explorer ou aborder la cavité conjonctivale, il convient d'abaisser la paupière infé- rieure et, d'autre part, de retourner la paupière supérieure ou de l'enrouler sur les mors d'une pince.

§ 4 — APPAREIL LACRYMAL

L'appareil lacrymal se compose : 1° de la *glande lacrymale;* 2° des *voies lacrymales* proprement dites.

A) — GLANDE LACRYMALE

1° Situation et rapports. — Glande en grappe analogue aux glandes salivaires, située à la partie supérieure, antérieure et externe de l'orbite. L'expansion fibreuse du releveur de la pau- pière supérieure la divise en une *portion orbitaire* et une *portion palpébrale* (son extirpation dans le cas d'épiphora).

A. Portion orbitaire. — La plus volumineuse des deux. En forme d'amande allongée transversalement.

a. *Situation.* — Dans la fossette lacrymale. Elle occupe là une sorte de loge fibreuse, incomplètement fermée qui est constituée : en haut, par le périoste orbitaire; en bas, par l'expansion du releveur de la paupière supérieure et le tendon du droit externe; en avant, par le ligament large de la paupière.

b. *Rapports.* — 1° *En haut,* avec la paroi supérieure de l'or- bite; 2° *en bas,* avec la conjonctive du cul-de-sac conjonctival.

dont la séparent les tendons du releveur et du droit externe (ne
pas les léser dans l'extirpation de la glande) ; 3° *en avant,* avec
le sillon orbito-palpébral supérieur, où on la voit faire saillie
lorsqu'elle est augmentée de volume ; 4° *en arrière,* avec la
graisse orbitaire (fusées purulentes possibles après les opérations
sur la glande).

B. PORTION PALPÉBRALE. — Elle est constituée par un amas de
petits lobules qui se continuent avec les glandes du cul-de-sac
conjonctival supérieur.

a. *Situation.* — La portion palpébrale est située au-dessous
de la portion orbitaire ; elle occupe le tiers externe du cul-de-
sac de la paupière supérieure.

b. *Rapports.* — 1° *En haut,* avec le tendon du releveur (et son
expansion) qui la sépare de la portion orbitaire ; 2° *en bas,* avec le
tissu cellulaire de l'orbite et la conjonctive, au travers de laquelle
elle est visible ; 3° *en arrière,* avec la portion orbitaire, avec
laquelle elle se confond ; *en avant,* avec le cul-de-sac oculo-
conjonctival.

2° **Canaux excréteurs.** — Au nombre de six ou dix, ils
viennent s'ouvrir dans la partie supérieure et externe du cul-de-
sac oculo-conjonctival : l'extirpation de la portion palpébrale
seule de la glande entraîne forcément leur destruction (traitement de l'épiphora rebelle).

3° **Vaisseaux et nerfs.** — Les *artères* proviennent de la
lacrymale. — Les *veines* se jettent dans l'ophthalmique. — Les
lymphatiques sont encore mal connus. — Les *nerfs* émanent de
l'ophthalmique (branche lacrymale).

4° **Exploration et voies d'accès.** — La glande lacrymale,
à l'état normal, est très diffile à explorer. — On peut l'aborder
en chirurgie opératoire : 1° par le sillon orbito-palpébral (portion
orbitaire) ; 2° par la cavité conjonctivale (portion palpébrale).

B) — VOIES LACRYMALES PROPREMENT DITES

Les voies lacrymales proprement dites sont représentées par
le lac lacrymal, les points lacrymaux, les canaux lacrymaux, le

sac lacrymal, enfin le canal nasal. Leur obstruction s'accompagne de larmoiement continuel ou *épiphora*.

1° Forme extérieure et rapports. — Il convient d'examiner séparément chacun des segments des voies lacrymales :

A. Sac lacrymal. — Le sac lacrymal est ce petit espace de l'angle interne de l'œil situé en dedans des tubercules lacrymaux et occupé par la caroncule lacrymale.

B. Points lacrymaux. — Au nombre de deux (supérieur et inférieur); ils s'ouvrent sur le sommet des tubercules lacrymaux. Leur diamètre ne mesure que 1/4 ou 1/3 de millimètre. Leur disposition est telle qu'ils plongent constamment dans le sac lacrymal et qu'ils se juxtaposent lorsque les paupières sont rapprochées : les causes qui modifient cette disposition (ectropion, paralysie de l'orbiculaire) entraînent l'épiphora.

C. Conduits lacrymaux. — Sont au nombre de deux également : chacun d'eux continue le point lacrymal correspondant et nous présente une portion verticale (2 millimètres de long) et une portion horizontale (5 à 7 millimètres). Ils occupent la partie la plus interne du bord libre des paupières et sont en rapport intime avec le sac lacrymal. Avant d'atteindre le sac lacrymal, les deux conduits lacrymaux se réunissent en un canal unique, de 1 à 3 millimètres de longueur.

D. Sac lacrymal. — Le sac lacrymal, qui fait suite aux conduits lacrymaux, est un petit réservoir membraneux en forme de cylindre, situé à l'angle interne de l'œil.

a. *Direction et dimensions.* — Sa direction est sensiblement verticale. Il mesure 12 à 15 millimètres de hauteur sur 6 à 7 millimètres de largeur.

b. *Situation.* — Il occupe la gouttière lacrymale. A noter qu'il se trouve contenu, non pas dans l'orbite proprement dite, mais bien dans l'épaisseur des paupières, entre les deux tendons, direct et réfléchi, de l'orbiculaire : ainsi s'explique pourquoi, dans les dacryocystites suppurées, l'orbite est respectée, tandis que les paupières sont envahies.

c. *Rapports.* — Le sac lacrymal est en rapport : 1° *en avant*, avec la peau de la commissure interne des paupières et avec le ligament palpébral interne; celui-ci le divise en une partie supérieure, toute petite (cul-de-sac terminal), et une partie inférieure, relativement volumineuse (portion accessible du sac), qui répond directement à l'orbiculaire et à la peau; 2° *en arrière*, avec le tendon réfléchi de l'orbiculaire, doublé du *muscle de Horner* et avec le septum orbitale; 3° *en dedans*, avec les cellules ethmoïdales de la gouttière de l'unciforme (ethmoïdite consécutive à une dacryocystite et réciproquement); 4° *en dehors*, avec les conduits lacrymaux.

E. CANAL NASAL. — Prolonge le sac lacrymal : il continue tout d'abord sa direction, puis s'infléchit légèrement pour se porter en bas, en arrière et un peu en dedans. Sa longueur est de 12 à 16 millimètres; son diamètre de 2 à 3 millimètres. Creusé dans l'épaisseur de la paroi externe des fosses nasales, il répond en dedans à la partie antérieure du méat moyen et, en dehors, au sinus maxillaire. Il débouche dans le méat inférieur des fosses nasales (infection ascendante des voies lacrymales) par un orifice, qui s'ouvre tantôt sur le sommet du méat, tantôt sur sa paroi externe, à une distance de 10 millimètres environ de l'extrémité antérieure de ce méat.

2° **Structure.** — Les voies lacrymales sont constituées par une muqueuse, la *muqueuse lacrymale*, présentant une série de replis ou valvules qui, pour certains auteurs, joueraient un rôle dans la pathogénie des rétrécissements des voies lacrymales. Cette muqueuse a les caractères de la conjonctive dans les conduits lacrymaux, de la pituitaire dans le sac lacrymal et le canal nasal.

3° **Vaisseaux et nerfs**. — Les *artères* proviennent de la palpébrale inférieure et de la nasale. — Les *veines* (volumineuses et plexiformes au niveau du canal) se rendent pour la plupart aux plexus de la pituitaire. — Les *lymphatiques* se réunissent à ceux de la conjonctive et de la pituitaire. — Les *nerfs* émanent du nasal externe.

4° **Exploration et voies d'accès**. — Les voies lacrymales peuvent être explorées par l'inspection, par la palpation, par le cathétérisme (sondes de Bowmann), par l'injection (seringue d'Anel). Elles sont accessibles en chirurgie : 1° par le bord libre des paupières (pour les points et conduits lacrymaux) ; 2° par l'angle interne de l'œil au-dessous du ligament palpébral (pour le sac) ; 3° par le sac lui-même préalablement ouvert (pour le canal nasal).

§ 5 — ŒIL OU GLOBE OCULAIRE

L'œil est une sorte de sphère ou, mieux, d'ovoïde à grand axe antéro-postérieur, situé en avant de l'aponévrose de Ténon, en arrière des paupières et de la cavité conjonctivale. Les axes antéro-postérieurs des deux yeux sont parallèles l'un à l'autre, mais ils ne sont pas parallèles aux axes antéro-postérieurs des deux orbites, lesquels convergent en arrière.

La sphère oculaire est creuse. Ses parois sont formées par trois membranes : 1° une membrane externe, la *sclérotique*, représentée en avant par la *cornée* ; 2° une membrane moyenne, la *choroïde*, que continue en avant l'*iris* ; 3° une membrane interne, la *rétine*. Son contenu est constitué par l'*humeur aqueuse*, le *cristallin*, le *corps vitré*.

Envisagé au point de vue anatomo-topographique, l'œil comprend deux segments : un *segment antérieur* et un *segment postérieur*.

A) — SEGMENT ANTÉRIEUR DE L'ŒIL

Le segment antérieur est constitué, en allant d'avant en arrière : 1° par la *cornée* ; 2° par la *chambre antérieure* ; 3° par l'*iris* ; 4° par la *chambre postérieure* et le *cristallin* ; 5° sur le pourtour du cristallin, par la *région irido-ciliaire*.

1° Cornée. — Membrane transparente, à peu près circulaire, mesurant 12 millimètres de large sur 11 millimètres de haut et 1 millimètre d'épaisseur.

a. *Forme extérieure*. — La cornée complète la sclérotique en avant. Le point où les deux membranes s'unissent l'une à l'autre (*limbe scléro-cornéen*) est taillé en biseau aux dépens de la cornée ; celle-ci, à ce niveau, sur une hauteur de 1 mil-

limètre environ, se trouve donc recouverte par la sclérotique
Le limbe présente des rapports importants avec l'angle irido-
ciliaire (p. 116) et sert de repère dans les opérations qui se pra-
tiquent sur le segment antérieur de l'œil.

b. *Courbure*. — Plus marquée que celle de la sclérotique. Normalement, elle est la même pour chacun des diamètres de la
cornée. Mais elle est parfois différente, l'un des méridiens (le
vertical d'ordinaire) étant plus réfringent que l'autre : il en
résulte alors de l'*astigmatisme régulier*. Les déformations de la
cornée consécutives aux kératites à répétition produisent l'*astigmatisme irrégulier*.

c. *Transparence*. — La cornée est nettement transparente.
Cette transparence disparaît normalement chez le vieillard au
voisinage du limbe (*arc sénile, gerontoxon*) ; elle disparaît également à la suite des plaies ou des inflammations de la cornée
(*taies, leucomes*).

d. *Structure*. — Nous trouvons, en allant de la superficie vers
la profondeur : 1° une *couche épithéliale antérieure*, qui continue
l'épithélium conjonctival et qui est supportée par la *membrane
de Bowmann* (siège de la kératite superficielle) ; 2° un *tissu
propre* (siège de la kératite interstitielle), formé de fibres disposées en faisceaux et en lamelles ; 3° *une couche épithéliale
postérieure* (siège de la kératite ponctuée ou descemétite), qui
se continue avec celle de l'iris et qui est supportée par la *membrane de Descemet*.

e. *Vaisseaux et nerfs*. — La cornée ne possède pas à l'état
normal de *vaisseaux sanguins* : ils n'apparaissent qu'à l'état
pathologique. — Les *lymphatiques* sont représentés par les lacunes
du tissu propre. — Les *nerfs*, très nombreux, proviennent des
nerfs ciliaires (compression de ces nerfs dans le cas de glaucome,
leur irritation dans les kératites superficielles).

2° Chambre antérieure. — Espace délimité, d'une part par
la face postérieure de la cornée, le limbe scléro-cornéen et la
portion de sclérotique (2 millimètres) située immédiatement en
arrière de ce limbe, d'autre part par la face antérieure de l'iris
et la portion du cristallin répondant à l'orifice pupillaire : en

ce point, la chambre antérieure communique avec la chambre postérieure. Ses dimensions dans le sens antéro-postérieur sont de 2 millimètres à 2^{mm},5 (paracentèse de la cornée) : elles sont augmentées après l'ablation du cristallin, diminuées au contraire dans les cas de glaucome. La chambre antérieure est remplie par l'*humeur aqueuse*. C'est un liquide incolore, qui provient de la filtration des vaisseaux de l'iris et des procès ciliaires et qui se renouvelle sans cesse.

3° Iris. — Membrane circulaire séparant le cristallin de la cornée, mesurant 12 à 13 millimètres de diamètre et 0^{mm},3 d'épaisseur. Elle présente à son centre un orifice arrondi, la *pupille*.

a. *Forme extérieure*. — L'iris nous offre à considérer ses deux faces (antérieure, postérieure), sa grande circonférence, sa petite circonférence. — La *face antérieure* est brillante (sauf dans le cas d'iritis) et de coloration variable suivant les sujets. Elle est séparée de la face postérieure de la cornée par la chambre antérieure (adhérences possibles dans certains cas pathologiques). — La *face postérieure* est toujours noire (*uvée*), excepté chez les albinos. Elle répond à la face antérieure du cristallin (qu'elle masque en grande partie, d'où, parfois, nécessité de l'iridectomie au cours de l'opération de la cataracte) et lui adhère fréquemment dans le cas d'iritis (synéchies postérieures). — La *grande circonférence* contribue à former l'angle irido-cornéen (voy. p. 116). — La *petite circonférence* circonscrit la *pupille* : c'est un orifice essentiellement mobile et, par suite, de dimensions extrêmement variables, suivant qu'il est dilaté ou rétréci. Circulaire à l'état normal, la pupille devient rétrécie et irrégulière dans l'iritis. Elle se trouve même parfois comblée par des exsudats (ne pas confondre ces derniers avec la persistance de la membrane de Wachendorf) : il peut être alors indiqué de pratiquer une pupille artificielle.

b. *Structure*. — L'iris est essentiellement constitué par des fibres musculaires lisses formant un véritable sphincter de la pupille et peut-être aussi un muscle dilatateur de cet orifice.

c. *Vaisseaux et nerfs*. — Les *artères*, très nombreuses, émanent du *grand cercle artériel de l'iris* : à retenir qu'il est formé par les deux *ciliaires longues postérieures* et par les *ciliaires antérieures* qui, nous le savons, envoient également des rameaux à la conjonctive périkératique (voy. p. 106). — Les *veines* se rendent aux paquets veineux des procès ciliaires et, de là, aux veines de la choroïde. — Les *lymphatiques* sont représentés par un système lacunaire, qui s'ouvre dans la chambre antérieure, sur le pourtour de l'iris. — Les *nerfs* proviennent des nerfs ciliaires (émanés eux-mêmes du ganglion ophthalmique qui reçoit ses racines du moteur oculaire commun, du sympathique et de l'ophthalmique de Willis) : ils président aux mouvements de l'iris, mouvements réflexes ayant pour point de départ, soit une excitation de la rétine (réflexe lumineux), soit l'accommodation (réflexe de l'accommodation), soit une action centripète intense (mouvements non visuels de l'iris). A noter que les nerfs de l'iris ont leur *centre ganglionnaire* dans le noyau du moteur oculaire commun et leur *centre cortical* dans l'écorce pariéto-occipitale du côté opposé ; ils ont, en plus, un *centre médullaire* (*centre cilio-spinal*), qui occupe le renflement brachial de la moelle (sa lésion possible dans le cas de fracture ou de mal de Pott de la colonne vertébrale cervico-dorsale).

4° Chambre postérieure. — Espace presque virtuel (sauf à sa périphérie où se disposent les *procès ciliaires*), se trouvant compris entre la face postérieure de l'iris et la face antérieure du cristallin : il est rempli par l'humeur aqueuse. Elle communique en avant, par la pupille, avec la chambre antérieure ; en haut et en arrière, avec le *canal godronné de Petit*.

5° Cristallin. — Sorte de lentille biconvexe (9 à 10 millimètres de diamètre et 5 millimètres d'épaisseur), d'une valeur de 11 dioptries, située entre la face postérieure de l'iris et le corps vitré : son centre se trouve un peu en avant du centre des mouvements de l'œil.

a. *Forme extérieure et rapports.* — Le cristallin nous présente : 1° une *face antérieure* (9 millimètres de rayon de courbure), qui répond à la pupille, à la face postérieure de l'iris, aux procès ciliaires, et dont le centre (*pôle antérieur*) se trouve distant de 2 millimètres à $2^{mm},5$ de la cornée ; 2° une *face postérieure* ($5^{mm},5$ à 6 millimètres de rayon de courbure), qui répond au corps vitré et dont le centre (*pôle postérieur*) est éloigné de 16 millimètres de la tache jaune de la rétine ; 3° une *circonférence*, qui est en rapport avec le *canal de Petit*.

b. *Caractères physiques.* — L'*élasticité*, propriété qui permet à la lentille cristallinienne de modifier sa courbure pour la vision de près ou de loin (*pouvoir d'accommodation du cristallin*), est très marquée chez l'enfant ; elle diminue assez rapidement avec l'âge, et le sujet doit y suppléer, pour la vision de près, par l'usage de verres convexes (*presbytie*). — La *coloration* ne devient manifeste que chez les vieillards (teinte ambrée) ou dans le cas de cataracte (teinte blanche ou jaune). Chez l'enfant et l'adulte, le cristallin est incolore et transparent. — La *consistance* varie suivant l'âge (molle chez l'enfant, ferme chez l'adulte, dure (noyau) chez le vieillard). Elle varie également à l'état pathologique (*cataractes molles, dures,* etc.).

c. *Moyens de fixité.* — Ils sont représentés par une série de fibrilles (*zone de Zinn, zonula.* etc.), provenant de la rétine ciliaire et venant s'insérer sur l'équateur du cristallin : elles délimitent entre elles, tout autour de l'équateur cristallinien, un espace criblé de fentes (*canal godronné de Petit*), où circule la lymphe. La rupture de la zonula (traumatismes) se complique de la luxation du cristallin.

d. *Structure.* — Le cristallin est constitué par :

α) Une *enveloppe* ou *capsule* ou *cristalloïde*, très mince, transparente, très élastique, dont la partie antérieure (*cristalloïde antérieure*) est tapissée, sur sa face profonde, par une seule couche de cellules épithéliales. Elle s'opacifie très rarement au cours de la cataracte ; aussi, en règle générale, la conserve-t-on quand on pratique l'extraction du cristallin ;

β) Une *substance propre* ou *fibres du cristallin* (fibres rubanées reliées les unes aux autres par une substance amorphe), transparente également, mais s'opacifiant avec une extrême facilité. Cette opacification (*cataractes*) peut s'observer à la suite d'une plaie même minime de la cristalloïde (*cataractes traumatiques*) ou bien spontanément (*cataractes non traumatiques*).

e. *Nutrition du cristallin*. — Le cristallin, dépourvu de vais
seaux et de nerfs, est un « parasite des membres voisines » e
en particulier de la choroïde : de fait, les lésions choroï
diennes déterminent souvent une cataracte.

6° Région ciliaire. — On désigne, sous ce nom, une petite
région, de forme annulaire, mesurant en hauteur 7 à 8 millimètres, comprises entre la zone de Zinn et la sclérotique. Vue
sur une coupe sagittale de l'œil, elle a une forme triangulaire
et nous présente : une face antérieure, une face postérieure, un
sommet, une base, un contenu.

a. *Face antérieure*. — Formée par la portion péricornéenne
de la sclérotique et la conjonctive qui la recouvre.

b. *Face postérieure*. — Constituée par la zone de Zinn.

c. *Sommet*. — Il regarde l'équateur de l'œil ; il répond à l'*ora
serrata*.

d. *Base*. — Elle est dirigée vers l'axe antéro-postérieur de
l'œil ; elle nous présente, en allant d'arrière en avant :

α) Les *procès ciliaires*, petits replis (70 environ), de forme
pyramidale, longs de **3** à **5** millimètres, disposés autour du
cristallin comme une sorte de couronne, la *couronne ciliaire*, et
constitués par un paquet de vaisseaux pelotonnés sur eux-
mêmes ;

β) La *grande circonférence de l'iris*, intimement fusionnée
avec le muscle ciliaire ;

γ) L'*angle irido-cornéen* (*voie lymphatique du segment antérieur de l'œil*), petite rigole, de $1^{mm},5$ à 2 millimètres, que
forment, en s'unissant l'une à l'autre, la face antérieure de l'iris
et la face postérieure de la portion de la sclérotique située en
arrière du limbe scléro-cornéen. Cette rigole, dans laquelle circule la lymphe (humeur aqueuse), se trouve cloisonnée par des
fibrilles (*ligament pectiné*) en une série d'espaces irréguliers
(*espaces de Fontana*) qui communiquent avec la chambre antérieure d'une part, avec le *canal veineux de Schlemm* (creusé dans
la sclérotique en arrière du limbe) d'autre part.

e. *Contenu de la région, muscle ciliaire*. — Le muscle ciliaire,
ou muscle de l'accommodation, se compose de deux sortes de

fibres : 1° de *fibres radiées* ou *antéro-postérieures* (les plus nombreuses), insérées en avant sur l'anneau de Döllinger et fixées en arrière sur le bord antérieur de la choroïde et les procès ciliaires ; 2° de *fibres circulaires* (*muscle de Rouget* ou *muscle de Müller*), disposées parallèlement à la grande circonférence de l'iris. Il est innervé par le plexus ciliaire.

f. *Topographie oculo-ciliaire*. — Si, sur la surface extérieure de l'œil, nous projetons les divers éléments de la région ciliaire, nous constatons : 1° que la *base de l'iris* est située en arrière du limbe scléro-cornéen, à une distance de 1^{mm},5 à 2 millimètres ; 2° que l'*angle irido-cornéen* se trouve compris entre la base de l'iris et le limbe ; 3° que le *muscle ciliaire* est situé en arrière de la base de l'iris et occupe, là, une étendue de 6 millimètres de large environ.

7° Exploration et voies d'accès sur le segment antérieur de l'œil. — Le segment antérieur de l'œil peut être exploré à la lumière du jour et, également, à la lumière artificielle, dans la chambre noire. Il peut être abordé, soit par le limbe scléro-cornéen, soit par l'angle irido-cornéen.

B) — SEGMENT POSTÉRIEUR DE L'ŒIL

Il comprend les trois membranes enveloppantes (*sclérotique, choroïde, rétine*), et un contenu, le *corps vitré*.

1° Sclérotique. — Tunique externe de l'œil ; entièrement opaque ; son épaisseur varie de 0^{mm},5 à 1 millimètre.

a. *Forme extérieure*. — La sclérotique est d'un blanc nacré à l'état normal, rouge, violacée, quand elle est enflammée. Elle nous présente, *en avant*, une large ouverture où se loge la cornée. *En arrière*, elle est traversée par les vaisseaux et nerfs ciliaires, par les veines choroïdiennes, enfin, à 3 millimètres en dedans et à 1 millimètre au-dessous du pôle postérieur de l'œil, par le nerf optique.

b. *Rapports*. — Elle répond : 1° par sa surface extérieure, à la capsule de Tenon, dont elle est séparée par l'*espace de Schwalbe* ; 2° par sa surface intérieure, à la choroïde et à la rétine, qui la recouvrent et la rendent invisible à l'examen du fond de l'œil (sauf dans le cas de chorio-rétinite ou de colo-boma).

c. *Structure*. — La sclérotique se compose de faisceaux conjonctifs entre-croisés dans tous les sens. Elle est très résistante (l'inflammation ou *sclérite* diminue sa résistance) ; par contre, elle est peu extensible (ruptures indirectes).

d. *Vaisseaux et nerfs*. — Ils proviennent des vaisseaux et nerfs ciliaires.

2° Choroïde. — Tunique moyenne de l'œil ; encore appelée *tunique vasculaire* ou *membrane nourricière de l'œil*.

a. *Forme extérieure*. — La choroïde commence sur le bord de la papille et s'étend de là jusqu'à l'ora serrata. Elle est peu élastique, peu résistante (déchirures fréquentes). Son épaisseur varie de 0^{mm},2 à 0^{mm},4.

b. *Structure*. — En allant de dehors en dedans, nous trouvons : 1° une *couche de gros vaisseaux (vasa vorticosa)* ; 2° une *couche de capillaires (couche chorio-capillaire)* ; 3° une *membrane vitrée*, adhérant à la couche du pigment rétinien. Au milieu de ces éléments se disposent de très nombreuses cellules pigmentaires (sarcomes de la choroïde).

c. *Image ophthalmoscopique*. — Située entre la sclérotique (de laquelle elle est séparée par une couche celluleuse lâche, le *lamina fusca*) et la rétine (laquelle est transparente), la choroïde est visible à l'examen ophthalmoscopique : elle constitue le fond rouge que l'on aperçoit quand on pratique cet examen, fond rouge où se voient parfois (chez les sujets bruns) des sortes de taches brunâtres qu'il ne faut pas confondre avec les amas de pigment qui caractérisent les choroïdites.

d. *Vaisseaux et nerfs*. — Les *artères* proviennent des ciliaires courtes postérieures. — Les *veines* se jettent dans l'ophtalmique. — Les *lymphatiques*, représentés par un système lacunaire, sont tributaires de la lamina fusca et de l'espace de Tenon. — Les *nerfs* proviennent des ciliaires.

3° Rétine. — Membrane interne de l'œil, formée par l'épanouissement du nerf optique.

a. *Dimensions*. — Son épaisseur diminue graduellement en allant de la papille ($0^{mm},4$) vers l'ora serrata ($0^{mm},2$ à $0^{mm},1$).

b. *Forme extérieure*. — La rétine est transparente, les fibres nerveuses qui la constituent ayant perdu leur gaine de myéline (parfois cependant quelques fibres conservent cette gaine et sont alors opaques) ; elle est donc difficile à voir à l'examen ophthalmoscopique. Deux points seulement se distinguent aisément et constituent dans l'examen du fond de l'œil deux repères importants : ce sont la *papille* et la *macula*.

c. *Papille*. — Petit disque rond ou légèrement ovalaire ($1^{mm},5$ à $1^{mm},8$), blanchâtre (rougeâtre dans le cas de papillite, blanc nacré ou gris dans le cas d'atrophie du nerf optique), légèrement excavé à son centre (l'excavation totale ne s'observe que dans le cas de glaucome). Elle est située à 3 millimètres en dedans et à 1 millimètre au-dessous du pôle postérieur de l'œil : de là la nécessité de faire regarder un peu en dedans le malade dont on veut examiner la papille. Elle répond au point où le nerf optique se continue avec la rétine.

d. *Macula*. — Petite tache jaunâtre (1 à 2 millimètres), excavée à son centre (*fovea centralis*), souvent difficile à voir. Elle est située en dehors et un peu au-dessus de la papille, exactement au niveau du pôle postérieur de l'œil. C'est le point le plus sensible de la rétine et ses lésions sont particulièrement graves.

e. *Rapports*. — Par sa surface extérieure, la rétine adhère à la choroïde (le *décollement de la rétine* se produit en réalité entre la couche pigmentaire de la rétine et les couches sous-jacentes). Par sa surface intérieure, elle répond au corps vitré, avec lequel elle présente quelques adhérences.

f. *Structure*. — La rétine est composée essentiellement d'*éléments nerveux* et d'*éléments de soutien*, se disposant en dix couches superposées, dont la plus externe est formée de cellules pigmentaires. Elle est très vulnérable (fréquence des *rétinites*).

g. *Vaisseaux*. — Les *artères*, toujours nettement visibles à l'examen ophthalmoscopique, proviennent de l'*artère centrale de la rétine*. Celle-ci, arrivée au centre de la papille (parfois avant d'y arriver, d'autres fois au delà de la papille), se divise en deux branches (ascendante et descendante), qui se subdivisent elles-mêmes en deux branches secondaires (nasale, temporale). Elle est terminale (*embolie de l'artère centrale de la rétine*). — Les *veines* se réunissent en un tronc commun qui aboutit soit à la veine ophtalmique, soit directement au sinus caverneux (stase veineuse et *œdème papillaire* consécutif, dans les cas de tumeur cérébrale, de méningite, etc.). — Les *lymphatiques* sont représentés par un système lacunaire et par les gaines périvasculaires.

4° Corps vitré. — Masse transparente, de consistance gélatineuse ou visqueuse (écoulement possible du vitré dans les cas de plaie accidentelle ou opératoire de l'œil), comblant tout l'espace compris entre la rétine et la face postérieure du cristallin sur laquelle elle se moule.

Le corps vitré est dépourvu de vaisseaux et de nerfs, et sa nutrition est assurée par la rétine et la choroïde. Aussi la plupart de ses lésions (*hyalitis*) sont-elles consécutives aux choroïdites et aux rétinites : elles se caractérisent par du *ramollissement* et par un trouble de la transparence (*corps flottants*). Il est constitué par une matière amorphe dérivée du tissu conjonctif et très riche en eau, matière qui est enveloppée d'une très mince membrane, l'*hyaloïde*.

Il est traversé d'arrière en avant par le *canal de Cloquet* (occupé, chez le fœtus, par l'*artère hyaloïdienne*).

5° Exploration et voies d'accès. — Le segment postérieur de l'œil ne peut être exploré qu'au moyen de l'ophthalmoscope. Il peut être abordé au travers de la sclérotique ou bien après amputation du segment antérieur.

§ 6 — CAPSULE DE TENON

La capsule ou aponévrose de Tenon est une membrane disposée en sens frontal, en arrière de l'œil, et divisant la cavité orbitaire en deux loges : une loge *antérieure* ou *pré-capsulaire* et une loge *postérieure* ou *rétro-capsulaire*.

1° Étude descriptive. — On peut, avec Richet, considérer schématiquement la capsule de Tenon comme une simple cloison vertico-transversale se continuant par sa circonférence avec le périoste de l'orbite et répondant au globe oculaire dans sa partie centrale (*portion oculaire*), aux deux paupières dans sa partie périphérique (*portion palpébrale*). De cette cloison, au point où les muscles de l'œil la rencontrent, se détache un repli (*repli sous-conjonctival*) qui, accompagnant les tendons, vient s'insérer avec eux sur le globe oculaire au niveau du limbe scléro-cornéen. On peut encore dire que la capsule de Tenon recouvre tout d'abord, en se moulant sur elle, la partie postérieure du globe oculaire. Puis, arrivée au point où les muscles la rencontrent, elle se divise en deux feuillets : un *feuillet interne* ou *sous-conjonctival*, un *feuillet externe* ou *palpébral*.

a. Le *feuillet sous-conjonctival*, formé par la portion de la capsule qui accompagne les tendons (*gaines tendineuses*), est épais au niveau des tendons situés dans son épaisseur, très mince dans l'intervalle de ces mêmes tendons. Il continue à recouvrir le globe oculaire jusqu'au voisinage du limbe scléro-cornéen et se trouve recouvert par la conjonctive.

b. Le *feuillet palpébral* vient se fixer sur le pourtour du rebord orbitaire et répond aux paupières. Il nous présente, ici aussi, des portions très minces et des portions épaisses. Ces dernières doivent leur épaisseur et leur résistance à une expansion fibreuse (*prolongements orbitaires, ailerons ligamenteux, tendons orbitaires, tendons d'arrêt des muscles de l'œil*) que les quatre muscles droits et le petit oblique envoient au feuillet palpébral au moment où ils atteignent la capsule. Ces expansions sont destinées : 1° à empêcher la compression du globe pendant la contraction des muscles; 2° à limiter le raccourcissement de ces mêmes muscles.

2° Étude synthétique. — Envisagée dans son ensemble, la capsule de Tenon nous offre à considérer deux faces, l'une antérieure et l'autre postérieure.

a. *Face antérieure, séreuse rétro-oculaire*. — Vue après énucléation de l'œil, la capsule se présente sous l'aspect d'une membrane jaunâtre, convexe dans sa portion périphérique *portion palpébrale*), excavée au contraire dans sa portion centrale (*portion oculaire*), avec, dans le fond, la tranche du nerf optique sectionné. Cette *portion excavée*, lisse et brillante, représente le feuillet postérieur d'une séreuse cloisonnée (*séreuse rétro-oculaire, espace de Bogros, espace supra-sclérotical*), dont le feuillet antérieur, extrêmement mince, recouvre la sclérotique et lui adhère intimement. Cette séreuse, ainsi interposée entre le globe oculaire et la capsule de Tenon, peut être le siège de processus inflammatoires et d'épanchements (*ténonite*).

b. *Face postérieure*. — A l'inverse de la précédente, qui est lisse et brillante, la face postérieure donne naissance : 1° à de nombreux tractus fibreux, qui cloisonnent la loge rétro-capsulaire de l'orbite; 2° à des gaines fibreuses, ou tout au moins conjonctives, qui enveloppent les muscles de l'œil.

3° Rôle de la capsule de Tenon. — α) *Envisagée au point de vue physiologique*, la capsule de Tenon constitue, pour le globe oculaire, à la fois un puissant moyen de fixation et un remarquable appareil de mobilisation.

β) *Envisagée au point de vue pathologique*, elle forme une cloison résistante qui, pendant un certain temps tout au moins, empêche les affections nées dans la loge rétro-capsulaire (hématomes, phlegmons orbitaires, tumeurs) d'envahir la loge pré-capsulaire.

γ) *Envisagée au point de vue opératoire*, elle permet d'énucléer l'œil sans ouvrir la loge rétro-capsulaire, et d'obtenir, après l'énucléation, un moignon capable de mouvoir un œil artificiel.

§ 7 — LOGE RÉTRO-CAPSULAIRE DE L'ORBITE ET SON CONTENU

La loge rétro-capsulaire de l'orbite renferme : 1° les *muscles*, les *vaisseaux* et les *nerfs* destinés au globe oculaire; 2° un *tissu graisseux* de remplissage.

A) — MUSCLES DE L'ORBITE

Au nombre de sept : le releveur de la paupière supérieure, les quatre droits et les deux obliques. Ils ont la forme de minces languettes charnues.

1° Releveur de la paupière supérieure. — Insertions : 1° *en arrière*, sur la petite aile du sphénoïde, immédiatement en avant du trou optique, et sur la gaine du nerf optique ; 2° *en avant*, sur la face profonde de la peau de la paupière et le bord supérieur du tarse. Il est au contact du droit supérieur, qu'il recouvre (application à l'opération du ptosis). Sa paralysie entraîne la chute de la paupière supérieure (*ptosis*).

2° Muscles droits. — Au nombre de quatre (supérieur, inférieur, interne, externe). Ils se dirigent d'arrière en avant.

α) Leurs *insertions postérieures* se font sur le pourtour du trou optique et sur la partie la plus large de la fente sphénoïdale (par l'intermédiaire du tendon de Zinn). A noter que le faisceau d'origine du droit externe présente une sorte de boutonnière (*anneau de Zinn*), où passent les nerfs et la veine ophthalmique (voy. p. 102).

β) Leurs *insertions antérieures* se font sur la sclérotique, à une distance de la circonférence de la cornée qui est de 5 millimètres pour le droit interne, de 6 millimètres pour le droit inférieur, de 7 millimètres pour le droit externe, de 8 millimètres pour le droit supérieur. Leurs tendons d'insertion sont longs de 4 à 8 millimètres, larges de 9 à 10 millimètres ; ils adhèrent intimement au feuillet sous-conjonctival (application à la *strabotomie*).

3° Muscles obliques. — Au nombre de deux, le *grand oblique* ou *oblique supérieur*, le *petit oblique* ou *oblique inférieur*. Leur direction est oblique.

α) Le *grand oblique* naît, comme les droits, sur la gaine du nerf optique et sur la partie supéro-interne du trou optique. Arrivé au niveau de l'angle supéro-interne de l'orbite, il se réfléchit en dehors et en arrière (*poulie de réflexion*) et vient se fixer, en passant sous le droit supérieur, sur la partie supéro-externe de l'hémisphère postérieur de l'œil.

β) Le *petit oblique* ne se détache pas du fond de l'orbite, mais du rebord externe de l'orifice supérieur du canal nasal. Il se fixe, d'autre part, sur la partie inféro-externe de l'hémisphère postérieur de l'œil.

4° Action des muscles de l'œil. — Dans un mouvement donné du globe oculaire, le muscle, agent du mouvement, n'intervient pas seul ; tous les autres muscles agissent en même temps. Nous avons donc à examiner une *action d'ensemble* et une *action isolée* des muscles de l'œil.

a. *Action d'ensemble*. — Elle a pour effet de fixer l'œil et de permettre ainsi au muscle, dont l'action doit être prédominante (*action dite isolée*), de faire pivoter sur place l'œil en question dans un sens déterminé. Cette fixation résulte de la contraction simultanée (*action d'ensemble*) des droits et des obliques, qui sont réciproquement antagonistes et, par suite, se neutralisent. Le point autour duquel l'œil ainsi fixé pivote sur place (*centre de rotation de l'œil*) est situé un peu en arrière de son milieu.

b. *Action isolée*. — Envisagés isolément, les muscles sont : le *droit interne*, exclusivement adducteur ; le *droit externe*, exclusivement abducteur ; le *droit supérieur*, principalement élévateur et, accessoirement, adducteur et rotateur en dedans ; le *droit inférieur*, principalement abaisseur et, accessoirement, adducteur et rotateur en dehors : le *grand oblique*, principalement rotateur en dedans et, accessoirement, abducteur ou abaisseur ; le *petit oblique*, principalement rotateur en dehors et, accessoirement, abducteur et élévateur. Un trouble dans le fonctionnement des muscles de l'œil (paralysie, parésie, rétraction) se traduit par un symptôme subjectif, la *diplopie*, et par un symptôme objectif, le *strabisme*, contre lequel le chirurgien peut parfois intervenir avec succès.

B) — VAISSEAUX DE L'ORBITE

1° Artères. — L'orbite et son contenu sont vascularisés par l'*ophthalmique*, branche de la carotide interne. Cette artère pénètre dans l'orbite par le trou optique ; elle longe tout d'abord le côté externe du nerf optique ; puis, croisant ce nerf en passant au-dessus de lui, elle suit la paroi interne de l'orbite jusqu'à la poulie du grand oblique, où elle se termine en se divisant en deux branches, la *frontale* et la *nasale*. Dans son trajet, elle fournit onze collatérales (*lacrymale, centrale de la rétine, sus-*

orbitaire, ciliaires postérieures courtes et longues, musculaires supérieure et inférieure, ethmoïdales antérieure et postérieure, palpébrales inférieure et supérieure).

2° Veines. — Les veines de l'orbite aboutissent aux *veines ophthalmiques*. Au nombre de deux pour chaque orbite, elles se distinguent en inférieure et en supérieure (celle-ci est la plus volumineuse et accompagne seule le tronc artériel) : elles se jettent dans le sinus caverneux (d'où l'exophthalmos pulsatile que l'on observe dans le cas d'anévrysme carotido-caverneux). A retenir que les veines ophthalmiques s'anastomosent largement avec les veines des fosses nasales et avec les plexus ptérygoïdiens, et qu'elles s'anastomosent également avec les veines de la face (d'où possibilité pour la phlébite faciale de se propager aux veines opthalmiques et, de là, au sinus caverneux et aux méninges).

C) — NERFS DE L'ORBITE

Ils sont fort nombreux. Nous trouvons, en effet, dans l'orbite : 1° un nerf de sensibilité spéciale (*nerf optique*) ; 2° trois nerfs moteurs (*moteur oculaire commun, moteur oculaire externe, pathétique ;* 3° un nerf de sensibilité générale (*ophthalmique de Willis*) ; 4° un petit ganglion nerveux (*ganglion ophthalmique*).

1° Nerf optique, voie optique. — La voie optique (d'une part le nerf optique, le chiasma, la bandelette optique, les fibres optiques du centre ovale, et, d'autre part, les relais ganglionnaires et le centre cortical) se subdivise en : 1° *nerf optique proprement dit ;* 2° *voie optique sous-cérébrale* et *intra-cérébrale.*

a. *Nerf optique proprement dit.* — Cordon blanc de 5 centimètres de long sur 3 millimètres de diamètre ;

α) *Envisagé au point de vue de son trajet et de ses rapports*, le nerf optique (ou nerf de la 2° paire) traverse, tout d'abord, l'orbite d'avant en arrière et de dehors en dedans sur une longueur de 3 centimètres environ ; en ce point, il est entouré par les muscles et les vaisseaux et nerfs de l'orbite, ainsi que par la graisse orbitaire. L'artère centrale de la rétine pénètre dans son épaisseur à 10 millimètres en arrière du pôle postérieur de l'œil (d'où aspect différent des lésions dans le cas de *névrite optique* suivan[t] que cette dernière est *bulbaire* ou *rétro-bulbaire*). — En quittan[t] l'orbite, le nerf optique chemine dans le canal de même no[m] (p. 102) et le traverse (rapports avec le sinus sphénoïdal, p. 139[)] pour pénétrer dans le crâne, où il longe la gouttière optique[,] appliqué sur la tente de l'hypophyse.

β) *Envisagé au point de vue de sa structure*, il nous présente : 1° ses *fibres constitutives*, longitudinales et parallèles ; 2° se[s] *enveloppes* ou gaines, simples prolongements de celles du cervea[u] (gaine externe ou *durale*, gaine moyenne ou *arachnoïdienne*, gaine interne ou *piale*) entre lesquelles se trouvent deux espaces cloisonnés représentant l'espace arachnoïdien et l'espace sous-arachnoïdien ; dans ces espaces peuvent se développer des épan-chements séreux (*œdème de la papille*) ou sanguins (*fractures du canal optique*).

b. *Voie optique sous-cérébrale et intra-cérébrale.* — Arrivées au *chiasma*, les fibres constitutives du nerf optique se divisent en trois faisceaux : 1° un *faisceau direct* (provenant du segment temporal de la rétine), qui passe dans la bandelette optique cor-respondante ; 2° un *faisceau croisé* (provenant du segment nasal), qui s'entre-croise avec celui du côté opposé et se jette dans la bandelette optique du côté opposé de l'œil dont il émane ; 3° un *faisceau maculaire* (provenant de la macula), qui se jette en partie dans le faisceau direct, en partie dans le faisceau croisé.

Au delà du chiasma, les fibres optiques, ainsi constituées par des fibres appartenant aux deux yeux, restent encore sous-céré-brales, comme au niveau du nerf optique et du chiasma, et forment la *bandelette optique*.

Puis, au niveau des corps genouillés, elles deviennent intra-cérébrales, traversent le *centre ovale* en formant le *faisceau optique intra-cérébral* et, finalement, aboutissent à l'écorce de la face interne et de la face inférieure du lobe occipital (*centre cortical de la vision*), les unes directement (*fibres directes*), les autres (*fibres interrompues*) après avoir fait relais dans le *corps genouillé externe*, le *pulvinar*, le *tubercule quadrijumeau anté-rieur* (*centres ganglionnaires*). Ces centres ganglionnaires sont en relation avec les centres ganglionnaires des nerfs moteurs de l'œil et de l'iris ; le centre cortical, à son tour, est uni aux centres corticaux de la mémoire auditive et visuelle des mots, ainsi qu'au centre du langage articulé.

A retenir qu'une lésion de la voie optique détermine, suivant son siège, une perte de la vision qui peut être soit totale (*cécité*, dans le cas de lésion du *segment pré-chiasmatique*), soit seulement partielle et porter alors sur les deux yeux (*amblyopie*, *hémianopsie bilatérale hétéronyme*, si la lésion frappe le *segment chiasmatique* ; *hémianopsie homonyme bilatérale* avec ou sans *réaction hémiopique de la pupille*, si la lésion intéresse le *segment rétro-chiasmatique*).

2° Nerfs moteurs. — Au nombre de trois. Ce sont : le moteur oculaire commun, le moteur oculaire externe, le pathétique. Nous les étudierons : 1° dans leur *trajet extra-cérébral* ; 2° dans leur *trajet intra-cérébral*.

a. *Nerfs moteurs dans leur trajet extra-cérébral*. — Suivis d'avant en arrière, ils occupent tout d'abord la *cavité orbitaire* et, là, se distribuent aux muscles auxquels ils sont destinés : le moteur commun, divisé en deux branches, au droit supérieur, au releveur de la paupière, aux droits inférieur et interne, enfin au petit oblique ; le moteur externe, au droit externe ; le pathétique, au grand oblique. — Puis, ils sortent de l'orbite par la *fente sphénoïdale*, le moteur oculaire commun et le moteur oculaire externe par la partie la plus large de cette fente (lésion possible de ces deux nerfs dans les fractures de l'étage antérieur du crâne), le pathétique par la partie étroite. — Finalement, ils arrivent dans la *cavité cranienne*, s'engagent dans l'épaisseur de la paroi externe du sinus caverneux, cheminent un certain temps dans l'espace sous-arachnoïdien (d'où la fréquence de leur lésion dans le cas de méningite) et viennent s'implanter sur le névraxe : le moteur commun, sur le bord interne du pédoncule cérébral ; la pathétique, au niveau de la partie antérieure de la valvule de Vieussens ; le moteur externe, à la base de la pyramide bulbaire.

b. *Nerfs moteurs dans leur trajet cérébral*. — Les fibres constitutives des nerfs moteurs de l'œil, arrivées dans le névraxe, aboutissent à des amas de cellules grises (*noyaux d'origine, centres ganglionnaires*), prolongements des cornes antérieures de la moelle, qui s'échelonnent, d'avant en arrière, des deux côtés de la ligne médiane, dans le pédoncule cérébral (*noyau du moteur commun*), dans la calotte pédonculaire (*noyau du pathétique*), dans le plancher du quatrième ventricule (*noyau du moteur externe*). — Ces noyaux d'origine sont en relation entre eux d'une part, avec les *centres ganglionnaires optiques et acoustiques* d'autre part. Pour certains auteurs, ils seraient également en relation avec les cellules de l'écorce cérébrale (*centres corticaux des muscles de l'œil*).

3° Nerfs sensitifs. — Au nombre de trois également. Ce sont le lacrymal, le frontal, le nasal : ils proviennent de l'ophthalmique de Willis. Suivis d'avant en arrière, ils occupent successivement la cavité orbitaire, la fente sphénoïdale, la paroi externe du sinus caverneux.

α) Le *lacrymal* longe la paroi externe de l'orbite et se distribue surtout à la glande lacrymale.

β) Le *frontal* chemine le long de la paroi supérieure, au-dessus du releveur, et vient se distribuer (après s'être divisé en *frontal externe* ou *sus-orbitaire* et *frontal interne*) à la peau du front, de la paupière supérieure et de la racine du nez.

γ) Le *nasal* suit la paroi interne de l'orbite et se divise en deux branches : le *nasal interne* destiné surtout aux fosses nasales, le *nasal externe* destiné à la peau du nez, de la paupière supérieure, et à l'appareil excréteur des larmes. Il fournit encore la *racine sensitive du ganglion ophthalmique* et les *longs nerfs ciliaires* destinés au globe oculaire (résection du nerf nasal dans le cas de glaucome).

4° Ganglion ophthalmique. — Petit renflement jaunâtre (1 à 2 millimètres) situé sur le côté externe du nerf optique, à l'union de son tiers postérieur avec ses deux tiers antérieurs. Sa *racine motrice* vient de l'oculo-moteur commun ; sa *racine sensitive*, du nasal ; sa *racine sympathique* lui arrive par l'intermédiaire du nasal. Il fournit les *nerfs ciliaires* destinés à la sclérotique, à la choroïde, à l'iris, au muscle ciliaire et à la cornée.

D) — TISSU ADIPEUX DE L'ORBITE

Toutes les formations que nous venons de décrire dans la loge rétro-capsulaire de l'orbite sont entourées et séparées les unes des autres par du tissu graisseux sem-ifluide, destiné surtout à faciliter les mouvements du globe oculaire. Son inflammation constitue l'affection décrite sous le nom de *phlegmon de l'orbite*.

ARTICLE III

APPAREIL DE L'OLFACTION

Il comprend : 1° les *fosses nasales proprement dites* ; 2° les *cavités annexes des fosses nasales*.

§ 1 — FOSSES NASALES PROPREMENT DITES

Elles se présentent sous l'aspect de deux longs couloirs à direction antéro-postérieure, s'ouvrant à l'extérieur par un large orifice, les *narines*, débouchant d'autre part dans le pharynx par un deuxième orifice, les *choanes*.

A) — CONSIDÉRATIONS GÉNÉRALES

Les fosses nasales sont situées au-dessous du crâne, au-dessus de la cavité buccale en dedans des orbites et des maxillaires supérieurs, en avant de la cavité pharyngienne. Elles se composent d'une *charpente*, cartilagineuse dans la partie qui répond au nez (voy. p. 52), osseuse (maxillaire supérieur, ethmoïde, cornet inférieur, palatin, vomer) dans le reste de son étendue, charpente que tapisse très exactement la *pituitaire*. A noter que cette pituitaire adhère au périoste ou au périchondre sous-jacent (d'où propagation possible de l'inflammation de la muqueuse à l'os ou au cartilage), qu'elle est très vasculaire et, enfin, qu'elle renferme de nombreuses glandes.

B) — ÉTUDE DESCRIPTIVE DES FOSSES NASALES

Les fosses nasales nous présentent à étudier deux orifices et quatre parois, savoir : 1° *l'orifice antérieur* ou *narine ;* 2° *l'orifice postérieur* ou *choane ;* 3° la *paroi interne ;* 4° la *paroi externe ;* 5° la *paroi inférieure ;* 6° la *paroi supérieure.*

1° Orifice antérieur, narines. — Sorte de canal aplati transversalement (il mesure 25 millimètres de long, 16 à 18 de large, 14 et 16 de haut), dont la paroi interne répond à la cloison, la paroi externe de l'aile du nez. La cavité se prolonge dans le lobule du nez par un cul-de-sac (*ventricule du lobe du nez*), assez difficile à examiner. Il s'ouvre dans la fosse nasale par un orifice étroit, en forme de fente ; il débouche à l'extérieur par un large orifice de forme ovalaire et est séparé de celui de la narine opposée par la *sous-cloison.* Il est constitué par le cartilage de l'aile du nez et par une membrane de revêtement, qui présente des poils et des glandes sébacées (dans sa partie inférieure seulement) : c'est une dépendance de la peau.

2° Paroi interne, cloison. — La cloison est une lame en forme de rectangle irrégulier, orientée dans le sens antéropostérieur. Elle mesure 7 à 8 centimètres de longueur sur 4 à 5 centimètres de hauteur et 2 à 7 millimètres d'épaisseur.

a. *Configuration extérieure et rapports.* — Lisse et verticale dans le jeune âge, elle est presque toujours déformée chez l'adulte (*crêtes* ou *éperons, déviations de la cloison*). Sa portion antérieure est en rapport immédiat avec les narines (d'où fréquence des lésions à ce niveau) ; sa partie postérieure répond aux cornets et aux méats.

b. *Structure.* — La cloison se compose d'une membrane de revêtement et d'une lame ostéo-cartilagineuse :

α) Le *revêtement muqueux* ou *pituitaire*, épais en moyenne de 2 millimètres, est très riche en vaisseaux, notamment en avant, à 1 centimètre au-dessus de l'épine nasale antérieure où on trouve souvent une petite crête angiomateuse (*varices de la cloison*, siège des ulcères variqueux et des épistaxis à répétition). Il nous offre encore, en avant, l'*organe de Jacobson* (siège possible de kystes, d'abcès) vestige, chez l'homme, d'un organe qui existe normalement chez certains animaux.

β) La *lame ostéo-cartilagineuse* que revêt la pituitaire est constituée par trois pièces unies deux à deux, savoir : 1° en haut et en arrière, la *lame perpendiculaire de l'ethmoïde*, très mince, très fragile (fractures fréquentes, mais souvent méconnues) ; 2° en bas et en arrière, le *vomer*, en forme de soc de charrue, également très mince et très fragile (fractures indirectes assez fréquentes, siège d'élection de l'ostéite syphilitique) ; son extrémité antérieure ou bec, confondue avec l'épine nasale antérieure et inférieure, est formée par l'*os sous-vomérien* (siège possible des crêtes ou éperons occupant l'entrée des fosses nasales) ; 3° en avant, le *cartilage quadrangulaire* et la branche interne des *cartilages de l'aile du nez ;* c'est sur le bord ethmoïdal et surtout le bord vomérien du cartilage quadrangulaire que se développent les *crêtes* et les *éperons* de la cloison.

3° Paroi externe. — Elle est séparée de la paroi latérale du pharynx par le *sillon pharyngo-nasal.* On lui distingue une *portion antérieure* ou *préturbinale* et une *portion postérieure* ou *turbinale.*

A. PORTION PRÉTURBINALE. — Lisse et unie. Elle répond à la face interne du nez.

B. PORTION TURBINALE. — Fortement accidentée. Elle est occupée par les cornets et les méats et, de ce fait, constitue le segment le plus important des fosses nasales.

a. *Cornets et méats en général.* — Les *cornets* ont la forme d'auvents superposés, avec une grosse extrémité ou *tête* antérieure, une petite extrémité ou *queue* postérieure. Ils sont au nombre de quatre : on les appelle, en allant de bas en haut, *cornet inférieur, deuxième cornet (cornet moyen), troisième cornet (cornet supérieur), quatrième cornet.* L'inférieur est le plus grand, le supérieur le plus petit. — Les *méats* sont des cavités infundibuliformes ue délimitent les cornets. Ils sont, comme ces derniers, au nombre de quatre (*méat inférieur, deuxième méat* ou *méat moyen, troisième méat* ou *méat supérieur, quatrième méat*).

b.*Cornet et méat inférieurs.* — Le *cornet inférieur* a la forme d'un triangle à base antérieure. Son bord inférieur affleure le plancher ; sa tête est distante de 2 centimètres du milieu de l'orifice narinal ; sa queue arrive à 1 centimètre de l'orifice tubaire (elle peut l'obstruer lorsqu'elle est hypertrophiée). — Le *méat inférieur* est une cavité infundibuliforme, dont la paroi externe est en rapport avec le sinus maxillaire (ponction et drainage de ce sinus par le méat inférieur) : rappelons que le canal nasal s'ouvre sur cette paroi (p. 110). — Le *squelette* est représenté par un os indépendant (*cornet inférieur*) pour le cornet, par la face interne du maxillaire supérieur et du palatin pour le méat. — La *pituitaire*, très riche en tissu érectile au niveau de la tête et de la face convexe du cornet (hypertrophie polypoïde fréquente), revêt ce squelette.

c. *Cornet et méat moyens.* — Triangulaire comme le précédent, le *cornet moyen* nous présente : une tête non adhérente à la paroi nasale (*opercule*) et parfois transformée en une grosse vésicule osseuse (*concha bullosa*) ; une queue, qui est distante de 12 à 14 millimètres de l'orifice tubaire, qu'elle peut obstruer, elle aussi, lorsqu'elle s'hypertrophie ; un bord inférieur épais et enroulé sur lui-même. — Le *méat moyen* nous offre une paroi externe fortement accidentée (d'où rétention possible des sécrétions pathologiques et passage fréquent des rhinites à l'état chronique). On y trouve, en effet, deux saillies, l'*unciforme* et la *bulle*, et deux gouttières : 1° la *gouttière de l'unciforme* (dans laquelle débouchent deux ou trois cellules ethmoïdales et le sinus maxillaire) ; 2° la *gouttière de la bulle* (dans laquelle débouchent une ou deux cellules ethmoïdales). Cette même paroi externe répond, tout à fait en bas, au sinus maxillaire et, dans le reste de son étendue, à la paroi interne de l'orbite et au sac lacrymal. — Le *squelette* est constitué par l'ethmoïde au niveau du cornet, par l'apophyse montante du maxillaire supérieur, l'ethmoïde et le palatin au niveau de la paroi externe du méat (déhiscence constante, orifice de GIRALDÈS). — La *pituitaire*, qui recouvre le squelette, est mince au niveau du méat (siège des polypes), épaisse et vasculaire au niveau de la tête, du bord inférieur et de la queue du cornet (siège des hypertrophies).

d. *Cornet et méat supérieurs*. — Le *cornet* est beaucoup plus petit que les précédents et son extrémité antérieure n'est pas visible à la rhinoscopie. — Le *méat* est en rapport avec les cellules ethmoïdales postérieures et avec l'orbite. — Le *squelette* est formé par l'ethmoïde. — La *pituitaire*, très mince, nous offre sur la face interne du cornet, la *tache olfactive*.

e. *Quatrième cornet et quatrième méat*. — Ils sont représentés par une simple crête d'une part, par une toute petite excavation d'autre part.

4° Paroi supérieure ou voûte. — Longue et étroite gouttière à direction antéro-postérieure, décrivant une sorte de courbe à concavité inférieure. Elle se divise en trois portions (*nasale*, *fronto-ethmoïdale*, *sphénoïdale*), qui s'unissent l'une à l'autre par des angles ordinairement arrondis, mais parfois assez accusés (sujets à nez épaté).

α) La *portion nasale* de la voûte, oblique de bas en haut et d'avant en arrière, répond au dos du nez ou, plus exactement, aux os propres. La résection de ces os est indiquée dans les opérations portant sur la partie élevée des fosses nasales.

β) La *portion fronto-ethmoïdale*, formée par l'épine du frontal, le bord inférieur de cet os et la lame criblée, est à peu près horizontale ; elle répond, en allant d'avant en arrière, au sinus frontal (rapports inconstants ou variables, voy. p. 7) et à la cavité cranienne. La lame criblée, mince et fragile (elle se fracture dans les traumatismes de la partie antérieure du crâne), sépare seule la cavité cranienne des fosses nasales, d'où propagation possible de l'infection nasale aux méninges.

γ) La *portion sphénoïdale*, verticale le plus souvent, est constituée par la face antérieure du corps du sphénoïde. Elle nous présente l'*orifice du sinus sphénoïdal* et le *recessus ethmoïdo-sphénoïdal*.

5° Paroi inférieure ou plancher. — Gouttière relativemnet large, disposée horizontalement, formée par les lames horizontales du maxillaire supérieur et du palatin. La pituitaire qui la recouvre ne renferme pas, à ce niveau, de tissu érectile.

Le plancher est en rapport : 1° en arrière, avec le voile du palais qui le continue et que l'on aperçoit à la rhinoscopie antérieure; 2° en avant avec le bord alvéolaire du maxillaire et les dents ; 3° en dehors, avec le sinus maxillaire ; 4° en bas, avec la cavité buccale.

6° Orifice postérieur, choanes. — Les choanes sont deux larges orifices ovalaires (paraissant circulaires à l'examen rhinoscopique postérieur) à grand axe vertical. Ils sont délimités par le sillon pharyngo-nasal en dehors, le bord postérieur de la cloison en dedans, en haut par la voûte du pharynx, en bas par le voile du palais. L'hypertrophie des sinus sphénoïdaux, l'hypertrophie des queues des cornets, les végétations adénoïdes, peuvent les obstruer.

C) — VUE D'ENSEMBLE DES FOSSES NASALES

1° Dimensions. — Les fosses nasales ont une longueur (70 millimètres) et une hauteur (45 millimètres) à peu près fixes. Mais leur largeur, marquée surtout dans la partie inférieure, varie suivant les sujets et, sur le même sujet, d'une fosse nasale à l'autre : à noter qu'elle est sensiblement augmentée à l'état pathologique dans le cas de *rhinite atrophique* (*ozène*), diminuée au contraire, au point que l'air ne peut plus passer, dans le cas de *rhinite hypertrophique*.

2° Division topographique. — Au point de vue physiologique comme au point de vue anatomo-chirurgical, la cavité nasale peut être divisée en deux étages : 1° un *étage inférieur* ou *respiratoire* (cornet et méat inférieurs, méat moyen et bord libre du cornet moyen), large, facilement explorable et accessible, dont les lésions ont une symptomatologie bruyante ; 2° un *étage supérieur* ou *olfactif* (troisième, quatrième cornets et méats), étroit, impossible à explorer à la rhinoscopie, accessible seulement par une voie artificielle, dont les lésions évoluent souvent

insidieusement. Une sorte de fente étroite, la *fente olfactive*, leur
sert de limite réciproque.

D) — VAISSEAUX ET NERFS

1° Artères. — Elles viennent des ethmoïdales, de la sphéno-
palatine et, accessoirement, de la nasale postérieure, de la sous-
orbitaire, de la ptérygo-palatine, de la faciale.

2° Veines. — Elles aboutissent à la faciale (*veines antérieures*), au plexus maxillaire interne (*veines postérieures*), à la
veine ophthalmique et au sinus longitudinal supérieur (*veines
supérieures*.

3° Lymphatiques. — Ils se rendent aux ganglions rétro-
pharyngiens, aux ganglions carotidiens supérieurs et, accessoirement, aux ganglions sous-maxillaires.

4° Nerfs. — Ils sont de deux ordres : des nerfs de sensibilité
générale et un nerf de sensibilité spéciale ou nerf olfactif. —
Les *nerfs de sensibilité générale*, très nombreux (exquise sensibilité des fosses nasales) émanent : 1° du *nasal interne*, qui
innerve également l'œil et ses annexes (d'où les troubles oculaires réflexes observés dans les affections nasales) ; 2° du
sphéno-palatin, branche du ganglion de Meckel ; 3° du *ptérygo-
palatin*, autre branche du ganglion de Meckel. — Le *nerf olfactif*, avec ses centres ganglionnaires et son centre cortical, constitue la *voie olfactive* ou *appareil nerveux de l'olfaction*. Cet
appareil, rudimentaire chez l'homme, se divise en deux parties :
1° une *partie extra-cranienne*, formée par les filets du nerf olfactif qui se distribuent à la tache olfactive après avoir traversé
les trous de la lame criblée (*anosmie* consécutive à une fracture
de cette lame) ; 2° une *partie intra-cranienne*, représentée par
le *bulbe olfactif*, la *bandelette olfactive* et les *racines de l'olfactif*.
Les fibres constitutives de cette partie intracranienne, après
s'être interrompues dans deux *centres ganglionnaires*, le *bulbe
olfactif* et le *tubercule olfactif*, et s'être entre-croisées partiellement dans la commissure blanche antérieure (*chiasma olfactif*),
aboutissent aux *centres corticaux* de l'olfaction (circonvolution

du corps calleux, circonvolution de l'hippocampe, lobe orbitaire, lobe temporal).

E) — EXPLORATION ET VOIES D'ACCÈS

α) L'*exploration* de la portion olfactive des fosses nasales est impossible en clinique. Quant à l'exploration de la portion respiratoire, elle se pratique, soit par la *rhinoscopie antérieure* (après résection du cornet au besoin), soit par la *rhinoscopie postérieure*.

β) Les *voies d'accès* sont soit *naturelles* (rhinoscopie antérieure ou postérieure), soit *artificielles* (rhinotomies).

§ 2 — CAVITÉS ANNEXES DES FOSSES NASALES

Au nombre de huit, quatre de chaque côté. Ce sont : 1° les *cellules ethmoïdales ;* 2° le *sinus sphénoïdal ;* 3° le *sinus frontal ;* 4° le *sinus maxillaire*.

A) — CELLULES ETHMOIDALES

1° **Situation et limites.** — Petites cavités anfractueuses, comprises entre les fosses nasales et l'orbite, situées au-dessus du sinus maxillaire, au-dessous du sinus frontal, en avant du sinus sphénoïdal. Elles sont creusées, à droite et à gauche, dans les masses latérales de l'ethmoïde et s'ouvrent dans les deux méats moyen et supérieur.

2° **Architecture et structure.** — Elles sont formées par la juxtaposition de cellules ayant une forme et une disposition très variables (*labyrinthe ethmoïdal*). Leurs parois, très minces, déhiscentes parfois, se composent de tissu compact, que l'inflammation altère rapidement (*ostéite cellulaire*). Elles sont tapissées par une muqueuse, qui émane de la pituitaire et qui renferme quelques glandes acineuses (*mucocèles*). Cette muqueuse peut être le point de départ de *polypes* et d'*ostéomes*.

3° **Nombre et dimensions.** — On trouve en moyenne 7 à 8 cellules (chiffres extrêmes 5 et 14); elles sont d'autant plus grandes qu'elles sont moins nombreuses. Ces cellules peuvent s'hypertrophier en totalité ou en partie (d'où phénomènes de compression) ou, au contraire, s'atrophier (ozène).

4° Classification. — Elles se divisent en deux groupes presque toujours indépendants l'un de l'autre : 1° le *groupe des cellules ethmoïdales antérieures*, qui occupe la moitié antérieure de la paroi interne de l'orbite et s'ouvre dans le méat moyen ; 2° le *groupe des cellules ethmoïdales postérieures*, qui répond à la moitié postérieure de la paroi orbitaire interne et débouche dans le troisième méat (et parfois aussi dans le quatrième).

5° Configuration et rapports. — Examinons successivement chacun des deux groupes :

a. *Cellules antérieures*. — Au nombre de 2 à 8 ; petites, communiquant souvent entre elles. Suivant leur point d'abouchement dans le méat moyen, elles se subdivisent en :

α) *Cellules internes* (au nombre de 1 à 2), qui s'ouvrent au sommet du méat ;

β) *Cellules de la gouttière de l'unciforme* (2 à 5), qui débouchent dans la gouttière de même nom ; elles sont en rapport avec l'orifice du sinus maxillaire et, parfois, avec celui du sinus frontal (d'où *cellulite antérieure* dans le cas de sinusite maxillaire ou frontale) ; elles encadrent le sac lacrymal (p. 110) ;

γ) *Cellules de la gouttière de la bulle* (1 à 3), qui viennent s'ouvrir dans la gouttière de même nom : une d'entre elles s'étend souvent dans l'épaisseur de la voûte orbitaire, en arrière du sinus frontal.

b. *Cellules postérieures*. — Au nombre de 3 ou 4 seulement, mais assez volumineuses, communiquant souvent entre elles. Elles se subdivisent en :

α) *Cellules du méat supérieur ou troisième méat* (au nombre de 3), qui viennent s'ouvrir dans le troisième méat et se mettent en rapport avec la voûte orbitaire (cellule antérieure), avec le sinus sphénoïdal, le canal optique et parfois le sinus maxillaire (cellule postérieure), enfin avec la base de la bulle ;

β) *Cellule du quatrième méat* (unique et inconstante), qui

8.

débouche dans le quatrième méat et affecte les mêmes rapports que la cellule postérieure du troisième méat.

c. *Vue d'ensemble des rapports du labyrinthe ethmoïdal.* — Envisagées sur une coupe frontale, les cellules ethmoïdales revêtent la forme d'un triangle, dont la base contribue à former l'étage antérieur du crâne ; le sommet, l'angle supéro-interne du sinus maxillaire ; le côté externe, la paroi interne de l'orbite ; le côté interne, la paroi externe des fosses nasales. Elles affectent donc des rapports intimes avec ces cavités et leur contenu. — Leurs *rapports avec la cavité cranienne et le cerveau* nous expliquent les accidents cérébraux (abcès, méningites) qui peuvent compliquer les ethmoïdites. Ils permettent de nous rendre compte également pourquoi les cellules ethmoïdales sont intéressées dans les fractures de l'étage antérieur du crâne. — Leurs *rapports avec le sinus maxillaire* nous expliquent pourquoi on peut aborder les cellules ethmoïdales par le sinus maxillaire et les drainer par cette voie. — Quant aux conséquences qui résultent de leurs *rapports avec les fosses nasales et l'orbite*, nous les connaissons.

6° Exploration et voies d'accès. — — L'exploration, déjà difficile pour les cellules antérieures (résection nécessaire de la tête du cornet moyen), est impossible pour les cellules postérieures. — Les voies d'accès sont : la *voie orbitaire*, la *voie endonasale*, la *voie transmaxillaire*, la *voie faciale*.

B) — SINUS SPHÉNOIDAUX

Ce sont deux cavités juxtaposées, en forme de cube irrégulier, creusées dans le corps du sphénoïde. Elles sont situées en arrière des fosses nasales dans lesquelles elles s'ouvrent, en avant de la surface basilaire du crâne dans lequel elles font saillie, au-dessus du pharynx nasal.

1° Cloison intersinusale. — Lame osseuse compacte placée dans le même sens que le septum nasal qu'elle paraît prolonger ; rarement médiane, mais le plus souvent déviée à droite ou à gauche dans sa partie postérieure.

2° Dimensions et capacité. — Les sinus sphénoïdaux ne sont entièrement développés que chez l'adulte. Ils sont très fréquemment inégaux. On distingue :

α) Des *sinus de dimensions moyennes* (capacité de 5 à 6 centimètres cubes) ;

β) De *grands sinus* (capacité 9 centimètres cubes), qui envoient de nombreux prolongements (*prolongement antérieur* ou *du canal optique, prolongement palatin, prolongement ptérygoïdien, prolongement alaire*), mettant la cavité sinusale en rapport intime avec le nerf optique (sinusite sphénoïdale et névrite optique consécutive), avec le plafond de la fosse ptérygo-maxillaire et l'angle postéro-supérieur du sinus maxillaire, avec les trous grand rond et ovale (ouverture possible du sinus sphénoïdal au cours de la résection du ganglion de Gasser) ;

γ) De *petits sinus* (dimension d'un gros pois) qui sont souvent suppléés par une cellule ethmoïdale postérieure.

3° Parois et rapports. — Le sinus sphénoïdal nous offre à étudier six parois (interne, externe, supérieure, inférieure, postérieure, antérieure), dont trois (supérieure, externe, postérieure) sont en rapport immédiat avec le cerveau (d'où fréquence des complications cérébrales au cours des sinusites sphénoïdales).

α) La *paroi interne* n'est autre que la cloison intersinusale.

β) La *paroi externe*, excavée en gouttière, loge, dans son *segment postérieur* ou *cranien*, le sinus caverneux (d'où thrombose possible de ce sinus dans le cas de sinusite) ; dans son *segment antérieur* ou *orbitaire*, elle est en rapport avec le canal optique, la partie interne de la fente sphénoïdale et, parfois, avec le plafond de la fosse ptérygo-maxillaire.

γ) La *paroi supérieure* répond à la selle turcique et, par suite, au corps pituitaire ou hypophyse, au chiasma optique, au sinus coronaire, à la bandelette olfactive et à la partie antéro-interne du lobe frontal.

δ) La *paroi inférieure* est en rapport avec la choane et, sur une étendue très variable, avec la voûte du pharynx (la voie d'accès sur le sinus par le pharynx est dangereuse).

ε) La *paroi postérieure* répond au sinus occipital transverse et à la protubérance.

ζ) La *paroi antérieure* est en rapport : 1° par sa partie externe (*segment ethmoïdal*), avec la partie externe du labyrinthe ethmoïdal (voie d'accès possible sur le sinus par l'orbite et les cellules ethmoïdales postérieures) ; 2° par sa partie interne (*segment nasal*), avec les fosses nasales, dont elle contribue à former la partie postérieure de la voûte (voie d'accès possible sur le sinus par la cavité nasale).

4° Cavité sinusale et son revêtement. — La cavité sinusale est rendue très irrégulière par la présence des cloisons incomplètes qui favorisent la rétention des sécrétions pathologiques. Elle est tapissée par une muqueuse émanée de la pituitaire.

5° Orifice sinusal. — Arrondi ou ovalaire (2 à 3 millimètres sur 1 millimètre). Il se trouve situé sur le segment nasal de la paroi antérieure du sinus (segment postérieur de la voûte nasale), à 4 millimètres au-dessous de l'angle ethmoïdo-frontal, plus près du toit du sinus que de son plancher. Inaccessible à la vue dans des conditions ordinaires, il peut être atteint par un cathéter cheminant scrupuleusement et prudemment le long de la voûte nasale.

6° Exploration et voies d'accès. — Le sinus sphénoïdal ne peut être exploré que par le cathétérisme de son orifice. — Il peut être abordé par la *voie nasale*, par la *voie orbito-ethmoïdale*, par la *voie facio-ethmoïdale*, par la *voie transmaxillaire*.

C) — SINUS FRONTAL

Voy. p. 6.

D) — SINUS MAXILLAIRE

Au nombre de deux, l'un droit, l'autre gauche, les sinus maxillaires ou *antres d'Hihgmore* sont creusés dans l'épaisseur des maxillaires supérieurs, qu'ils rendent perméables aux rayons émanés d'une source lumineuse placée dans la bouche (*transillu-*

mination des sinus). Ils débouchent dans le méat moyen par *l'ostium maxillaire*.

1° Forme et rapports. — Le sinus maxillaire revêt la forme d'une pyramide quadrangulaire à base interne et à sommet dirigé en dehors. Il nous offre à considérer : quatre parois ou faces, une base, un sommet, quatre bords.

a. *Parois*. — Très minces (1 à 2 millimètres). Elles se distinguent en antérieure, postérieure, inférieure et supérieure :

α) La *paroi antérieure* ou *jugale*, d'autant plus étendue en bas et en avant que le sinus est plus développé, est excavée (*fosse canine*), et nous présente, à 7 ou 8 millimètres au-dessous du rebord orbitaire, le *trou sous-orbitaire*, par où sort le nerf de même nom ; elle se trouve en rapport avec les parties molles de la face et, en bas, avec le cul-de-sac labio-gingival supérieur, au travers duquel on peut facilement l'aborder pour pénétrer dans l'antre.

β) La *paroi postérieure* et la *paroi inférieure*, convexes, se continuent l'une avec l'autre sans ligne de démarcation (*paroi postéro-inférieure*) et forment la paroi antéro-interne de la fosse zygomatique.

γ) La *paroi supérieure* ou *paroi orbitaire*, légèrement inclinée en dehors, constitue le plancher de l'orbite. Elle est creusée du *conduit sous-orbitaire*, qui, comme on le sait, loge le nerf sous-orbitaire (névralgies de ce nerf dans le cas de sinusite maxillaire).

b. *Base*. — Elle forme une partie de la paroi externe des fosses nasales (*paroi nasale*). L'insertion du cornet inférieur la divise en deux segments triangulaires : 1° *segment postéro-supérieur*, qui répond au méat moyen et sur lequel se trouvent les *orifices accessoires du sinus* ou *orifices de Giraldès* ; 2° un *segment antéro-inférieur*, qui répond au méat inférieur ; c'est par ce segment qu'on ponctionne ou qu'on draine le sinus quand on intervient par la voie nasale.

c. *Sommet*. — Fortement tronqué. Il répond à la moitié interne de l'os malaire.

d. *Bords*. — Ils correspondent au pourtour de la base du sinus.

Ils sont donc au nombre de quatre, savoir : 1° le *bord antérieur*, transformé en une étroite fente ; 2° le *bord postérieur*, large, uni en bas au palatin et à l'apophyse ptérygoïde, séparé de ces deux os, en haut, par la fente ptérygo-maxillaire : à ce niveau, le sinus est en rapport avec le ganglion de Meckel et le nerf maxillaire supérieur (*voies d'accès transmaxillaire* sur le nerf) ; 3° le *bord supérieur*, en rapport avec les cellules ethmoïdales ; 4° le *bord inférieur* ou *plancher de l'antre*, qui répond à la partie postérieure du rebord alvéolaire du maxillaire supérieur et se trouve en rapport intime avec les deux premières grosses molaires et la deuxième prémolaire (d'où possibilité, pour la carie dentaire, de donner naissance à une sinusite ; d'où possibilité de pénétrer dans le sinus par la voie alvéolaire).

2° Cavité sinusale, son revêtement, ses vaisseaux et ses nerfs. — La cavité du sinus maxillaire nous présente, comme celle des autres cavités sinusales, des cloisons incomplètes, délimitant des logettes où les sécrétions pathologiques ont tendance à stagner.

Elle est tapissée par une muqueuse (*muqueuse de l'antre*), émanation de la pituitaire, renfermant des glandes à mucus (kystes) et parfois de petites aiguilles osseuses (point de départ des *ostéomes* du sinus). A noter que cette muqueuse reçoit sa vascularisation et son innervation des vaisseaux et des nerfs de la pituitaire et des vaisseaux faciaux.

3° Dimensions. — Les sinus maxillaires existent dès la naissance, mais n'acquièrent tout leur développement qu'après l'évolution des dents. Leurs dimensions sont des plus variables, et on distingue, à ce point de vue : 1° des *sinus de dimensions moyennes* (contenance 11 à 12 centimètres cubes) ; 2° de *grands sinus* (contenance 25 centimètres cubes parfois), qui envoient des prolongements plus ou moins développés (*prolongements orbitaire, malaire* ou *zygomatique, alvéolaire, palatin inférieur, palatin supérieur*) dans les os voisins ; 3° de *petits sinus* (contenance de 2 centimètres cubes seulement).

4° Canal et orifice maxillaires. — Le sinus maxillaire s'ouvre dans le fond de la gouttière de l'unciforme par une sorte de canal en partie muqueux (6 à 8 millimètres de long, 3 à 5 millimètres de large), qui naît de la partie supérieure du sinus, plus exactement de la partie antérieure et supérieure de la paroi interne. Il en résulte que les sécrétions sinusales ont de la difficulté à s'écouler au dehors et que le sinus est tout naturellement prédisposé à l'inflammation.

5° Exploration et voies d'accès. — Le sinus peut être exploré par la transillumination, parfois par le cathétérisme de son orifice, enfin par la ponction. On peut l'aborder par la *voie buccale*, par la *voie nasale*, par la *voie orbitaire*.

ARTICLE IV

APPAREIL DU GOUT (LANGUE)

La langue est l'organe du goût. Elle joue encore un rôle important dans la mastication, dans la déglutition, dans la succion, dans l'articulation des sons.

A) — CONSIDÉRATIONS GÉNÉRALES

Contenue dans la cavité buccale qu'elle remplit à peu près complètement, la langue est située au-dessous de la région palatine, au-dessus des deux régions sus-hyoïdienne et sublinguale, immédiatement en avant de la région pharyngienne qu'elle contribue à former.

B) — FORME EXTÉRIEURE ET RAPPORTS

Elle nous présente deux portions : 1° une portion visible dans la cavité bucco-pharyngienne, *portion mobile* ou *langue proprement dite*; 2° une portion cachée dans l'épaisseur du plancher de la bouche, *portion fixe* ou *racine de la langue*.

1° Portion fixe ou racine de la langue. — Elle est constituée en grande partie par l'origine des muscles hyoglosses et génio-glosses. Elle s'attache : 1° aux *apophyses géni du* *maxillaire inférieur*, au-dessus des mylo- et génio-hyoïdiens (la section de ce point de fixation peut déterminer la chute de la langue en arrière, sur l'orifice du larynx) ; 2° au *corps* et *à la grande corne de l'os hyoïde* (la traction sur la langue attire en avant l'os hyoïde et, par suite, le larynx). Elle est encore maintenue en position par les muscles des piliers antérieurs du voile du palais, qui viennent se perdre dans son épaisseur.

2° Portion mobile de la langue. — Elle se subdivise en deux segments : 1° un *segment buccal*, exclusivement gustatif ; 2° un *segment pharyngien* ou *base de la langue*, occupé par l'amygdale linguale. Le V lingual leur sert de limite respective.

A. Segment buccal. — Il se trouve situé en avant du V lingual. Il revêt la forme d'un cône aplati, dirigé horizontalement, et nous offre à considérer deux faces (supérieure, inférieure) et deux bords latéraux.

α) La *face supérieure* ou *dorsale*, en rapport avec la voûte palatine, est recouverte de *papilles*, dites *fongiformes* et *filiformes*, qui s'implantent sur un sillon médian. A sa limite postérieure se voit le V lingual formé de 9 à 11 *papilles caliciformes*. La papille qui occupe le sommet du V, la plus volumineuse, porte le nom de *trou borgne de la langue* ou *foramen cæcum* : elle est le vestige de l'évagination thyroïdienne (la persistance de cette évagination peut amener la formation de kystes mucoïdes congénitaux de la base de la langue). L'aspect de la face dorsale de la langue subit, à l'état pathologique, des modifications importantes : *langue rôtie, langue noire, langue saburrale, leucoplasie buccale, langue scrotale*, etc.

β) La *face inférieure*, lisse et unie, repose sur la région sublinguale. Elle nous présente le *filet* ou *frein*.

γ) Les *bords*, au nombre de deux (droit et gauche), répondent aux arcades dentaires et viennent frotter contre les dents (ulcérations d'origine dentaire).

B. Segment pharyngien, base de la langue. — Il se trouve limité en avant par le V lingual, en arrière et en bas par les replis glosso-épiglottiques. Il est vertical et regarde le pharynx. Il nous offre à considérer : 1° une face postérieure ou pharyngienne ; 2° deux bords latéraux ; 3° deux extrémités (supérieure, inférieure).

α) La *face pharyngienne* continue directement la face dorsale de la langue. Elle est occupée par une série de follicules lymphatiques, dont l'ensemble, particulièrement développé chez l'enfant, constitue l'*amygdale linguale*. Cette amygdale s'atrophie avec l'âge ; elle peut être le siège d'inflammation aiguë simple ou phlegmoneuse, d'hypertrophie, etc.

β) L'*extrémité supérieure* se continue avec la portion horizontale à partir du V lingual.

γ) L'*extrémité inférieure* est unie à la face antérieure de l'épiglotte par trois replis muqueux (*replis glosso-épiglottiques*) qui délimitent deux fossettes (*fossettes glosso-épiglottiques*), où peuvent se loger de petits corps étrangers.

δ) Les *bords latéraux* sont en rapport avec l'amygdale palatine.

C) — CONSTITUTION ANATOMIQUE

La langue est constituée par une charpente ostéo-fibreuse, des muscles, une muqueuse, des vaisseaux, des nerfs :

1° Charpente ostéo-fibreuse. — Elle est représentée par l'*os hyoïde*, la *membrane hyo-glossienne*, et le *septum médian*.

2° Muscles. — Ils se distinguent en extrinsèques et intrinsèques. — Les *muscles extrinsèques* sont au nombre de quinze (*génioglosses, hyo-glosses, stylo-glosses, palato-glosses, pharyngo-glosses, amygdalo-glosses, linguaux inférieurs, lingual supérieur*). Les *muscles intrinsèques*, au nombre de deux seulement (*transverses*).

3° Muqueuse. — Épaisse et adhérente sur la face dorsale, mince et non adhérente sur la face inférieure. Elle renferme des glandes en grappe qui se disposent en trois groupes : un *groupe postérieur* ; un *groupe latéral* (*glande de Weber*) ; un *groupe antéro-inférieur* (*glandes de Blandin* ou *glandes de Nühn*).

4° Vaisseaux. — Les *artères*, très nombreuses (les plaies de la langue saignent beaucoup), proviennent accessoirement de la *palatine inférieure*, de la *pharyngienne inférieure* et, principalement, de la *linguale* branche de la carotide externe. La linguale fournit la *dorsale de la langue*, la *sublinguale* et, à sa terminaison, prend le nom d'*artère ranine*. — Les *veines* (*veines profondes, veines dorsales, veines ranines*), se réunissent en un tronc commun, la *veine linguale*, qui se jette dans le *tronc thyro-linguo-facial*. — Les *lymphatiques* aboutissent à des *groupes ganglionnaires accessoires* (ganglions sus-hyoïdiens médians et sous-maxillaires) et à des *groupes ganglionnaires principaux* (ganglions carotidiens moyens). On doit extirper l'un et l'autre de ces deux groupes quand on intervient pour un cancer de la langue.

5° Nerfs. — Ils se distinguent en nerfs moteurs, nerfs de sensibilité générale, nerfs de sensibilité spéciale.

a. *Nerfs moteurs*. — Ils proviennent du *facial* (pour le styloglosse et le glosso-staphylin) et du *grand hypoglosse* (pour tous les autres muscles).

b. *Nerfs de sensibilité générale*. — Ils proviennent : 1° en avant, du *lingual* (deux tiers antérieurs de la muqueuse linguale) ; 2° en arrière, du *laryngé supérieur* (portion toute postérieure de la base de la langue).

c. *Nerf de sensibilité spéciale*. — Deux nerfs, le *glosso-pharyngien* et le *lingual* président à la sensibilité gustative de la langue. En réalité, les filets gustatifs du lingual représentent un rameau erratique du glosso-pharyngien qui, pour parvenir à la langue, suit un chemin détourné (intermédiaire de Wrisberg d'abord, puis corde du tympan, enfin lingual).

d. *Voie gustative*. — Elle comprend le glosso-pharyngien et son rameau erratique, les centres bulbaires, les fibres unissant ces centres bulbaires à d'autres centres ganglionnaires et aux centres corticaux. Elle se divise en deux portions : une portion extra-encéphalique et une portion intra-encéphalique.

α) La *portion extra-encéphalique* ou *périphérique* est formée d'une part par le glosso-pharyngien et le ganglion d'Andersch (*conducteur principal*) et, d'autre part, par la corde du tympan, l'intermédiaire de Wrisberg et le ganglion géniculé (*conducteur accessoire*).

β) La *portion intra-encéphalique* ou *centrale* est constituée :

1° par les centres ganglionnaires (*noyau de l'aile grise, noyau du faisceau solitaire*), auxquels aboutissent les deux nerfs sus-indiqués ; 2° par les fibres émanées de ces centres ganglionnaires, se jetant sur la partie moyenne de la circonvolution de l'hippocampe (*centre cortical du goût*), après s'être entre-croisées sur la ligne médiane avec celles du côté opposé.

6° Exploration et voies d'accès. — Il faut distinguer, à ce point de vue, la portion buccale et la portion pharyngienne de la langue. — La *portion buccale* est aisément accessible et explorable par la voie naturelle : il suffit de faire ouvrir largement la bouche du sujet. — La *portion pharyngienne*, au contraire, n'est explorable qu'au moyen du laryngoscope et pour l'atteindre, en chirurgie opératoire, il est nécessaire le plus souvent de se donner du jour par une voie artificielle (*voie jugale, voie sus-hyoïdienne, voie transmaxillaire, voie transhyoïdienne*).

LIVRE II

RACHIS

Nous comprenons, sous ce nom de *rachis*, la colonne vertébrale tout entière avec les parties molles qui se disposent sur son plan postérieur ou dorsal. Ainsi entendu, le rachis a des limites très nettes : 1° *en haut*, il commence à la base du crâne ; 2° *en bas*, il descend jusqu'au sommet du coccyx ; 3° *sur les côtés*, il confine successivement aux régions latérales du cou, du thorax, de l'abdomen et du bassin. Nous étudierons, dans trois articles distincts :

1° La *colonne vertébrale proprement dite ;*
2° Le *canal vertébral, avec son contenu ;*
3° Les *parties molles rétro-rachidiennes.*

ARTICLE PREMIER

COLONNE VERTÉBRALE PROPREMENT DITE

La colonne vertébrale ou colonne rachidienne, ou tout simplement rachis, est une longue tige osseuse, située sur la ligne médiane et à la partie postérieure du tronc. Elle transmet au bassin et aux membres inférieurs le poids du tronc, de la tête et des membres supérieurs. Nous envisagerons ici : 1° son *architecture ;* 2° sa *forme* et ses *rapports ;* 3° ses *courbures ;* 4° ses *moyens d'exploration* et ses *voies d'accès.*

1° Architecture. — A ce point de vue, la colonne vertébrale nous offre à considérer ses éléments constitutifs, ses mouvements, ses courbures, sa résistance :

a. *Éléments constitutifs*. — Elle est formée par des vertèbres unies entre elles par les articulations vertébrales.

α) Les *vertèbres* sont au nombre de 33 ou 34 (7 cervicales, 12 dorsales, 5 lombaires, 9 ou 10 sacro-coccygiennes). Chacune d'elles nous présente le *corps*, le *trou vertébral*, l'*apophyse épineuse*, les *apophyses transverses*, les *apophyses articulaires*, les *lames*, les *pédicules*. Quoique constituées sur un même type, les vertèbres, dans chacune des quatre régions, cervicale, dorsale, lombaire, sacro-coccygienne, présentent des caractères particuliers qui les distinguent nettement des autres vertèbres. Un trouble dans leur développement peut déterminer un *spina bifida* ou une *scoliose* (scoliose essentielle des adolescents).

β) Les *articulations vertébrales* sont représentées : 1° par les *articulations des corps vertébraux entre eux* (ligament interosseux ou disque intervertébral, ligaments vertébraux communs antérieur et postérieur) ; 2° par les *articulations des apophyses articulaires* (arthrodies munies d'une synoviale). A ces articulations il faut ajouter les *moyens d'union des lames vertébrales entre elles* (*ligaments jaunes*), les moyens d'union des *apophyses épineuses entre elles* (*ligaments interépineux* et *surépineux*), enfin les moyens d'union des *apophyses transverses entre elles* (*ligaments intertransversaires*.

b. *Mouvements*. — Au nombre de cinq : flexion, extension, inclinaison latérale, circumduction et rotation ; la région cervicale les possède tous, la région dorsale ne possède ni la flexion ni l'extension, la région lombaire n'a pas de rotation. Très étendus chez les enfants, les mouvements diminuent progressivement chez l'adulte et chez le vieillard. Ils disparaissent également dans le cas de lésion des vertèbres ou de leurs muscles moteurs (mal de Pott, lumbago). Ces muscles moteurs se divisent, on le sait, en *fléchisseurs, extenseurs, fléchisseurs latéraux, rotateurs*.

c. *Courbures*. — On distingue des *courbures latérales*, toujours peu accusées, et des *courbures antéro-postérieures* (cervicale, dorsale, lombaire, sacro-coccygienne) toujours nettement marquées et constantes. Les modifications qu'elles peuvent subir à l'état pathologique constituent les *déviations de la colonne vertébrale* (*déviations essentielles* et *déviations secondaires*), parmi lesquelles nous citerons la *cyphose*, la *lordose*, les *scolioses*.

d. *Résistance.* — Très grande (rareté relative des *fractures indirectes* de la colonne vertébrale). C'est surtout la *colonne antérieure* (corps vertébraux et apophyses articulaires) qui représente la portion résistante du rachis (ses lésions s'accompagnent d'un effondrement du rachis et d'une gibbosité). La *colonne postérieure* (arcs et apophyses épineuses) est avant tout destinée à protéger la moelle.

2° Forme extérieure et rapports. — Le rachis forme, dans son ensemble, une colonne creuse, qui nous présente à considérer une face antérieure, une face postérieure, deux faces latérales. Quant à sa cavité (*canal rachidien*), elle sera étudiée plus loin.

a. *Face antérieure.* — Elle présente une série de saillies (*disques intervertébraux*) et d'étranglements (*corps vertébraux*) régulièrement superposés. Elle répond à la face profonde des viscères cervicaux, thoraciques et abdomino-pelviens dont elle est séparée par *l'espace prévertébral* où se développent les *abcès par congestion.*

b. *Face postérieure.* — Elle est représentée : 1° par la série des apophyses épineuses (*crête épineuse*) ; 2° à droite et à gauche de celles-ci, par les lames vertébrales imbriquées de haut en bas et réunies entre elles par les ligaments jaunes et formant les *gouttières vertébrales.* Elle est uniquement recouverte par les muscles spinaux et la peau : elle est, par conséquent, superficielle (siège des *fractures directes* de la colonne vertébrale).

c. *Faces latérales.* — Elles sont formées par le sommet des apophyses transverses, les faces latérales des corps vertébraux, la série des pédicules, la série des trous de conjugaison. Elles sont en rapports avec les muscles qui s'y attachent, avec les côtes (région dorsale), avec les coulées celluleuses qui sont destinées à loger les nerfs à leur sortie du trou de conjugaison et que suivent, dans leur migration, les abcès par congestion du *mal de Pott.*

3° Vaisseaux. — Les *artères* (rameaux dorso-spinaux) proviennent de la vertébrale, de la cervicale profonde, de la cervicale descendante, des intercostales, des lombaires, des sacrées latérales. — Les *veines* forment deux plexus (intra- et extra-rachidien), anastomosés entre eux ; elles se jettent, suivant le point où on les considère, soit dans les veines vertébrales, soit dans les veines intercostales, soit dans les veines lombaires, soit dans les veines sacrées latérales.

4° Exploration et voies d'accès. — L'*exploration* de la face postérieure du rachis (pour l'exploration de la face antérieure, voy. *pharynx, région sacro-coccygienne*) est assez difficile. La palpation permet de reconnaître les apophyses épineuses de l'axis (5 centimètres et demi ou 6 centimètres au-dessous de la protubérance occipitale externe), de la septième cervicale ou proéminente (15 ou 16 centimètres au-dessous de la protubérance), de la troisième lombaire également proéminente, de la deuxième sacrée (un peu au-dessus du sillon interfessier). On peut encore, en traçant certaines lignes, repérer les apophyses épineuses : 1° de la troisième dorsale (ligne réunissant l'extrémité interne de l'épine des deux omoplates) ; 2° de la septième dorsale (ligne réunissant l'angle inférieur des deux omoplates) ; 3° de la troisième lombaire (ligne horizontale passant par l'ombilic) ; 4° de la quatrième lombaire (ligne réunissant le point culminant des deux crêtes iliaques) ; 5° de la première sacrée (ligne réunissant les deux épines iliaques postéro-supérieures). — Les *voies d'accès* sont : 1° la *voie postérieure* (elle conduit sur la face postérieure du rachis) ; 2° la *voie latérale* (elle conduit sur la face latérale et au besoin sur la face antérieure).

ARTICLE II

CANAL VERTÉBRAL AVEC SON CONTENU

La colonne vertébrale est creusée à son centre d'un long canal, le *canal vertébral* ou *canal rachidien*, qui s'étend de l'une à l'autre de ses extrémités. Il renferme la *moelle* avec ses enveloppes ou *méninges*.

§ 1 — CANAL VERTÉBRAL

1° Limites. — En haut, le trou occipital (qui le sépare de la cavité cranienne) ; en bas, la pointe du sacrum.

2° Forme et dimensions. — Sa forme est variable suivant le point où on l'envisage : il est prismatique triangulaire à la région cervicale, cylindroïde à la région dorsale, de nouveau prismatique et triangulaire dans les deux régions lombaire et sacrée. Ses dimensions, beaucoup plus grandes d'une façon générale que celles de la moelle qu'il renferme, sont surtout accusées dans les régions où le rachis est très mobile (cou, lombes) ; cette disposition assure l'intégrité de la moelle pendant les mouvements qu'exécute la colonne vertébrale. La forme et les dimensions du canal vertébral sont plus ou moins modifiées dans le cas de déviation du rachis et surtout dans les cas de mal de Pott et de fracture, où les modifications peuvent être telles que la moelle se trouve comprimée, parfois même écrasée.

3° Parois. — Au nombre de quatre : 1° une *paroi antérieure*, formée par la face postérieure des corps et des disques vertébraux, recouverts par le ligament vertébral commun postérieur ; 2° et 3° deux *parois latérales*, constituées par la série des pédicules et des trous de conjugaison ; 4° une *paroi postérieure*, en partie osseuse, en partie ligamenteuse, représentée par les lames vertébrales et, dans leur intervalle, par les ligaments jaunes : c'est la paroi faible du canal rachidien (voy. p. 151).

4° Voies d'accès. — Voie postérieure (résection des lames vertébrales ou *laminectomie*).

§ 2 — MÉNINGES RACHIDIENNES

Les méninges rachidiennes sont la continuation des méninges craniennes. Comme elles, elles nous présentent à étudier une *méninge dure* et une *méninge molle*, séparées l'une de l'autre par la *cavité arachnoïdienne*. Mais, en outre, elles nous offrent un espace propre au canal rachidien, l'*espace sus-dural* ou *épidural* qui résulte de ce fait que la dure-mère rachidienne n'adhère pas, à l'inverse de la dure-mère cranienne, à son canal osseux.

1° Espace épidural. — Il est compris entre la méninge dure et les parois du canal vertébral : il se termine, en haut, au niveau du trou occipital. Il présente sa plus grande largeur en arrière et au niveau de la région sacro-coccygienne. Son contenu est représenté par de la graisse semi-fluide et par le plexus veineux intra-rachidien (la rupture de ce plexus peut déterminer un *hémato-rachis*).

2° Méninge dure (dure-mère). — Cylindre creux, beaucoup plus grand que la moelle qui se trouve contenue dans son intérieur. — Sa *surface externe* répond à la graisse de l'espace épidural. Elle est reliée : 1° en avant, par quelques tractus fibreux, au ligament vertébral commun postérieur; 2° sur les côtés, par les gaines fibreuses des nerfs, aux trous de conjugaison. — Sa *surface interne*, lisse, est recouverte par le feuillet pariétal de l'arachnoïde. Elle donne attache, latéralement, aux ligaments dentelés. — Son *extrémité supérieure* se fixe sur le pourtour du trou occipital, en se continuant, là, avec la dure-mère cranienne. — Son *extrémité inférieure* s'effile à la manière d'un entonnoir. — Les *vaisseaux* et *nerfs* n'ont aucune importance.

3° Arachnoïde et cavité arachnoïdienne. — L'arachnoïde rachidienne est formée de deux feuillets accolés (pariétal et viscéral, celui-ci séparé de la moelle par l'espace sous-arachnoïdien). La cavité virtuelle qu'ils circonscrivent est traversée par des tractus conjonctifs, par les racines nerveuses, par les dents du ligament dentelé.

4° Méninge molle. — Continuation de la méninge molle cranienne, elle est formée, comme cette dernière : 1° par le *feuillet viscéral de l'arachnoïde*, qui entoure la moelle, mais sans s'appliquer sur elle ; 2° par la *pie-mère rachidienne*, qui revêt exactement la moelle, à laquelle elle adhère, et qui envoie à l'arachnoïde et à la dure-mère un certain nombre de prolongements (*ligaments dentelés, septum postérieur*); 3° par l'*espace sous-arachnoïdien*, compris entre la pie-mère et le feuillet viscéral de l'arachnoïde, espace cloisonné, qui se continue avec celui du crâne et qui est, lui aussi, rempli par le *liquide céphalo-rachidien* : cet espace dépasse en bas les limites de la moelle et forme, dans la région lombo-sacrée, un renflement (*lac spino-*

terminal) accessible au médecin et au chirurgien par la *ponction lombaire*).

§ 3 — MOELLE ÉPINIÈRE

La moelle épinière est cette portion du névraxe qui occupe le canal rachidien. Libre en bas, elle se continue directement en haut avec le bulbe.

A) — MOELLE PROPREMENT DITE

1° Généralités. — Au point de vue de sa *forme*, la moelle est une tige cylindrique, un peu aplatie d'avant en arrière. Elle nous présente deux renflements, l'un et l'autre fusiformes : un *renflement supérieur* ou *cervical* (répondant au membre supérieur) et un *renflement inférieur* ou *lombaire* (répondant au membre inférieur). Elle se termine en bas par une sorte de cône, le *cône terminal*. — Comme *limites :* elle s'étend depuis le collet du bulbe jusqu'au corps de la deuxième vertèbre lombaire. A retenir que le cône terminal est prolongé en bas par le *filum terminal*, qui descend jusqu'à la base du coccyx. — Comme *dimensions :* 44 centimètres de longueur sur 38 millimètres de circonférence au niveau des renflements (27 millimètres entre les deux renflements). — En ce qui concerne la *direction*, la moelle suit les inflexions de la colonne vertébrale. Donc, deux courbures : une *courbure cervicale*, à concavité postérieure ; une *courbure dorsale*, à concavité antérieure. — Au point de vue *rapports*, la moelle occupe le centre du canal, mais il s'en faut de beaucoup qu'elle le remplisse entièrement : entre elle et ses parois se trouvent les méninges, des paquets veineux, de la graisse. — La moelle doit sa *fixité* dans le canal rachidien à diverses conditions anatomiques, savoir : 1° sa continuité avec le bulbe ; 2° la présence d'un *ligament·coccygien* (entourant le filum et rattachant le cône terminal à la base du coccyx) ; 3° à de nombreux prolongements, filiformes ou rubanés, qui, de la pie-mère, s'étendent à la surface interne de la dure-mère (à retenir que les plus importants sont les *ligaments den-*

telés, allant des parties latérales de la moelle aux pédicules des vertèbres).

2° Conformation extérieure. — Quatre faces (antérieure, postérieure et latérales). — La *face antérieure* nous présente le *sillon médian antérieur* et, de chaque côté, le *cordon antérieur* et l'émergence des *racines antérieures*. — La *face postérieure* nous présente, de même, le *sillon médian postérieur* et, de chaque côté, le *cordon postérieur* et le *sillon collatéral postérieur* d'où émergent les *racines postérieures*. — Les *faces latérales*, comprises entre les racines antérieures et les racines postérieures, sont représentées par les *cordons latéraux*.

3° Conformation intérieure. — La moelle se compose donc de deux moitiés symétriques (séparées par les deux sillons médians), et chaque moitié comprend trois cordons (antérieur, postérieur et latéral). Si, maintenant, nous pratiquons sur la moelle des coupes transversales, nous constatons la présence de deux substances : substance grise et substance blanche.

a. *Substance grise.* — La *substance grise* est centrale. Elle revêt, de chaque côté, la forme d'un croissant à concavité externe, avec corne antérieure et corne postérieure. — La *corne antérieure*, relativement volumineuse, se termine toujours à une certaine distance de la surface de la moelle. On la divise en *tête* (partie antérieure) et *base* (partie postérieure). — La *corne postérieure*, plus mince, plus effilée, se prolonge jusqu'au sillon collatéral postérieur. Elle se divise en trois portions qui sont, en allant d'avant en arrière, la *base*, le *col* et la *tête*. — Ajoutons que, à la partie supérieure de la moelle, la base de la corne antérieure laisse échapper en dehors une *corne latérale*. — Les deux croissants de substance grise, droit et gauche, sont unis l'un à l'autre par une bande transversale appelée *commissure grise*. A noter, à la partie moyenne, le *canal de l'épendyme*.

b. *Substance blanche.* — La *substance blanche* forme les trois cordons sus-indiqués antérieur, postérieur et latéral. Si le cordon postérieur est nettement délimité, il n'en est pas de même des deux autres : ils se fusionnent en un seul cordon, le *cordon antéro-latéral*.

4° Constitution anatomique. — Nous sommes assez bien fixés aujourd'hui sur la structure de la moelle, grâce à l'anatomie pathologique (*dégénérescence*), à l'embryologie (*myélinisation*) et à l'histologie (*méthode du chromate d'argent*). Examinons successivement les deux substances.

A. SUBSTANCE GRISE. — La substance grise, ici comme ailleurs. se compose avant tout de cellules nerveuses. Ces cellules, pour la plupart, se disposent par groupes sur des points déterminés, en formant ainsi autant de *systèmes réguliers* qui (suivant les coupes examinées) prennent le nom de *noyaux* ou de *colonnes*.

Dans la *corne antérieure* elles forment trois noyaux *antéro-interne*, *antéro-externe*, *postéro-externe* : ce sont les noyaux d'origine des racines antérieures.

Dans la *corne postérieure*, se voient deux groupes importants : un groupe postérieur, le *groupe de la substance gélatineuse de Rolando* et un groupe antérieur ou *colonne de Clarke*, ce dernier situé sur le côté antéro-interne de la base de la corne.

Dans la *commissure grise* se trouve le *groupe péri-épendymaire*, situé tout autour de l'épendyme.

Dans la substance grise de la moelle, comme dans celle du cerveau, les cellules se groupent en centres (moteurs, sensitifs, vaso-moteurs), dont beaucoup sont aujourd'hui connus. Ces centres ont la même distribution que les racines nerveuses qui naissent de la moelle à leur niveau ; les *centres moteurs* s'échelonnent dans les cornes antérieures (leur destruction se manifeste par de la paralysie avec atrophie) ; les *centres sensitifs* et *vaso-moteurs*, dans les cornes postérieures (leur lésion se traduit par la dissociation syringomyélique). En plus de ces centres, il existe encore des *centres* dits *réflexes ;* dans le cas de lésion médullaire, il est de règle que les réflexes qui ont leur centre dans la zone lésée soient abolis, tandis que ceux qui ont leur centre au-dessous de la lésion sont au contraire exagérés.

B. SUBSTANCE BLANCHE. — La substance blanche, disposée tout autour de la substance grise, est formée par des fibres à myéline. Elles se répartissent méthodiquement en un certain nombre de *faisceaux* ou *systèmes*, qu'il convient d'examiner séparément dans le cordon antéro-latéral et dans le cordon postérieur.

a. *Systématisation du cordon antéro-latéral.* — Ce cordon se décompose en cinq faisceaux, savoir :

α) Le *faisceau pyramidal direct* : faisceau moteur volontaire pour les membres, situé de chaque côté du sillon médian antérieur. Il est formé par des fibres longues, descendant de l'écorce dans le cordon antérieur (sans changer de côté) ; puis passant du côté opposé (en s'entre-croisant avec leurs similaires) pour se terminer dans les cornes antérieures autour des noyaux des racines antérieures.

β) Le *faisceau pyramidal croisé* : autre faisceau moteur volontaire pour les membres, beaucoup plus volumineux que le précédent, situé à la partie postérieure du cordon latéral, tout contre la corne postérieure. Ses fibres (déjà entre-croisées dans le bulbe) se terminent dans les noyaux de la corne antérieure du côté correspondant (*tabes dorsal spasmodique, maladie de Little*).

γ) Le *faisceau cérébelleux direct* : il occupe la partie postérieure et superficielle du cordon latéral ; il est constitué par des fibres qui, de la colonne de Clarke, remontent directement au bulbe et au cervelet (*maladie de Friedreich*).

δ) Le *faisceau ascendant antéro-latéral* : autre faisceau sensitif occupant, en avant du faisceau cérébelleux direct, la partie toute superficielle de la moité antérieure du cordon latéral. Il est formé par des fibres déjà entre-croisées dans la moelle, qui remontent ensuite directement jusqu'au bulbe et à l'écorce cérébrale.

ε) Le *faisceau restant du cordon antéro-latéral* : ce faisceau est ce qui reste du cordon antéro-latéral, déduction faite des quatre faisceaux précédents ; il renferme des fibres d'association longitudinale, à trajet variable, mais ordinairement fort court.

b. *Systématisation du cordon postérieur.* — Le cordon postérieur se subdivise en deux faisceaux : l'un interne, ou *faisceau de Goll* ; l'autre externe, ou *faisceau de Burdach*. L'un et l'autre renferment deux ordres de fibres : des *fibres exogènes* et des *fibres endogènes*.

α) Les *fibres exogènes* ne sont autres que les fibres des racines postérieures. Elles pénètrent dans le sillon collatéral postérieur et se divisent, quant à leur destinée ultérieure, en trois groupes : 1° *fibres courtes*, pour la tête de la corne postérieure ; 2° *fibres moyennes*, pour la colonne de Clarke ; 3° *fibres longues*, se disposant dans le faisceau de Goll (suivant la loi de Kahler) et aboutissant aux noyaux de Goll et de Burdach (voy. *Bulbe*). A noter que la lésion de ces fibres exogènes constitue le *tabes* ou *ataxie locomotrice*.

β) Les *fibres endogènes* sont, comme les fibres du faisceau restant du cordon antéro-latéral, des fibres d'association longitudinale à trajet court. Elles constituent deux groupes : 1° *fibres ascendantes*, formant à la partie antérieure du cordon le *champ de Westphal* ou *faisceau ventral du cordon postérieur* ; 2° *fibres descendantes*, formant, dans la partie postéro-interne du cordon postérieur, un faisceau qui existe dans toute la hauteur de la moelle et qui prend successivement les noms de *faisceau triangulaire médian* pour la moelle sacrée, de *centre ovale* (FLECHSIG) pour la moelle lombaire, de *bandelette périphérique* pour la moelle dorsale inférieure, de *faisceau en virgule* (SCHULTZE) pour la moelle dorsale supérieure et la moelle cervicale.

5° Vaisseaux. — Les *artères* de la moelle proviennent des spinales antérieures, des spinales postérieures et des spinales latérales. En s'anastomosant entre elles, elles forment tout autour de la moelle le *réseau périmédullaire* d'où partent : 1° les *artères médianes antérieures* ; 2° les *artères médianes postérieures* ; 3° les *artères radiculaires antérieures* ; 4° les *artères radiculaires postérieures*. — Les *veines* se condensent, à la surface extérieure de la moelle, en six canaux collecteurs (trois antérieurs, trois postérieurs), unis entre eux par de nombreuses anastomoses. Les veines qui en partent se dirigent vers les trous de conjugaison et, de là, passent dans les plexus veineux extrarachidiens. — Les *vaisseaux lymphatiques* vrais n'existent pas. La lymphe circule, ici comme dans l'encéphale, dans les interstices des éléments histologiques et dans les gaines périvasculaires.

6° Vue d'ensemble de la moelle épinière. — Les neurones médullaires moteurs et sensitifs sont articulés avec les neurones encéphaliques et contribuent à former avec ces derniers la *voie motrice* et la *voie sensitive* (voy. p. 30).

A. Voie motrice. — La voie motrice ou centrifuge comprend deux sortes de neurones :

α) Des *neurones centraux* ou *encéphaliques* (zone de Rolando), dont les prolongements cylindraxiles s'entre-croisent pour la plupart dans le bulbe (*faisceau pyramidal croisé, voie motrice latéral*) et, pour un petit nombre seulement, sur toute la hauteur de la moelle (*faisceau pyramidal direct, voie motrice médiane*) ;

β) Des *neurones médullaires* ou *périphériques* (cornes antérieures de la moelle), dont les prolongements protoplasmiques s'articulent avec ceux des neurones précédents et dont les prolongements cylindraxiles contribuent à former les nerfs rachidiens.

B. Voie sensitive. — Elle comprend, elle aussi :

α) Des *neurones périphériques* (ganglions spinaux), dont les prolongements protoplasmiques prennent part à la formation des nerfs rachidiens, dont les prolongements cylindraxiles se rendent en partie aux cellules de la corne postérieure du même côté (*fibres courtes*), en partie aux cellules des noyaux de Goll et de Burdach, du même côté également (*fibres longues*) ;

β) Des *neurones centraux* (colonne de Clarke, noyaux de Goll et de Burdach), dont les prolongements cylindraxiles aboutissent pour la plupart au cerveau (quelques-uns seulement se rendent au cervelet), après s'être entre-croisés, les uns sur toute la hauteur de la moelle (*faisceau de Gowers, voie sensitive latérale*), les autres au niveau du bulbe (*ruban de Reil, voie sensitive médiane*).

C. Résumé. — Au total, la voie motrice latérale est directe dans son trajet médullaire, tandis que la voie sensitive latérale est croisée : il en résulte qu'une lésion d'une moitié de la moelle, intéressant à la fois la voie motrice latérale et la voie sensitive latérale contenues dans cette moitié de l'axe médullaire, pourra produire une paralysie motrice directe et une anesthésie croisée (*syndrome de Brown-Séquard*).

B) — RACINES DES NERFS RACHIDIENS

Les racines des nerfs, au nombre de deux pour chaque nerf (l'une antérieure, l'autre postérieure), constituent ce que l'on désigne sous le nom de *paires rachidiennes*. Il existe, de chaque côté, 31 paires rachidiennes, dont 8 cervicales, 12 dorsales, 5 lombaires, 5 sacrées et 1 coccygienne. Les racines sont très vulnérables (lésions traumatiques, inflammatoires).

1° Origine. — Les racines postérieures naissent, par 6 à 8 filets chacune, dans le sillon collatéral postérieur ; les racines antérieures, par 4 ou 6 filets chacune, sur les côtés du cordon antéro-latéral. C'est là l'*origine apparente*. L'*origine réelle*, nous le savons, se fait : 1° pour les racines antérieures, dans la corne antérieure ou motrice ; 2° pour les racines postérieures, dans la corne postérieure ou sensitive, ainsi que dans les noyaux de Goll et de Burdach (voy. *Bulbe*).

2° Trajet. — Les racines (antérieure et postérieure) de chaque paire traversent le canal rachidien et le trou de conjugaison correspondant. Au delà du trou, elles s'unissent pour constituer un tronc mixte, le *nerf rachidien*. Ce nerf, à peine formé, se partage en deux branches : l'une postérieure ou dorsale ; l'autre antérieure ou ventrale. Les branches dorsales sont destinées aux parties molles rétro-rachidiennes. Les branches ventrales (abstraction faite des branches intercostales) s'unissent les unes aux autres de façon à former des *plexus* (*plexus cervical, plexus brachial, plexus lombaire, plexus sacro-coccygien*). A noter que, au delà du trou de conjugaison, la fusion des deux racines motrice et sensitive est intime. Impossible au chirurgien (comme à l'anatomiste, du reste) de les démêler : s'il veut agir sur les fibres, soit sensitives, soit motrices, il devra les chercher dans les racines elles-mêmes (section des racines sensitives dans les névralgies rebelles).

3° Trajet. — La première paire est légèrement ascendante ; la deuxième et la troisième sont à peu près horizontales ; toutes les autres sont descendantes, d'autant plus descendantes qu'on se rapproche davantage de la dernière. Les nerfs lombaires et sacrés sont à peu près verticaux (*queue de cheval*). Il résulte de cette obliquité que, pour tous les nerfs (sauf les trois premiers), leur trou de sortie du canal rachidien (trou de conjugaison) se trouve placé au-dessous de leur point d'émergence de la moelle.

4° Forme et rapports, ganglions spinaux. — Les racines ont la forme d'un triangle dont la base est implantée sur les parties latérales de la moelle et dont le sommet s'engage dans le trou de conjugaison. La racine sensitive est plus grosse que la racine motrice ; elle présente, en outre, un petit ganglion (*ganglion spinal*), qui se trouve logé dans le trou de conjugaison correspondant (sauf pour les racines sacrées, dont les ganglions sont en plein canal sacré).

Les racines (séparées l'une de l'autre par le ligament dentelé) cheminent dans l'espace sous-arachnoïdien avant de s'engager dans les trous de conjugaison ; de là, la nécessité d'ouvrir cet espace, si l'on veut intervenir sur l'une des deux racines (d'où la gravité spéciale que présente cette intervention). Dans cette partie de leur trajet, elles affectent des rapports absolument intimes avec les méninges (d'où les signes d'irritation radiculaires observés au cours des méningites).

Dans le trou de conjugaison lui-même, les racines sont en rapport avec les vaisseaux qui passent par cet orifice. Elles peuvent être comprimées en ce point dans certains cas de fracture, de mal de Pott, de cancer.

C) — TOPOGRAPHIE VERTÉBRO-MÉDULLAIRE

Elle comprend la topographie vertébro-médullaire proprement dite et la topographie vertébro-radiculaire.

1° Topographie vertébro-médullaire proprement dite. — C'est l'étude des rapports des segments topographiques de la moelle avec les vertèbres. Le *cône médullaire* répond à la 2e lombaire ; la *moelle sacrée*, à la 1re lombaire ; la *moelle lombaire*, aux 10e, 11e, 12e dorsales ; la *moelle dorsale*, aux 2e, 3e, 4e, 5e, 6e, 7e, 8e, 9e dorsales ; la *moelle brachiale*, aux 4e, 5e, 6e, 7e cervicales et à la 1re dorsale ; la *moelle cervicale*, aux trois premières cervicales.

2° Topographie vertébro-radiculaire. — C'est l'étude des rapports qu'affectent les paires rachidiennes à leur émergence de la moelle avec les vertèbres correspondantes. Pour avoir le numéro des paires rachidiennes qui naissent au niveau d'une apophyse épineuse reconnue par le palper, il faut (CHIPAULT) ajouter 1 au numéro de l'apophyse à la région cervicale, 3 à la région dorsale supérieure ; la partie inférieure de la 11e dorsale et l'espace interépineux sous-jacent répondent aux trois dernières paires lombaires ; la 12e apophyse dorsale et l'espace interépineux sous-jacent, aux paires sacrées.

ARTICLE III

PARTIES MOLLES RÉTRO-RACHIDIENNES

Elles forment quatre régions superposées, qui répondent : 1° la première au cou, *région de la nuque* ; 2° la seconde au thorax, *région dorsale* ; 3° la troisième à l'abdomen, *région lombaire* ; 4° la quatrième au bassin, *région sacro-coccygienne*. Nous décrirons cette dernière avec le bassin, en raison de ses relations avec l'excavation pelvienne.

§ 1 — RÉGION DE LA NUQUE

Impaire et médiane, elle comprend toutes les parties molles qui se disposent en arrière de la colonne cervicale.

1° Limites. — Elle a pour limites : 1° en haut, la protubérance occipitale externe et, en dehors d'elle, la ligne courbe occipitale supérieure ; 2° en bas, une ligne horizontale, qui, partant de l'apophyse épineuse de la septième cervicale, aboutirait à l'acromion et, de là, au tiers externe de la clavicule ; 3° sur les côtés, le bord antérieur du trapèze.

2° Forme extérieure et exploration. — La région de la nuque, vue de face, a la forme d'un quadrilatère rétréci à sa partie moyenne et déprimé à sa partie supérieure (*fossette de la nuque* : elle disparaît dans le cas de mal de Pott sous-occi-

pital). La palpation permet de reconnaître la ligne courbe
occipitale supérieure, l'inion, les apophyses épineuses des vérté-
bres cervicales (p. 152).

3° Plans superficiels. — Au nombre de deux : la peau et le
tissu cellulaire sous-cutané.

a. *Peau.* — En haut, elle présente tous les caractères du cuir
chevelu ; en bas, elle est plus mince et plus mobile. Riche en
glandes sébacées (fréquence des furoncles et des anthrax).

b. *Tissu cellulaire sous-cutané.* — Très dense, très serré, aréolaire à la partie supérieure de la région (comme au niveau du
cuir chevelu) ; il se dispose en bas en un véritable facia superficialis. La graisse s'y accumule avec une sorte de prédilection
(lipomes).

4° Aponévrose superficielle. — Elle recouvre le trapèze
dans toute son étendue : c'est l'*aponévrose du trapèze.* Elle se
continue, sur les côtés de la région, avec l'aponévrose cervicale
superficielle ; sur la ligne médiane, elle se fixe aux apophyses
épineuses. Au-dessous d'elle et sur la ligne médiane, se dispose
le *ligament cervical postérieur,* allant de l'occipital (protubérance occipitale et crête occipitale) aux apophyses épineuses des
vertèbres cervicales.

5° Plans profonds ou musculaires. — Muscles fort nombreux, se disposant en quatre plans distincts :

α) Le *premier plan* est occupé par le trapèze : charnu dans sa
partie externe ; aponévrotique dans sa partie interne. Ses
fibres, partant de l'occipital et des apophyses épineuse cervicales, se portent toutes vers l'épaule. Mince feuillet celluleux
sur sa face profonde.

β) Le *deuxième plan* comprend quatre muscles. — Le *splénius,*
muscle large et mince, occupant toute la hauteur de la région,
Parti des apophyses épineuses, il se porte en haut et se divise en
deux portions ; l'une pour l'apophyse mastoïde (*splénius de la
tête*) ; l'autre pour les apophyses transverses de l'atlas et de l'axis
(*splénius du cou*). A noter que les deux splénius sont séparés
en haut par un petit triangle médian à base supérieure, dans
l'aire duquel apparaissent les grands complexus. — L'*angulaire*

de l'omoplate, situé en dehors du splénius, va de l'angle de l'omoplate à l'apophyse transverse de l'atlas et aux apophyses transverses (tubercules postérieurs) des trois ou quatre vertèbres suivantes. — Le *rhomboïde* n'appartient à la région de la nuque que par sa partie toute supérieure (*petit rhomboïde*). — Le *petit dentelé postérieur et supérieur* se trouve situé au-dessous du rhomboïde, qu'il déborde en haut cependant de 1 à 2 centimètres. Charnu en dehors, aponévrotique en dedans, il va des côtes supérieures à la partie inférieure du ligament cervical.

γ) Le *troisième plan* comprend trois muscles longitudinaux, qui sont, en allant de dedans en dehors : 1º le *grand complexus*; 2º le *petit complexus*; 3º le *transversaire du cou*. Ces trois muscles, partis des apophyses transverses des vertèbres cervicales et dorsales, viennent se terminer : les deux premiers, sur l'occipital (entre les deux lignes courbes) et à l'apophyse mastoïde; le dernier, aux apophyses transverses des cinq dernières cervicales.

δ) Le *quatrième plan* nous présente : 1º les *droits* et les *obliques* occupant la partie toute supérieure de la région; à noter qu'ils circonscrivent entre eux un triangle rempli de graisse, dans l'aire duquel se trouvent la branche postérieure du premier nerf cervical et l'artère vertébrale ; 2º le *transversaire épineux*, situé dans le fond des gouttières vertébrales ; 3º les *interépineux du cou*, petits muscles disposés par paires entre les apophyses épineuses ; 4º les *intertransversaires postérieurs*, situés entre les apophyses transverses.

Tous les muscles précités sont recouverts par de simples toiles celluleuses, méritant assez mal le nom d'aponévroses. Physiologiquement ils sont extenseurs et rotateurs de la tête et de la colonne cervicale (rupture des muscles de la nuque ; leur contracture constitue le *torticolis postérieur*).

6º Plan squelettique. — Il est constitué par l'écaille de l'occipital et par le plan dorsal de la colonne cervicale :

a. *Écaille occipitale.* — Elle nous présente la protubérance occipitale externe, les deux lignes courbes occipitales, la partie postérieure du trou occipital et les deux condyles occipitaux, articulés, comme on le sait, avec les cavités glénoïdes de l'atlas,

b. *Colonne cervicale.* — Elle nous présente successivement l'atlas, l'axis et les cinq dernières cervicales. — L'*atlas*, demi-anneau osseux (arc postérieur), est séparé de l'occipital par un espace relativement large, que comble la membrane occipito-altoïdienne postérieure. A noter que, par là, un instrument piquant peut atteindre le bulbe et déterminer la mort immédiate. — L'*axis* se caractérise par son apophyse odontoïde, laquelle s'articule à la fois avec l'arc antérieur de l'atlas et le rebord antérieur du trou occipital (mal de Pott sous-occipital pouvant entraîner le déplacement en avant de l'atlas et de la tête et, par suite, la mort subite). — Les *cinq dernières cervicales* sont unies entre elles, à leur partie postérieure, par de nombreux ligaments, dont les plus importants sont les *ligaments jaunes* (allant d'une lame à l'autre).

Le plan dorsal de la colonne cervicale recouvre le bulbe, la moelle cervicale et la plus grande partie de la moelle brachiale (lésion possible de l'axe médullaire dans le cas de fracture ou de luxation de la colonne cervicale ; symptômes variables suivant la hauteur de la lésion).

7° Vaisseaux et nerfs. — Les *artères* proviennent de sources multiples : 1° de l'*occipitale*, branche de la carotide externe : elle entre dans la région au niveau du bord postérieur de la mastoïde (très profonde à ce niveau), se porte en arrière et en dedans entre le grand complexus et le splénius, se dégage de ce muscle au niveau de son bord interne et, perforant l'aponévrose, devient alors superficielle ; 2° de la *cervicale profonde*, branche de la sous-clavière ; elle chemine de bas en haut entre le grand complexus et le transversaire épineux ; 3° de la *scapulaire postérieure*, autre branche de la sous-clavière ; elle fournit des rameaux au trapèze et à l'angulaire ; 4° de la *vertébrale*, autre branche de la sous-clavière ; elle envoie à la région ses rameaux dits postérieurs. — Les *veines* aboutissent aux veines occipitales, à la veine vertébrale, à la jugulaire postérieure. Cette dernière descend dans les gouttières vertébrales entre le grand complexus et le transversaire épineux, atteint la partie inférieure de la région et, passant alors entre la première côte et l'apophyse transverse de la septième cervicale, vient s'ouvrir dans le tronc veineux bra-chio-céphalique. — Les *lymphatiques* aboutissent, en partie (les superficiels) aux ganglions de l'aisselle, en partie (les profonds) aux ganglions cervicaux. A noter, immédiatement au-dessous de la ligne courbe occipitale supérieure un ou deux *ganglions dits sous-occipitaux ;* ils sont souvent pris à la suite des lésions du cuir chevelu, dans la période secondaire de la syphilis (c'est là qu'on doit *tâter le pouls à la vérole*, RICORD). — Les *nerfs* sont repré-sentés par les branches postérieures des huit nerfs cervicaux. Ils se distribuent à la fois aux muscles (*rameaux moteurs*) et aux téguments (*rameaux sensitifs*). A noter : 1° que la première, exclusivement motrice, se distribue aux muscles droits et obli-ques ; 2° que la seconde, très volumineuse (*grand nerf sous-occi-pital* d'ARNOLD), après avoir perforé successivement le grand complexus (c'est là qu'est le *point occipital* dans les névralgies occipitales), le splénius et le trapèze, s'épanouit dans la région occipito-frontale (résection des branches occipitales dans le *torti-colis* spasmodique).

§ 2 — RÉGION DORSALE

Située au-dessous de la précédente, elle répond à la paroi postérieure du thorax ; elle comprend toutes les parties molles qui se trouvent en arrière de la colonne dorsale.

1° Limites. — De forme quadrilatère, elle a pour limites *super-ficielles :* 1° en haut, une ligne horizontale passant par le som-met de la septième cervicale : 2° en bas, une ligne oblique en bas et en dehors, longeant le bord inférieur de la douzième côte ; 3° sur les côtés, l'angle des côtes ou bien le bord externe des muscles spinaux. *En profondeur*, elle s'étend jusqu'aux vertèbres et aux côtes.

2° Forme extérieure et exploration. — La région dorsale décrit une légère courbure à convexité postérieure. Elle nous présente sur la ligne médiane un sillon vertical (déformation dans les cas de fracture ou de déviation de la colonne vertébrale) où l'on reconnaît aisément, à la palpation, les apophyses épineuses des diverses vertèbres dorsales.

3° Plans superficiels. — Ils comprennent, comme dans la région précédente, la *peau* et le *tissu cellulaire sous-cutané :*

a. *Peau*. — Epaisse, mobile sur les côtés, fixe au contraire sur la ligne médiane (siège fréquent d'*acné* et de *kystes sébacés*).

b. *Tissu cellulaire sous-cutané*. — Il fait suite à celui de la nuque; serré sur la ligne médiane, assez lâche sur les parties latérales.

4° Aponévrose superficielle. — Comme à la nuque, simple toile celluleuse, à peu près insignifiante.

5° Plans profonds ou musculaires. — Les muscles de la région, fort nombreux, se disposent sur quatre plans :

α) Le *premier plan* renferme la partie inférieure du *trapèze* et la portion interne du *grand dorsal*. A noter que ce dernier muscle est recouvert jusqu'à la dixième vertèbre dorsale par le muscle trapèze.

β) Le *deuxième plan* nous présente, au-dessous des deux muscles précédents, le *rhomboïde*, muscle aplati et mince, allant du bord spinal de l'omoplate aux apophyses épineuses de la septième cervicale et des quatre ou cinq premières dorsales.

γ) Le *troisième plan* comprend les deux *petits dentelés postérieurs* (l'un supérieur obliquement descendant, l'autre inférieur obliquement ascendant), allant des côtes aux apophyses épineuses. A noter qu'ils sont réunis l'un à l'autre par une aponévrose très résistante, l'*aponévrose intermédiaire des dentelés*.

δ) Le *quatrième plan*, enfin, le plus important de tous, nous présente : 1° les *muscles des gouttières vertébrales* ou *muscles spinaux*, couchés dans les gouttières vertébrales (au nombre de trois : le *sacro-lombaire* en dehors, le *long dorsal* en dedans, le *transversaire épineux* au-dessous des deux autres) ; 2° les *intertransversaires* et les *interépineux du dos* (ils font ordinairement défaut pour les vertèbres moyennes) ; 3° les *surcostaux* (au nombre de douze de chaque côté), petits muscles triangulaires, naissant sur le sommet des apophyses transverses et descendant de là chacun sur la côte correspondante (inspirateurs).

6° Plan squelettique. — Il comprend la colonne dorsale et les côtes.

α) La *colonne dorsale* nous présente son segment postérieur, c'est-à-dire les apophyses épineuses, les lames (unies par les ligaments jaunes) et les apophyses transverses. Elle est très peu mobile, sauf au niveau de la 11ᵉ et 12ᵉ vertèbres (siège d'élection des fractures indirectes de la colonne vertébrale). Elle recouvre la partie inférieure de la moelle brachiale, la moelle dorsale et la moelle lombaire (lésion possible de l'axe médullaire dans les traumatismes de la colonne dorsale).

β) Les *côtes* appartiennent à la région par leur portion postérieure (depuis la tête jusqu'à l'angle). De solides ligaments, les uns costo-vertébraux, les autres costo-transversaires, les unissent à la colonne vertébrale (luxations très rares et, aussi, très graves, parce qu'elles exigent, pour se produire, un traumatisme intense s'accompagnant alors de lésions des organes avoisinants). A noter que c'est sur la portion de la côte située entre la tubérosité et l'angle que l'on peut faire porter la résection costale destinée, dans certains cas de pleurésie purulente ancienne, à amener l'affaissement de la gouttière costo-vertébrale (*thoracoplastie postérieure, dévertébralisation costale*).

7° Vaisseaux et nerfs. — Les *artères* proviennent des rameaux dorso-spinaux des intercostales. — Les *veines* vont aux intercostales et, de là, aux azygos. — Les *lymphatiques* aboutissent au groupe postérieur des ganglions axillaires. — Les *nerfs* proviennent des branches postérieures des nerfs dorsaux. Ils se divisent en rameaux internes musculo-cutanés et rameaux externes exclusivement musculaires.

§ 3. — RÉGION LOMBAIRE

La région lombaire, située à la partie postérieure de la cavité abdominale, comprend toutes les parties molles qui se disposent en arrière de la colonne lombaire.

1° Limites. — Quadrilatère comme la région dorsale, elle a pour limites *superficielles* : 1° en haut, une ligne obliquement descendante, longeant la dernière côte; 2° en bas, une ligne obliquement ascendante, allant du sacrum à la crête iliaque; 3° en dehors, une ligne verticale répondant au bord externe des muscles spinaux. *En profondeur*, la région lombaire s'arrête au plan postérieur de la colonne lombaire et, en dehors de cette colonne, au feuillet moyen de l'aponévrose du transverse.

2° Forme extérieure et exploration. — La région lombaire est convexe de dehors en dedans et concave de haut en bas. Elle nous présente sur la ligne médiane une gouttière (déformation dans le cas de mal de Pott ou de fracture ou de déviation du rachis), où l'on reconnaît facilement, à la palpation, les apophyses épineuses des vertèbres lombaires.

3° Plans superficiels. — Ici encore nous comprenons sous ce titre la peau et le tissu cellulaire sous-cutané :

a. *Peau*. — Mêmes caractères que dans la région dorsale.

b. *Tissu cellulaire sous-cutané*. — Chargé de graisse chez les sujets obèses (jusqu'à 8 centimètres d'épaisseur); réuni à l'aponévrose sous-jacente par une couche lamelleuse très lâche, qui permet à la peau de se décoler sans se déchirer (*épanchement traumatique* de MOREL-LAVALLÉE).

4° Aponévrose superficielle. — Lame celluleuse plutôt que fibreuse, fortement tendue au-dessus des muscles sous-jacents. Elle se continue directement avec les aponévroses superficielles des régions voisines.

5° Plans profonds ou musculaires. — Les muscles de la région se disposent sur trois plans :

α) Le *premier plan* est constitué par le *grand dorsal* et son aponévrose, l'*aponévrose lombaire*, qui le continue jusqu'aux apophyses épineuses : c'est une aponévrose d'insertion très résistante, commune au grand dorsal et à d'autres muscles plus profonds (petit dentelé postérieur et inférieur, petit oblique et transverse de l'abdomen).

β) Le *deuxième plan* renferme le *petit dentelé postérieur et inférieur*, muscle quadrilatère, fort mince, allant des apophyses épineuses aux quatre dernières côtes.

γ.) Le *troisième plan* nous présente : 1° les *muscles spinaux*, couchés dans les gouttières vertébrales (*long dorsal, sacro-lombaire* et *transversaire épineux*), assez nettement distincts à la partie supérieure de la région, mais fusionnés en bas en une *masse commune* ; leur contracture constitue le *lumbago* ; leur paralysie détermine une déviation du rachis ; 2° les *interépineux*, petits muscles disposés par paires entre les apophyses épineuses ; 3° les *intertransversaires des lombes* (deux pour chaque espace, interne et externe), situés entre les apophyses transverses des vertèbres lombaires.

6° Vaisseaux et nerfs. — Il n'y a pas de vaisseaux de gros calibre. — Les *artères* proviennent, pour la plupart, des branches dorso-spinales des artères lombaires (en plus, pour la partie inférieure de la région, quelques rameaux de l'ilio-lombaire). — Les *veines* se rendent aux veines lombaires. Elles communiquent largement avec les veines postérieures du rachis. — Les *lymphatiques* se divisent en deux groupes : 1° *lymphatiques superficiels*, aboutissant en partie aux ganglions de l'aisselle, en partie aux ganglions de l'aine ; 2° *lymphatiques profonds*, se dirigeant vers la cavité abdominale et s'y terminant dans les ganglions latéro-lombaires. — Les *nerfs*, comme pour la région dorsale, proviennent des branches postérieures des cinq paires lombaires.

7° Plan squelettique. — Il est formé : 1° en dedans, par les *gouttières vertébrales* ; 2° en dehors, par le *feuillet moyen de l'aponévrose du transverse* ; 3° en bas, par le *ligament ilio-lombaire*.

a. Gouttières vertébrales. — Ici, comme dans les régions précédentes, elles sont formées : 1° par la face externe des apophyses épineuses (à noter qu'elles sont horizontales) ; 2° par les lames vertébrales, que réunissent les ligaments jaunes ; à noter qu'elles ne s'imbriquent pas, et que, de ce fait, les espaces interlamellaires sont directement en rapport avec les parties molles rétro-rachidiennes, d'où la possibilité pour un instrument piquant de pénétrer par. là dans le canal rachidien (*ponction rachidienne*) ; 3° par les *apophyses articulaires* et par la face postérieure des *apophyses transverses* ou *appendices costiformes* (rapports importants avec les reins et les uretères, voy. ces organes). Ajoutons que ces segments squelettiques appartiennent à une des portions les plus mobiles du rachis (d'où la fréquence relative des fractures de la colonne lombaire) et que cette mobilité de la région peut suppléer, dans une certaine mesure, à la mobilité de la hanche ankylosée (d'où erreur possible dans l'examen de la mobilité de la hanche, si on n'a pas soin de s'assurer que le bassin suit ou ne suit pas).

Les gouttières vertébrales lombaires recouvrent la moelle sacrée et les nerfs de la queue de cheval; les affections de la colonne lombaire peuvent donc s'accompagner, comme celles des autres segments de la colonne vertébrale, de troubles nerveux.

b. *Ligament ilio-lombaire.* — Ligament puissant, situé à la partie tout inférieure de la région. Naissant sur le sommet et sur le bord inférieur de l'apophyse transverse de la cinquième lombaire, il se porte en dehors pour venir se terminer sur la crête iliaque.

c. *Feuillet moyen de l'aponévrose du transverse.* — Cette aponévrose continue en dehors le plan des apophyses transverses. Elle occupe toute la hauteur de la région : fixée en dedans au sommet des apophyses transverses, se continuant en dehors avec le muscle transverse, elle mesure 10 à 11 centimètres de largeur. Relativement mince à sa partie inférieure, elle s'épaissit en se rapprochant des côtes : elle est renforcée, à sa partie supérieure, par le ligament lombo-costal de Henle. A remarquer que, à la limite externe de la région lombaire, le feuillet externe de l'aponévrose du transverse se fusionne intimement avec l'aponévrose lombaire : il en résulte que les muscles spinaux se trouvent contenus dans une véritable loge ostéo-fibreuse, de forme prismatique triangulaire, la *loge des muscles spinaux*. La lame aponévrotique que nous venons de décrire constitue le dernier plan de la région lombaire. Au delà se trouvent le carré des lombes avec son aponévrose, la couche adipeuse pararénale et le rein lui-même (voy. *Rein* et *Région lombo-iliaque*).

LIVRE III

COU

Le cou est cette portion du tronc qui unit la tête au thorax. C'est une partie relativement étroite, comme étranglée, débordée de toutes parts par la tête, qui la surmonte, et par le thorax, qui lui fait suite.

Ses limites supérieures sont exactement celles que nous avons assignées à la tête (v. p. 1). Ses limites inférieures sont : en avant, le bord supérieur du sternum et les deux clavicules; en arrière, une ligne transversale allant d'une articulation acromio-claviculaire à l'autre en passant par l'apophyse épineuse de la septième cervicale.

Topographiquement, le cou se divise en deux grandes régions : l'une postérieure, placée en arrière de la colonne vertébrale, la *région de la nuque* ; l'autre antérieure, placée en avant de la colonne, la *région trachélienne* de quelques auteurs. La région de la nuque ayant déjà été décrite à propos du rachis, nous ne nous occuperons ici que de la dernière.

Cette région trachélienne se subdivise, à son tour, en un certain nombre de régions secondaires que nous répartirons en deux groupes :

1° *Régions antérieures;*
2° *Régions latérales.*

ARTICLE PREMIER

RÉGIONS ANTÉRIEURES

Les régions antérieures du cou comprennent les trois régions suivantes : 1° deux régions superficielles, la *région sus-hyoï-*

10.

dienne et la *région sous-hyoïdienne :* 2° une région profonde, la *région prévertébrale.*

§ 1 — RÉGION SUS-HYOIDIENNE

Région impaire et médiane, occupant la partie antérieure et supérieure du cou.

1° Limites. — Elle est limitée *superficiellement :* 1° en bas, par une ligne horizontale passant par le corps de l'hyoïde ; 2° en haut, par le bord inférieur du maxillaire; 3° sur les côtés, par les deux sterno-cléido-mastoïdiens. *Profondément,* nous l'arrêterons aux limites de la région sublinguale (p. 71), c'est-à-dire à la face inférieure des mylo-hyoïdiens.

2° Forme extérieure et exploration. — La région sus-hyoïdienne a la forme d'un large triangle, relâché et en partie caché derrière le maxillaire inférieur lorsque la tête est fléchie en avant (*position d'exploration*), tendu au contraire et nettement visible lorsque la tête est en extension (*position d'intervention*). Elle est plus ou moins déformée à l'état pathologique (phlegmons, adénites surtout).

3° Plans superficiels. — Nous désignerons sous ce nom la *peau* et le *tissu cellulaire sous-cutané :*

a. *Peau.* — Epaisse, souple, très mobile et très extensible. Glabre chez l'enfant et chez la femme, elle est plus ou moins recouverte de poils chez l'homme adulte.

b. *Tissu cellulaire sous-cutané.* — Disposé en fascia superficialis. La graisse s'y accumule avec une sorte de prédilection (*menton à double et à triple étages, lipomes,* diffus ou localisés). A la partie externe et supérieure de la région, se trouvent les fibres du peaucier du cou, cheminant entre les deux feuillets du fascia superficialis. Le muscle glisse facilement sur le feuillet aponévrotique sous-jacent, d'où l'utilisation de la peau sus-hyoïdienne pour l'*autoplastie par glissement* pour combler les pertes de substance des régions avoisinantes.

c. *Vaisseaux et nerfs superficiels.* — Ils se trouvent situés, comme le peaucier, entre les deux feuillets du fascia superficialis. — Les *artères*, à peu près insignifiantes, proviennent de la sous-mentale. — Les *veines* sont également de petit calibre ; sur la ligne médiane, une ou deux veinules descendantes (origines de la jugulaire antérieure). — Les *lymphatiques* sont représentés par des vaisseaux qui descendent de la face pour aboutir aux ganglions profonds. Les ganglions superficiels, décrits par PAULET, n'existent pas. — Les *nerfs* se distinguent en moteurs et sensitifs : les premiers (pour le peaucier) proviennent du facial ; les seconds (pour les ligaments) sont fournis par la branche transverse du plexus cervical superficiel.

4° Aponévrose superficielle. — Dépendance de l'aponévrose superficielle : insérée en haut sur le bord inférieur du maxillaire, attachée en bas sur l'os hyoïde, elle se dédouble sur les côtés pour envelopper le sterno-cléido-mastoïdien. Au niveau de l'angle de la mâchoire, elle forme, entre la glande sous-maxillaire et la parotide, la cloison *sous-maxillo-parotidienne* ou *interglandulaire*. Par sa face profonde, l'aponévrose sus-hyoïdienne envoie une série de prolongements, qui forment des gaines aux muscles sous-jacents : l'un d'eux (*prolongement sous-maxillaire*), né au niveau de l'hyoïde, passe en arrière de la glande sous-maxillaire (il forme la paroi interne de sa loge) pour recouvrir les deux muscles mylo-hyoïdien et hyo-glosse et venir se fixer à la ligne mylo-hyoïdienne.

5° Couches sous-aponévrotiques. — Au-dessous de l'aponévrose nous rencontrons : 1° des *muscles* ; 2° la *glande sous-maxillaire* ; 3° des *ganglions lymphatiques* ; 4° des *vaisseaux et des nerfs*.

a. *Muscles*. — Au nombre de quatre. — Le *digastrique* (*ventre postérieur* provenant de la rainure digastrique, *ventre antérieur* fixé à la fossette digastrique, *tendon intermédiaire* rattaché à l'os hyoïde par une sorte de cravate) forme dans son ensemble une longue courbe, dont la concavité dirigée en haut embrasse la glande sous-maxillaire. A noter, entre les ventres antérieurs des digastriques, la présence d'une petite région médiane triangulaire, dont la base répond à l'hyoïde et dont le plancher est formé par le mylo-hyoïdien. — Le *stylo-hyoïdien* est situé, comme le ventre postérieur du digastrique, à la partie postérieure de la région. Il se fixe (après avoir été traversé par le digastrique) sur la face antérieure de l'hyoïde, à la base de la petite corne. — Le *mylo-hyoïdien*, aplati, relativement mince, se détache de la ligne oblique du maxillaire. De là, il se porte obliquement en arrière et en dedans pour se terminer, en partie sur l'hyoïde, en partie sur le raphé sus-hyoïdien. Réuni à celui du côté opposé, il forme une sorte de sangle quadrilatère, creusée en gouttière à sa partie supérieure pour recevoir la langue. — L'*hyo-glosse*, situé en arrière du précédent, n'appartient à la région que par ses faisceaux postérieurs. Ces faisceaux, partis de la grande corne, vont à la base de la langue.

b. *Glande sous-maxillaire.* — Coloration gris rosé ; volume d'une grosse amande ; elle pèse 7 ou 8 grammes.

Elle est contenue dans une loge ostéo-fibreuse constituée comme suit : 1° en dehors (*paroi externe*), par la face interne du maxillaire inférieur (fossette sous-maxillaire) ; 2° en dedans (*paroi interne*), par les deux muscles mylo-hyoïdien et hyo-glosse, recouverts l'un et l'autre par une mince lame aponévrotique, déjà signalée ; 3° en bas (*paroi inférieure*), par l'aponévrose sus-hyoïdienne. A noter que la loge sous-maxillaire n'est pas entièrement close : sur la paroi interne, entre le mylo-hyoïdien et l'hyo-glosse, se trouve un hiatus, qui la fait communiquer avec la loge sublinguale : par cet hiatus passent le prolongement de la glande sous-maxillaire, le canal de WHARTON, le nerf hypoglosse et la veine linguale superficielle.

Prismatique triangulaire, la glande sous-maxillaire nous présente trois faces et deux extrémités. — Les *trois faces* se distinguent en : 1° *face externe* (elle répond au maxillaire inférieur et, tout en arrière, au muscle ptérygoïdien interne ; sur elle, cheminent l'artère et la veine sous-mentales) ; 2° *face interne* (elle repose successivement sur le mylo-hyoïdien, l'hyo-glosse, le stylo-hyoïdien et le ventre postérieur du digastrique ; à noter que l'artère linguale chemine en arrière de l'hyo-glosse, séparée de la glande par ce dernier muscle) ; 3° *face inférieure* (elle répond à la peau, dont elle est séparée par l'aponévrose, le tissu cellulaire sous-cutané et le peaucier). — Des *deux extrémités*, antérieure et postérieure, cette dernière seulement présente quelque intérêt : elle confine à la parotide, dont elle est séparée par l'aponévrose interglandulaire ; elle est en rapport immédiat avec l'artère faciale et le tronc veineux thyro-linguo-facial.

La glande sous-maxillaire émet deux prolongements : l'un, *postérieur*, non constant, se confondant plus ou moins avec l'extrémité postérieure de la glande ; l'autre, *antérieur*, pénétrant dans la loge sublinguale (en passant par l'hiatus signalé ci-dessus entre le mylo-hyoïdien et l'hyo-glosse).

Le canal excréteur de la sous-maxillaire, *canal de Wharton*, naît sur la face interne de la glande. Il mesure 4 ou 5 centimètres de longueur sur 2 ou 3 millimètres de diamètre. Il s'engage dans le même hiatus que le prolongement antérieur et, avec lui, passe dans la loge sublingale, où nous l'avons déjà décrit.

c. *Ganglions lymphatiques.* — Les ganglions sous-maxillaires se divisent en latéraux et médians. — Les *ganglions latéraux* (6 ou 7) se disposent tout autour de la glande sous-maxillaire : les uns longent son bord supéro-externe (*ganglions pré-glandulaires*) ; les autres sont placés au-dessous d'elle (*ganglions rétro-glandulaires*). Ils reçoivent les lymphatiques de la face, des gencives, du plancher buccal (*adénites symptomatiques* des lésions faciales). — Les *ganglions médians* (de 1 à 3) sont couchés sur la face inférieure du mylo-hyoïdien, entre les deux digastriques. Ils sont le rendez-vous des lymphatiques de la lèvre inférieure (portion moyenne), du menton et de la portion médiane des gencives.

6° Vaisseaux et nerfs profonds. — Ces vaisseaux, par opposition aux vaisseaux et nerfs superficiels (p. 174), cheminent au-dessous de l'aponévrose.

a. *Artères.* — Deux principales : la *faciale* et la *linguale*.

α) L'*artère faciale* arrive à la partie postéro-inférieure de la région, en croisant la face profonde du stylo-hyoïdien et du ventre postérieur du digastrique. Elle gagne alors la face interne de la glande (s'y creuse une gouttière ou un canal complet), la croise, s'en dégage et, contournant le bord inférieur du maxillaire, passe dans la région génienne. Collatérales : *palatine inférieure, ptérygoïdienne, sous-maxillaire* (pour la glande elle-même), et *sous-mentale*. A noter que cette dernière branche se dirige transversalement vers la ligne médiane, où elle s'anastomose d'une part avec les rameaux mentonniers de la dentaire inférieure, d'autre part avec la linguale (d'où rétablissement de la circulation dans la langue après ligature des deux linguales).

β) L'*artère linguale*, située un peu au-dessous de la faciale, chemine tout d'abord au-dessus de la grande corne de l'os hyoïde. Elle ne fait pour ainsi dire qu'apparaître dans la région. Elle s'engage presque aussitôt derrière le bord postérieur du muscle hyo-glosse, pour passer dans l'épaisseur de la langue. Le ventre postérieur du digastrique, en la croisant, la divise en deux portions d'inégale importance au point de vue de la ligature : 1° une *portion située en arrière du digastrique* (c'est celle qu'il faut lier sur le vivant), où l'artère, recouverte par l'hyoglosse, répond à l'angle, ouvert en arrière, que forment la grande corne de l'os hyoïde et le ventre du digastrique ; 2° une *portion située en avant du ventre postérieur du digastrique* (c'est celle que l'on lie d'ordinaire dans les exercices de médecine opératoire), où l'artère, toujours recouverte par l'hyo-glosse et la glande sous-maxillaire, répond au petit triangle que délimitent : en haut le nerf hypoglosse, en bas le tendon du digastrique, en avant le bord postérieur du mylo-hyoïdien.

b. *Veines.* — A chacune des artères précitées correspond une veine. — La *veine faciale* est plus superficielle que l'artère, qu'elle croise en X. Elle se jette, soit dans la jugulaire externe, soit dans la jugulaire interne. — La *veine linguale*, plus superficielle que l'artère homonyme, chemine sur la face externe de l'hyo-glosse (l'artère, on le sait, est sur sa face interne) en compagnie du nerf grand hypoglosse. A noter, cependant, que l'artère linguale est accompagnée de deux autres petites veines (*veines linguales profondes*). Les veines linguales vont à la jugulaire interne, soit directement, soit en se fusionnant préalablement avec la faciale et la thyroïdienne pour former le *tronc thyro-linguo-facial.*

c. *Nerfs.* — Au nombre de trois. — Le *nerf mylo-hyoïdien*, branche du dentaire inférieur, longe la gouttière mylo-hyoïdienne. Il se distribue au mylo-hyoïdien et au ventre antérieur du digastrique. — Le *nerf lingual*, branche du maxillaire inférieur, est situé un peu au-dessus de la glande sous-maxillaire, à laquelle il envoie un certain nombre de rameaux qui traversent le ganglion sous-maxillaire. — Le *nerf grand hypoglosse* chemine obliquement sur la face externe de l'hyo-glosse (*triangle de l'hypoglosse* déjà signalé à propos de la linguale), s'engage au-dessus du mylo-hyoïdien et disparait alors dans la région sub-linguale. A retenir l'anastomose (en arrière de la sous-maxillaire) entre le grand hypoglosse et le lingual.

§ 2 — RÉGION SOUS-HYOIDIENNE

Région impaire et médiane, occupant la région antérieure et inférieure du cou. Elle diffère essentiellement de la région sus-hyoïdienne en ce qu'elle renferme, au-dessous de son plan musculaire, une portion des deux grands appareils digestif et respiratoire : larynx, trachée, œsophage, etc. Tout en incorporant à notre région ces formations viscérales, nous croyons (en raison de leur importance) devoir les décrire à part. Nous étudierons donc successivement : 1° la *région sous-hyoïdienne proprement dite ;* 2° le *larynx ;* 3° la *trachée cervicale ;* 4° le *corps thyroïde ;* 5° l'*œsophage cervical.*

A) — RÉGION SOUS-HYOIDIENNE PROPREMENT DITE

Nous décrirons sous ce titre l'ensemble des parties molles qui se disposent en avant du plan viscéral de la région sous-hyoïdienne, c'est-à-dire en avant du corps thyroïde et du conduit laryngo-trachéal.

1° Limites. — Elle a pour limites *superficielles :* 1° en haut, une ligne horizontale passant par le corps de l'os hyoïde ; 2° en bas, la fourchette sternale ; 3° latéralement, le bord antérieur des deux muscles sterno-cléido-mastoïdien. En *profondeur,* elle s'étend jusqu'au larynx et à la trachée.

2° Forme extérieure et exploration. — La région sous-hyoïdienne a la forme d'un triangle isocèle, convexe en haut, excavé en bas (*creux sus-sternal :* à noter qu'il s'exagère dans le cas de *tirage*). A la palpation, on y reconnaît : 1° sur les côtés, la saillie des sterno-cléido-mastoïdiens ; 2° sur la ligne médiane, le conduit laryngo-trachéal et ses annexes ; 3° entre le conduit laryngo-trachéal et le sterno-mastoïdien, la gouttière carotidienne où bat la carotide.

3° Plans superficiels. — Au nombre de deux : la *peau* et le *tissu cellulaire sous-cutané* (avec ses vaisseaux et ses nerfs).

a. *Peau.* — Mince, mobile, très extensible (dans le cas de goitre par exemple). A la partie inférieure se voit parfois, chez la femme, un sillon transversal (*collier de Vénus*).

b. *Tissu cellulaire sous-cutané.* — Même disposition que dans la région sus-hyoïdienne. A la partie externe, les pâles faisceaux du peaucier. Quelquefois, en avant du cartilage thyroïde, la *bourse pré-thyroïdienne* de BÉCLARD.

c. *Vaisseaux et nerfs superficiels.* — Les *artères*, toutes petites, proviennent de la thyroïdienne inférieure. — Les *veines* aboutissent aux *jugulaires antérieures*. Ces veines, au nombre de deux, descendent à droite et à gauche de la ligne médiane, unies par des anastomoses transversales, jusqu'à 1 ou 2 centimètres au-dessus du sternum. Là, elles perforent l'aponévrose et s'infléchissent en dehors pour se jeter dans les sous-clavières. A noter que, dans le cas de gêne de la circulation veineuse du cou, elles peuvent doubler, tripler de volume et devenir dangereuses dans les opérations (entrée de l'air dans les veines), d'où : ne jamais les sectionner sans les avoir auparavant liées ou pincées. — Les *lymphatiques superficiels* se rendent : les plus internes, aux ganglions sus-sternaux ; les autres, aux ganglions sous-sterno-cléido-mastoïdiens ou sus-claviculaires. — Les *nerfs superficiels* proviennent de la branche cervicale transverse du plexus cervical superficiel.

4° Aponévrose superficielle. — Cette aponévrose, *aponévrose sous-hyoïdienne*, est une portion de l'aponévrose cervicale superficielle. Fixée en haut à l'os hyoïde (où elle se continue avec l'aponévrose sus-hyoïdienne), elle se dédouble sur les côtés pour engainer les muscles sterno-cléido-mastoïdiens. En bas, elle se divise de même en deux feuillets, l'un antérieur, l'autre pos-

térieur, qui, en venant se fixer en bas sur les deux lèvres de la
fourchette sternale, circonscrivent entre eux un espace triangulaire, *l'espace sus-sternal*. Cet espace envoie latéralement, sous
les sterno-cléido-mastoïdiens, deux prolongements, les *culs-de-
sac de Gruber* (ils renferment les jugulaires antérieures). Il est
comblé par du tissu cellulo-adipeux et deux ou trois ganglions
lymphatiques, les *ganglions sus-sternaux* (abcès sus-sternal provenant, soit d'une ostéite du sternum, soit d'une inflammation
tuberculeuse des ganglions précités).

5° Couche musculaire. — Elle est représentée par les
muscles sous-hyoïdiens et par *l'aponévrose cervicale moyenne*.

a. *Muscles sous-hyoïdiens*. — Au nombre de quatre (de chaque
côté). — Le *sterno-cléido-hyoïdien*, le plus superficiel des quatre,
est un muscle rubané, se détachant en bas de la clavicule et du
sternum, et se terminant en haut sur le bord inférieur de l'os
hyoïde. — L'*omo-hyoïdien*, placé en dehors de lui, se dégage de
la face profonde du sterno-cléido-mastoïdien, pour venir s'insérer sur le bord inférieur de l'hyoïde. A noter que ce muscle, en
traversant en diagonale la région sous-hyoïdienne, la divise
en deux triangles : l'un inféro-interne, ou *omo-trachéal* ; l'autre
supéro-externe, ou *omo-hyoïdien* (VELPEAU). C'est au niveau de
ce dernier que se fait la bifurcation de la carotide primitive. —
Le *sterno-chondro-hyoïdien*, situé au-dessous du sterno-cléido-
mastoïdien, part de la face postérieure de la poignée du sternum
et se termine en haut sur une corde ligamenteuse réunissant
l'un à l'autre les deux tubercules du cartilage thyroïde. — Le
thyro-hyoïdien, continuant en haut le muscle précédent, se rend
de la corde thyroïdienne au bord inférieur du corps et des grandes cornes de l'hyoïde.

b. *Aponévrose cervicale moyenne*. — Elle comble l'espace compris entre les deux omo-hyoïdiens. De forme triangulaire : son
sommet, dirigé en haut, se fixe à l'os hyoïde ; sa base, dirigée
en bas, s'insère sur l'orifice supérieur du thorax (sternum, clavicule, première côte, aponévrose du sous-clavier). A noter
qu'elle jette sur les gros vaisseaux veineux de la base du cou
(troncs veineux brachio-céphaliques, veines sous-clavières, etc.)

des expansions fibreuses plus ou moins résistantes, qui les maintiennent toujours béants (danger de leur blessure par entrée de l'air dans les veines).

c. *Ligne blanche sous-hyoïdienne*. — Les deux muscles sterno-cléido-hyoïdiens étant convergents en haut, et les deux muscles sterno-thyoïdiens étant convergents en bas, les muscles du côté droit et les muscles du côté gauche sont séparés, sur la ligne médiane, par un espace losangique (*losange de la trachéotomie*). A son niveau, le conduit laryngo-trachéal n'est séparé de la peau que par une simple lame aponévrotique (*ligne blanche sous-hyoïdienne*), représentant les deux aponévroses superficielle et moyenne intimement fusionnées.

6° Couche rétro-musculaire. — Au-dessous de la couche musculaire ci-dessus décrite, nous rencontrons successivement, en allant de haut en bas :

α) L'*os hyoïde* : os aplati d'avant en arrière (*corps*), émettant à droite et à gauche deux prolongements (*grandes cornes* et *petites cornes*). Il est essentiellement mobile, n'étant en relation articulaire avec aucune autre pièce du squelette. Fractures extrêmement rares ; ouvertes dans le pharynx, elles s'infectent à peu près fatalement.

β) La *membrane thyro-hyoïdienne* : membrane quadrilatère, large de 4 ou 5 centimètres, haute de 2 ou 3, présentant deux faces : 1° une *face antérieure*, sur laquelle cheminent les vaisseaux et nerfs laryngés supérieurs ; elle est séparée du muscle thyro-hyoïdien par une bourse séreuse (inconstante), la *bourse de Boyer* (hygromas, suppurés ou non) ; sur cette face, se voient parfois deux ou trois ganglions lymphatiques ; 2° une *face postérieure*, répondant sur les côtés aux gouttières pharyngo-laryngées et, sur le milieu, à l'épiglotte ; entre elle et l'épiglotte, un petit espace (*espace pré-épiglottique*), comblé par de la graisse ; il peut devenir le siège de phlegmons susceptibles de se compliquer de symptômes d'asphyxie et de phénomènes d'intoxication plus ou moins grave.

γ) Le *larynx*, le *corps thyroïde*, la *trachée artère* : nous les étudierons à part (voy. plus bas).

7º Vaisseaux et nerfs profonds. — Les *artères* sont de tout petit calibre, entièrement négligeables. — Les *veines* se rendent aux jugulaires antérieures et aux thyroïdiennes. — Les *lymphatiques* aboutissent, en partie aux ganglions sus-sternaux, en partie aux ganglions carotidiens. — Les *nerfs* proviennent : 1º pour le thyro-hyoïdien, du grand hypoglosse ; 2º pour les trois autres muscles, de l'anse de l'hypoglosse (voy., p. 208, *Région carotidienne*).

B) — LARYNX

(RÉGION LARYNGÉE)

. **1º Considérations générales**. — Sous ce titre, nous examinerons la situation du larynx, ses dimensions, ses moyens de fixité.

a. *Situation*. — Immédiatement en avant du pharynx, au-dessus de la trachée, au-dessous de la langue et de l'os hyoïde. Sa limite supérieure (bord supérieur du cartilage thyroïde) répond, la tête du sujet étant en rectitude, à la partie supérieure du corps de la cinquième vertèbre cervicale ou, mieux, au disque qui sépare celle-ci de la sixième cervicale. Sa limite inférieure (cartilage cricoïde), au rebord inférieur de la sixième cervicale (repérée par le *tubercule de Chassaignac*) ou, plus exactement, au bord supérieur de la première dorsale.

b. *Dimensions*. — Très variables. En moyenne, le larynx, chez l'homme adulte, mesure 40 millimètres dans le sens vertical, 43 millimètres dans le sens transversal, 36 millimètres dans le sens antéro-postérieur (dimensions antéro-postérieures plus grandes chez l'homme que chez la femme). Il s'accroit surtout au moment de la puberté (*mue de la voix*).

c. *Moyens de fixité*. — Fixé en haut au pharynx et à l'os hyoïde, en bas à la trachée, le larynx jouit cependant de mouvements assez étendus (mouvements verticaux, mouvements antéro-postérieurs et de latéralité). Ces mouvements peuvent disparaître ou au contraire s'exagérer dans certaines conditions pathologiques.

2⁰ Architecture. — Le larynx se compose : 1° de *cartilages* unis par des *articulations*; 2⁰ de *ligaments*; 3° de *muscles*; 4⁰ d'une *muqueuse*.

A. Cartilages. — Au nombre de 9 (3 impairs et médians, 6 pairs et latéraux), savoir : 1⁰ le *cartilage cricoïde*, qui n'est que le premier anneau de la trachée, modifié pour supporter le larynx proprement dit ; il a la forme d'une bague à chaton postérieur ; ses fractures sont rares ; 2° les *cartilages aryténoïdes*, en forme de petites pyramides triangulaires, dont la base repose sur le cricoïde et nous offre l'*apophyse vocale* et l'*apophyse musculaire* ; dont le sommet est libre et supporte le *cartilage corniculé* ou *cartilage de Santorini* ; 3⁰ le *cartilage thyroïde*, qui ressemble à un livre mi-ouvert, dont le dos, saillant, serait antérieur et vertical ; son bord supérieur est échancré ; son bord inférieur repose sur le cricoïde ; ses bords postérieurs donnent insertion au pharynx et se prolongent en haut et en bas sous la forme de deux apophyses ou cornes. A noter que les cordes vocales s'attachent dans l'angle saillant antérieur (d'où nécessité, dans la *thyrotomie*, de fendre le thyroïde exactement sur la ligne médiane) ; 4⁰ l'*épiglotte*, qui surmonte le larynx à la façon d'un opercule (p. 186) ; 5° les *cartilages de Santorini et les cartilages de Wrisberg*, petits noyaux cartilagineux sans importance.

B. Articulations, ligaments et muscles du larynx. — Examinons successivement :

α) L'*union des aryténoïdes avec le cricoïde*, représentée par une véritable articulation arthrodiale (son inflammation ou son ankylose détermine l'immobilité de la corde vocale correspondante), grâce à laquelle les aryténoïdes peuvent : 1° se rapprocher vers la ligne médiane (action du *muscle ary-aryténoïdien*); 2° pivoter autour de leur axe vertical, soit en dedans (action du *muscle crico-aryténoïdien latéral* amenant la fermeture de la glotte), soit en dehors (action du *muscle crico-aryténoïdien postérieur* produisant l'ouverture de la glotte) ; 3° basculer légèrement (action combinée des muscles précédents et du *thyro-aryténoïdien*) ;

β) L'*union des aryténoïdes avec le thyroïde et l'épiglotte*, représentée par des ligaments et par le *muscle thyro-aryténoïdien* ;

γ) L'*union du cricoïde avec le thyroïde*, réalisée : 1° en avant, par la *membrane crico-thyroïdienne*, qui comble l'espace crico-thyroïdien, espace de forme triangulaire, large de 2 centimètres, haut de 1 centimètre et demi en moyenne (à retenir que c'est là que se fait la *laryngotomie inter-crico-thyroïdienne* qui a presque détrôné, chez l'adulte surtout, la *trachéotomie*) ; 2° sur les côtés, par l'*articulation crico-thyroïdienne* (petites cornes du thyroïde et parties latérales du cricoïde), véritable arthrodie (son inflammation se manifeste par un relâchement de la corde vocale et un point douloureux), qui possède des mouvements de glissement dus à l'action des *mucles crico thyroïdiens* et ayant pour effet de tendre les cordes vocales ;

δ) En *résumé*, grâce aux articulations et aux muscles sus-indiqués, le larynx peut exécuter des *mouvements de rapprochement* ou *d'adduction* des cordes vocales, des *mouvements d'abduction* ou *d'écartement*, des *mouvements de tension*.

C. MUQUEUSE LARYNGÉE. — Le larynx est tapissé par une muqueuse, *muqueuse laryngée*, à épithélium cilié (sauf au niveau des cordes vocales inférieures où l'épithélium est pavimenteux). Elle renferme dans son épaisseur de nombreuses glandes à mucus et des follicules clos (*amygdale laryngienne*). A noter qu'elle est séparée du plan sous-jacent (sauf au niveau de la face postérieure de l'épiglotte et de la portion libre des cordes vocales) par une celluleuse lâche, siège des lésions dans le cas d'*œdème de la glotte*.

3° **Surface extérieure du larynx, exolarynx.** — Le larynx, vu par sa face extérieure, a la forme d'une pyramide triangulaire nous présentant à étudier : 1° deux *faces antéro-latérales*, qui répondent en avant aux parties molles sous-hyoïdiennes et en arrière au paquet vasculo-nerveux carotidien ; 2° une *face postérieure*, qui fait saillie dans le pharynx (les affections du larynx qui siègent sur cette face s'accompagnent de dysphagie) ; 3° une *base*, qui fait également saillie dans le pharynx (*orifice pharyngien du larynx*) ; 4° un *sommet*, qui se confond avec la trachée-artère.

4° **Endolarynx, divisions topographiques du larynx.**

— L'endolarynx se divise en trois étages : sus-glottique, glottique, sous-glottique.

A. ÉTAGE SUS-GLOTTIQUE. — Étendu depuis l'orifice supérieur jusqu'aux cordes vocales inférieures exclusivement : il comprend :

α) *L'orifice supérieur du larynx*. Cet orifice est constitué : 1° en avant, par l'*épiglotte*, fibro-cartilage qui apparaît à l'examen laryngoscopique sous la forme d'un bourrelet lisse et mince masquant à peine (ordinairement) la commissure antérieure des cordes vocales (siège possible de tumeurs, d'ulcération) ; 2° sur les côtés, par les *replis ary-épiglottiques*, qui s'étendent des bords de l'épiglotte au sommet des aryténoïdes (siège possible de tumeurs malignes, ordinairement secondaires, et d'infiltration œdémateuse), et par les *gouttières pharyngo-laryngées* ou *sinus naviculaires* ou *piriformes* qui, en dehors, répondent à l'origine de l'artère linguale (ulcération possible de cette artère dans le cas de cancer du larynx) ; 3° en arrière, par le *sommet des aryténoïdes*, repère important dans l'examen laryngoscopique (il apparaît sous la forme d'un petit tubercule jaune rougeâtre situé à la partie postérieure des replis ary-épiglottiques), car il permet de reconnaître la position des aryténoïdes et leurs mouvements ;

β) Les *cordes vocales supérieures* ou *fausses cordes vocales* ou *bandes ventriculaires* : ce sont deux replis horizontaux, rouges, peu mobiles, qui vont de la partie la plus élevée de l'angle rentrant du cartilage thyroïde à la face antérieure des aryténoïdes ; elles peuvent être le siège d'hyperémie, d'œdème, d'ulcérations :

γ) Les *ventricules du larynx :* ce sont deux petites cavités interposées entre les cordes vocales supérieures et les cordes vocales inférieures ; leur orifice est visible à l'examen laryngoscopique : elles sont le point de départ des *laryngocèles*.

B. ÉTAGE GLOTTIQUE. — L'étage glottique répond à la *glotte* ou *espace glottique*. Il est constitué par :

α) Les *cordes vocales inférieures* ou *cordes vocales vraies*, qui, à l'examen laryngoscopique, apparaissent sous la forme de deux bandelettes très mobiles, lisses et brillantes, d'une couleur blanc nacré (à l'état pathologique elles peuvent être rosées ou rouges, déformées par des ulcérations ou des tumeurs) ; elles sont situées au-dessous des cordes vocales supérieures, qui les recouvrent en partie ; elles s'étendent de l'angle rentrant du thyroïde à l'apophyse vocale des aryténoïdes ;

β) Les *aryténoïdes*, qui font une saillie reconnaissable au-dessus et en arrière de l'extrémité postérieure des cordes vocales ; la muqueuse (souvent lésée dans la tuberculose laryngienne), qui les recouvre, est rouge, lâche ; en s'étendant de l'un à l'autre, elle forme un pli (*commissure postérieure*) qui délimite une petite échancrure (*échancrure inter-aryténoïdienne* ou *rimula*) ;

γ) La *glotte* : c'est la fente que délimitent entre elles les cordes vocales en avant (*glotte ligamenteuse* ou *vocale*), la face interne des aryténoïdes en arrière (*glotte cartilagineuse* ou *respiratoire*). Sa forme varie naturellement, à l'état normal, avec la position qu'occupent les cordes vocales : dans la position d'inspiration, elle a la forme d'un losange ; dans la position de phonation ou d'effort, d'une fente linéaire ; dans la position de repos, d'un triangle isocèle. Elle subit d'importantes modifications à l'état pathologique, en particulier dans les *paralysies du larynx*.

C. ÉTAGE SOUS-GLOTTIQUE. — L'étage sous-glottique s'étend depuis la glotte jusqu'au bord inférieur du cricoïde. Il n'est visible à l'examen laryngoscopique que pendant l'inspiration forcée. Siège d'inflammations qui, chez l'enfant, s'accompagnent des signes du *faux croup* (*laryngite striduleuse*).

5° **Vaisseaux et nerfs**. — Ils sont extrêmement nombreux :

a. *Artères*. — Au nombre de six, trois de chaque côté, savoir : 1° *l'artère laryngée supérieure* et 2° *l'artère laryngée inférieure*, branches de la thyroïdienne supérieure, qui perforent, la première la membrane thyro-hyoïdienne, la deuxième la membrane crico-thyroïdienne, pour pénétrer dans le larynx ; 3° *l'artère laryngée postérieure*, branche de la thyroïdienne inférieure.

b. *Veines*. — Au nombre de trois, comme les artères qu'elles accompagnent. Elles aboutissent : les *veines laryngées supéreure* et *inférieure*, aux veines thyroïdiennes supérieures ; la *veine laryngée postérieure*, à l'une des veines thyroïdiennes inférieures.

c. *Lymphatiques*. — Peu nombreux dans les étages glottiques et sous-glottiques, ils sont très abondants dans l'étage sous-glottique (d'où envahissement ganglionnaire tardif dans le cas de cancer intrinsèque du larynx et, au contraire, envahissement précoce dans le cas de cancer extrinsèque. Ils aboutissent aux ganglions carotidiens et accessoirement aux ganglions récurrentiels.

d. *Nerfs*. — Au nombre de deux :

1° Le *laryngé supérieur*, qui se détache du ganglion plexiforme du pneumogastrique et se divise en deux rameaux (*rameau supérieur* et *rameau inférieur* ou *nerf laryngé externe*), destinés à la muqueuse du larynx (sensibilité exquise de cette dernière, spasmes, toux convulsive) ;

2° Le *nerf laryngé inférieur* ou *récurrent*, qui naît de la portion thoracique du pneumogastrique (voy. *Thorax*) et, de là, remonte dans le cou, le long de l'œsophage, pour se distribuer à tous les muscles du larynx (sauf le crico-thyroïdien, qui reçoit son nerf du laryngé supérieur). Le nerf récurrent, les centres bulbaires ou réflexes et les centres corticaux ou volontaires auxquels aboutissent les fibres récurrentielles, constituent dans leur ensemble ce qu'on peut appeler la *voie nerveuse motrice du larynx*. Une lésion de cette voie nerveuse produit une paralysie de toute la moitié correspondante du larynx, paralysie dont les caractères varient suivant le point lésé.

6° Exploration et voies d'accès. — Si l'exolarynx est explorable par la palpation, l'endolarynx ne l'est qu'au moyen de la *laryngoscopie*. Ce même endolarynx peut être accessible au chirurgien par la voie naturelle, grâce encore à la laryngoscopie ; mais, le plus souvent, il est nécessaire d'utiliser une voie artificielle (*pharyngotomie transversale sous-hyoïdienne*, *thyrotomie médiane*, *trachéotomie haute*).

C) — TRACHÉE CERVICALE

(RÉGION DE LA TRACHÉE CERVICALE)

La trachée-artère est un conduit fibreux, renforcé en avant et sur les côtés par 15 ou 20 arcs cartilagineux (anneaux incomplets), renforcé en arrière par des fibres musculaires lisses (*muscle trachéal*). Une muqueuse, ayant les mêmes caractères que la muqueuse laryngienne, la tapisse intérieurement,

1° Considérations générales. — Examinons successivement sa situation, ses limites, ses divisions, sa direction, sa mobilité, ses dimensions :

a. *Situation, limites, divisions*. — La trachée-artère est placée au-devant de l'œsophage. Elle commence au-dessous du cricoïde (bord supérieur de la 1ʳᵉ vertèbre dorsale) et se termine dans le thorax (5° dorsale), en donnant naissance aux bronches. Elle se divise donc en deux segments, un *segment cervical* (comprenant les 6 ou 7 premiers anneaux) et un *segment thoracique* (il sera étudié plus loin, à propos du thorax) : le plan horizontal passant par le bord supérieur du sternum leur sert de limite réciproque.

b. *Direction*. — Oblique de haut en bas et d'avant en arrière ; la trachée est d'autant plus profonde qu'on se rapproche davantage du thorax (d'où supériorité de la *trachéotomie haute* sur la *trachéotomie basse*).

c. *Mobilité*. — La trachée suit, dans tous ses déplacements, le larynx auquel elle est fixée, s'élevant et descendant avec lui (à retenir pour le diagnostic du siège des affections de la région sous-hyoïdienne).

d. *Dimensions*. — La *longueur* du segment cervical de la trachée varie de 4ᶜᵐ,5 (enfant) à 6ᶜᵐ,5 (adulte) ; elle augmente lorsque la tête est en extension, elle diminue quand elle est en flexion. — Son *calibre*, qui est sensiblement uniforme sur toute la longueur du conduit (aussi les corps étrangers ont-ils peu de tendance à se fixer dans la trachée) varie beaucoup suivant les âges et suivant le sexe ; il mesure, chez l'adulte, 12 millimètres environ. Il est plus faible sur le vivant (contraction du muscle trachéal) que sur le cadavre.

2° Rapports. — Ils se font par l'intermédiaire d'une couche cellulaire lâche (siège des épanchements profonds du cou, siège des fausses routes au cours de la trachéotomie) qui entoure la

11.

trachée et se continue avec le tissu cellulaire du médiastin et de l'aisselle.

α) *En avant*, la trachée répond à l'isthme du corps thyroïde, et, au-dessous de celui-ci, à un ou deux ganglions, aux veines thyroïdiennes et parfois même (vieillards) au tronc veineux brachio-céphalique débordant un peu le sternum (dangers de la trachéotomie basse) ;

β) *En arrière*, elle est en rapport avec l'œsophage, qui la déborde un peu à gauche ;

γ) *Sur les côtés*, elle répond aux lobes du corps thyroïde qui embrassent sa partie supérieure ; puis, au-dessous de ces lobes, à la carotide primitive (dans la ligature de la carotide, il est conseillé de récliner la trachée en dedans pour découvrir le vaisseau), à la jugulaire interne, au pneumogastrique et aux artères thyroïdienne inférieure et vertébrale.

3° Vaisseaux et nerfs. — Les *artères* proviennent des thyroïdiennes. — Les *veines* se jettent dans les veines œsophagiennes et thyroïdiennes. — Les *lymphatiques* se rendent aux ganglions (3 à 6) qui s'échelonnent sur les côtés de la trachée et de l'œsophage, le long du nerf récurrent (*ganglions récurrentiels*); l'hypertrophie de ces ganglions peut, par compression du récurrent, déterminer une paralysie du larynx.

4° Exploration et voie d'accès. — La trachée est explorable par la palpation au travers des parties molles sous-hyoïdiennes et aussi, d'une manière directe, au moyen de la laryngoscopie ou mieux de la *trachéoscopie*. — Elle est abordable, en chirurgie opératoire, soit par la *voie naturelle*, grâce à la trachéoscopie, soit par une voie artificielle, la *voie sous-hyoïdienne*.

D) — CORPS THYROIDE

(RÉGION THYROIDIENNE)

Le corps thyroïde est une glande volumineuse qui se trouve annexée au conduit laryngo-trachéal et dont le produit de sécrétion (sécrétion interne) est indispensable au développement physique et intellectuel du sujet.

1° Considérations générales. — Sa *forme* rappelle celle d'un H majuscule (deux *lobes latéraux* unis par un *isthme*) quand on l'examine de face, d'un fer à cheval embrassant dans sa concavité la trachée et l'œsophage quand on l'envisage sur une coupe horizontale. Elle est plus ou moins modifiée dans le cas de *goitre*. — Sa *situation* est la suivante : au dessous et sur les côtés du larynx, entre les deux régions carotidiennes. — Ses *moyens de fixité* sont représentés par une enveloppe fibro-conjonctive émanée des aponévroses du cou, et par des tractus fibreux (ligaments médians, latéraux) qui l'unissent au larynx et à la trachée (c'est pour cela que les tumeurs du corps thyroïde se mobilisent avec le larynx). — Ses *dimensions*, très variables suivant les sujets et sur le même sujet suivant l'âge, sont, en moyenne : largeur, 6 à 7 centimètres ; hauteur, 3 centimètres ; épaisseur, 4 à 20 millimètres. Elles sont d'ordinaire augmentées à l'état pathologique (*goitre*). — Ajoutons qu'au voisinage du corps thyroïde normal (dans l'épaisseur de la base de la langue, au-devant de l'os hyoïde ou, plus souvent, au-devant du larynx), on trouve parfois de toutes petites masses glandulaires (*thyroïdes accessoires*) qui sont un vestige de l'ébauche de la thyroïde médiane ou de son pédicule (*canal thyréo-glosse* de HIS) et qui, comme la glande normale, peuvent devenir le siège de lésions (*goitres aberrants*).

2° Rapports. — Avant d'examiner les rapports qu'affectent l'isthme et les lobes latéraux de la thyroïde, il convient d'étudier la gaine cellulo-fibreuse (*gaine périthyroïdienne*) qui entoure la glande et la sépare des formations avoisinantes.

A. GAINE PÉRITHYROÏDIENNE. — Lame cellulo-fibreuse provenant de l'aponévrose transverse du cou et engainant complètement la thyroïde. Elle est séparée des plans superficiels de la région sous-hyoïdienne par un espace celluleux lâche (d'où possibilité de pratiquer la luxation en dehors du goitre dans l'*exothyropexie*) ; elle est, d'autre part, séparée de la capsule propre de la glande par un deuxième espace où cheminent les grosses veines thyroïdiennes et les branches des artères thyroïdiennes (espace dangereux à éviter dans les opérations sur la glande).

B. Rapports de l'isthme. — L'isthme nous présente deux faces (postérieure et antérieure) et deux bords (supérieur, inférieur).

α) La *face postérieure*, concave, embrasse les deux premiers anneaux de la trachée et, parfois, le cricoïde (on sectionne donc forcément l'isthme dans la trachéotomie haute, sans inconvénients d'ailleurs).

β) La *face antérieure* répond aux parties molles (muscles, aponévroses, tissu cellulaire sous-cutané et peau) de la région sous-hyoïdienne.

γ) Le *bord supérieur*, concave en haut, donne naissance à un petit prolongement (*pyramide de Lalouette*), qui longe habituellement le côté gauche du larynx jusqu'au bord supérieur du cartilage thyroïde. Il répond d'ordinaire, chez l'adulte, à la partie moyenne du premier anneau de la trachée.

δ) Le *bord inférieur*, concave en bas, est séparé de la fourchette sternale par un intervalle de 25 à 30 millimètres chez l'enfant. Il peut donner naissance à des *goitres plongeants*.

C. Rapports des lobes. — Chacun des deux lobes nous offre à considérer trois faces (interne, externe, postérieure), une base, un sommet, trois bords.

α) La *face interne*, concave, répond aux parties latérales de la trachée et du larynx et, sur un plan plus profond, aux parties correspondantes du pharynx et de l'œsophage (déformation et compression possible de ces organes par les goitres).

β) La *face externe*, convexe, recouverte par les vaisseaux thyroïdiens et la gaine périthyroïdienne, est en rapport avec l'aponévrose moyenne et les muscles que cette dernière enveloppe, avec l'aponévrose superficielle, le tissu cellulaire sous-cutané et la peau.

γ) La *face postérieure* est en rapport intime avec le paquet vasculo-nerveux du cou et, en particulier, avec la carotide primitive (modifications possibles de ces rapports dans le cas de goitre).

δ) La *base* répond au cinquième ou sixième anneau de la trachée et se trouve située à 2 centimètres (15 millimètres chez l'enfant) au-dessus de la fourchette sternale. Elle est en rapport avec les veines thyroïdiennes et la branche inférieure de l'artère thyroïdienne inférieure (lésion possible de ces vaisseaux au cours de l'exothyropexie).

ε) Le *sommet* répond au tiers inférieur du bord postérieur du cartilage thyroïde. Il est en rapport, lui aussi, avec de nombreuses veines et avec les branches de l'artère thyroïdienne supérieure.

ζ) Les *bords* (antérieur, postéro-externe, postéro-interne) sont peu intéressants, sauf le bord postéro-interne qui arrive jusqu'à l'œsophage et qui se trouve en rapport avec l'artère thyroïdienne inférieure, le nerf récurrent (compression de ce nerf dans les vieux goitres enflammés) et les ganglions récurrentiels.

3° Structure. — Le thyroïde se compose : 1° d'une capsule propre ; 2° d'un parenchyme. — La *capsule propre*, qu'il ne faut pas confondre avec la gaine périthyroïdienne, contient dans son épaisseur, les vaisseaux thyroïdiens (d'où la nécessité, dans les opérations sur la glande, d'opérer par la *méthode intra-* ou *sous-capsulaire* et non par la *méthode extra-capsulaire*). — Le *parenchyme* est constitué par les lobules glandulaires, du tissu conjonctif, des vaisseaux et des nerfs.

4° Vaisseaux et nerfs. — Ils sont extrêmement nombreux :

a. *Artères*. — Au nombre de deux de chaque côté : la thyroïdienne inférieure et la thyroïdienne supérieure ; on trouve en outre parfois une thyroïdienne médiane. — La *thyroïdienne inférieure*, née de la sous-clavière, monte tout d'abord verticalement. Puis, arrivée à deux centimètres au-dessous du tubercule de Chassaignac (à ce niveau, elle repose sur les vaisseaux vertébraux et le sympathique, et se trouve recouverte par le paquet vasculo-nerveux du cou, les muscles et aponévroses de la loge carotidienne, en avant ou en arrière desquels on peut passer pour la découvrir), elle se dirige horizontalement en dedans et se termine au niveau du lobe thyroïdien, en se divisant en trois branches (inférieure, supérieure, profonde). En ce point, elle affecte avec le récurrent des rapports immédiats, mais variables (tantôt le nerf est devant l'artère, tantôt derrière, tantôt au milieu de ses branches), rapports qui exposent l'opérateur à léser le nerf au cours de l'extirpation d'un goitre. — *L'artère thyroïdienne supérieure*, née de la carotide externe, descend vers le lobe thyroïdien et s'y termine en se divisant en trois branches (externe, interne, postérieure). — La *thyroïdienne médiane* ou *de Neubauer*, quand elle existe, se détache du tronc brachio-céphalique ou de la crosse aortique : elle peut être blessée dans la trachéotomie basse.

b. *Veines*. — Les veines thyroïdiennes, anastomosées en un riche plexus (*plexus thyroïdien*), donnent naissance à trois groupes de veines : 1° les *veines thyroïdiennes supérieures*, qui aboutissent à la jugulaire interne après avoir formé avec les veines linguale et faciale le *tronc thyro-linguo-facial* ; 2° les *veines thyroïdiennes moyennes*, qui se jettent également dans la jugulaire interne ; 3° les *veines thyroïdiennes inférieures*, volumineuses, dépourvues de valvules (dangers de leur blessure), qui se rendent aux troncs veineux brachio-céphaliques, de préférence dans celui du côté gauche.

c. *Lymphatiques*. — Ils se rendent aux ganglions carotidiens et aux ganglions situés en avant de la trachée et du larynx.

d. *Nerfs*. — Ils proviennent accessoirement du laryngé supérieur et du récurrent et, principalement, du sympathique cervical (la résection de ce nerf est indiquée dans le cas de goitre exophthalmique).

5° Exploration et voies d'accès. — L'exploration du corps thyroïde, assez difficile lorsque l'organe est normal, devient très aisée quand il est hypertrophié. — La voie d'accès est la *voie sous-hyoïdienne* (incision verticale, incision horizontale, avec, au besoin, section des muscles).

E) — ŒSOPHAGE CERVICAL

(RÉGION DE L'ŒSOPHAGE CERVICAL)

C'est la portion cervicale du long conduit musculo-membraneux qui va du pharynx à l'estomac.

1° Considérations générales. — L'œsophage cervical est situé en arrière de la trachée, immédiatement en avant de la région prévertébrale. Il commence au niveau du cartilage cricoïde (à 15 ou 16 centimètres des arcades dentaires) et se termine au niveau du bord supérieur du sternum.

D'abord placé sur la ligne médiane, il se dévie bientôt du côté gauche. Il se laisse aisément déplacer, soit dans le sens vertical, soit dans le sens latéral.

Son calibre ne mesure que 14 à 16 millimètres à son origine (*rétrécissement cricoïdien*) ; dans le reste de son étendue, il oscille entre 19 et 22 millimètres. Sa longueur est de 5 centimètres.

2° Rapports. — L'œsophage est entouré d'une couche celluleuse lâche, qui se continue avec la celluleuse rétro-pharyngienne d'une part, avec le tissu cellulaire du médiastin d'autre part. C'est par l'intermédiaire de cette couche celluleuse (siège des *phlegmons péripharyngiens*) qu'il entre en rapport avec les organes ou formations qui l'entourent.

a. *Rapports antérieurs*. — L'œsophage répond, en avant, à la face postérieure de la trachée qu'il déborde bientôt à gauche pour se mettre en rapport avec le récurrent, le lobe thyroïdien, le paquet vasculo-nerveux carotidien, l'artère thyroïdienne inférieure et enfin les plans superficiels de la région carotidienne gauche (c'est pour cela qu'on aborde l'œsophage par le côté gauche du cou).

b. *Rapports latéraux*. — Sur les côtés, il répond : 1° au sympathique et à l'artère thyroïdienne inférieure ; 2° à la carotide primitive et à la jugulaire interne ; 3° à la partie postérieure des lobes thyroïdiens ; 4° au récurrent, qui longe sa face latérale du côté droit, tandis qu'il chemine sur sa face antérieure du côté gauche (on ne risque donc pas de léser ce nerf au cours de l'œsophagotomie externe, laquelle se pratique par le côté gauche du cou) ; 5° aux divers plans musculo-aponévrotiques de la région carotidienne (voy. cette région).

c. *Rapports postérieurs*. — En arrière, l'œsophage répond à la colonne cervicale que recouvrent les différents plans de la région prévertébrale (voy. cette région).

3° Structure anatomique. — Elle comprend : 1° une *musculeuse* (siège des *rétrécissements spasmodiques*), formée de fibres striées, les unes circulaires, les autres longitudinales ; 2° une *mu-queuse* (point de départ des *épithéliomas de l'œsophage*), riche en glandes, séparée de la musculeuse par une celluleuse lâche.

4° Vaisseaux et nerfs. — Les *artères* viennent des thyroïdiennes inférieures. — Les *veines* se jettent dans les veines thyroïdiennes inférieures. — Les *lymphatiques* aboutissent aux ganglions œsophagiens. — Les *nerfs* enfin proviennent du pneumogastrique et du sympathique.

5° Exploration et voies d'accès. — L'œsophage cervical peut être exploré : 1° au moyen de l'œsophagoscope ; 2° par le cathétérisme ; 3° par les rayons X. — Il peut être abordé par la *voie médiane* ou *sous-hyoïdienne* et par la *voie latérale gauche* ou *carotidienne gauche*.

§ 3 — RÉGION PRÉVERTÉBRALE

Région impaire et médiane, située, comme son nom l'indique, au-devant de la colonne vertébrale.

1° Limites. — Exactement celles de la colonne cervicale : en haut, l'apophyse basilaire ; en bas, la première dorsale ; sur les côtés, le sommet des apophyses transverses.

2° Forme et exploration. — La région prévertébrale a la forme d'un quadrilatère plus haut que large, convexe dans le sens vertical, à peu près plan dans le sens transversal. Elle est en partie explorable par le toucher pharyngien et par la palpation du fond de la gouttière carotidienne.

3° Plans constitutifs. — Trois plans seulement : l'*aponévrose prévertébrale* ; 2° les *muscles prévertébraux* ; 3° la *face antérieure de la colonne cervicale*.

a. *Aponévrose prévertébrale*. — Encore appelée *aponévrose cervicale profonde* ; elle se fixe, en haut, sur l'apophyse basilaire ; s'attache, sur les côtés, aux apophyses transverses ; s'amincit graduellement en descendant pour se confondre avec le tissu cellulaire du médiastin. Sur sa face antérieure reposent le pharynx, l'œsophage et le paquet vasculo-nerveux du cou.

b. *Muscles prévertébraux.* — Au-dessous de l'aponévrose se trouvent les muscles suivants : 1° le *grand droit antérieur de la tête*, muscle rubané, allant de l'apophyse basilaire aux tubercules antérieurs des 3ᵉ, 4ᵉ, 5ᵉ et 6ᵉ cervicales ; 2° le *petit droit antérieur de la tête*, muscle tout petit, situé en arrière du précédent, allant de l'apophyse basilaire aux masses latérales de l'atlas ; 3° le *long du cou*, couché sur les corps vertébraux et les apophyses transverses et s'étendant depuis l'atlas jusqu'aux trois premières dorsales (se compose de trois portions, deux obliques et une longitudinale) ; 4° les *intertransversaires antérieurs*, petits muscles aplatis et quadrilatères, réunissant l'une à l'autre deux apophyses transverses voisines. Tous ces muscles sont fléchisseurs et rotateurs de la tête.

c. *Face antérieure de la colonne cervicale.* — Elle nous présente : 1° sur la ligne médiane, les corps vertébraux et les disques intervertébraux ; 2° sur les côtés, les apophyses transverses, avec (pour les six premières seulement) leurs trous transversaires destinés à l'artère et à la veine vertébrale. A noter la saillie que fait le tubercule antérieur de l'apophyse transverse de la sixième cervicale (*tubercule de Chassaignac*), repère important en médecine opératoire.

4° Vaisseaux et nerfs. — L'*artère* et la *veine vertébrales* et le *grand sympathique* constituent les principaux vaisseaux et nerfs de la région (voy. la région suivante). A mentionner seulement les branches antérieures des huit nerfs cervicaux (pour le *plexus cervical* et le *plexus brachial*), émergeant sur le côté externe des muscles prévertébraux et envoyant à ces muscles leurs filets moteurs.

A. ARTÈRE VERTÉBRALE. — Elle naît de la sous-clavière en dedans des scalènes. Elle se place tout d'abord au-devant de l'apophyse transverse de la 7ᵉ cervicale (c'est le seul point où elle soit accessible et où, par suite, on peut pratiquer sa ligature) ; puis elle s'engage dans le trou de l'apophyse transverse de la 6ᵉ, traverse successivement tous les trous des autres vertèbres cervicales et pénètre dans le crâne pour former, avec son homonyme du côté opposé, le *tronc basilaire*. Dans le point où elle est accessible, la vertébrale est couchée avec sa veine et le nerf sympathique dans l'interstice du long du cou et du scalène antérieur ; elle est croisée par la crosse de la thyroïdienne inférieure et se trouve recouverte par le paquet vasculo-nerveux du cou et les parties molles de la région carotidienne : ce sont ces parties molles que l'on traverse, soit au niveau du bord antérieur du muscle sterno-cléido-mastoïdien, soit au niveau du bord postérieur de ce même muscle, pour la lier (dans le cas d'épilepsie grave, par exemple).

B. Veine vertébrale. — Plexiforme dans la plus grande partie de son étendue, sauf en bas où elle forme un tronc unique. Elle se jette dans le tronc brachio-céphalique.

C. Nerf grand sympathique. — Le nerf grand sympathique qui, on le sait, est surtout un nerf vaso-moteur (sa résection est indiquée dans les affections qui s'accompagnent de troubles vaso-moteurs considérables) se présente sous la forme d'un cordon grisâtre, qui parcourt successivement le cou, le thorax, l'abdomen et le bassin.

Dans sa portion cervicale (elle s'étend depuis la base du crâne jusqu'à la tête de la 1re côte), il nous offre à considérer trois *ganglions :* un *ganglion supérieur* (il est situé au-dessous de la base du crâne) ; un *ganglion moyen*, inconstant (il est placé, quand il existe, au point de croisement de la thyroïdienne inférieure avec le sympathique) ; un *ganglion inférieur* (il se trouve situé au-devant de la 1re articulation costo-vertébrale, dans le thorax par conséquent). Ces ganglions reçoivent des branches antérieures des nerfs cervicaux les *rami communicantes* (celui que le 1er nerf intercostal envoie au ganglion inférieur renferme des fibres motrices destinées à l'iris, ce qui explique les phénomènes pupillaires observés à la suite des lésions du plexus brachial ou de la moelle brachiale). Ils émettent eux-mêmes un grand nombre de *rameaux efférents*, lesquels forment des plexus autour des vaisseaux du cou, qu'ils accompagnent jusque dans les organes ou formations auxquels ces vaisseaux se distribuent.

Les *rapports* du sympathique cervical sont les suivants. Il est couché sur l'aponévrose prévertébrale immédiatement en dedans des tubercules antérieurs des apophyses transverses, et se trouve maintenu appliqué sur cette aponévrose par un feuillet fibreux plus ou moins épais (il est donc relativement fixe, ce qui permet de le distinguer du pneumogastrique qui suit la carotide primitive et la jugulaire interne dans les déplacements qu'on leur imprime). Il est recouvert : 1° par le paquet vasculo-nerveux du cou (carotide, jugulaire, pneumogastrique : ce dernier est au contact du sympathique et il faut veiller, dans la résection de ce nerf, à ne pas le confondre avec lui) ; 2° par les plans musculo-aponévrotiques de la région carotidienne.

On le met à découvert en pénétrant dans la région carotidienne, soit par le bord antérieur, soit plutôt par le bord postérieur du sterno-cléido-mastoïdien.

ARTICLE II

RÉGIONS LATÉRALES

Elles sont au nombre de trois : 1° tout en haut, la *région parotidienne* ; 2° en dehors des deux régions hyoïdiennes, la *région sterno-cléido-mastoïdienne*, ou *carotidienne* ; 3° en arrière de celle-ci, la *région sus-claviculaire*.

§ 1 — RÉGION PAROTIDIENNE

Elle occupe la partie supérieure et latérale du cou : elle doit son nom à la parotide, qu'elle renferme.

1° Limites. — *Superficiellement*, du côté de la peau, la région parotidienne a la forme d'un quadrilatère allongé dans le sens vertical. Ses limites sont : 1° en avant, le bord postérieur de la branche du maxillaire inférieur ; 2° en arrière, l'apophyse mastoïde et le bord antérieur du muscle sterno-cléido-mastoïdien ; 3° en haut, le conduit auditif externe et la partie la plus reculée de l'arcade zygomatique ; 4° en bas, une ligne horizontale, fort courte, allant de l'angle de la mâchoire au bord antérieur du sterno-cléido-mastoïdien. *En profondeur,* elle s'étend jusqu'à l'apophyse styloïde et, en avant de cette apophyse, jusqu'aux parties latérales du pharynx.

2° Forme extérieure et exploration. — La région parotidienne se présente sous la forme d'un sillon ou d'une gouttière plus ou moins profonde où l'on reconnaît difficilement, à la palpation, la glande qui y est contenue. Il est nécessaire pour bien explorer cette dernière de combiner la palpation de la gouttière parotidienne avec le toucher de la paroi pharyngienne correspondante.

3° Plans superficiels. — Au nombre de deux : *peau* et *tissu cellulaire sous-cutané*.

a. *Peau*. — Mince, assez mobile, glabre chez la femme et chez l'enfant, plus ou moins recouverte de poils chez l'homme (furoncles, kystes sébacés).

b. *Tissu cellulaire sous-cutané*. — Mince, assez adhérent à la peau, se disposant en un fascia superficialis, entre les deux feuillets duquel se trouvent quelques fibres du peaucier et du risorius, des vaisseaux sans importance et quelques filets nerveux provenant du plexus cervical superficiel.

4° Aponévrose superficielle. — Dépendance de l'aponévrose cervicale superficielle. Elle recouvre la région dans toute son étendue. En arrière, elle se continue avec l'aponévrose qui revêt le sterno-cléido-mastoïdien. En avant, elle se termine successivement : 1° sur l'angle du maxillaire ; 2° sur le bord postérieur de sa branche ; 3° sur l'aponévrose massétérine ; 4° sur le zygoma.

5° Plans profonds. — Au-dessous de l'aponévrose superficielle se trouvent de nombreuses formations (dont la principale est la parotide) contenues dans une loge appelée *loge parotidienne*. Cette loge est formée en grande partie par l'*aponévrose parotidienne profonde*, que nous décrirons immédiamment.

A. Aponévrose parotidienne profonde. — Elle est une dépendance de la superficielle en ce sens qu'elle s'en sépare et qu'elle y revient. En effet, elle se détache de la superficielle au niveau du sterno-cléido-mastoïdien et, plongeant dans la profondeur, elle se dirige vers le pharynx (en revêtant successivement le ventre postérieur du digastrique, l'apophyse styloïde et les trois muscles qui en naissent). Du pharynx, elle s'infléchit de nouveau en avant et en dehors et gagne le bord postérieur du maxillaire (en recouvrant une partie du ptérygoïdien interne) pour se fusionner là avec l'aponévrose superficielle. L'aponévrose parotidienne profonde a donc la forme d'une gouttière disposée en sens vertical et à concavité tournée en dehors. A noter, à la partie moyenne de cette gouttière, un orifice qui est en regard de la paroi latérale du pharynx.

B. Loge parotidienne. — C'est une loge ostéo-fibreuse, ayant la forme d'un prisme quadrangulaire (6 parois par conséquent) Elle est constituée comme suit :

α) *Superficiellement (paroi externe)*, par *l'aponévrose parotidienne superficielle*, signalée tout à l'heure.

β) *Profondément (parois interne, postérieure et antérieure)*, par *l'aponévrose parotidienne profonde*, que nous venons de décrire.

γ) *En bas (paroi inférieure)*, la loge parotidienne est fermée par la réunion des deux aponévroses parotidiennes, la superficielle et la profonde.

δ) *En haut (paroi supérieure)*, elle est constituée par la base du crâne, plus exactement, par la portion de cette base comprise entre l'apophyse styloïde et le zygoma.

C. Contenu de la loge parotidienne. — La loge précitée renferme : 1º la *parotide ;* 2º des *artères ;* 3º des *veines ;* 4º des *lymphatiques ;* 5º des *nerfs*.

a. *Parotide*. — Glande volumineuse (de 25 à 30 grammes), remplissant exactement la loge parotidienne et adhérant par places à ses parois. Comme la loge elle-même, elle présente six faces :

α) La *face externe* répond aux plans superficiels de la région (peau, tissu cellulaire sous-cutané et aponévrose superficielle).

β) La *face interne* (bord plutôt que face) est en regard du pharynx. Elle est en rapport avec l'apophyse styloïde et, au delà de cette apophyse et par l'intermédiaire de l'aponévrose profonde, avec le paquet vasculo-nerveux du cou (carotide interne, jugulaire interne, et les quatre nerfs glosso-pharyngien, pneumogastrique, spinal et grand hypoglosse). On s'explique, par ce voisinage, les dangers des interventions sur la région. A noter que la face interne de la parotide envoie un prolongement (*prolongement pharyngien*), qui, à travers le trou sus-indiqué, s'étend jusqu'au pharynx, en passant au-devant des gros vaisseaux : difficulté ou même impossibilité de son ablation dans les cas de dégénérescence de la parotide.

γ) La *face antérieure* est en rapport : 1° avec le bord postérieur de la branche du maxillaire (elle en est séparée par du tissu cellulaire lâche, synoviale rudimentaire) ; 2° avec les muscles qui s'insèrent sur cette branche : masséter, ptérygoïdien interne et ptérygoïdien externe. Deux prolongements : l'un externe, sur le masséter (*prolongement génien* ou *massétérin*) ; l'autre, interne, entre le ptérygoïdien interne et la branche du maxillaire.

δ) La *face postérieure*, très irrégulière, est successivement en rapport (en allant de dehors en dedans) : avec le sterno-cléidomastoïdien (elle adhère à sa gaine), avec l'apophyse mastoïde, le ventre postérieur du digastrique, l'apophyse styloïde et les trois muscles qui s'en détachent.

ε) La *face supérieure* répond, tout d'abord, à l'articulation temporo-maxillaire ; puis, en dedans de l'articulation, aux deux portions cartilagineuse et osseuse du conduit auditif externe (propagation possible d'une inflammation de la glande à l'articulation et au conduit auditif ou vice versa).

ζ) La *face inférieure* est en rapport avec l'extrémité postérieure de la glande sous-maxillaire, dont elle est séparée par une cloison fibreuse déjà décrite (voy. *Région sus-hyoïdienne*).

La glande parotide est une glande en grappe ayant pour fonction de sécréter la salive parotidienne : elle est transportée dans la cavité buccale par un canal unique, le *canal de Sténon*, qui s'échappe de la glande au niveau de son prolongement antérieur et qui traverse successivement la région massétérine et la région génienne (voy. ces deux régions).

b. *Artères*. — La plus importante est la *carotide externe*. Elle arrive dans la loge par sa partie antéro-interne (à l'union du quart inférieur avec les trois quarts supérieurs), pénètre dans la glande (sillon d'abord, puis canal complet) et, arrivée au col du condyle, s'y partage en deux branches terminales : la *temporale superficielle* et la *maxillaire interne* qui, par leur portion initiale, appartiennent à notre région parotidienne. Comme collatérales : *l'auriculaire postérieure*, et de nombreux rameaux destinés à la parotide (*artères parotidiennes*).

c. *Veines*. — La principale est la *jugulaire externe*. Elle naît au niveau du col du condyle par la réunion de la temporale superficielle et de la maxillaire interne. Elle descend ensuite en plein tissu parotidien, située à la fois en dehors et en avant de l'artère. Tout en bas, elle se dégage, de la glande d'abord, de la loge ensuite, et passe alors dans la région sterno-cléido-mastoïdienne. Dans son trajet : 1° elle reçoit un certain nombre d'affluents ; 2° elle envoie une anastomose à la veine faciale.

d. *Lymphatiques*. — Très nombreux ganglions, se distinguant en superficiels et profonds. — Les *ganglions superficiels* occupent la partie supérieure de la région, entre l'aponévrose superficielle et la glande. Ils forment trois groupes : antérieur, supérieur et postérieur. Ils reçoivent une partie des lymphatiques de la région temporale et de la face. — Les *ganglions profonds*, très nombreux, mais tout petits, sont intraglandulaires, accolés à la carotide externe. Ils reçoivent les lymphatiques de l'oreille moyenne, du voile du palais et de la partie postérieure des fosses nasales (adénites parotidiennes, aiguës ou chroniques).

e. *Nerfs*. — Deux nerfs traversent la région et même la parotide, le *facial* et *l'auriculo-temporal*. — Le *facial* sort du trou stylo-mastoïdien, chemine tout d'abord au-dessus de la glande (*segment extraglandulaire*, sur lequel se fait l'anastomose nerveuse dans le cas de paralysie faciale), puis pénètre dans son épaisseur (*segment intraglandulaire*) et la traverse à 2 centimètres environ au-dessous du zygoma. Il se divise, en plein tissu glandulaire, en ses deux branches *temporo-faciale* et *cervico-faciale*. Impossible de le ménager lorsqu'on pratique une extirpation totale de la parotide ; la paralysie faciale qui résulte de sa section (paralysie périphérique) se distingue de la paralysie centrale (lésions cérébrales), en ce que le facial inférieur et le facial supérieur sont tous les deux intéressés. —

L'*auriculo-temporal*, branche du maxillaire inférieur, traverse de dedans en dehors et de bas en haut la partie toute supérieure de la parotide. C'est un nerf sensitif : douleurs vives et lancinantes quand il est comprimé par les tumeurs malignes de la parotide ; à noter que ces douleurs peuvent faire défaut dans les cas de tumeurs bénignes.

6° Résumé. — En résumé, le scalpel, en allant des parties superficielles vers les parties profondes, rencontre successivement : 1° la *peau* et le *tissu cellulaire sous-cutané* ; 2° l'*aponévrose superficielle* ; 3° la *face externe de la parotide*, avec quelques ganglions lymphatiques (*ganglions superficiels*) ; 4° la *masse glandulaire*, avec, dans son épaisseur, la carotide externe (et les branches auriculaire postérieure, temporale superficielle et massétérine), la jugulaire externe, les deux nerfs facial et auriculo-temporal et de nombreux ganglions (*ganglions profonds*) ; 5° au delà de la parotide, l'*aponévrose parotidienne profonde* (percée d'un trou pour le prolongement pharyngien) ; 6° au delà de l'aponévrose profonde, le prolongement pharyngien et le paquet vasculo-nerveux du cou, mais nous sommes déjà dans la région pharyngienne. Les organes les plus importants de la région (nombreux vaisseaux, facial, auriculo-temporal, origine du canal de Sténon) sont situés surtout dans sa moitié supérieure : celle-ci constitue donc, au point de vue des traumatismes, comme au point de vue des interventions, la zone particulièrement dangereuse de la région parotidienne.

§ 2 — RÉGION STERNO-CLÉIDO-MASTOIDIENNE OU CAROTIDIENNE

Elle répond au muscle sterno-cléido-mastoïdien. On l'appelle encore *région carotidienne*, parce que les carotides y effectuent la plus grande partie de leur trajet.

1° Limites. — De forme quadrilatère, elle est limitée *superficiellement* : 1° en avant, par le bord antérieur du sterno-cléido-mastoïdien ; 2° en arrière, par le bord postérieur de ce même muscle ; 3° en haut, par l'apophyse mastoïde ; 4° en bas, par la clavicule et la fourchette sternale. *En profondeur*, la région va jusqu'à la colonne cervicale.

2° Forme extérieure et exploration. — La région nous présente un relief musculaire (sterno-cléido-mastoïdien), qui s'exagère dans le cas de torticolis et, entre ce relief et le conduit laryngo-trachéal, une gouttière où bat la carotide. La position tête en flexion avec légère inclinaison du côté exploré est la *position d'exploration clinique ;* la position tête en extension et rotation opposée est la *position opératoire*.

3° Plans superficiels. — Ils comprennent la *peau* et le *tissu cellulaire sous-cutané* (avec ses *vaisseaux* et ses *nerfs*).

a. *Peau*. — Fine, glabre et très mobile à la partie inférieure ; épaisse, adhérente et couverte de poils à la partie inférieure.

b. *Tissu cellulaire sous-cutané*. — Tout en haut, dense, serré (comme au niveau du cuir chevelu). Plus bas, il est plus lâche, formant un véritable fascia superficialis, entre les deux feuillets duquel se placent le peaucier du cou et le risorius.

c. *Vaisseaux et nerfs superficiels*. — Les *artères* sont toutes de petit calibre, négligeables en pratique. — Les *veines* sont également petites, sauf une, la *jugulaire externe* : elle croise obliquement le muscle sterno-cléido-mastoïdien (en cheminant au-dessous du peaucier) et descend dans la région sus-claviculaire ; la sectionner entre deux ligatures quand on la rencontre dans le champ opératoire. — Les *lymphatiques* aboutissent aux ganglions sous-maxillaires, carotidiens et sus-claviculaires. — Les *nerfs* proviennent des branches moyennes du plexus cervical superficiel (cervicale transverse, auriculaire et sus-claviculaire), qui passent sur la face externe du sterno-cléido-mastoïdien.

4° Aponévrose superficielle. — L'aponévrose superficielle, *aponévrose sterno-cléido-mastoïdienne*, est une dépendance de l'aponévrose cervicale superficielle. Plus mince en bas qu'en haut.

5° Couche sous-aponévrotique. — Quatre plans, savoir :
a. *Muscle sterno-cléido-mastoïdien*. — Il est formé par deux faisceaux : 1° le *faisceau sternal* (le plus superficiel), allant de la face antérieure de la poignée du sternum à la mastoïde et à

la ligne courbe occipitale supérieure ; 2° le *faisceau claviculaire*
(le plus profond), se détachant de la clavicule et remontant lui
aussi à la mastoïde et à l'occipital. De ces deux faisceaux, le
premier produit la rotation de la tête du côté opposé ; le second
incline la tête de son côté (diverses espèces de *torticolis*).

b. *Feuillet aponévrotique sous-musculaire.* — C'est encore une
dépendance de l'aponévrose cervicale superficielle qui, en arrivant aux bords du muscle, se dédouble pour l'entourer et lui
former une *gaine*.

c. *Troisième plan.* — Il est représenté : 1° en bas, par un plan
musculo-aponévrotique ; 2° en haut, par une couche cellulo-
ganglionnaire. — Le *plan musculo-aponévrotique* nous présente,
tout d'abord, le *ventre postérieur de l'omo-hyoïdien*, rattaché à
la base du thorax par l'*aponévrose cervicale moyenne* (se rappeler qu'elle est traversée par la jugulaire antérieure). Plus profondément, le *sterno-cléido-hyoïdien* : il ne fait que traverser
l'angle inféro-antérieur de la région. — La *nappe cellulo-ganglionnaire* (au-dessous du plan musculo-aponévrotique) comble
l'espace compris entre le muscle sterno-cléido-mastoïdien et la
jugulaire interne. Elle renferme de très nombreux ganglions
(*chaîne carotidienne*) auxquels aboutissent la plupart des lymphatiques de la face, de la nuque et de la portion cervico-
faciale des voies digestive et respiratoire (adénites simples,
tuberculeuses, syphilitiques, cancéreuses, etc., dangers de l'opération à cause du voisinage des gros vaisseaux du cou).

d. *Paquet vasculo-nerveux du cou.* — Il forme le quatrième
plan. Il nous présente : 1° l'artère et la veine sous-clavières ;
2° la carotide primitive ; 3° les deux carotides interne et externe
avec le corpuscule rétro-carotidien ; 4° la jugulaire interne ;
5° les deux nerfs grand hypoglosse et pneumogastrique.

α) L'*artère sous-clavière* et la *veine sous-clavière*, qui l'accompagne, ne font qu'apparaître dans la partie inférieure de la
région (voy. *Région sus-claviculaire*.

β) La *carotide primitive* (née à droite du tronc brachio-céphalique, à gauche de la crosse de l'aorte) s'étend depuis l'articulation sterno-claviculaire jusqu'au bord supérieur du cartilage
thyroïde, où elle se divise en carotide interne et en carotide

externe. Elle ne fournit aucune collatérale. Accompagnée de la jugulaire interne (placée en dehors) et du pneumogastrique (situé en arrière, dans l'angle de séparation de l'artère et de la veine), elle repose sur la face antérieure des apophyses transverses cervicales (la 6ᵉ ou tubercule de Chassaignac constitue un repère pour la ligature), tapissée par les muscles prévertébraux et l'aponévrose prévertébrale sur laquelle chemine le sympathique. Elle a en dedans d'elle le conduit laryngo-trachéal, la thyroïde et l'œsophage ; en dehors d'elle, la veine jugulaire interne. Elle est recouverte par l'aponévrose moyenne, le muscle omohyoïdien qui la croise (la portion de l'artère située au-dessus de ce muscle est la portion de la ligature, celle située au-dessous est la portion dangereuse), le sterno-cléido-mastoïdien et les plans superficiels.

γ) Les deux *carotides interne et externe* naissent, avons-nous dit, au niveau du bord supérieur du cartilage thyroïde. — La *carotide interne*, située tout d'abord un peu en dehors de l'externe, la croise pour se porter en haut et en dedans et cheminer le long du pharynx (voy. cette région) ; elle ne fournit, sauf anomalies, aucune collatérale. — La *carotide externe* fournit, au contraire, de nombreuses branches (thyroïdienne inférieure, linguale, faciale, occipitale, pharyngienne inférieure), ce qui permet, au cours d'une ligature, de la distinguer de la précédente. Elle s'étend depuis le bord supérieur du cartilage thyroïde jusqu'à la parotide dans laquelle elle pénètre (voy. p. 202). Sa ligature (opération qui trouve de nombreuses indications en clinique) se pratique entre la naissance de la thyroïdienne supérieure et de la linguale. En ce point, la carotide externe, placée en dedans de la jugulaire interne, en avant et un peu en dedans de la carotide interne et croisée par le tronc thyro-linguo-facial et l'hypoglosse (*triangle de Farabœuf*), repose sur le plan prévertébral. Elle est en rapport, en dedans, avec le pharynx et surtout avec la grande corne de l'os hyoïde (repère principal) ; en dehors et en avant, avec le sterno-cléido-mastoïdien et les plans superficiels que le chirurgien doit traverser pour découvrir l'artère.

δ) Le *corpuscule rétro-carotidien* est une petite masse rougeâtre, ayant les dimensions d'un petit grain de blé. Il est situé derrière la bifurcation de la carotide primitive, et se trouve appliqué contre ce vaisseau. Il peut être le point de départ de tumeurs de la région carotidienne.

ε) La *veine jugulaire interne*, énorme (calibre du pouce), commence à la base du crâne. Elle chemine sur le côté externe de la carotide interne d'abord, puis de la carotide primitive, et vient se réunir à la veine sous-clavière pour former le tronc veineux brachio-céphalique. Gravité considérable de sa blessure (hémorrhagie, entrée de l'air dans la veine).

ζ) Le *nerf grand hypoglosse* ne fait qu'apparaître dans la partie supérieure de la région, où il croise la face externe de la carotide interne et de la carotide externe. En ce point, il fournit l'*anse descendante de l'hypoglosse* qui, en s'unissant à la branche descendante du plexus cervical, forme l'*anse de l'hypoglosse*. A noter que de cette anse partent les nerfs destinés au sterno-cléido-hyoïdien, au sterno-thyroïdien et aux deux ventres de l'omo-hyoïdien.

η) Le *nerf pneumogastrique* est situé en arrière de la carotide primitive et de la jugulaire interne, dans l'angle que forment ces deux vaisseaux en s'adossant l'un contre l'autre : il adhère à leur gaine (possibilité de le comprendre dans la même ligature que l'artère).

6° Plan squelettique et muscles profonds, plexus cervical. — Il est formé : 1° par les apophyses transverses des vertèbres cervicales; 2° par les muscles qui les recouvrent ou qui s'y insèrent (voy. *Région de la nuque* et *Région prévertébrale*). A ce plan musculo-osseux se trouvent annexées les branches antérieures des nerfs cervicaux, constituant, en bas le *plexus brachial* (sera décrit avec la région sus-claviculaire), en haut le *plexus cervical*. Ce dernier plexus, représenté par trois arcades nerveuses superposées dans le sens vertical et situées au-devant des apophyses transverses des trois premières cervicales, fournit quinze branches : 1° cinq superficielles (*plexus cervical superficiel*), cheminant dans le tissu cellulaire sous-cutané; 2° dix profondes (*plexus cervical profond*), se distribuant aux muscles voisins. A noter les deux plus importantes : le *phrénique*, qui se rend au diaphragme ; la *branche descendante interne*, qui se réunit à la branche descendante de l'hypoglosse pour former *l'anse nerveuse de l'hypoglosse* (voir plus haut).

7° Vue d'ensemble de la région carotidienne, loge carotidienne, voies d'accès. — Sur une coupe transversale du cou passant par la 6e vertèbre cervicale, nous voyons que les divers éléments de la région carotidienne se disposent en une sorte de loge triangulaire (*loge carotidienne*).

α) Les *parois*, au nombre de trois, sont constituées : l'antéro-externe, par les plans superficiels musculaires et aponévrotiques de la région ; l'interne, par la face latérale de l'arbre laryngo-trachéal, du corps thyroïde et de l'œsophage ; la postérieure, par la région prévertébrale.

β) Le *contenu* est formé par les vaisseaux, les nerfs et les ganglions. Cette loge communique largement avec les régions avoisinantes. Elle peut être abordée en deux points : 1° au niveau du bord antérieur du sterno-cléido-mastoïdien (*voie antérieure*) ; 2° au niveau du bord postérieur du même muscle (*voie postérieure*).

§ 3 — RÉGION SUS-CLAVICULAIRE

Comme son nom l'indique, elle se trouve située au-dessus de la clavicule, entre la précédente et la région de la nuque.

1° Limites. — De forme triangulaire (*triangle sus-claviculaire*), elle a pour limites *superficielles* ; 1° en avant, le bord postérieur du sterno-cléido-mastoïdien ; 2° en arrière, le bord antérieur du trapèze ; 3° en bas (*base* du triangle), la partie moyenne de la clavicule ; 4° en haut (*sommet*), le point de rencontre des deux muscles trapèze et sterno-cléido-mastoïdien. *En profondeur*, la région s'étend jusqu'à la colonne cervicale.

2° Forme extérieure et exploration. — La région est plus ou moins excavée, suivant l'embonpoint du sujet. La position *tête en rotation du côté opposé* et *moignon de l'épaule refoulé en arrière* diminue la profondeur du creux : c'est la *position opératoire*. La position inverse (*tête inclinée du côté malade, moignon de l'épaule porté en avant*) exagère le creux : c'est la *position d'exploration clinique*.

3° Plans superficiels. — Au nombre de deux : 1° la *peau*; 2° le *tissu cellulaire sous-cutané* (avec ses *vaisseaux* et *nerfs*).

a. *Peau*. — Fine, glabre, mobile (autoplastie par glissement).

b. *Tissu cellulaire sous-cutané*. — Même disposition que dans la région carotidienne (encore ici le peaucier du cou).

c. *Vaisseaux et nerfs superficiels*. — Les *artères*, toutes de petit calibre, sont sans importance; elles proviennent de la scapulaire supérieure et de la cervicale transverse. — Les *veines*, ordinairement petites, se rendent à la jugulaire externe (se rappeler que cette dernière apparaît dans l'angle interne de la région et qu'elle aboutit à la sous-clavière). — Les *lymphatiques* aboutissent aux ganglions qui, en bas, entourent la jugulaire externe à sa terminaison. — Les *nerfs*, destinés à la peau, proviennent des branches sus-claviculaire et sus-acromiale du plexus cervical superficiel.

4° Aponévrose superficielle. — C'est encore une portion de l'aponévrose cervicale superficielle, continuation en arrière de celle qui revêt la région carotidienne. Elle recouvre toute la région : en bas, elle s'insère sur le bord antérieur de la clavicule ; en arrière, elle se dédouble pour envelopper le trapèze.

5° Plan de l'omo-hyoïdien. — L'omo-hyoïdien traverse obliquement la partie inférieure de la région. Il la divise ainsi en deux triangles, l'un supérieur, l'autre inférieur.

α) Le *triangle supérieur*, ou *omo-trapézien*, nous apparaît comblé de graisse et de ganglions. Il est parcouru par les branches superficielles du plexus cervical.

β) Le *triangle inférieur*, ou *omo-claviculaire*, bien plus petit que le précédent, est recouvert dans toute son étendue par l'aponévrose cervicale moyenne (c'est par ce triangle qu'on aborde la sous-clavière). A noter que, en bas, l'aponévrose cervicale moyenne se fixe sur le bord postérieur de la clavicule, en envoyant des expansions sur les gros vaisseaux veineux de la région. A noter aussi que cette aponévrose est traversée à sa partie antérieure par la veine jugulaire externe (plusieurs ganglions tout autour de l'orifice).

6° Loge sus-claviculaire. — L'omo-hyoïdien et l'aponévrose cervicale moyenne enlevés, nous tombons sur une cavité profonde, la *loge sus-claviculaire*.

A. Constitution de la loge. — Cette loge, occupant toute la hauteur de la région, a la forme d'une pyramide triangulaire à base inférieure. D'où : 1° trois *bords*; 2° trois *parois* ; 3° une *base* ; 4° un *sommet*.

a. *Bords*. — L'un. *antérieur*, répond au bord postérieur du sterno-cléido-mastoïdien ; l'autre, *postérieur*, au bord du trapèze ; le troisième, *interne*, aux apophyses transverses des vertèbres cervicales.

b. *Parois*. — Les trois parois se distinguent en interne, externe, postérieure. — La *paroi externe* est constituée par tous les plans déjà décrits : peau, tissu cellulaire sous-cutané, aponévrose superficielle, etc. — La *paroi postérieure* est formée, tout d'abord, par le *scalène postérieur* qui, des tubercules postérieurs des sept vertèbres cervicales, descend sur les deux premières côtes ; au-dessus du scalène, par les deux muscles *splénius* et *angulaire*, qui ne font que traverser la région pour passer dans celle de la nuque. — La *paroi interne* est formé par le *scalène antérieur* qui, partant des tubercules antérieurs des 3°, 4°, 5° et 6° vertèbres cervicales, vient se terminer sur le tubercule que présente la face supérieure de la 1ʳᵉ côte (*tubercule de Lisfranc*). A noter, en avant et en arrière de ce muscle, l'existence de deux hiatus : 1° un *hiatus antérieur*, situé entre le scalène et le sterno-cléido-mastoïdien (il laisse passer la veine sous-clavière, l'artère scapulaire supérieure et le nerf phrénique) ; 2° un *hiatus postérieur*, situé entre le scalène antérieur et le scalène postérieur (il laisse passer l'artère sous-clavière et le plexus brachial).

c. *Base*. — La base ou *plancher* est triangulaire : côté externe, formé par la clavicule ; côté postérieur, par le bord supérieur de l'omoplate ; côté interne, par une ligne allant de l'apophyse transverse de la 7° cervicale au bord postérieur du sterno-cléido-mastoïdien. La 1ʳᵉ côte divise ce triangle en deux portions : 1° une *portion interne*, répondant au thorax (poumon, dôme pleural, appareil suspenseur de la plèvre) ; 2° une *portion externe*, répondant au creux de l'aisselle et se continuant sans ligne de démarcation avec cette région (par là passe le contenu du creux sus-claviculaire pour devenir le contenu de l'aisselle).

d. *Sommet*. — Situé en haut, il répond au point où les muscles sterno-cléido-mastoïdien, trapèze, angulaire et splénius arrivent au contact. A ce niveau, les deux aponévroses cervicale superficielle et cervicale profonde se rencontrent et se fusionnent.

B. Contenu de la loge. — La loge sus-claviculaire renferme des *artères*, des *veines*, des *lymphatiques* et des *nerfs*, réunis les uns aux autres par une *masse cellulo-ganglionnaire*.

a. *Artères*. — Ce sont l'artère sous-clavière et quelques-unes de ses branches.

L'artère sous-clavière, née du tronc brachio-céphalique à droite, de la crosse de l'aorte à gauche, traverse obliquement d'arrière en avant et en dedans en dehors le creux sus-claviculaire, en décrivant une légère courbe qui embrasse le dôme pleural et qui croise la première côte. Arrivée sous le milieu de la clavicule, elle devient l'*artère axillaire*. Elle fournit sept branches (vertébrale, thyroïdienne inférieure, mammaire interne, intercostale supérieure, cervicale profonde, scapulaires supérieure et postérieure).

Envisagée au point de vue chirurgical, la sous-clavière se divise en trois portions : 1° une portion située en dedans des scalènes (*portion intra-scalénique*), au niveau de laquelle elle est entourée de veines volumineuses et de nerfs importants qui rendent son approche extrêmement dangereuse ; 2° une portion située entre les scalènes (*portion inter-scalénique*), au niveau de laquelle elle est en rapport : en bas, avec la première côte, sur laquelle elle repose ; en arrière et en haut, avec les cordons du plexus brachial ; en avant, avec le scalène antérieur (et le nerf phrénique qui longe le bord interne du muscle), dont il faut sectionner forcément la moitié externe pour la découvrir ; 3° une portion située en dehors des scalènes (*portion extra-scalénique*, portion facilement accessible de l'artère), au niveau de laquelle elle est en rapport : en bas, avec la première côte immédiatement en dehors et en arrière du tubercule d'insertion du scalène antérieur (*tubercule de Lisfranc*, repère de premier ordre au cours de la ligature) ; en haut et en arrière, avec les cordons du plexus brachial (confusion possible avec l'artère pendant la découverte de cette dernière) ; en avant, avec la veine sous-clavière, l'artère scapulaire supérieure, la portion terminale de la jugulaire externe, enfin les plans de couverture du triangle omo-claviculaire, plans que le chirurgien traverse dans la ligature en dehors des scalènes.

b. *Veines*. — Ce sont : 1° la *veine sous-clavière*, volumineuse (gravité de sa blessure : hémorrhagie, entrée de l'air dans la veine), placée en avant de l'artère de même nom, qu'elle accompagne dans tout son trajet (sauf au niveau de la portion interscalénique où le scalène antérieur s'interpose entre l'artère et la veine) ; 2° la *portion terminale de la jugulaire externe* s'abouchant dans l'origine du tronc brachio-céphalique.

c. *Lymphatiques*. — En plus des ganglions, que nous décrirons plus loin, nous trouvons : à droite, la *grande veine lymphatique* (10 à 12 millimètres de longueur seulement), qui vient se jeter dans le confluent veineux de la jugulaire et de la sous-clavière droites ; à gauche, la *portion terminale du canal thoracique* qui se rend au confluent des veines jugulaire et sous-clavière gauches en décrivant une courbe qui croise l'artère sous-clavière et remonte plus ou moins haut dans le creux sus-claviculaire (d'où sa blessure possible dans les opérations sur la région).

d. *Nerfs*. — Nous avons le nerf phrénique et les branches d'origine du plexus brachial.

α) Le *nerf phrénique* naît principalement de la 4ᵉ paire cervicale, accessoirement de la 3ᵉ et de la 5ᵉ. Se portant verticalement en bas, il suit d'abord la face antérieure du scalène antérieur, puis contourne le bord interne de ce muscle pour descendre dans le thorax (voy. *Médiastin*). Éviter de le léser (accident grave) dans la ligature de l'artère sous-clavière.

β) Le *plexus brachial* formé par cinq gros cordons, les branches antérieures des quatre dernières paires cervicales et de la première dorsale (un **Y** couché entre deux **X** également couchés) représente dans son ensemble une sorte de triangle, dont le sommet tronqué occupe le creux axillaire et dont la base est appliquée sur les côtés de la colonne vertébrale. Ses lésions déterminent des paralysies à peu près semblables à celles qui succèdent aux lésions des racines médullaires correspondantes.

On décrit trois types de ces paralysies : un *type supérieur*, un *type inférieur*, un *type total*.

c. *Nappe cellulo-ganglionnaire*. — Tissu cellulo-adipeux renfermant un grand nombre de ganglions (*ganglions profonds*) et se continuant avec les nappes cellulo-ganglionnaires des régions voisines (région carotidienne, médiastinale, axillaire). Ces ganglions reçoivent leurs lymphatiques de la nuque, des téguments de la partie antérieure de l'aisselle, de la mamelle (envahissement possible de ces ganglions dans le cas de cancer de la mamelle et des premières voies digestives).

7° **Plan squelettique**. — Face supérieure du corps de la clavicule, face supérieure du corps de la première côte, apophyses transverses des vertèbres cervicales. — Le *corps de la clavicule* est aplati de haut en bas. Il est aisément accessible en raison de sa situation superficielle, et, pour le même motif, il se fracture assez fréquemment (déplacement plus ou moins accusé des deux fragments). — Le *corps de la première côte* est franchement horizontal. Il nous présente, sur sa face supérieure, les gouttières destinées à loger les vaisseaux sous-claviers.

8° **Vue d'ensemble de la région sus-claviculaire, voies d'accès**. — La loge sus-claviculaire est une cavité de forme pyramidale, étroite en haut, large et profonde en bas, au point où elle vient coiffer l'extrémité supérieure de la cavité pleurale et du poumon. Elle est en communication large avec les régions avoisinantes (d'où diffusion possible des affections nées dans ces diverses régions).

Elle renferme de nombreux vaisseaux et des nerfs importants (gravité considérable des blessures du creux sus-claviculaire) ; ces organes occupent presque uniquement la moitié inférieure du creux (zone dangereuse) : les vaisseaux se groupent surtout dans l'angle interne, les nerfs surtout dans l'angle externe.

Le chirurgien aborde le creux sus-claviculaire en traversant sa paroi superficielle soit au niveau du bord postérieur du sterno-cléido-mastoïdien, soit au niveau du bord supérieur de la clavicule.

LIVRE IV

THORAX

Nous désignerons, sous le nom de *thorax*, la cavité thoracique et les parois qui la circonscrivent.

Intermédiaire au cou et à l'abdomen, le thorax est limité, en haut, par un plan obliquement dirigé en bas et en avant, qui passerait à la fois par le sommet de l'apophyse épineuse de la septième cervicale et par le bord supérieur du sternum. En bas, il est fermé par le diaphragme, autrement dit par un plan oblique en bas et en arrière qui, partant de l'appendice xiphoïde, viendrait aboutir à l'apophyse épineuse de la douzième vertèbre dorsale. Le diamètre vertical du thorax mesure 15 à 18 centimètres au niveau de sa paroi antérieure, 30 à 32 centimètres au niveau de sa paroi postérieure.

Le thorax (abstraction faite des épaules et du creux de l'aisselle qui appartiennent aux membres) revêt la forme d'un tronc de cône, dont la grande base serait située en bas, la petite base en haut. C'est, à peu de chose près, la forme même du thorax squelettique.

Nous étudierons successivement à propos du thorax : 1º ses *parois* ; 2º la *cavité elle-même* et son *contenu*.

CHAPITRE PREMIER

PAROIS THORACIQUES

Avant d'étudier les différentes régions que forment les parois du thorax (*régions pariétales*), il convient de décrire la *cage tho-*

racique qui, abstraction faite de la région diaphragmatique, forme le substratum squelettique des régions précitées.

ARTICLE PREMIER

CAGE THORACIQUE

1° Architecture, élasticité, résistance. — La cage thoracique est formée de différents segments osseux (vertèbres dorsales en arrière, côtes sur les côtés, sternum en avant) dont la disposition rappelle un peu celle des barreaux d'une cage, la *cage thoracique*. Par sa face externe, elle est superficielle (traumatismes fréquents, voies d'accès faciles) ; par sa face profonde, elle répond aux organes intrathoraciques qu'elle protège (sauf au niveau des espaces intercostaux). Elle est très élatique (lésion possible des organes profonds sans fracture des côtes), mais son élasticité diminue avec l'âge (fractures fréquentes chez les vieillards).

2° Forme. — La forme de la cage thoracique est celle d'un tronc de cône légèrement aplati d'avant en arrière. — Son *sommet* représente un orifice elliptique dont le plan est un peu incliné en bas et en avant. — Sa *base*, largement échancrée en avant, est irrégulière.

La cage thoracique peut être le siège de déformations dont les unes ne sont pas considérées comme pathologiques (déformations par le corset, thorax en entonnoir), dont les autres, au contraire, sont d'ordre pathologique et, alors consécutives soit à une lésion de la colonne vertébrale (thorax scoliotique, thorax du mal de Pott), soit au rachitisme (thorax en carène).

3° Dimensions. — Variables suivant le sexe, suivant les sujets et, sur le même sujet, suivant le moment de la respiration. En moyenne, elles mesurent chez l'adulte : hauteur 12 centimètres en avant et 27 en arrière, 32 à 34 sur les côtés ; largeur, 5 centimètres sur 12 en haut, 12 sur 27 en bas. Elles peuvent être modifiées plus ou moins à l'état pathologique (thorax globuleux des emphysémateux, thorax étroit des phtisiques, etc.

ARTICLE II

RÉGIONS THORACIQUES PARIÉTALES

Elles sont au nombre de quatre, savoir : 1° la *région sternale* ; 2° la *région costale* ; 3° la *région mammaire* ; 4° la *région diaphragmatique*.

§ 1 — RÉGION STERNALE

La région sternale est située à la partie antérieure du thorax. Elle répond assez exactement au sternum, d'où son nom.

1° Limites. — *Superficiellement*, elle est limitée : 1° en haut, par la fourchette sternale ; 2° en bas, par la base de l'appendice xiphoïde ; 3° latéralement, par l'articulation sterno-claviculaire et la série des articulations chondro-sternales. *En profondeur*, nous prolongerons la région sternale jusqu'à la plèvre thoracique.

2° Forme extérieure et exploration. — La région sternale est saillante chez l'homme, déprimée au contraire en gouttière longitudinale chez la femme (à cause du développement des glandes mammaires). Son exploration, facile, permet de reconnaître le sternum, avec : 1° ses bords ; 2° sa fourchette ; 3° son appendice xiphoïde.

3° Plans constitutifs. — Les cinq plans suivants :
A. Peau. — Plus épaisse que dans la région costale. Glabre chez la femme, recouverte chez l'homme de poils plus ou moins développés. Riche en glandes sébacées.
B. Tissu cellulaire sous-cutané. — Peu développé, pauvre en graisse, unit la peau aux couches sous-jacentes. Cette union est marquée surtout sur la ligne médiane.
C. Aponévrose superficielle. — Elle n'est autre que l'aponé-

vrose du grand pectoral. Entre les deux pectoraux, elle répond au sternum et lui adhère intimement.

D. COUCHE MUSCULAIRE SUPERFICIELLE. — Au-dessous de l'aponévrose se trouvent trois portions de muscles : 1° tout en haut, le *chef sternal du sterno-cléido-mastoïdien*, qui s'insère sur la première pièce du sternum par un tendon conoïde ; 2° tout en bas, les *faisceaux du grand droit de l'abdomen*, venant s'attacher à l'appendice xiphoïde ; 3° latéralement, les *attaches internes du grand pectoral*, formant un relief souvent considérable.

E. PLAN SQUELETTIQUE. — Il nous offre à considérer le sternum d'abord, puis les différentes articulations :

a. *Sternum.* — Le sternum, os plat, spongieux, très vasculaire, fortement oblique en bas et en avant, se compose de trois portions : une portion supérieure ou *manubrium*, une portion moyenne ou *corps* et une portion inférieure ou *appendice xiphoïde*. Morphologiquement, il nous présente : 1° une *extrémité supérieure*, avec son échancrure médiane ou *fourchette* et ses deux facettes latérales pour les clavicules ; 2° une *extrémité inférieure*, constituant l'*appendice xiphoïde* (souvent percé d'un trou, le *trou sternal*) ; 3° deux *bords latéraux*, contournés en S italique, nous présentant dans toute leur hauteur deux ordres d'échancrures, les unes articulaires pour les cartilages costaux, les autres non articulaires répondant aux espaces intercostaux.

b. *Articulations du sternum.* — Les articulations du sternum sont nombreuses : articulations de ses trois pièces entre elles, articulations avec les clavicules, articulations avec les cartilages costaux.

α) Les *articulations sternales*, unissant les trois pièces du sternum entre elles, se distinguent en supérieure et inférieure : la première est une amphiarthrose ; la seconde, une synchondrose. Peu de mouvements. Elles disparaissent avec les progrès de l'âge. Leurs luxations (extrêmement rares) ne sont, le plus souvent, que des fractures.

β) L'*articulation sterno-costo-claviculaire* (une droite, une gauche) présente un fibro-cartilage interarticulaire ou ménisque, avec quatre ligaments périphériques : antérieur, postérieur, interclaviculaire et costo-claviculaire. Deux synoviales : l'une interne, entre le ménisque et le sternum ; l'autre externe, entre le ménisque et la clavicule (luxations de l'extrémité interne de la clavicule, présternale, rétro-sternale ou sus-sternale). L'articulation sterno-costo-claviculaire peut être le siège de l'arthrite blennorrhagique (pathognomonique) et de l'arthrite puerpérale.

γ) Les *articulations chrondro-sternales* sont des arthrodies : un ligament interosseux et un ligament antérieur disposé en éventail. Luxations extrêmement rares, si tant est qu'elles existent.

F. COUCHE MUSCULAIRE PROFONDE. — Au-dessous du sternum se trouvent les deux muscles *triangulaires du sternum*, aplatis et minces, allant des parties latérales du sternum aux 6°, 5°, 4° et 3° cartilages costaux. Ils sont sans importance. Sur leur face profonde s'étale le feuillet pariétal de la plèvre, limite de notre région.

4° Vaisseaux et nerfs. — Les *artères* sont fournies par la mammaire interne. — Les *veines* (sauf quelques-unes qui se mêlent au réseau superficiel de la région costale) se jettent dans la veine mammaire interne. — Les *lymphatiques* se rendent, en partie aux ganglions du cou, en partie à ceux de l'aisselle. — Les *nerfs* proviennent : 1° des branches sus-claviculaires du plexus cervical superficiel ; 2° des nerfs pectoraux du plexus brachial ; 3° des rameaux perforants antérieurs des intercostaux.

§ 2 — RÉGION COSTALE

Encore appelée *thoracique latérale*, cette région forme la cage thoracique entre le sternum et la colonne dorsale.

1° Limites. — *Superficiellement* : 1° en avant, le bord latéral du sternum ; 2° en arrière, les gouttières vertébrales ; 3° en haut, le bord interne de la première côte ; 4° en bas, une ligne obliquement descendante, allant de l'appendice xiphoïde à l'angle de la douzième côte. *En profondeur*, la plèvre pariétale.

2° Forme extérieure et exploration. — La région costale est en partie masquée par l'épaule ; elle est convexe dans le sens vertical et dans le sens transversal. A la palpation, on reconnaît les arcs costaux et on peut assez aisément les explorer et les compter (en commençant par le haut et près de leur extrémité sternale ; ne pas oublier que la première côte est cachée par la clavicule).

3° Plans superficiels. — Au nombre de quatre : 1° *peau* ; 2° *tissu cellulaire sous-cutané* ; 3° *aponévrose* : 4° *muscles superficiels*.

A. PEAU. — Mince, souple, faiblement adhérente aux plans sous-jacents.

B. TISSU CELLULAIRE SOUS-CUTANÉ. — Rien de spécial. Même disposition que dans les régions voisines.

C. APONÉVROSE SUPERFICIELLE. — Très mince ; elle recouvre sans discontinuité les muscles sous-jacents.

D. MUSCLES SUPERFICIELS. — Ce sont : 1° en avant, le *grand pectoral*, le *petit pectoral*, le *sous-clavier* et l'extrémité supérieure du *grand droit de l'abdomen* (inséré par trois digitations sur les cartilages costaux des 5°, 6° et 7° côtes) ; 2° en arrière, la portion correspondante des muscles *trapèze, grand dorsal, grand et petit rhomboïdes, petits dentelés postérieurs* ; 3° en bas, le *grand oblique de l'abdomen*, qui se détache par 8 ou 9 digitations de la face externe des huit ou neuf dernières côtes ; 4° tout en haut, les insertions costales du *scalène antérieur* et du *scalène postérieur* ; 5° à la partie moyenne, le *grand dentelé*, muscle large et mince, se détachant du bord interne du scapulum pour s'irradier en un éventail de dix digitations qui viennent se fixer sur la face externe des dix premières côtes. A noter que les faisceaux supérieurs sont obliquement descendants (inspirateurs), les faisceaux moyens obliquement ascendants (expirateurs), les faisceaux inférieurs de nouveau obliquement descendants (inspirateurs).

4° Plan squelettique. — Il est formé par les *côtes* et, dans l'intervalle des côtes, par les *espaces intercostaux* :

A. CÔTES. — Os plats disposés en arcades entre le rachis et le sternum. Au nombre de 24 (12 de chaque côté) : les sept premières (*côtes sternales, vraies côtes*) vont jusqu'au sternum, les cinq dernières (*fausses côtes, côtes asternales*) ne l'atteignent pas (les 11°, 12° sont même flottantes). Chaque côte comprend une portion postérieure osseuse (*côte osseuse*) et une portion antérieure cartilagineuse (*cartilage costal*).

a. *Côtes osseuses*. — Elles s'implantent obliquement sur la colonne vertébrale et présentent une double courbure (*courbure sur le plat* et *courbure sur les bords*). On leur décrit une face externe, une face interne, un bord supérieur et un bord inférieur creusé d'une gouttière. En raison de leur courbure et de leur structure (celle des os plats), elles ont une grande souplesse et une grande élasticité ; malgré cela, elles se fracturent très souvent (*fracture en dedans, fracture en dehors*). Elles sont un des sièges de prédilection de la tuberculose osseuse.

b. *Cartilages costaux*. — Au nombre de 24 (12 de chaque côté) comme les côtes. Les sept premiers prolongent les côtes jusqu'au sternum ; les deux ou trois suivants, n'atteignant pas le sternum, s'insèrent sur le cartilage placé au-dessus ; les deux derniers se perdent au milieu des muscles de l'abdomen. Leur longueur va en augmentant de haut en bas. Ils peuvent être le siège de fracture, d'inflammation.

c. *Articulations des côtes*. — Les articulations des côtes osseuses avec le rachis et celles des cartilages avec le sternum sont connues (voy. p. 169 et p. 219). Quant à celles qui unissent les cartilages aux côtes osseuses (*articulations chondro-costales*) ce sont de simples synarthroses (siège des *nouures* des rachitiques).

B. Espaces intercostaux. — Ils se trouvent situés dans l'intervalle des côtes : ils sont au nombre de 22 (11 de chaque côté).

a. *Disposition générale*. — Deux portions : une portion postérieure ou *intercostale*, la plus étendue ; une portion antérieure ou *interchondrale*, toute petite.

b. *Dimensions*. — La hauteur de l'espace est de 20 millimètres environ au niveau de la portion intercostale. Elle mesure encore 15 à 18 millimètres au niveau de la portion interchondrale des 4 premiers espaces (elle est suffisante pour qu'on puisse passer au travers de ces espaces). Mais, au niveau des 5° et 6° espaces, elle ne mesure plus que 2 à 4 millimètres, d'où nécessité de réséquer ces derniers cartilages pour aborder les plans profonds.

c. *Muscles intercostaux*. — Au nombre de deux pour chaque espace, un interne, un externe. Larges et minces, dirigés en sens contraire, ils mesurent en hauteur la hauteur même de l'espace et s'insèrent : l'externe, sur la lèvre externe du bord inférieur de la côte qui est au-dessus d'une part, sur le bord supérieur de la côte qui est au-dessous d'autre part; l'interne, à la fois sur la lèvre interne et sur la lèvre externe du bord inférieur de la côte qui est au-dessus d'une part, et sur le bord supérieur de la côte qui est au-dessous d'autre part. Ils sont séparés l'un de l'autre par un étroit espace triangulaire à base supérieure, où cheminent les vaisseaux et les nerfs intercostaux (veine en haut, artère au milieu, nerf en bas).

d. *Couche musculaire profonde*. — Au delà des côtes et des intercostaux internes se trouvent les sous-costaux, les insertions costales du triangulaire du sternum et celles du diaphragme. Sur le tout s'étale la plèvre pariétale, avec, sur sa face profonde, le tissu cellulaire sous-pleural (abcès sous-pleuraux).

5° Vaisseaux et nerfs. — Pas de vaisseaux de gros calibre. La blessure des vaisseaux est pourtant dangereuse à cause du voisinage de la plèvre, qui, blessée en même temps qu'eux, aspire le sang dans sa cavité.

a. *Artères*. — Elles proviennent de l'axillaire, des intercostales, de la mammaire interne.

α) L'*axillaire* donne à la région la branche thoracique de l'acromio-thoracique, la thoracique inférieure ou mammaire externe, quelques rameaux de la sous-scapulaire.

β) Les *intercostales* sont au nombre de douze, les trois premières provenant de l'intercostale supérieure, les neuf autres de l'aorte. Chacune d'elles, après avoir fourni le *rameau dorso-spinal* (voy. *Rachis*), s'engage dans l'espace intercostal, entre les deux intercostaux interne et externe d'abord, puis entre les faisceaux internes et les faisceaux externes de l'intercostal interne : dans le tiers postérieur de l'espace, elle occupe la gouttière costale, entre la veine qui est au-dessus et le nerf qui est au-dessous ; puis, elle descend à la partie moyenne de l'espace intercostal et se partage en deux branches qui s'anastomosent avec les intercostales antérieures correspondantes (déchirure possible des intercostales dans les fractures des côtes ; dans la thoracentèse, suivre avec le trocart le bord supérieur de la côte inférieure, et non le bord inférieur de la côte supérieure).

γ) La *mammaire interne*, branche de la sous-clavière, descend entre les cartilages costaux et le triangulaire, le long du bord du sternum : à 10 millimètres de ce bord, au niveau du premier espace ; à 12 millimètres, au niveau du deuxième ; à 13 millimètres, au niveau du troisième ; à 14 millimètres, au niveau du quatrième ; à 20 millimètres, au niveau du sixième. Dans ce trajet, elle jette dans toutes les directions de nombreux rameaux, dont les plus importants constituent les intercostales antérieures. Au niveau du sixième espace intercostal, elle se divise en deux branches terminales (la *musculo-phrénique* et l'*abdominale*), destinées aux parois de l'abdomen (voy. *Abdomen*).

b. *Veines*. — Elles se distinguent en deux groupes : 1° *veines superficielles*, communiquant avec celles des régions voisines et formant ainsi une voie de sûreté interposée entre les deux veines caves (topographie variable des dilatations veineuses suivant que l'obstacle siège sur les veines caves ou la veine porte) ; 2° *veines profondes*, suivant le trajet des artères homonymes (*veines thoraciques externes* allant à l'axillaire, *veines intercostales* se rendant aux azygos, *veines mammaires internes* aboutissant aux sous-clavières).

c. *Lymphatiques*. — Comme les veines, ils se distinguent en superficiels et profonds. — Les *lymphatiques superficiels* se rendent, pour la plupart, aux ganglions de l'aisselle ; quelques-uns seulement, aux ganglions mammaires internes ou aux sus-claviculaires. — Les *lymphatiques profonds* ou *intercostaux* aboutissent, les postérieurs aux ganglions situés au niveau de la tête des côtes, les antérieurs aux ganglions mammaires internes. A noter que les lymphatiques profonds (qui proviennent en partie de la plèvre) communiquent avec les superficiels : d'où possibilité d'abcès sous-cutanés consécutifs à une lésion pleurale ou pleuro-pulmonaire.

d. *Nerfs*. — La région costale reçoit : 1° du *plexus cervical superficiel*, la terminaison des nerfs sus-claviculaires (pour les téguments) ; 2° du *plexus brachial*, les nerfs du grand pectoral, du petit pectoral et du grand dentelé (pour les muscles de même nom) ; 3° les *nerfs intercostaux*. Ces derniers nerfs cheminent (au-dessous des artères) dans les espaces intercostaux. Tout en arrière, ils sont placés directement au-dessous de la plèvre (leur inflammation dans la pleurésie, d'où le *point de côté*) ; puis, entre l'intercostal interne et l'intercostal externe.- Ils abandonnent chemin faisant des rameaux musculaires et des rameaux cutanés, dont les plus importants sont le *perforant latéral* et le *perforant antérieur*, ainsi appelés parce qu'ils traversent le muscle intercostal externe, le premier à la partie moyenne de l'espace intercostal, le second à sa partie antérieure (au niveau de ces perforants, *points douloureux* des névralgies intercostales).

§ 3 — RÉGION MAMMAIRE

On peut la définir : la partie de la paroi thoracique qui est occupée par le sein ou mamelle. Elle n'est bien développée que chez la femme.

1° Limites. — *Superficiellement*, les mêmes que celles de la mamelle elle-même. *En profondeur*, l'aponévrose qui recouvre le grand pectoral. C'est donc une région cutanée.

2° Forme extérieure et dimensions. — Le sein a la forme d'une demi-sphère séparée du thorax par un sillon (*sillon sous-mammaire*, lieu d'élection pour les incisions). Son volume, comme sa forme du reste, est essentiellement variable suivant les sujets et, sur le même sujet, suivant l'âge et les conditions physiologiques.

3° Exploration. — Elle se pratique en saisissant d'une part la mamelle à pleine main dans le sens transversal, en la palpant d'autre part, la main étant placée à plat et la refoulant sur le grand pectoral.

4° Plans constitutifs. — Quatre couches se superposant comme suit : 1° la *peau* ; 2° le *tissu cellulaire sous-cutané* ; 3° la *glande mammaire* ; 3° la *couche celluleuse rétro-mammaire*.

A. Peau. — Aucun caractère particulier, sauf à sa partie moyenne où elle se modifie pour constituer l'*aréole* et le *mamelon*.

α) L'*aréole* ou *auréole*, région circulaire de 15 à 20 millimètres de diamètre, entoure la base du mamelon : elle renferme des glandes sébacées volumineuses, formant les saillies dites *tubercules de Morgagni*. Peau fine, adhérente, doublée d'une couche de fibres musculaires lisses (*muscle sous-aréolaire*). Se modifie au moment de la grossesse : prend une teinte plus foncée ; s'entoure d'une zone également foncée, l'*aréole secondaire* ; les tubercules de Morgagni deviennent plus volumineux, *tubercules de Montgomery* (ils peuvent suppurer, *abcès tubércux*).

β) Le *mamelon* a la forme d'une grosse papille cylindroïde, longue de 10 à 12 millimètres, large de 9 à 10 millimètres. Aspect très variable : gros, petit, long, court, ombiliqué, invaginé (sa rétraction dans les tumeurs du sein). Sur son sommet, 12 à 20 orifices : embouchures des canaux galactophores. Peau fine, mais rugueuse et ridée, adhérente, doublée à sa face profonde par des fibres musculaires lisses, constituant le *muscle mamillaire* (excoriations, crevasses, ordinairement très douloureuses, pouvant empêcher l'allaitement et, d'autre part, ouvrir la porte à l'infection).

B. Tissu cellulaire sous-cutané. — Le tissu cellulaire souscutané ou prémammaire s'étale entre la peau et la glande (à noter qu'il fait défaut au niveau de l'aréole et du mamelon). Il est subdivisé en une série de logettes par des tractus fibreux plus ou moins épais, qui se portent de la glande à la peau ; d'autre part, il s'insinue plus ou moins entre les lobes de la glande. Il est le siège d'abcès dits *sous-cutanés*.

C. Glande mammaire. — Elle revêt la forme d'une masse grisâtre ou gris jaunâtre, aplatie d'avant en arrière, irrégulièrement circulaire, envoyant une série de prolongements, dont un seul, le *prolongement axillaire*, est constant. Elle est formée par 12 à 20 glandes en grappes, désignées sous le nom de *lobes* et possédant chacune leur canal excréteur ou *canal galactophore*. Les canaux galactophores s'ouvrent en pomme d'arrosoir au sommet du mamelon : c'est par ces orifices que se fait le plus souvent l'infection du tissu glandulaire. A noter que les divers lobes peuvent s'infecter isolément et suppurer successivement (*abcès multiples* dans les mastites). La glande mammaire est le champ de prédilection des néoplasmes (*tumeurs bénignes* et *tumeurs malignes*).

13.

D. Couche cellulo-adipeuse rétro-mammaire. — C'est une dépendance du tissu cellulaire sous-cutané, avec lequel il se confond du reste au niveau de la circonférence de la glande. Elle est formée par un tissu conjonctif lâche (*bourse rétro-mammaire* de Chassaignac), d'où la mobilité de la mamelle sur le grand pectoral. Elle est le siège des *phlegmons* et *abcès profonds* ou *rétro-mammaires*, lesquels s'ouvrent parfois à travers la glande dans le tissu cellulaire sous-cutané (abcès en *bouton de chemise*).

5° Vaisseaux et nerfs. — Les *artères* proviennent de la *mammaire interne* (c'est l'artère principale : 2 ou 3 gros rameaux qui, après avoir perforé les intercostaux et le grand pectoral se portent vers la partie supéro-interne de la glande), de la *mammaire externe* (branche de l'axillaire) et des *intercostales aortiques*. — Les *veines*, suivant le même trajet que les artères, aboutissent à la mammaire interne, à l'axillaire, aux intercostales. — Les *lymphatiques* se divisent en trois groupes : 1° *lymphatiques externes*, se portant vers l'aisselle (en contournant le bord inférieur du grand pectoral) et s'y terminant dans un groupe de ganglions, qui se trouvent situés sur la paroi interne de la région autour des vaisseaux mammaires externes ; 2° *lymphatiques internes*, se dirigeant en dedans et aboutissant (après avoir traversé l'extrémité interne des espaces intercostaux) aux ganglions mammaires internes ; 3° *lymphatiques sous-mammaires*, perforant le grand pectoral, pour (après avoir cheminé au-dessous de ce muscle) se rendre aux ganglions sus-claviculaires. — Les *nerfs* proviennent des six premiers intercostaux (sauf le premier), de la branche sus-claviculaire du plexus cervical et des branches thoraciques du plexus brachial.

§ 4 — RÉGION DIAPHRAGMATIQUE

C'est la région constituée par le muscle diaphragme : elle sépare la cavité thoracique de la cavité abdominale.

1° Forme et situation. — Celles du diaphragme. C'est une sorte de coupole ou de voûte mobile (s'élevant et s'abaissant avec la respiration), cachée sous la base du thorax, plus large dans le sens transversal que dans le sens antéro-postérieur, descendant beaucoup plus bas en arrière qu'en avant. Elle remonte un peu plus haut à droite (jusqu'à la 4e côte pendant l'inspiration) qu'à gauche (jusqu'à la 5e côte pendant l'inspiration).

2° Plans constitutifs, muscle diaphragme. — Un seul plan, le *diaphragme*. Ce muscle nous présente une partie centrale, aponévrotique (*centre phrénique*), et une portion périphérique, charnue. Celle-ci s'insère sur la base de l'appendice xiphoïde (*faisceaux sternaux*), sur la face interne des six dernières côtes (*faisceaux costaux*), sur les arcades du carré des lombes et du psoas et sur la face antérieure de la colonne lombaire (*faisceaux lombaires* et *piliers diaphragmatiques*; ces derniers délimitent entre eux *l'orifice œsophagien* et *l'orifice aortique*). Le diaphragme est un muscle inspirateur : ses lésions (consécutives ordinairement à une inflammation de la plèvre ou du péritoine) entraînent une gêne respiratoire considérable.

3° Points faibles diaphragmatiques. — La cloison diaphragmatique nous présente un certain nombre de points faibles (siège des *hernies diaphragmatiques*, voies de passage pour les suppurations). Ce sont : 1° les *orifices* par où passent les organes qui vont du thorax à l'abdomen ou vice versa (nerfs, œsophage, veine cave inférieure, etc.), et en particulier, *l'orifice aortique*, au niveau duquel le tissu cellulaire rétro-péritonéal se continue avec celui du médiastin (voie de passage pour les abcès par congestion de la colonne dorsale); 2° des *hiatus musculaires* (hiatus entre les faisceaux sternaux, voie de passage pour les collections rétro-sternales ; hiatus entre les faisceaux costaux et les faisceaux sternaux; enfin *l'hiatus diaphragmatique*, au niveau duquel le cul-de-sac de la plèvre est en rapport immédiat avec le rein (voy. p. 329) ; 3° les *cicatrices* du muscle ou ses *malformations congénitales*.

4° Rapports. — Le diaphragme présente deux faces :

α) *Par sa face supérieure ou convexe (face thoracique)*, il répond : 1° par sa partie moyenne, aux deux médiastins antérieur et postérieur (péricarde, cœur, œsophage, aorte) ; 2° sur les côtés, aux régions pleuro-pulmonaires droite et gauche et, au niveau du sinus costo-diaphragmatique, au cul-de-sac de la plèvre. A noter que le poumon ne pénètre pas au fond du sinus, d'où possibilité de blesser le diaphragme si on choisit une côte trop inférieure pour pratiquer l'empyème ; d'où encore lésion possible de la plèvre, du diaphragme et de l'abdomen, le poumon restant intact.

β) *Par sa face inférieure ou concave (face abdominale)*, le diaphragme est en grande partie tapissé par le péritoine et est en rapport, en allant de droite à gauche, avec le foie, la grosse tubérosité de l'estomac, la rate, l'angle gauche du côlon. Il répond encore, en arrière, aux capsules surrénales et à l'extrémité supérieure des reins, au pancréas, au duodénum, aux vaisseaux pancréatiques et rénaux, aux ganglions semi-lunaires. La face inférieure du diaphragme supporte une pression plus considérable que sa face supérieure : aussi, dans le cas de hernie diaphragmatique, voit-on les viscères abdominaux pénétrer dan la cavité thoracique.

5° Vaisseaux et nerfs. — Les *artères* proviennent : 1° des diaphragmatiques supérieures et inférieures ; 2° des médiastines postérieures et antérieures. — Les *veines* se rendent aux veines mammaires internes et à la veine cave inférieure. — Les *lymphatiques* s'anastomosent avec ceux de la plèvre et du péritoine, d'où propagation possible d'une inflammation de la plèvre au péritoine et réciproquement. Ils aboutissent aux ganglions médiastinaux. — Les *nerfs* viennent successivement des six derniers intercostaux et, principalement, des phréniques. L'inflammation des phréniques provoque de vives douleurs (pleurésies diaphragmatiques) : elle peut être révélée par la pression faite en certains points spéciaux répondant au trajet du nerf.

CHAPITRE II

CAVITÉ THORACIQUE ET SON CONTENU

La cavité thoracique, sur le sujet revêtu de ses parties molles, nous présente la même configuration générale que sur le squelette : c'est encore un tronc de cône à base inférieure. La colonne vertébrale, fortement saillante en avant, la divise en deux cavités secondaires, l'une droite, l'autre gauche. Chacune de ces cavités latérales renferme le poumon, et la plèvre (*régions pleuro-pulmonaires*). Entre ces deux régions latérales se trouve une région médiane, le *médiastin*.

ARTICLE PREMIER

RÉGIONS PLEURO-PULMONAIRES

Au nombre de deux, l'une droite, l'autre gauche, elles comprennent chacune le *poumon* correspondant et la *plèvre* qui l'enveloppe.

§ 1 — PLÈVRES

Il existe deux plèvres, l'une droite, l'autre gauche, et chacune nous présente naturellement : 1° un *feuillet pariétal ;* 2° un *feuillet viscéral ;* 3° une cavité, la *cavité pleurale.*

1° Feuillet viscéral. — Le feuillet viscéral, très mince, transparent, entoure le poumon dans toute son étendue, excepté au niveau du hile où il se réfléchit en dedans pour se continuer avec le feuillet pariétal. Au niveau des scissures interlobaires, il envoie deux prolongements qui s'étendent jusqu'au fond des scissures. A noter que le feuillet viscéral adhère intimement au tissu pulmonaire (grâce au *tissu sous-pleural*).

2° Feuillet pariétal. — Le feuillet pariétal (*plèvre pariétale*) revêt entièrement la vaste cavité où est logé le poumon.

α) *En bas*, il s'étale sur la coupole diaphragmatique, *plèvre diaphragmatique*.

β) *En haut* (*plèvre cervicale*), il forme au-dessus du poumon une sorte de voûte : c'est le *dôme pleural* ou *cul-de-sac supérieur* (avec son appareil suspenseur). Il remonte à 2 ou 3 centimètres au-dessus de la première côte : rapports intimes avec les vaisseaux sous-claviers, avec le ganglion cervical inférieur du sympathique cervical et les branches les plus inférieures du plexus brachial.

γ) *En dedans*, la plèvre pariétale forme la paroi latérale du médiastin, c'est la *plèvre médiastine* (*plèvre médiastine droite* et *plèvre médiastine gauche*). A droite et à gauche, elle s'étend, en sens sagittal, de la colonne vertébrale au sternum en revêtant tous les organes placés en dedans d'elle (à noter, au-dessous du pédicule pulmonaire, le *ligament du poumon*, de forme triangulaire, allant de la plèvre médiastine à la face interne du poumon.

δ) *En avant*, *en dehors* et *en arrière*, la plèvre pariétale recouvre les côtes et les espaces intercostaux : c'est la *plèvre costale*, réunie au plan sous-jacent par un mince feuillet conjonctif ou fibreux, la *fascia endothoracique*. Elle se réunit : 1° en haut, directement avec la plèvre cervicale ou dôme pleural ; 2° en bas, à la plèvre diaphragmatique en formant le *cul-de-sac inférieur* ou *sinus costo-diaphragmatique ;* 3° en avant et aussi en arrière, à la partie correspondante de la plèvre médiastine, en formant le *sinus costo-médiastinal antérieur* et le *sinus costo-médiastinal postérieur*.

3° Topographie thoraco-pleurale. — C'est la projection, sur la paroi thoracique, du trajet des culs-de-sac pleuraux :

a. *Culs-de-sac antérieurs.* — Il convient d'examiner successivement le droit et le gauche.

α) Le *cul-de-sac du côté droit* part de l'articulation sterno-claviculaire droite, se dirige obliquement vers le bord gauche du sternum qu'il atteint à la hauteur de la 2° articulation chondro-sternale, puis le suit jusqu'à la 4° articulation chondro-sternale gauche ; là, il s'infléchit en dehors et croise la 6° ou la 7° articulation chondro-sternale droite.

β) Le *cul-de-sac du côté gauche*, parti de l'articulation sterno-claviculaire gauche, descend le long du bord gauche du sternum jusqu'au niveau du 4° cartilage costal ; là, s'infléchissant en dehors, il vient couper le 5° espace à 1 centimètre et le 6° espace à 15 ou 18 millimètres du bord sternal, pour se continuer au niveau du bord supérieur du 7° cartilage costal avec le cul-de-sac inférieur.

γ) L'*espace compris entre les deux culs-de-sac* a la forme d'un X ou d'un sablier (voy. p. 238).

b. *Culs-de-sac postérieurs.* — Nous les étudierons avec l'œso-phage et l'aorte (p. 249).

c. *Culs-de-sac inférieurs.* — Ils ont à peu près le même trajet à droite qu'à gauche. Ils commencent en avant au niveau du 7° cartilage et se dirigent, d'abord obliquement, puis horizonta-lement, vers la 11° côte, qu'ils atteignent en un point situé à 10 ou 11 centimètres de la ligne médiane. Ils rencontrent ensuite la 12° côte à 8 ou 9 centimètres de la ligne médiane, la croisent, puis la débordent en bas de 1 centimètre à 1 centi-mètre et demi pour se terminer sur le rachis au niveau du bord supérieur de la 1re vertèbre lombaire.

4° Cavité pleurale. — Elle est virtuelle à l'état normal, les deux feuillets étant au contact et glissant l'un sur l'autre dans les mouvements de la respiration (sauf le cas d'adhérences patho-logiques). La cavité ne devient réelle que lorsqu'un épanchement gazeux (pneumothorax) ou liquide (pleurésie séreuse, pleurésie purulente, hémothorax) vient modifier le vide pleural et per-mettre au poumon de s'écarter de la paroi thoracique : elle peut alors contenir plusieurs litres de liquide (dangers de ces gros épanchements). Pour que la guérison se produise, il faut nécessairement que le poumon puisse revenir au contact de la paroi thoracique. Dans certains cas, ce résultat ne peut être obtenu que par une intervention chirurgicale, soit la *thoracoplastie*, soit la *décortication pulmonaire*.

5° Vaisseaux et nerfs. — Les *artères*, toutes de petit calibre, proviennent des diaphragmatiques, des médiastines, des intercostales. — Les *veines* se rendent aux azygos. — Les *lymphatiques* : 1° pour la plèvre viscérale, se réunissent à ceux du poumon (voy. *Poumons*) ; 2° pour la plèvre pariétale, se mêlent à ceux des parois thoraciques pour aboutir, suivant les régions, aux ganglions diaphragmatiques, aux ganglions médiastinaux, aux ganglions axillaires. — Les *nerfs* proviennent : 1° pour le feuillet viscéral, du plexus pulmonaire ; 2° pour le feuillet pariétal, des nerfs voisins (intercostaux, pneumogastriques, phréniques).

6° Exploration et voies d'accès. — La plèvre est explorable par la percussion, l'auscultation, les rayons X. — Elle est aisément accessible, soit par la simple incision d'un espace intercostal avec ou sans résection d'une côte (empyème), soit par la formation d'un véritable volet comprenant toute l'épaisseur de la paroi thoracique.

§ 2 — POUMONS

Les poumons sont les organes essentiels de la respiration : c'est dans leur profondeur que se produit l'hématose.

1° Considérations générales. — Au nombre de deux, ils occupent les parties latérales de la cavité thoracique et sont séparés l'un de l'autre par le médiastin : ils revêtent la forme d'un demi-cône excavé en bas et en dedans.

Chacun d'eux est formé par plusieurs *lobes* séparés par des *scissures* dites *interlobaires* : le poumon droit possède trois lobes et deux scissures ; le poumon gauche, deux lobes et une scissure.

Leur volume varie suivant les sujets (sujets vigoureux, sujets de constitution faible) et suivant le temps de la respiration. A l'état pathologique, il est tantôt diminué (pleurésies), tantôt augmenté (emphysème).

2° Structure. — Le poumon est une masse lisse et brillante, d'une coloration gris rosé chez les sujets jeunes, gris ardoisé et même brun noirâtre (anthracose) chez les sujets âgés. Vu en coupe, il se montre constitué : 1° par une grande quantité de petites cavités (*lobules pulmonaires*), remplies d'air à l'état normal (le poumon sain ayant respiré ne plonge pas dans l'eau), plus ou moins remplies d'exsudats à l'état pathologique (pneumonie) ; 2° par les *ramifications bronchiques*; 3° par des *vaisseaux* et des *nerfs*.

3° Rapports. — Le poumon est en rapport immédiat avec les parois de la cavité thoracique, dont il n'est séparé que par la cavité pleurale, cavité virtuelle à l'état normal.

α) Son *sommet* (siège d'élection de la tuberculose pulmonaire), arrondi, répond au contenu du creux sus-claviculaire.

β) Sa *base*, large et concave, répond, par l'intermédiaire du diaphragme, aux viscères abdominaux, en particulier au foie (abcès du foie s'ouvrant dans les bronches).

γ) Sa *face interne*, concave, est en rapport avec le médiastin et en particulier avec le cœur (*lit du cœur*). A noter, à moitié de sa hauteur et vers son quart postérieur, le *hile du poumon* par où pénètrent les bronches, les vaisseaux et les nerfs (*pédicule du poumon*).

δ) Sa *face externe*, convexe, répond à la paroi costale, au travers de laquelle le poumon est souvent blessé (hémo-pneumothorax ou pyo-pneumothorax consécutif).

ε) Ses *bords* (le *postérieur* est épais, l'*antérieur* et l'*inférieur* sont minces, lamelliformes) ne pénètrent pas dans les culs-de-sac de la plèvre, sauf toutefois le bord postérieur : il existe donc, normalement, une portion de la cavité pleurale qui est *inhabitée*.

4° Topographie thoraco-pulmonaire. — C'est la projection sur la paroi thoracique : 1° des *bords antérieurs* et *inférieurs* du poumon ; 2° des *scissures interlobaires* ; 3° des *lobes pulmonaires*.

a. *Bord antérieur*. — *Celui du côté droit* suit un trajet identique à celui du cul-de-sac pleural du même côté : il reste seulement à 10 ou 15 millimètres en dehors de lui pendant l'expi-ration tout au moins. — *Celui du côté gauche*, lui aussi, suit le cul-de-sac pleural gauche jusqu'à la 4º articulation chondro-sternale. Mais, arrivé là, il se porte vers la partie du 4º espace intercostal qui répond à la ligne réunissant les 4º et 5º articu-lations chondro-costales, puis revient vers la partie moyenne du 6º cartilage costal, formant ainsi une large échancrure à concavité interne (*échancrure cardiaque*).

b. *Bord inférieur.* — Il a une direction à peu près horizontale à droite comme à gauche. Il répond au 5º ou 6º espace intercos-tal (au niveau de la ligne mamillaire) : la distance qui le sépare du fond du cul-de-sac pleural est de 3 à 4 centimètres pendant l'inspiration, de 7 à 9 centimètres pendant l'expiration.

c. *Scissures interlobaires.* — La *scissure du poumon gauche* (unique) va de l'extrémité vertébrale de la 4º côte ou du 3º espace intercostal à la 6º articulation chondro-costale : elle croise très obliquement la 5º côte (la résection de cette côte la met à découvert sur une certaine étendue). — Les *scissures du poumon droit* (au nombre de deux) ont, l'une une direction oblique, l'autre une direction horizontale. La *scissure oblique* s'étend de l'extrémité vertébrale de la 3º ou de la 5º côte à un point qui est situé sur le 5º espace intercostal ou la 6º côte et qui est distant de 5 à 10 centimètres de la ligne médiane. La *scissure horizontale* se sépare de la précédente sur la portion du 4º espace qui répond au scapulum; de là, elle se porte en avant et vient se terminer sur la partie postérieure du sternum en regard du 3º espace.

d. *Lobes pulmonaires.* — Les lobes pulmonaires occupent par rapport aux diverses parois du thorax la situation suivante : les lobes supérieur et inférieur (l'épine du scapulum leur sert de limite réciproque) répondent, à droite comme à gauche, à toute l'étendue de la paroi postérieure ; le lobe supérieur gauche répond seul à la paroi antérieure gauche ; les lobes supérieur et moyen droits (leur limite correspond à la 4º côte) répondent à la paroi antérieure droite ; le lobe supérieur, l'origine du lobe moyen et le lobe inférieur du côté droit sont en rapport avec la paroi latérale droite (le supérieur au-dessus du point où la ligne axillaire croise la 4ᵉ côte, le moyen en avant de ce point, l'inférieur au-dessous) ; les lobes supérieur et inférieur gauches répondent à la paroi latérale gauche : la 4ᵉ côte leur sert de limite réciproque.

5° Pédicule du poumon : bronches, vaisseaux et nerfs. — Le pédicule du poumon est formé : 1° par la bronche ; 2° par les divisions de l'artère pulmonaire (au-devant et un peu au-dessus de la bronche) ; 3° par les veines pulmonaires (au-devant de la bronche, mais un peu au-dessous des artères pulmonaires) ; 4° par les vaisseaux bronchiques ; 5° par les nerfs (sur la face postérieure de la bronche).

a. *Bronches intra-pulmonaires*. — Chaque bronche intra-pulmonaire (*bronche-souche*) parcourt le poumon dans la plus grande partie de son étendue en se dirigeant obliquement de haut en bas, de dedans en dehors et d'avant en arrière, et en diminuant de calibre au fur et à mesure qu'elle descend. Elle donne naissance à des *bronches collatérales* (*primaires, secondaires, tertiaires*), qui se ramifient elles-mêmes jusqu'aux divisions ultimes aboutissant aux lobules et aux acini. Les divisions bronchiques intra-pulmonaires sont régulièrement cylindriques. Elles sont constituées : 1° par une *tunique fibreuse*, renfermant dans son épaisseur des *plaques cartilagineuses* (souvent détruites dans le cas de dilatation des bronches) ; 2° par une *couche musculaire lisse* (sa contracture spasmodique produirait l'accès d'asthme) ; 3° par une *muqueuse*, qui contient de nombreuses glandes en grappe et qui est recouverte d'un épithélium à cils vibratiles jusqu'aux bronchioles terminales, d'un épithélium plat au niveau des alvéoles (rôle de défense de cette muqueuse contre les microbes entraînés dans l'air inspiré) : son inflammation (*bronchite*) est très fréquente.

b. *Artères et veines pulmonaires*. — Ce sont les vaisseaux de l'hématose. — L'*artère pulmonaire* se ramifie exactement comme le tronc bronchique, qu'elle accompagne jusqu'à sa terminaison. Elle amène au poumon tout le sang veineux puisé par elle dans le ventricule droit (aussi l'*embolie du poumon* est-elle presque toujours consécutive à une lésion de l'appareil veineux, tandis que les embolies des autres viscères sont presque toujours dues à une lésion de l'appareil artériel). — Les *veines pulmonaires*, nées du réseau capillaire du lobule, viennent constituer au niveau du hile quatre troncs (deux pour le poumon droit, deux pour le poumon gauche), qui débouchent à la face supérieure de l'oreillette gauche. Elles ramènent au cœur le sang qui s'est artérialisé dans le poumon.

c. *Vaisseaux bronchiques*. — Ce sont les vaisseaux nourriciers du poumon. — Les *artères bronchiques* (deux pour le poumon gauche, une pour le poumon droit), branches de l'aorte thoracique, s'accolent aux bronches. — Les *veines bronchiques* se jettent : 1° à droite, dans la grande azygos ou dans le tronc commun des veines intercostales supérieures droites, ou encore dans la veine cave supérieure : 2° à gauche, dans la petite azygos ou dans le tronc veineux brachio-céphalique gauche.

d. *Lymphatiques*. — Ils se rendent aux ganglions qui entourent les bronches à leur entrée dans le poumon. A noter que quelques-uns de ces ganglions, *ganglions inter-bronchiques*, sont situés en plein poumon.

e. *Nerfs*. — Ils proviennent des plexus pulmonaires antérieur et postérieur (grand sympathique et pneumogastrique). Leur irritation peut produire une dyspnée intense et même une syncope mortelle.

6° Vue d'ensemble de l'appareil bronchique et de l'appareil vasculo-nerveux du poumon. — Il ressort de l'étude que nous venons de faire : 1° que le *poumon a une richesse vasculaire considérable* (une gêne de sa circulation peut entraîner une dyspnée plus ou moins grave, mortelle parfois) ; 2° que des *relations étroites unissent le cœur et le poumon* (retentissement constant des affections pulmonaires sur le cœur et vice versa) ; 3° que, pendant leur trajet, les *bronches affectent avec les vaisseaux pulmonaires et bronchiques des rapports intimes* (applications aux blessures du poumon).

7° Exploration et voies d'accès. — Le poumon est explorable au moyen de la percussion, de l'auscultation, des rayons X. Ses voies d'accès sont les mêmes que celles de la plèvre.

ARTICLE II

MÉDIASTIN

(RÉGION MÉDIASTINE)

Le médiastin est l'espace compris entre les deux régions pleuro-pulmonaires. Il est nettement délimité : 1° *en avant*, par le sternum et les cartilages costaux ; 2° *en arrière*, par la colonne dorsale ; 3° *sur les côtés*, par les plèvres médiastines droite et gauche ; 4° *en bas*, par le diaphragme. *En haut*, le médiastin se continue avec le cou : sa limite sur ce point, purement conventionnelle, est un plan transversal passant par la 1re côte et par le disque intervertébral qui sépare la 7e cervicale de la 1re dorsale. Un plan frontal passant par la bifurcation des bronches divise le médiastin en deux portions :

1° Une portion antérieure, ou *médiastin antérieur* ;
2° Une portion postérieure, ou *médiastin postérieur*.

SECTION I

MÉDIASTIN ANTÉRIEUR

Le médiastin antérieur est la portion prébronchique du médiastin. Plus étendu que le médiastin postérieur, il représente un peu plus des 2/3 de la cloison médiastine. Nous étudierons successivement : 1° la *cavité proprement dite* ; 2° son *contenu*.

§ 1 — CAVITÉ MÉDIASTINE PROPREMENT DITE

1° Limites. — Dans le sens antéro-postérieur, elle s'étend de la face postérieure du sternum à la bifurcation de la trachée ; dans le sens vertical, de la fourchette sternale au diaphragme,

2° Forme et parois. — Sa forme est celle d'un quadrilatère irrégulier, rétréci en son milieu comme un sablier. Elle nous présente six parois à étudier : 1° une *paroi antérieure superficielle* (*paroi chirurgicale*), qui répond à l'espace en **X** compris entre les deux culs-de-sac antérieurs de la plèvre ; elle est en rapport avec le sternum ainsi qu'avec les côtes et les cartilages costaux du côté gauche ; 2° une *paroi postérieure* incomplète, représentée par la bifurcation des bronches et, au-dessous d'elle, par les ligaments triangulaires du poumon ; 3° et 4°, deux *parois latérales*, formées par les plèvres médiastines situées en avant du hile du poumon ; 5° une *paroi inférieure*, convexe, constituée par le diaphragme ; 6° une *paroi supérieure*, orifice plutôt que paroi, car à ce niveau le médiastin communique largement avec le cou. Ces diverses parois, à l'exception de l'antérieure, sont molles et dépressibles et se laissent facilement refouler par les tumeurs médiastinales (difficulté du diagnostic de ces tumeurs).

3° Communications de la cavité médiastinale antérieure. — *En haut*, avec le cou ; *en arrière*, avec le médiastin postérieur ; *en bas*, avec l'espace prépéritonéal de la paroi abdominale antérieure (par l'hiatus diaphragmatique). Diffusion possible des collections pathologiques du médiastin dans les régions avec lesquelles il communique, et réciproquement.

§ 2 — SON CONTENU

Les nombreux viscères qui se trouvent contenus dans le médiastin antérieur se disposent en deux étages : 1° *étage inférieur* ; 2° *étage supérieur*.

A) — ÉTAGE INFÉRIEUR

Sa limite inférieure répond au diaphragme. Sa limite supérieure, purement conventionnelle, est un plan horizontal passant par les troisièmes articulations chondro-sternales. Il renferme le *péricarde* et le *cœur*.

1º Péricarde — Sac fibro-séreux enveloppant le cœur et l'origine des gros vaisseaux qui en partent.

A. FORME ET DISPOSITION GÉNÉRALE. — Il a la forme d'un cône creux, adhérant par sa base au diaphragme, aux gros vaisseaux par son sommet. Il est constitué par deux feuillets : un *feuillet viscéral* et un *feuillet pariétal* (doublé d'un feuillet fibreux résistant), lesquels délimitent une cavité, la *cavité péricardique*, virtuelle à l'état normal.

B. RAPPORTS. — Nous envisagerons successivement, à ce point de vue, la face antérieure, la face postérieure, les bords latéraux, la base et le sommet du péricarde :

α) La *face antérieure* (la plus importante au point de vue chirurgical) est en rapport avec le sternum et les cartilages costaux. Projetée sur le plastron chondro-sternal, elle a la forme d'un quadrilatère, dont les limites sont : 1º *en haut*, une ligne unissant la 2º articulation chondro-sternale droite à la 1ʳᵉ gauche ; 2º *en bas*, une ligne horizontale passant par la base de l'appendice xiphoïde et dépassant le bord droit du sternum de 2 centimètres, le bord gauche de 6 à 8 centimètres ; 3º *sur les côtés*, une ligne légèrement convexe en dehors, réunissant à droite et à gauche les extrémités des deux droites précédentes. Mais, sur toute l'étendue de ce quadrilatère, le péricarde n'est pas en rapport immédiat avec le plastron sterno-chondral. En effet, les parties latérales droite et gauche sont recouvertes par les culs-de-sac pleuraux droit et gauche et par les bords des poumons correspondants (*portion couverte*) : à noter que les culs-de-sac pleuraux recouvrent le péricarde sans lui adhérer ; seule la portion moyenne est libre (*portion libre*). Cette portion libre de la face antérieure du péricarde est en grande partie cachée derrière le sternum. Elle le déborde cependant un peu du côté gauche et vient se mettre directement en rapport, sur une étendue de 15 à 18 millimètres seulement, avec l'extrémité interne des 5º, 6º et 7º cartilages costaux et du 5ᵉ ou 6º espace intercostal: c'est en ce point qu'on doit pratiquer la *ponction du péricarde* ou encore la *péricardotomie*, si on veut éviter de léser la plèvre. Ajoutons que la portion libre du péricarde n'est pas au contact immédiat du sternum : elle en est séparée par un espace (*espace prépéricardique* ou *sterno-péricardique*), que comble du tissu cellulo-graisseux se continuant en haut avec celui de l'étage supérieur et, en bas, au travers de l'hiatus diaphragmatique, avec le tissu cellulaire prépéritonéal de la paroi abdominale antérieure (voie de passage possible pour les collections pathologiques, voie d'accès sur le péricarde ou *voie xiphoïdienne*) ;

β) La *face postérieure* répond aux organes de médiastin postérieur et en particulier à l'œsophase (d'où la dysphagie observée au cours de la péricardite) :

γ) Les *bords latéraux* sont en rapport avec la plèvre médiastine et le nerf phrénique (propagation possible de l'inflammation au nerf dans le cas de péricardite);

δ) La *base* repose sur le diaphragme, auquel elle adhère sur une étendue qui varie de 9 à 11 centimètres dans le sens transversal, de 5 à 6 centimètres dans le sens antéro-postérieur. Par l'intermédiaire de ce muscle, elle est en rapport avec la cavité abdominale, d'où possibilité d'aborder le péricarde et même le cœur par la voie abdominale ;

ε) Le *sommet* embrasse les gros vaisseaux qui s'échappent du cœur et leur forme une gaine plus ou moins complète et plus ou moins étendue : celle de l'aorte, la plus élevée, remonte jusqu'à la partie moyenne du manubrium.

C. CAVITÉ PÉRICARDIQUE. — Elle est virtuelle à l'état normal. Le cœur ne la remplit pas entièrement : il laisse en avant, au niveau de la base du péricarde, un espace libre de 2 centimètres que l'on utilise pour la ponction ou le drainage de la séreuse. Les inflammations péricardiques amènent, soit la disparition de la cavité (*symphyse cardiaque*), soit son agrandissement (épanchements).

D. VAISSEAUX ET NERFS. — Les *artères* proviennent des bronchiques, des diaphragmatiques supérieures, des thymiques et des œsophagiennes moyennes. — Les *veines* se jettent dans les azygos, les veines diaphragmatiques supérieures et brachio-céphaliques. — Les *lymphatiques* se rendent dans les ganglions trachéo-bronchiques. — Les *nerfs* émanent du phrénique, du pneumogastrique et du sympathique.

E. EXPLORATION ET VOIES D'ACCÈS. — L'exploration comprend

l'inspection, la percussion, l'auscultation. — Les voies d'accès sont au nombre de trois : *voie thoracique antérieure, voie abdomino-trans-diaphragmatique, voie xiphoïdienne.*

2° Cœur. — Muscle creux jouant à l'égard du sang le rôle d'une pompe aspirante et foulante.

A. FORME EXTÉRIEURE ET DIMENSIONS. — Le cœur a la forme d'un cône aplati d'avant en arrière; et couché sur le diaphragme : sa base est dirigée en haut, à droite et en arrière; son sommet ou pointe, en bas, à gauche et en avant. Sa couleur varie du rouge foncé au rose jaunâtre (traînées graisseuses au niveau des sillons et des vaisseaux). Son volume, variable normalement suivant l'âge et suivant le sexe (il est un peu plus gros chez l'homme que chez la femme), est d'ordinaire augmenté dans les affections cardiaques (*hypertrophie* et *dilatation du cœur*).

B. MOBILITÉ. — Le cœur, maintenu en place par les gros vaisseaux, le péricarde, le diaphragme, les poumons, possède cependant une certaine mobilité. Cette mobilité peut disparaître dans le cas de symphyse cardiaque (on a conseillé de pratiquer en pareil cas la *cardiolyse* ou résection du plastron chondro-costal). Par contre, elle peut s'exagérer consécutivement à une altération des gros vaisseaux (*cardioptose*).

C. RAPPORTS. — Considérons successivement les rapports des faces, des bords, de la base et du sommet :

α) Les *faces* sont au nombre de deux. — L'*antérieure* est constituée par le ventricule droit, une petite partie du ventricule gauche, l'origine de l'aorte et de l'artère pulmonaire, la face antérieure des oreillettes. Elle répond : 1° aux poumons et aux plèvres (cause des souffles extra-cardiaques); 2° à la paroi sterno-costale (voy. plus loin). — La *postérieure*, formée par les deux ventricules et les deux oreillettes, repose sur le diaphragme (d'où possibilité de masser le cœur par la voie abdomino-sous-diaphragmatique, dans le cas de syncope chloroformique) et est en rapport: 1° avec les organes du médiastin postérieur (œsophage en particulier); 2° avec la face antérieure des 4e, 5e, 6e, 7e, 8°, 9°, 10° vertèbres dorsales (*vertèbres cardiaques*);

β) Les *bords*, également au nombre de deux, répondent : 1° le *bord droit*, au diaphragme ; 2° le *bord gauche,* à la face interne du poumon gauche (*lit du cœur*) ;

γ) La *base*, formée par la face supérieure des oreillettes, présente : 1° à droite, l'embouchure de la veine cave supérieure ; 2° à gauche, celle des veines pulmonaires ;

δ) Le *sommet* ou *pointe* du cœur (repère important en clinique) bat normalement dans le 4° ou le 5ᵉ espace intercostal gauche, un peu au-dessous et en dedans du mamelon. Sa situation se modifie lorsque le cœur s'hypertrophie ou se déplace.

D. Conformation intérieure et structure. — Le cœur est constitué par du tissu musculaire strié (dégénérescence fréquente de ce tissu). — Il se compose de quatre cavités: l'*oreillette* et le *ventricule droits*, qui communiquent par l'*orifice auriculo-ventriculaire droit* ; l'*oreillette* et le *ventricule gauches*, qui communiquent par l'*orifice auriculo-ventriculaire gauche*. Les parois des cavités auriculaires (très minces) et celles des cavités ventriculaires (épaisses, surtout celles du ventricule gauche) sont tapissées par l'*endocarde*: son inflammation est la cause de la plupart des maladies du cœur.

α) Les *oreillettes* ont une forme irrégulièrement cubique. Elles nous présentent l'embouchure des veines caves supérieure et inférieure et de la veine coronaire (oreillette droite), l'embouchure des veines pulmonaires (oreillette gauche) ;

β) Les *ventricules* ont une forme conique ou pyramidale. Chacun d'eux nous offre, au niveau de sa base, deux orifices munis de valvules : 1° un *orifice auriculo-ventriculaire ;* celui du côté droit, ou *orifice tricuspide*, possède trois valves, disposées en forme d'entonnoir ; celui du côté gauche, ou *orifice mitral*, deux valves seulement disposées en forme de mitre ; 2° un *orifice artériel* (l'*orifice aortique* pour le ventricule gauche, l'*orifice pulmonaire* pour le ventricule droit), placé un peu en avant et en dedans de l'orifice précédent, et muni de trois valvules en forme de nids de pigeon (*valvules sigmoïdes*). Ces orifices, surtout l'orifice mitral et l'orifice aortique, sont le siège des *lésions valvulaires du cœur* (rétrécissement, insuffisance).

E. Vaisseaux et nerfs. — Les *artères* proviennent des coronaires (antérieure, postérieure): leur lésion produit l'*angine de poitrine vraie.* — Les *veines* forment la *grande veine coronaire,* qui se jette dans l'oreillette droite. — Les *lymphatiques* vont aux ganglions situés au-dessous de la bifurcation de la trachée. — Les *nerfs* (*plexus cardiaque*) émanent du pneumogastrique (nerf modérateur du cœur) et du sympathique (nerf accélérateur) : leur irritation produit les palpitations, la tachycardie, la fausse angine de poitrine.

F. TOPOGRAPHIE THORACO-CARDIAQUE. — Elle comprend :

α) Les *rapports de la face antérieure du cœur avec le plastron sterno-costal,* c'est-à-dire la détermination de l'*espace précordial.* Cet espace, qui a la forme d'un quadrilatère, peut être tracé en repérant d'abord ses quatre *points angulaires* (le *premier* est situé sur le bord supérieur du 3° cartilage costal droit, à 1 centimètre du bord droit du sternum ; le *second,* au niveau de l'articulation sternale du 5° cartilage costal droit ; le *troisième,* au niveau de la pointe du cœur ; le *quatrième,* dans le 2ᵉ espace intercostal, à 2 centimètres du bord gauche du sternum) et en réunissant ces divers points par des lignes légèrement convexes. Il peut être encore déterminé au moyen de la percussion ou au moyen de la radioscopie. A noter que les deux tiers de cet espace se trouvent à gauche de la ligne médio-sternale, un tiers seulement à droite.

β) Les *rapports des orifices du cœur avec le plastron sterno-costal.* — Ces orifices se disposent en deux groupes : 1° un *groupe auriculo-ventriculaire* (orifices mitral et tricuspide), qui occupe la partie moyenne et la pointe du cœur et qui répond à la portion de la zone précordiale située au-dessous et en dedans du mamelon (on l'explore quand on ausculte la pointe du cœur) ; 2° un *groupe artériel* (orifices aortique et pulmonaire), qui occupe la base du cœur et qui répond à la portion toute supérieure de l'espace précordial comprise entre l'extrémité sternale du 2° espace intercostal gauche et celle du 2° espace droit (on l'explore quand on ausculte la base du cœur).

G. EXPLORATION. — Elle comprend l'inspection, la percussion et l'auscultation. Normalement, ce dernier mode d'exploration permet d'entendre deux bruits (*bruit diastolique, bruit systolique*). Dans le cas de lésion valvulaire, il peut déceler des bruits anormaux (*souffles*) ou des bruits supplémentaires (*bruits dédou-bles*).

H. VOIES D'ACCÈS. — On aborde le cœur en taillant dans la paroi thoracique antérieure gauche un volet comprenant toute l'épaisseur de cette paroi à l'exception de la plèvre pariétale.

B) — ÉTAGE SUPÉRIEUR

Situé au-dessus de l'étage précédent, l'étage supérieur renferme : 1° le *thymus;* 2° les *gros vaisseaux* qui arrivent au cœur ou qui en partent.

1° Thymus. — Glande vasculaire à sécrétion interne, appartenant essentiellement à la vie fœtale et embryonnaire. Elle ne se retrouve plus ordinairement qu'à l'état de vestige après l'âge de vingt-cinq ou trente ans : sa persistance favoriserait les syncopes chloroformiques.

A. FORME ET DIMENSIONS. — Le thymus, chez le nouveau-né, a la forme d'un corps allongé et se compose de deux lobes adossés l'un à l'autre par leur face interne, Il pèse de 6 à 12 grammes, mais, parfois, beaucoup plus (à noter que cette hypertrophie peut déterminer des accidents de suffocation et même la mort subite du nouveau-né ; dans ce cas, l'ablation du thymus hypertrophié, c'est-à-dire la *thymectomie*, pratiquée à temps, peut sauver la vie de l'enfant).

B. RAPPORTS. — Le thymus, placé entre la fourchette sternale et les gros vaisseaux, répond : 1° *en avant*, à la face postérieure du sternum et aux vaisseaux mammaires ; 2° *en arrière*, au péricarde, à l'aorte ascendante et aux vaisseaux qui en partent, à la veine cave supérieure, à la trachée, au tronc veineux brachiocéphalique gauche ; 3° *sur les côtés*, aux plèvres médiastines et aux nerfs phréniques.

C. VAISSEAUX ET NERFS. — Les *artères* (*artères thymiques*) viennent des mammaires internes, des thyroïdiennes inférieures, des diaphragmatiques supéricures. — Les *veines* se rendent aux veines mammaires internes, diaphragmatiques, thyroïdiennes inférieures. — Les *lymphatiques* se jettent dans les ganglions rétro-sternaux. — Les *nerfs* proviennent du sympathique.

2° Gros vaisseaux. — Ce sont : 1° la portion ascendante de la crosse de l'aorte; 2° l'artère pulmonaire; 3° la veine cave supérieure ; 4° les troncs veineux brachio-céphaliques ; 5° le tronc artériel de même nom.

A. Portion ascendante de la crosse de l'aorte. — Elle s'étend, obliquement ascendante, du ventricule gauche , d'où elle naît, jusqu'à la hauteur de la 1ʳᵉ articulation chondro-sternale gauche, où elle se continue avec la portion horizontale. Elle est en grande partie intra-péricardique et se trouve en rapport : 1° *en avant*, avec la face postérieure du sternum (usure de cet os par les anévrysmes de l'aorte ascendante) ; 2° *en arrière*, avec l'oreillette droite et la branche droite de l'artère pulmonaire ; 3° *à droite*, avec l'auricule droite et la veine cave supérieure ; 4° *à gauche*, avec le tronc de l'artère pulmonaire. Sa longueur varie de 3 à 5 centimètres ; son calibre mesure 25 ou 28 millimètres (sa blessure s'accompagne d'une hémorrhagie foudroyante). Elle est le siège habituel de l'aortite et de l'anévrysme aortique.

B. Artère pulmonaire. — Née du ventricule droit, elle contourne en pas de vis et de droite à gauche l'aorte ascendante et se divise en deux branches (droite et gauche) qui se rendent aux poumons correspondants. Longueur : 45 à 55 millimètres ; calibre, 30 millimètres (blessures mortelles). Elle est presque entièrement intra-péricardique et se trouve en rapport : 1° *en avant*, avec le plastron sterno-costal ; 2° *en arrière*, avec l'oreillette gauche et, en haut, avec la bifurcation de la trachée ; 3° *à gauche*, avec le poumon gauche ; 4° *à droite*, avec l'aorte.

C. Veine cave supérieure. — Verticalement descendante, elle va de la 1ʳᵉ articulation chondro-sternale droite à l'oreillette droite. Longueur : 6 à 8 centimètres ; diamètre, 20 à 22 millimètres (blessures extrêmement graves). Elle est en grande partie extra-péricardique et elle répond : 1° *en avant*, au bord droit du sternum, dont la séparent le thymus et le cul-de-sac pleural antérieur droit ; 2° *en arrière*, à la trachée, à la bronche droite et aux ganglions bronchiques ; 3° *en dedans*, à l'aorte ascendante ; 4° *en dehors*, au nerf phrénique droit, à la plèvre et au poumon droits.

D. Troncs veineux brachio-céphaliques. — Au nombre de deux :

14

l'un droit, vertical, court (3 centimètres) ; l'autre gauche, horizontal, long (5 à 6 centimètres). Ils naissent de la réunion des veines jugulaire interne et sous-clavière correspondantes et vont former la veine cave supérieure. A noter qu'ils sont engainés par les tractus fibreux émanés des aponévroses cervicales et que, par suite, leurs parois sont maintenues béantes (possibilité de la pénétration de l'air dans les veines dans le cas de blessure). Ils répondent : 1° *en arrière*, aux artères qui se détachent de la crosse aortique ; 2° *en avant*, à la fourchette sternale, aux articulations sterno-claviculaires et à l'extrémité interne des clavicules (danger des interventions à ce niveau).

E. Tronc brachio-céphalique artériel. — Né de la terminaison de l'aorte ascendante, il se termine au niveau de l'articulation sterno-claviculaire droite en se divisant en carotide et sous-clavière droites. Sa longueur est de 28 à 35 millimètres ; son calibre de 12 à 15 millimètres. Il répond : 1° *en avant*, aux troncs veineux brachio-céphaliques ; 2° *en arrière*, à la trachée ; 3° *en dehors*, à la plèvre et au poumon droits ; 4° *en dedans*, à l'origine de la carotide gauche. Impossibilité de traiter ses anévrysmes autrement que par la méthode de Brasdor-Wardrop.

F. Topographie thoraco-vasculaire. — C'est la projection sur le plastron sterno-costal des vaisseaux précités :

α) L'*aorte* répond à la partie moyenne de la poignée sternale ; elle reste éloignée de 2 centimètres environ — sauf chez l'enfant et le vieillard — de son bord supérieur ;

β) L'*artère pulmonaire* est située immédiatement en dehors du bord gauche du sternum, entre le bord supérieur du 2e cartilage costal et celui du 3e ;

γ) La *veine cave supérieure* répond à la partie interne des trois premiers cartilages costaux droits et au bord correspondant du sternum ;

δ) Les *troncs veineux brachio-céphaliques* répondent : 1° celui du *côté droit*, à l'articulation sterno-claviculaire droite et à la 1re articulation chondro-sternale droite ; 2° celui du *côté gauche*, à l'articulation sterno-claviculaire gauche et à la partie toute supérieure de la fourchette sternale ;

ε) Le *tronc brachio-céphalique artériel* correspond à la partie médiane de la portion du sternum qui est limitée en bas par la ligne unissant l'extrémité inférieure des premières articulations chondro-sternales.

3° Voies d'accès vers l'étage supérieur. — Résection de la première pièce du sternum. Se rappeler qu'on peut arriver sur la partie inférieure de la trachée en passant entre l'aorte et la veine cave supérieure.

SECTION II

MÉDIASTIN POSTÉRIEUR

Le médiastin postérieur est la portion postérieure ou rétro-bronchique de la cloison médiastine. Moins étendu que l'anté-rieur, il comprend seulement le tiers postérieur de cette cloison. Nous étudierons successivement : 1° la *cavité médiastine propre-ment dite ;* 2° son *contenu.*

§ 1 — CAVITÉ MÉDIASTINE PROPREMENT DITE

1° Limites. — Elle est limitée : 1° *en haut*, par un plan obli-quement descendant, allant de la 1re vertèbre dorsale vers la four-chette sternale ; 2° *en bas*, par un plan obliquement ascendant, partant de la 12e dorsale et remontant (en suivant la voussure diaphragmatique) jusqu'à la face postérieure du cœur ; 3° *en avant*, par le péricarde et les gros vaisseaux qui s'échappent du cœur ; 4° *en arrière*, par la colonne vertébrale ; 5° *sur les côtés*, par les deux plèvres droite et gauche.

2° Forme et parois. — Sa forme est celle d'un parallélipipède allongé d'avant en arrière et appliqué sur la colonne dorsale dont il épouse les courbures. Six parois : 1° une *paroi postérieure* ou *dorso-vertébrale*, formée par les corps vertébraux des 12 ver-tèbres dorsales (la saillie que font ces vertèbres dans le médiastin rend difficiles les interventions sur cette cavité) et par les parties molles de la région dorsale (voy. p. 167) ; 2° une *paroi antérieure*, constituée par la face postérieure des organes contenus dans le médiastin antérieur ; 3° deux *parois latérales*, représentées par la portion des plèvres médiastines qui est située en arrière du hile du poumon ; 4° une *paroi inférieure* ou *plancher*, fortement oblique en bas et en arrière, formée par le diaphragme ; 5° une *paroi supérieure*, qui, ici, comme au médiastin antérieur, fait défaut, la cavité médiastine communiquant à ce niveau avec les régions voisines.

3° Communications diverses de la cavité médiastine postérieure. — Le médiastin postérieur communique : 1° *en haut*, avec le cou et le creux sus-claviculaire ; 2° *en avant*, avec le médiastin antérieur ; 3° *en bas*, par l'intermédiaire de l'orifice aortique du diaphragme, avec l'espace sous-péritonéal de la paroi postérieure de l'abdomen. Importance de ces communications au point de vue pathologique.

§ 2 — SON CONTENU

Le médiastin postérieur renferme : 1° la *portion thoracique de l'œsophage* ; 2° la *portion thoracique de la trachée* ; 3° les *bronches* ; 4° des *vaisseaux* et des *nerfs* ; 5° des *ganglions lymphatiques* ; 6° le *tissu cellulaire du médiastin*.

1° Œsophage thoracique. — Il s'étend depuis l'orifice supérieur du médiastin jusqu'au diaphragme qu'il traverse pour pénétrer dans l'abdomen.

A. Considérations générales. — Sa *longueur* est de 16 à 18 centimètres. — Sa *direction* n'est pas exactement rectiligne ; l'œsophage décrit, en effet, dans le sens antéro-postérieur deux courbures parallèles à celles de la colonne dorsale, et, dans le sens transversal, une inflexion à droite qui siège au niveau de la 3e ou 4e vertèbre et qui est due à la présence de la crosse de l'aorte. Ces diverses courbures sont négligeables en pratique (cathétérisme). — Son *calibre* est de 22 millimètres en moyenne, sauf au niveau de la crosse aortique, où il mesure seulement 15 à 17 millimètres (*rétrécissement broncho-aortique*, siège de prédilection pour le cancer œsophagien) et au niveau du point où le conduit traverse le diaphragme et où il mesure 16 à 19 millimètres (*rétrécissement diaphragmatique*).

B. Rapports. — Il convient, à ce point de vue, de distinguer la portion de l'œsophage située au-dessus de la bifurcation de la trachée de celle qui est au-dessous :

α) *Dans sa portion sus-bronchique*, le conduit forme le plan le plus superficiel du médiastin postérieur. Il répond : 1° *en arrière*, aux 4 ou 5 premières vertèbres dorsales, dont il n'est séparé que par du tissu cellulaire lâche ; 2° *sur les côtés*, aux plèvres médiastines, dont il est séparé, à droite par la crosse de l'azygos (à la hauteur de la 4° vertèbre), à gauche par le récurrent gauche, l'origine de la carotide et de la sous-clavière gauches, le canal thoracique et enfin par la crosse de l'aorte (ulcération possible de ce vaisseau par les corps étrangers arrêtés à ce niveau) ; 3° *en avant*, et en allant de haut en bas, à la face postérieure de la trachée, qui le déborde un peu à droite, à la bifurcation de la trachée et à l'origine de la bronche gauche ;

β) *Dans sa portion sous-bronchique*, l'œsophage constitue le deuxième plan du médiastin postérieur. Il est en rapport : 1° *en arrière*, avec la colonne dorsale (de la 4° à la 11° vertèbre en moyenne) ; mais il en est séparé, outre une couche cellulaire lâche, par l'aorte descendante, l'origine des artères intercostales droites, la grande et la petite azygos, le canal thoracique, tous organes que le chirurgien rencontre lorsqu'il aborde l'œsophage par le médiastin postérieur et qu'il doit éviter (par la voie latérale gauche, il arrive sur l'aorte ; par la voie latérale droite, il arrive sur la grande azygos, bien moins dangereuse que l'aorte, mais qui est souvent accompagnée d'un cul-de-sac pleural dit *inter-azygo-œsophagien*, dont la blessure expose à l'infection de la plèvre) ; 2° *en avant*, avec les ganglions inter-trachéo-bronchiques (compression possible de l'œsophage dans le cas d'adénopathie trachéo-bronchique), avec le péricarde (péricardites consécutives aux cancers de l'œsophage) ; 3° *sur les côtés*, avec les poumons, les plèvres et les nerfs pneumogastriques.

C. Constitution anatomique. — Voy. p. 195.

D. Vaisseaux et nerfs. — Les *artères* (*œsophagiennes moyennes*) viennent de l'aorte et des artères bronchiques. — Les *veines* se rendent aux azygos et aux veines diaphragmatiques. — Les *lymphatiques* aboutissent aux ganglions péri-œsophagiens. — Les *nerfs* émanent du plexus péri-œsophagien (pneumogastrique et sympathique).

E. EXPLORATION ET VOIES D'ACCÈS. — L'*exploration* peut être pratiquée par le cathétérisme, l'œsophagoscopie, les rayons X, l'auscultation. — Les *voies d'accès* sont au nombre de trois : la voie abdominale, la voie transpleurale, la voie médiastine ; cette dernière (voie de choix) nécessite la résection de la partie postérieure des côtes du côté gauche ou du côté droit.

2° Vaisseaux et nerfs. — Ce sont : 1° la *portion horizontale* de la *crosse aortique ;* 2° l'*aorte descendante ;* 3° les *azygos ;* 4° le *canal thoracique ;* 5° les *pneumogastriques*.

A. PORTION HORIZONTALE DE LA CROSSE AORTIQUE. — Dirigée obliquement d'avant en arrière et de droite à gauche. Présente quatre faces :

α) Sa *face supérieure* donne naissance au tronc brachio-céphalique, à la carotide et à la sous-clavière gauches ;

β) Sa *face latérale gauche*, croisée par les nerfs pneumogastrique et phrénique gauches, répond à la plèvre et au poumon gauches ;

γ) Sa *face latérale droite* est en rapport avec la trachée, l'œsophage, le canal thoracique, la 3e vertèbre dorsale.

δ) Sa *face inférieure*, embrassée par le récurrent gauche, embrasse à son tour la bronche gauche et le pédicule pulmonaire gauche. Gravité particulière des anévrysmes de la crosse de l'aorte).

B. AORTE DESCENDANTE. — Elle répond : 1° *en avant*, à la face postérieure du péricarde et à l'œsophage , 2° *en arrière*, au canal thoracique, à la petite azygos et à la colonne dorsale ; 3° *sur les côtés*, aux plèvres et aux poumons (ouverture fréquente dans les plèvres des anévrysmes de l'aorte descendante). Branches : 8 ou 10 intercostales, artères bronchiques, œsophagiennes moyennes, artères médiastinales postérieures. Calibre : 23 à 24 millimètres (gravité considérable des blessures de l'aorte).

C. VEINES AZYGOS. — Elles viennent de l'abdomen où elles continuent les veines lombaires ascendantes : elles reçoivent, dans le thorax, les veines des collatérales de l'aorte descendante.

α) La *grande azygos*, longe le côté droit de la face postérieure de l'œsophage et, à la hauteur de la 4e ou de la 5e vertèbre dorsale, elle se dirige en avant et en décrivant une crosse qui embrasse le pédicule pulmonaire droit et, finalement, vient se jeter dans la veine cave supérieure.

β) La *petite azygos* chemine le long de l'aorte et, à la hauteur de la 7e dorsale en moyenne, se jette dans la grande azygos.

D. CANAL THORACIQUE. — C'est le collecteur principal des voies lymphatiques de l'organisme. Il naît dans l'abdomen (*citerne de Pecquet*), passe ensuite dans le médiastin (où il chemine sur la face postérieure de l'œsophage, entre la grande azygos et l'aorte dont les intercostales droites le croisent en l'appliquant contre le conduit œsophagien) et vient se jeter, en décrivant une courbe, dans l'angle de réunion des veines sous-clavière et jugulaire gauches. Blessures peu graves.

E. NERFS PNEUMOGASTRIQUES. — Ils forment, avec le grand sympathique, un plexus autour de l'œsophage, de la trachée et des bronches. — Le *pneumogastrique gauche*, après avoir fourni le récurrent gauche au niveau de la crosse aortique, se place sur la face antérieure de l'œsophage, qu'il accompagne jusque dans l'abdomen. — Le *pneumogastrique droit* fournit le récurrent droit au niveau de la sous-clavière, puis se place sur la face postérieure de l'œsophage (à ménager dans les interventions sur cet œsophage) et l'accompagne lui aussi dans l'abdomen.

3° Portion thoracique de la trachée. — La trachée thoracique s'étend depuis le bord supérieur du sternum jusqu'à la 5e dorsale où elle se bifurque.

A. CONSIDÉRATIONS GÉNÉRALES. — Sa forme, son calibre, sa structure sont les mêmes que pour la portion cervicale. Sa longueur est de 6 centimètres. La trachée s'éloigne de plus en plus du sternum au fur et à mesure qu'on se rapproche de sa bifurcation.

B. RAPPORTS. — 1° *En avant, et en haut* avec le tronc veineux brachio-céphalique gauche, le thymus, le muscle sterno-hyoïdien et la poignée du sternum ; 2° *en avant et en bas*, avec le tronc artériel brachio-céphalique, la carotide primitive gauche, la veine cave supérieure et l'aorte ascendante ; 3° *en arrière*, avec l'œsophage sus-bronchique, qu'elle déborde un peu à droite (repère au cours d'une intervention) ; 4° *à gauche*, avec la plèvre médiastine gauche, le nerf récurrent gauche, la crosse de l'aorte ; 4° *à droite*, avec la plèvre médiastine droite et la grande azygos.

C. CONSTITUTION ANATOMIQUE. — Voy. p. 188.

D. VAISSEAUX ET NERFS. — Les *artères* viennent des thymiques et de la bronchique droite. — Les *veines* se jettent dans les œsophagiennes. — Les *lymphatiques* se rendent aux ganglions trachéo-œsophagiens. — Les *nerfs* émanent du sympathique et du pneumogastrique.

E. EXPLORATION ET VOIES D'ACCÈS. — La trachée thoracique est explorable par la *trachéoscopie*. Elle est accessible soit par la *voie naturelle* (voie de choix), soit par les *voies artificielles* (voies de nécessité). Celles-ci sont au nombre de deux : la *voie médiastinale antérieure* (le chirurgien passe entre la veine cave supérieure et l'aorte ascendante), et la *voie médiastinale postérieure* (même voie que pour l'œsophage thoracique, p. 250).

4° Bronches. — Les bronches résultent de la bifurcation de la trachée.

A. CONSIDÉRATIONS GÉNÉRALES. — Au nombre de deux : la *bronche gauche* (45 à 50 millimètres de long sur 10 à 11 millimètres de large) est oblique en bas et en dehors ; la *bronche droite*) 20 à 25 millimètres de long sur 15 à 16 millimètres de large) est presque verticale et prolonge la trachée (siège de prédilection des corps étrangers). Même configuration et structure que la trachée (p. 188).

B. RAPPORTS. — *En avant*, la bronche droite répond à la veine cave supérieure ; la bronche gauche, à la crosse aortique qui l'embrasse. — *En arrière*, chacune des deux bronches nous présente deux segments distincts : 1° un *segment médiastinal proprement dit*, au niveau duquel la bronche droite est en rapport avec le pneumogastrique, la crosse de la grande azygos, et la bronche gauche, avec l'œsophage, la portion descendante de la crosse aortique, le pneumogastrique gauche ; 2° un *segment pleuro-pulmonaire*, au niveau duquel les bronches sont en rapport avec le cul-de-sac postérieur de la plèvre et le bord interne du poumon correspondant.

C. Vaisseaux et nerfs. — Les *artères* viennent des artères bronchiques. — Les *veines* se rendent aux azygos. — Les *lympha-tiques* se jettent dans les ganglions trachéo-bronchiques. — Les *nerfs* émanent des plexus pulmonaires et des récurrents.

D. Exploration et voies d'accès. — Les bronches peuvent être explorées par l'auscultation, la percussion, les rayons X, enfin par la *trachéo-bronchoscopie directe*. Elles peuvent être abordées, soit par la *voie naturelle* au moyen de la *trachéo-bronchoscopie*, soit par les *voies artificielles* (voie médiastinale antérieure, voie médiastinale postérieure).

5° Ganglions. — Les ganglions, dans le médiastin postérieur, sont extrêmement nombreux. Ils se divisent en deux groupes :

a. *Ganglions trachéo-bronchiques*. — Ce sont les plus impor-tants. Ils sont situés tout autour de la trachée et des bronches. On y distingue : 1° deux *amas intra-bronchiques*, placés dans le hile du poumon droit et dans celui du poumon gauche ; 2° un *amas prétrachéo-bronchique droit*, situé dans l'angle, que fait la trachée avec la bronche droite ; 3° un *amas prétrachéo-bronchique gauche*, logé de même dans l'angle que forme la trachée avec la bronche gauche ; 4° un *amas intertrachéo-bronchique*, placé au-dessous de la bifurcation de la trachée. Tous ces ganglions reçoivent les lymphatiques de l'appareil respiratoire, du cœur et du péricarde. Ils sont fréquemment hypertrophiés (*adénopa-thie trachéo-bronchique*) et il en résulte des phénomènes de com-pression plus ou moins graves du côté des organes, des vais-seaux ou des nerfs contenus dans le médiastin :

b. *Ganglions aortico-œsophagiens*. — Beaucoup moins nom-breux et moins importants que les précédents. Ils sont placés autour de l'œsophage, la plupart sur sa face antérieure. Ils reçoivent les lymphatiques de l'œsophage :

6° Tissu cellulaire du médiastin postérieur. — Il entoure tous les organes contenus dans le médiastin postérieur. Il se continue avec le tissu cellulaire du médiastin antérieur et du cou et, aussi, avec le tissu cellulaire rétro-péritonéal de l'abdomen (d'où diffusion facile des collections purulentes). Il est le siège des *abcès du médiastin postérieur* (consécutifs le plus souvent à une lésion de l'œsophage ou des ganglions).

7° Voies d'accès du médiastin postérieur. — Ce sont celles que nous avons signalées à propos de l'œsophage (p. 250), de la trachée (p. 252) et des bronches (p. 253).

LIVRE V

ABDOMEN

L'abdomen ou *ventre* est cette grande cavité splanchnique, intermédiaire à l'abdomen et au bassin, dans laquelle se loge la plus grande partie de l'appareil digestif et de l'appareil uro-génital.

Extérieurement, il est délimité : *en haut*, par une ligne oblique qui, partant de la base de l'appendice xiphoïde, viendrait aboutir à l'apophyse transverse de la douzième vertèbre dorsale (rebord des fausses côtes) ; *en bas*, par la crête iliaque et par le pli de l'aine qui lui fait suite. Intérieurement, la cavité abdominale est beaucoup plus étendue dans le sens vertical : en haut, en effet, elle remonte jusqu'au point le plus élevé de a voussure diaphragmatique, tandis qu'en bas elle descend jusqu'au détroit supérieur du bassin. Nous lui rattacherons donc les deux fosses iliaques internes, autrement dit le grand bassin.

Fermée en haut (du côté du thorax) par le diaphragme, la cavité abdominale communique largement en bas, par le détroit supérieur, avec l'excavation pelvienne.

L'abdomen est une sorte de cylindroïde plus ou moins aplati dans le sens antéro-postérieur. Sa cavité elle-même peut être comparée à un ovoïde, dont le grand axe, allant du centre de la voussure diaphragmatique au centre du détroit supérieur, serait oblique de haut en bas et d'avant en arrière. Du reste, ses dimensions comme sa forme sont très variables suivant les sujets (ventre bombé, ventre plat, ventre rentrant ou en bateau, etc.).

Nous étudierons successivement, à propos de l'abdomen :

1° les parties molles qui constituent ses *parois ;* 2° la *cavité elle-même* et son *contenu.*

CHAPITRE PREMIER

PAROIS ABDOMINALES

Laissant de côté la paroi supérieure (*région diaphragmatique*) déjà décrite à propos du thorax (p. 226) et la paroi postérieure (*région lombaire* et *colonne lombaire*) également décrite à propos du rachis (p. 169), nous n'étudierons ici que les parois antéro-latérales. Elles forment un certain nombre de régions, que nous distinguerons en *antérieures* et *latérales.*

ARTICLE PREMIER

RÉGIONS ANTÉRIEURES

La paroi antérieure de l'abdomen, représentée par l'espace qu'occupent les deux muscles grands droits, nous offre à considérer deux régions : la *région sterno-costo-pubienne* et la *région ombilicale.*

§ 1 — RÉGION STERNO-COSTO-PUBIENNE

La région sterno-costo-pubienne ou thoraco-pubienne est une région impaire et médiane occupant la partie antérieure de l'abdomen.

1° **Limites.** — De forme quadrilatère, allongée dans le sens vertical, elle a pour limites : 1° en haut, l'appendice xiphoïde et le rebord des côtes ; 2° en bas, la symphyse pubienne ou plutôt l'espace compris entre les deux épines pubiennes ; 3° sur les côtés, le bord externe des deux muscles droits. *En profondeur,* elle s'étend jusqu'au péritoine pariétal inclusivement.

2° **Forme et exploration.** — Elle nous présente : 1° à sa

partie supérieure, le *creux épigastrique ;* 2° au-dessous de ce creux, la *ligne blanche ;* 3° tout à fait en bas, une saillie couverte de poils (*pénil, mont de Vénus*). Molle, dépressible et permettant l'exploration de la cavité abdominale lorsque les muscles sont dans le relâchement, elle devient rigide lorsque les muscles sont en contraction ou lorsqu'il existe une inflammation péritonéale.

3° Couches superficielles. — Au nombre de deux : la *peau* et le *tissu cellulaire sous-cutané*.

a. *Peau.* — Mince, fine, souple, très mobile, glabre en haut, couverte en bas par les poils du pubis.

b. *Tissu cellulaire sous-cutané.* — Il forme presque partout un fascia superficialis, entre les deux feuillets duquel s'accumule une quantité plus ou moins considérable de graisse. Tout en bas, lamelles jaunâtres et élastiques constituant, sur la ligne médiane le *ligament suspenseur de la verge* ou *du clitoris*, sur les côtés l'*appareil suspenseur des bourses* ou *des grandes lèvres* : elles se continuent avec le dartos.

c. *Vaisseaux et nerfs superficiels.* — Les *artères* (petites) proviennent des dernières intercostales, des lombaires, de la honteuse externe supérieure. — Les *veines* (petites également) aboutissent à la médiane xiphoïdienne tégumenteuse, aux tégumenteuses principales ou sous-cutanées abdominales moyennes, enfin aux honteuses externes. Elles contribuent à la formation du réseau veineux superficiel de la paroi thoraco-abdominale antérieure (voy. p. 223). — Les *lymphatiques* se rendent, pour la portion sus-ombilicale, aux ganglions axillaires, pour la portion sous-ombilicale aux ganglions de l'aine. — Les *nerfs* émanent des cinq ou six derniers intercostaux, du grand et du petit abdomino-génital.

4° Couche musculo-aponévrotique. — Elle renferme : 1° deux muscles (*grand droit* et *pyramidal*) avec leur gaine ; 2° les *vaisseaux et nerfs profonds*.

a. *Grand droit de l'abdomen.* — Muscle rubané, plus large en haut qu'en bas, occupant toute la hauteur de la région, naissant en bas sur le corps du pubis entre l'épine et l'angle, se terminant en haut (par trois languettes) sur l'appendice xiphoïde et sur les 5e, 6e et 7e côtes. A noter les intersections aponévrotiques (de 3 à 5), homologues des côtes. Les faisceaux du grand droit peuvent être facilement dissociés, ce qui permet de passer à travers dans certains procédés de laparatomie.

b. *Pyramidal de l'abdomen*. — Petit muscle triangulaire, situé en avant du grand droit, à la partie inférieure de la région. Il s'insère en bas sur le pubis (entre l'épine et l'angle), en haut sur la ligne blanche.

c. *Gaine du grand droit*. — Le muscle grand droit (ainsi que le pyramidal) est contenu dans une gaine complète, la *gaine du grand droit*. — Sa *paroi antérieure*, est formée : 1° dans ses trois quarts supérieurs, par l'aponévrose du grand oblique et le feuillet de division antérieur de l'aponévrose du petit oblique; 2° dans son quart inférieur, par les aponévroses superposées et fusionnées des trois muscles grand oblique, petit oblique et transverse. — Sa *paroi postérieure* est formée : 1° dans ses trois quarts supérieurs, par l'aponévrose du transverse et le feuillet de division postérieur de l'aponévrose du petit oblique; 2° dans son quart inférieur, au-dessous de l'*arcade de Douglas* (c'est le bord inférieur, en forme d'arc, de la portion rétro-musculaire de l'aponévrose du transverse), par le fascia transversalis, remplaçant à ce niveau les aponévroses des muscles larges. — Son *bord externe* est représenté : 1° dans les trois quarts supérieurs, par l'angle dièdre dû à la bifurcation de l'aponévrose du petit oblique; 2° dans son quart inférieur, par l'angle dièdre, continuation du précédent, que forment en s'écartant l'un de l'autre le fascia transversalis et l'aponévrose du transverse. — Son *bord interne* répond à la ligne blanche.

La loge du grand droit, abstraction faite des petits orifices pour les vaisseaux et les nerfs, est close de toutes parts : aussi les épanchements sanguins ou purulents qui se produisent dans cette loge ont-ils tendance à y rester collectés. A noter que son point le plus faible est en arrière et en bas, au-dessous de l'arcade de Douglas.

Le muscle grand droit, au niveau de ses *intersections aponé-vrotiques*, adhère à la paroi antérieure de la gaine. Partout ailleurs il en est séparé par du tissu cellulaire lâche, ce qui permet de l'isoler et de le mobiliser (de là l'*incision de Jalaguier* pour l'opération de la résection de l'appendice). La couche celluleuse périmusculaire est généralement très mince. A la partie postérieure et inférieure de la loge, cependant, et par suite de l'écartement réciproque du grand droit et du fascia transversalis, il existe un espace triangulaire rempli de graisse, l'*espace suspubien* (*cavum suprapubicum* de LEUSSER).

d, *Ligne blanche.* — Les deux gaines des droits sont réunies l'une à l'autre, sur la ligne médiane, par la *ligne blanche*, complexus fibreux formé par le fusionnement réciproque des différentes aponévroses des muscles larges. Au-dessus et au niveau de l'ombilic, la ligne blanche est relativement large : de 10 à 20 millimètres. Au-dessous de l'ombilic, presque linéaire : 2 ou 3 millimètres seulement. De loin en loin se voient de petits orifices à travers lesquels passent des nerfs, des vaisseaux, des pelotons adipeux (à noter que, par ces trous, se font les *hernies épigastriques*). C'est au niveau de la ligne blanche que se pratique l'incision dans la laparotomie médiane : elle est *sus-ombilicale* ou *sous-ombilicale*.

e. *Vaisseaux et nerfs profonds.* — Les *artères* sont représentées en haut par les branches terminales de la *mammaire interne*, en bas par les branches de l'*épigastrique*. Elles cheminent en arrière du muscle d'abord, puis dans l'épaisseur du muscle. En s'anastomosant entre elles, ces artères unissent la sous-clavière à l'iliaque externe : importante voie collatérale, lorsqu'il existe un obstacle au cours du sang dans l'aorte. — Les *veines* (*veines mammaires internes* et *veines épigastriques*), accompagnant les artères homonymes, aboutissent, les unes à la sous-clavière, les autres à l'iliaque externe. — Les *lymphatiques profonds*, suivant le trajet des vaisseaux sanguins, se rendent, les supérieurs aux ganglions mammaires internes, les inférieurs aux ganglions rétro-cruraux. — Les *nerfs*, moteurs et sensitifs, destinés à la fois aux muscles et à une partie des téguments, proviennent des six ou sept derniers intercostaux et des deux abdomino-génitaux (branches du plexus lombaire).

5° Couches rétro-musculaires. — En arrière du grand

droit et de sa gaine se trouvent les quatre plans suivants :

α) Le *fascia transversalis*, feuillet celluleux, qui revêt la face postérieure du transverse (ne pas confondre avec l'aponévrose d'insertion de ce muscle). Mince en haut, il s'épaissit au-dessous de l'ombilic et est renforcé, au-dessus des pubis, par l'*adminiculum lineæ albæ*.

β) Le *tissu cellulaire sous-péritonéal*, couche mince à la partie externe de la région, couche épaisse et plus ou moins chargée de graisse à la partie interne et à la partie inférieure. Dans cette couche cheminent les vaisseaux mammaires internes et épigastriques (avec quelques ganglions lymphatiques, GEROTA) avant de pénétrer dans la gaine. Le tissu cellulaire sous-péritonéal s'œdématie et prend une coloration spéciale dans la péritonite et surtout la péritonite purulente.

γ) L'*aponévrose ombilico-prévésicale*, allant de l'ombilic au plancher pelvien et délimitant en arrière un espace important, l'*espace prévésical*. Elle applique contre le péritoine pariétal l'ouraque et les cordons fibreux représentant la portion oblitérée des artères ombilicales du fœtus (voy. *Vessie*, p. 359).

δ) Le *péritoine pariétal*, dernier plan de la région ; il est, on le conçoit, susceptible de s'enflammer à la suite des phlegmons de la gaine des droits ou du tissu cellulaire sous-péritonéal.

§ 2 — RÉGION DE L'OMBILIC

La région de l'ombilic est la portion de la paroi abdominale antérieure qui est occupée par l'ombilic ou *nombril* : c'est une dépendance de la région précédente.

A) — DÉVELOPPEMENT DE L'OMBILIC

1° L'ombilic durant la vie embryonnaire et fœtale. — Pendant les premiers mois de la vie embryonnaire, la paroi abdominale présente, en avant, une large ouverture, à travers laquelle passent une grande partie des viscères abdominaux, le pédicule de la vésicule ombilicale (avec les vaisseaux omphalo-mésentériques), l'allantoïde et les vaisseaux allantoïdiens. Bientôt, cette ouverture se rétrécit, les viscères rentrent, le pédicule ombilical (avec les vaisseaux omphalo-mésentériques) et le canal allantoïdien s'atrophient et disparaissent : l'anneau ombilical n'est plus alors qu'un tout petit orifice, livrant passage aux artères ombilicales et à la veine ombilicale, lesquels vaisseaux (entourés de toutes parts par la gélatine de Warthon) constituent le *cordon ombilical*. Du côté distal, les vaisseaux ombilicaux vont au placenta ; du côté proximal, ils se rendent, la veine à la face inférieure du foie, les deux artères aux artères iliaques.

2° L'ombilic après la naissance. — Après la naissance et la ligature du cordon, les vaisseaux ombilicaux (la circulation cessant) s'affaissent, s'oblitèrent et se transforment graduellement en de simples cordons fibreux. De son côté, la portion du cordon restée adhérente au fœtus se flétrit, se dessèche et tombe (le 5° ou 6° jour), laissant une petite plaie granuleuse, la *plaie ombilicale*, constituée à la fois par les trois vaisseaux oblitérés et par la peau qui les entoure.

3° Cicatrisation et rétraction de la plaie ombilicale. — La plaie ombilicale guérit très rapidement (*cicatrice ombilicale*). Les vaisseaux ombilicaux, en se transformant en tissu fibreux, attirent à eux la cicatrice, qui se déforme en formant une sorte de *cupule*. D'autre part, la force de rétraction des artères ombilicales (*qui attirent la cicatrice en bas*) étant supérieure à celle de la veine ombilicale (*qui l'attire en haut*), il s'ensuit : 1° que la cicatrice occupe la partie inférieure de l'anneau; 2° que, au-dessus d'elle, se trouve un espace au niveau duquel le tissu cellulaire sous-cutané est presque immédiatement en rapport avec le tissu cellulaire sous-péritonéal (point faible de la paroi, siège de prédilection pour les hernies.

B) — L'OMBILIC CHEZ L'ADULTE

Ainsi formée, la région ombilicale est une région impaire et médiane, occupant la partie moyenne de la ligne blanche.

1° Limites. — *Superficiellement*, elle a pour limites : 1° sur les côtés, les faisceaux internes des muscles droits ; 2° en haut et en bas, deux horizontales passant à 2 centimètres au-dessus et à 2 centimètres au-dessous de l'anneau ombilical. *En profondeur*, elle s'étend jusqu'au péritoine pariétal inclusivement.

2° Forme et exploration. — Elle a la forme d'une *dépression cupuliforme* que circonscrit un bourrelet cutané (*bourrelet ombilical*). Du fond de la cupule surgit une éminence (*mamelon*) qui présente à son sommet la *cicatrice ombilicale* et qui se trouve séparée du bourrelet par un sillon (*sillon ombilical*). Les hernies ombilicales, la grossesse, l'ascite, les fistules ombilicales modifient d'une façon plus ou moins considérable la forme normale de la région.

3° Couches superficielles. — Deux couches : la *peau* et le *tissu cellulaire sous-cutané* (avec ses *vaisseaux* et ses *nerfs*).

a. *Peau.* — Fine et mince, assez mobile au niveau du bourrelet, très adhérente sur le pourtour de l'anneau, surtout en bas. Dans la cupule ombilicale peuvent s'accumuler de la matière sébacée et des débris épidermiques, véritables corps étrangers susceptibles de déterminer des poussées inflammatoires à répétition : se hâter de les enlever.

b. *Tissu cellulaire sous-cutané.* — Mêmes caractères que dans les régions voisines : il forme le bourrelet ombilical, il diminue en se rapprochant de la cicatrice. — *Artérioles, veinules* et *rameaux nerveux superficiels* sans importance. — *Lymphatiques*, aboutissant aux groupes supéro-interne et supéro-externe des ganglions superficiels de l'aine.

c. *Couche aponévrotique.* — Elle n'est autre chose que la ligne blanche, à la partie moyenne de laquelle se trouve l'*anneau ombilical*. A noter que cet anneau, occupé par la cicatrice ombilicale dans ses deux tiers inférieurs, est à peu près libre dans son tiers supérieur (siège des hernies et des fistules ombilicales). Vu par sa face interne, l'anneau nous présente parfois, au-dessus et au-dessous, des *fibres arciformes*, de nature élastique, se regardant par leur concavité et constituant le prétendu *sphincter ombilical* de RICHET.

4° Couches rétro-aponévrotiques. — Deux plans : le *tissu cellulaire sous-péritonéal* et le *péritoine*.

a. *Tissu cellulaire sous-péritonéal*. — Peu développé au niveau même de l'orifice ; au-dessus et au-dessous, il présente les mêmes caractères que dans la région précédente. Il renferme : 1° les *vaisseaux ombilicaux* et l'*ouraque ;* 2° le *fascia ombilicalis ;* 3° les *vaisseaux* et les *nerfs profonds*.

α) Les *vaisseaux ombilicaux et l'ouraque* ne sont plus représentés chez l'enfant et chez l'adulte que par des cordons fibreux. Ces quatre cordons, réunis sur la cicatrice ombilicale (quelquefois une petite fossette au centre, la *fossette intervasculaire*), vont ensuite, en divergeant : 1° l'ouraque, directement en bas vers la vessie ; 2° les deux cordons fibreux résultant de l'oblitération des artères ombilicales, obliquement en bas et en dehors, vers les parois latérales de l'excavation pelvienne ; 3° le cordon fibreux résultant de l'oblitération de la veine ombilicale (*ligament rond* du foie), en haut et à droite vers la face inférieure du foie.

β) Le *fascia ombilicalis* (n'existe que sur les deux tiers des sujets) est une lamelle fibreuse, à direction transversale, allant d'une gaine des droits à l'autre, et renforçant la paroi abdominale au niveau de son point faible, l'anneau ombilical. Cette lame fibreuse délimite, avec la face profonde de la ligne blanche, une sorte de canal, le *canal ombilical* de RICHET : il renferme le cordon de la veine ombilicale. Quand il existe, ou bien il est fermé à sa partie supérieure et ouvert à sa partie inférieure ; ou bien il est fermé en bas et ouvert en haut. Application aux hernies ombilicales : elles sont *directes* quand elles se font à travers la cicatrice ombilicale (le canal ombilical ne joue aucun rôle) ; elles sont *indirectes* quand elles traversent le canal ombilical (*ombilicale indirecte proprement dite* lorsque le canal ombilical est fermé en bas, *ombilicale pro-péritonéale* quand le canal est fermé en haut).

γ) Les *vaisseaux sanguins* et les *nerfs profonds* proviennent des vaisseaux et nerfs profonds de la région sterno-costo-pubienne (sans importance). Quant aux lymphatiques, ils aboutissent aux ganglions *rétro-cruraux*. A noter que ces lymphatiques entrent en relation, d'une part avec ceux de la vessie (le long de l'ouraque), d'autre part avec ceux du foie (le long de la veine ombilicale). Dans certains cas, un petit ganglion (*ganglion sous-ombilical*), se développe un peu au-dessous de l'ombilic dans le tissu cellulaire sous-péritonéal (*phlegmon de Heurtaux*).

b. *Péritoine*. — Dernier plan de la région. Il recouvre, en avant de lui : 1° en haut, la veine ombilicale, en se soulevant au-devant d'elle pour former la *faux de la veine ombilicale* ou *ligament suspenseur du foie* ; 2° en bas, l'ouraque et les deux artères ombilicales, qui, à leur niveau, le soulèvent légèrement.

ARTICLE II

RÉGIONS LATÉRALES

Les régions latérales comprennent la *région costo-iliaque* et la *région inguino-abdominale*. Nous leur rattacherons la *région lombo-iliaque*, qui, par sa portion inférieure tout au moins, appartient manifestement à la paroi latérale de l'abdomen.

§ 1. — RÉGION COSTO-ILIAQUE

La région costo-iliaque occupe les parties latérales de l'abdomen. Elle s'étend : en hauteur, des côtes à la crête iliaque ; en largeur, du grand droit aux muscles spinaux.

1° Limites. — De forme quadrilatère, elle est limitée : 1° en avant, par le bord externe du grand droit ; 2° en arrière, par les muscles spinaux ; 3° en haut, par le rebord des côtes ; 4° en bas, par la crête iliaque et, en avant d'elle, par une horizontale allant de l'épine iliaque antéro-supérieure au bord externe du grand droit.

2° Forme extérieure et exploration. — Bombée et convexe dans tous les sens chez les sujets gras, elle devient excavée dans le sens vertical chez les sujets maigres. Elle est molle et dépressible à l'état normal, dure et rigide quand le péritoine est enflammé.

3° Couches superficielles. — Elles sont au nombre de deux : la *peau* et le *tissu cellulaire sous-cutané* (avec les *vaisseaux* et les *nerfs superficiels*).

a. *Peau*. — Mince, fine, glabre, très mobile.

b. *Tissu cellulaire sous-cutané*. — Fascia superficialis se continuant avec celui des régions voisines, sauf au niveau de la crête iliaque, où il adhère fortement à l'os (les collections s'y arrêtent).

c. *Vaisseaux et nerfs superficiels*. — Les *artères* proviennent de la sous-cutanée abdominale et des lombaires. — Les *veines* aboutissent à la fémorale (à noter qu'elles communiquent en haut avec les veines thoraciques et avec l'axillaire, et contribuent à former le réseau veineux superficiel de la paroi thoraco-abdominale antérieure, voy. p. 257). — Les *lymphatiques* se rendent, les uns aux ganglions de l'aisselle, les autres aux ganglions superficiels de l'aine. — Les *nerfs* émanent : 1° des derniers intercostaux ; 2° des branches postérieures des paires lombaires ; 3° du grand et du petit abdomino-génital.

4° Aponévrose superficielle. — Lame cellulo-fibreuse, toujours fort mince, recouvrant le muscle grand oblique.

5° Couche musculaire. — Elle comprend : 1° les muscles larges de l'abdomen ; 2° tout en arrière, une partie du grand dorsal et du petit dentelé postérieur et inférieur.

a. *Muscles larges de l'abdomen*. — En allant de dehors en dedans, le grand oblique, le petit oblique et le transverse. — Le *grand oblique* naît sur les sept ou huit dernières côtes par autant de digitations qui s'entre-croisent avec celles du grand dentelé et du grand dorsal. De là, ses fibres s'irradient en un vaste éventail : les inférieures (descendantes) se fixent à la crête iliaque ; les supérieures (horizontales) et les moyennes (obliques) se terminent sur l'*aponévrose du grand oblique*, laquelle s'insère successivement à la ligne médiane, au pubis, à l'arcade fémorale. — Le *petit oblique*, placé au-dessous du précédent, prend naissance en bas, sur le tiers externe de l'arcade crurale, sur la crête iliaque et (à l'aide d'une aponévrose) sur les apophyses épineuses des **deux** ou trois dernières vertèbres lombaires. **De** là, ses fibres, s'étalant en un large éventail, viennent se fixer : les postérieures (ascendantes), sur les quatre dernières côtes ; les inférieures (obliquement descendantes), sur le pubis ; les moyennes (obliquement ascendantes), sur l'*aponévrose du petit oblique*, laquelle va à la ligne blanche. — Le *transverse* est situé au-dessous du petit oblique : charnu à sa partie moyenne, tendineux à ses deux extrémités. Il naît en arrière : 1° sur la face interne des six dernières digitations (s'entre-croisant avec celles du diaphragme) ; 2° sur les trois quarts antérieurs de la crête iliaque ; 3° sur la colonne lombaire par trois feuillets divergents (voy. *Région lombaire*). En avant, les faisceaux, tous transversaux, se jettent sur l'*aponévrose du transverse* (*ligne de Spigel*), laquelle se termine à la ligne blanche (à noter qu'entre les trois muscles larges de l'abdomen se trouvent de minces nappes celluleuses).

b. *Grand dorsal.* — Il appartient à la région par ses faisceaux antérieurs. Il forme le côté postérieur d'un espace triangulaire (*triangle de J.-L. Petit*), dont le côté antérieur est formé par le grand oblique et la base par la crête iliaque : c'est un point faible de la paroi abdominale, par lequel s'échappent un certain nombre de hernies lombaires.

c. *Petit dentelé postérieur et inférieur.* — Il va des apophyses épineuses des deux premières lombaires et des deux dernières dorsales aux quatre dernières côtes. Il forme le côté supérieur d'un espace quadrangulaire (*espace de Grynfeltt*) dont les trois autres côtés répondent aux muscles spinaux, au petit oblique et à la dernière côte. C'est encore un point faible de la paroi abdominale par lequel s'échappent les hernies lombaires et aussi les abcès périnéphrétiques.

d. *Vaisseaux et nerfs profonds.* — Les *artères* proviennent des dernières intercostales, des lombaires, de l'ilio-lombaire, de la circonflexe iliaque, de la mammaire interne, enfin de l'épigastrique. — Les *veines*, peu importantes, suivent le trajet des artères. — Les *lymphatiques* aboutissent, en partie aux ganglions lombaires, en partie aux ganglions mammaires internes. — Les *nerfs*, moteurs et sensitifs, proviennent des derniers intercostaux, du grand abdomino-génital et du petit abdomino-génital.

6° Couches rétro-musculaires. — Au delà des muscles sus-indiqués se trouvent les trois plans suivants : 1° le *fascia transversalis*, ici mince et celluleux ; 2° le *tissu cellulaire sous-péritonéal*, généralement peu développé ; 3° le *péritoine*.

§ 2. — RÉGION INGUINO-ABDOMINALE

La région inguino-abdominale occupe la partie antérieure et inférieure de la paroi latérale de l'abdomen.

1° Limites. — *Superficiellement :* 1° en bas, le pli de l'aine ; 2° en dedans, le bord externe du grand droit ; 3° en haut, une ligne horizontale qui, partant de l'épine iliaque antéro-supérieure, aboutirait au bord externe du grand droit. *En profondeur*, jusqu'au péritoine pariétal exclusivement.

2° Forme extérieure et exploration. — Elle forme avec la région inguino-crurale un angle dièdre plus ou moins ouvert en avant suivant l'embonpoint du sujet. Son exploration comprend : 1° la détermination de l'arcade crurale (toujours facile) ; 2° l'examen du canal inguinal.

3° Couches superficielles. — Deux couches comme dans la région précédente : la *peau* et le *tissu cellulaire sous-cutané* (avec les *vaisseaux* et *nerfs superficiels*).

a. *Peau*. — Glabre en dehors, recouverte en dedans de poils plus ou moins longs. Elle est très élastique et, de ce fait, se laisse distendre (*vergetures*). Mobile dans toute la région, sauf au niveau du pli de l'aine où elle adhère intimement (les collections s'arrêtent là).

b. *Tissu cellulaire sous-cutané*. — Même disposition que dans la région précédente. A noter, à sa partie inféro-interne, des lames élastiques plus ou moins anastomosées, contribuant à former l'*appareil suspenseur des bourses* ou *des grandes lèvres :* elles se continuent en bas avec les fibres du dartos.

c. *Vaisseaux et nerfs superficiels*. — Ils n'ont pas plus d'importance que dans la région costo-iliaque. — Les *artères* proviennent de la sous-cutanée abdominale et de la honteuse externe supérieure. — Les *veines* descendent, en partie dans la saphène interne ou les honteuses externes supérieures, en partie dans la fémorale. A noter leur développement dans le cas où la circulation se trouve gênée dans les gros troncs abdominaux. — Les *lymphatiques* se rendent aux deux groupes supéro-externe et supéro-interne des ganglions superficiels de l'aine (2 fois sur 60 existent des ganglions sus-inguinaux). — Les *nerfs*, tous sensitifs, émanent des derniers intercostaux et des deux branches abdomino-génitales du plexus lombaire.

4° Aponévrose superficielle. — Lame celluleuse, toujours très mince, constituant l'aponévrose d'enveloppe du grand oblique.

5° Couche musculaire. — Elle comprend : 1° la partie correspondante des trois *muscles larges* ; 2° les *vaisseaux* et *nerfs profonds*.

a. *Muscles larges*. — En allant d'avant en arrière, le grand oblique, le petit oblique, le transverse.

α) Le *grand oblique* se trouve réduit à quelques faisceaux charnus, qui occupent la partie supéro-externe de la région, et à son aponévrose d'insertion. Cette aponévrose se termine comme suit : 1° ses *faisceaux supérieurs* vont à la ligne blanche ; 2° ses *faisceaux inférieurs* se portent obliquement vers le pli de l'aine, où ils forment une bandelette fortement tendue, l'*arcade crurale* ; à noter que ces faisceaux, suivis de dehors en dedans, se fixent sur le fascia iliaca d'abord, puis passent comme un pont au-dessus des vaisseaux fémoraux, enfin forment le *ligament de Gimbernat* ; 3° ses *faisceaux moyens* se portent obliquement vers le pubis, où ils s'insèrent en formant trois paquets qui sont le *pilier interne* (pour la symphyse pubienne), le *pilier externe* (pour l'épine du pubis) et le *pilier postérieur* du canal inguinal (pour le pubis du côté opposé). À noter, entre ces trois piliers, l'*orifice externe* du canal inguinal, délimité en haut par les *fibres intercolumnaires* ou *arciformes*.

β) Le *petit oblique* est situé au-dessus du précédent. Ses faisceaux, partis de l'épine iliaque antéro-supérieure et du tiers externe de l'arcade crurale, se portent obliquement en dedans et en bas et se jettent sur une aponévrose d'insertion, l'*aponévrose du petit oblique*. La partie supérieure de cette aponévrose passe en avant du grand droit pour gagner la ligne blanche ; sa partie inférieure se fusionne avec l'aponévrose du transverse (*tendon conjoint*), pour venir s'insérer avec cette dernière sur le pubis, sur l'épine pubienne et jusque sur la crête pectinéale. Au-dessous du petit oblique se trouve le *cordon spermatique*, traversant le canal qui lui est propre, le *canal inguinal*. Sur ce cordon se voit un petit faisceau musculaire, le *faisceau externe du crémaster* (parti de la crête iliaque), lequel, à la sortie du canal inguinal, est accompagné par un *faisceau interne* (parti du pubis).

γ) Le *transverse*, comme le petit oblique, au-dessous duquel il est situé, naît de l'épine iliaque antéro-supérieure et du tiers externe de l'arcade crurale. Ses faisceaux charnus se jettent sur une aponévrose d'insertion, l'*aponévrose du transverse*, laquelle (se comportant exactement comme celle du petit oblique) en partie va à la ligne blanche, en partie (*tendon conjoint*) se fixe au pubis depuis la symphyse jusqu'à la crête pectinéale. A noter que le tendon conjoint (c'est le tendon commun aux faisceaux inférieurs des deux muscles petit oblique et transverse), recouvert à sa partie antérieure par l'aponévrose du grand oblique et par le pilier postérieur du canal inguinal (ou ligament de Colles), répond, successivement, à sa partie postérieure : 1° au pyramidal de l'abdomen ; 2° au grand droit du bassin ; 3° au fascia transversalis et tout particulièrement au ligament de Henle.

b. *Vaisseaux et nerfs de la couche musculaire.* — Les *artères*, toutes petites, proviennent en partie des lombaires, en partie de la branche abdominale de la circonflexe iliaque. — Les *veines* suivent le trajet des artères. — Les *lymphatiques* aboutissent pour la plupart aux ganglions iliaques et aux ganglions épigastriques. — Les *nerfs* émanent du grand abdomino-génital et du petit abdomino-génital.

6° Couches rétro-musculaires. — En arrière des muscles se trouvent les trois plans suivants : 1° le *fascia transversalis* ; 2° le *tissu cellulaire sous-péritonéal* ; 3° le *péritoine*.

a. *Fascia transversalis*. — C'est la lame celluleuse ou aponévrotique qui recouvre la face profonde du muscle transverse (ne pas confondre avec l'aponévrose d'insertion de ce muscle). Elle s'étend sans discontinuité de la partie supérieure de la région à l'angle dièdre que représente la limite entre la paroi abdominale antérieure et le contenu de la fosse iliaque : là, nous la voyons successivement, en allant de dehors en dedans, s'insérer sur le fascia iliaca, s'engager dans l'orifice interne du canal inguinal, se fixer sur le pourtour des vaisseaux fémoraux, en dedans de la veine, descendre jusqu'à la crête pectinéale en formant le *septum crural* (traversé par les lymphatiques), enfin tapisser le ligament de Gimbernat et le grand droit de l'abdomen. Mince en haut, le fascia transversalis s'épaissit en bas, où il est du reste renforcé par le *ligament de Henle* (situé sur le côté externe du grand droit), par le *ligament de Hesselbach* (situé sur le côté interne de l'orifice interne du canal inguinal) et par la *bandelette ilio-pubienne* (allant de l'épine du pubis et de la crête pectinéale à la région de l'épine iliaque antéro-supérieure.

b. *Tissu cellulaire sous-péritonéal et vaisseaux épigastriques*. — Le tissu cellulaire sous-péritonéal se divise en deux couches : 1° une couche externe, plus épaisse, plus ou moins infiltrée de graisse, c'est le *fascia transversalis celluleux* de RICHET ; 2° une couche interne, plus mince, intimement unie au péritoine, c'est le *fascia propria* de CLOQUET. Dans le fascia transversalis celluleux cheminent l'artère et les veines épigastriques.

L'artère épigastrique, branche de l'iliaque externe (elle naît au niveau de l'arcade crurale), se porte obliquement en haut et en dedans, en décrivant une courbe dont la concavité dirigée en dehors et en haut embrasse le canal déférent. Elle pénètre dans la gaine du muscle grand droit. La courbe de l'épigastrique sépare l'une de l'autre les deux fossettes inguinales externe et interne : l'artère, dans la hernie inguinale, se trouve donc en dedans ou en dehors du sac, suivant que la hernie est *oblique externe* ou *directe*. A noter que, tout près de son origine, l'épigastrique fournit trois collatérales : 1° la *funiculaire*, pour le cordon ; 2° la *suspubienne*, qui va au pubis en longeant l'arcade crurale ; 3° l'*anastomotique de l'obturatrice*, qui descend vers l'obturatrice et s'unit à elle (variations de rapports avec l'anneau crural et importance de ces rapports pour le traitement chirurgical de la hernie crurale étranglée).

Les *veines épigastriques*, au nombre de deux, accompagnent l'artère homonyme. Elles se jettent dans la veine iliaque, soit isolément, soit par un tronc commun.

c. *Péritoine.* — Le péritoine pariétal tapisse régulièrement toute la face postérieure de la région inguino-abdominale. Tout en bas, il se réfléchit en arrière pour s'étaler sur la fosse iliaque interne. A noter que cette réflexion se fait un peu au-dessus de l'arcade crurale, d'où la formation au niveau de l'arcade, entre elle et le-péritoine, d'un espace à coupe triangulaire, rempli de graisse, c'est l'*espèce de Bogros*. Dans cet espace se trouvent les vaisseaux épigastriques, les ganglions épigastriques et iliaques externes, enfin les vaisseaux iliaques externes (leur portion terminale tout au moins).

7° Canal inguinal chez l'homme. — Le canal inguinal, qui occupe la partie inféro-interne de la région, a une longueur de 4 à 5 centimètres. Il nous offre à considérer : 1° ses *parois;* 2° ses deux *extrémités* ; 3° son *contenu.*

a. *Parois.* — Au nombre de quatre : antérieure, postérieure, inférieure et supérieure.

α) La *paroi antérieure* est formée par la peau, le tissu cellulaire sous-cutané, l'aponévrose superficielle, l'aponévrose d'insertion du grand oblique.

β) La *paroi postérieure* est constituée : 1° en dehors (*zone externe*), par le fascia transversalis, que renforce le ligament de Hesselbach ; 2° en dedans (*zone interne*), par le fascia transversalis que renforcent à la fois le ligament de Henle, le tendon conjoint et le ligament de Colles ou pilier postérieur de l'orifice externe du canal inguinal ; 3° à sa partie moyenne (*zone moyenne*), par le fascia transversalis tout seul ; c'est le *point faible*, par lequel se font les hernies inguinales *directes*.

γ) La *paroi inférieure* répond à une gouttière, qui n'est autre que la portion interne de l'arcade crurale.

δ) La *paroi supérieure* est formée par le bord inférieur des deux muscles petit oblique et transverse, ainsi que par les lames cellulo-adipeuses qui les séparent.

b. *Extrémités*. — Se distinguent en externe (*orifice externe*) et interne (*orifice interne*).

α) L'*orifice externe* ou *cutané* est situé sur le pubis, immédiatement en dedans de l'épine pubienne ; 25 millimètres de hauteur, sur 10 millimètres de largeur. Il est formé : 1° en dedans, par le pilier interne ; 2° en dehors, par le pilier externe ; 3° en bas, par le pilier postérieur ; 4° en haut, par les premières fibres arciformes. Parfois *anneaux accessoires*, par lesquels se font les *hernies par éraillures*.

β) L'*orifice interne* ou *péritonéal* répond à la partie moyenne de l'arcade crurale. Espèce de fente verticale de 10 à 15 millimètres de hauteur : côté externe peu marqué ; côté interne, formant un repli semi-lunaire ou falciforme (renforcé par le ligament de Hesselbach).

c. *Contenu*. — Le canal inguinal renferme le cordon spermatique : canal déférent (avec artère déférentielle), artère spermatique, artère funiculaire, paquet veineux postérieur et paquet veineux antérieur, lymphatiques du testicule, rameaux génitaux des trois nerfs grand abdomino-génital, petit abdomino-génital et génito-crural. A noter que, durant la vie fœtale (le péritoine se continuant avec la vaginale), le canal inguinal est parcouru par le *canal péritonéo-vaginal* (voy. p. 407), lequel est généralement oblitéré au moment de la naissance : à sa place, simple cordon fibreux ou conjonctif, le *ligament vaginal*.

8° Canal inguinal chez la femme. — Il est un peu plus long (de 4 ou 5 millimètres) que chez l'homme ; mais il est aussi plus étroit. Il renferme le *ligament rond*, qu'accompagnent trois filets nerveux et des vaisseaux de minime importance. Le ligament rond abandonne, sur son pourtour, de petits tendons qui se fixent d'autre part aux parois du canal. Puis, au sortir de l'orifice externe, il se résout en de nombreux filaments conjonctifs qui se perdent sur le pubis, dans le tissu cellulaire du mont de Vénus et dans les grandes lèvres. Au niveau même de l'orifice externe, un peloton adipeux, le *peloton d'Imlach*. Comme le cordon chez l'homme, le ligament rond est accompagné durant la vie fœtale par un prolongement du péritoine, le *canal de Nuck*.

9° Fossettes inguinales. — Si maintenant nous regardons la région inguinale par la paroi postérieure, nous constatons l'existence au-dessus du pubis et de l'arcade crurale, de trois cordons (soulevant chacun le péritoine à son niveau) : l'*ouraque*, le *cordon fibreux de l'artère ombilicale*, l'*artère épigastrique*.

Dans l'intervalle se voient trois dépressions : les *fossettes inguinales* : 1° la *fossette inguinale externe*, située en dehors de l'épigastrique ; 2° la *fossette inguinale interne*, située en dedans de l'épigastrique (d'où son nom), entre cette artère et l'artère ombilicale oblitérée, (à noter qu'elle répond au *point faible*) ; 3° la *fossette vésico-pubienne* ou *sus-pubienne*, située en dedans de la précédente, entre le cordon de l'artère ombilicale et l'ouraque.

C'est par l'une ou l'autre de ces trois fossettes que l'intestin ou l'épiploon sortent de la cavité abdominale pour constituer les *hernies inguinales*. — La hernie qui sort par la fossette externe (*hernie inguinale oblique externe*), la plus fréquente des hernies inguinales, résulte souvent de la persistance du canal péritonéo-vaginal, et peut s'observer par conséquent chez des sujets dont la paroi est solide et résistante : c'est une *hernie de force*, susceptible de guérir parfaitement par une opération simple. — Les hernies qui s'engagent par la fossette inguinale interne (*hernie inguinale directe*) ou par la fossette vésico-pubienne (*hernie inguinale oblique interne*) sont dues à un défaut de résistance de la paroi qui se laisse refouler par l'intestin : ce sont des *hernies de faiblesse* ; leur cure opératoire nécessite une réfection complète de la paroi abdominale.

§ 3 — RÉGION LOMBO-ILIAQUE

Nous désignons sous ce nom la région qui correspond exactement à la portion abdominale des deux muscles psoas et iliaque.

1° Limites. — Elle a pour limites : 1° en haut, l'anneau du diaphragme où passe le psoas ; 2° en bas, le pli de l'aine ; 3° en dedans, la ligne d'insertion du psoas à la colonne lombaire

d'abord, puis l'angle sacro-vertébral, enfin la ligne innominée ;
4° en dehors, la ligne d'insertion du psoas aux apophyses transverses des vertèbres lombaires d'abord, puis la crête iliaque dans
toute son étendue.

2° Forme générale et exploration. — Examinée après
ouverture du ventre et éviseération, elle est convexe et verticale
dans sa partie supérieure, excavée légèrement et inclinée en
bas et en avant dans sa partie inférieure. Son exploration ne
peut être pratiquée que si la paroi abdominale est mise dans le
relâchement.

3° Plans constitutifs. — Contrairement à la méthode que
nous avons suivie jusqu'ici, nous décrirons ces plans en allant
des parties profondes vers les parties superficielles :

a. *Plan squelettique.* — Le plan squelettique est formé par
les trois éléments suivants : 1° la *colonne lombaire*, avec ses corps
vertébraux et la face antérieure de ses apophyses transverses
(siège fréquent de lésions tuberculeuses) ; 2° l'*articulation sacro-
iliaque*, avec son ligament interosseux et son ligament antérieur ;
3° la *fosse iliaque interne*, excavation peu profonde, lisse et unie ;
à noter que son point le plus déclive, quand le sujet est couché,
répond, du côté de la fesse, au milieu d'une ligne allant de
l'épine iliaque antéro-supérieure à l'épine iliaque postéro-supérieure ; c'est là encore le point le plus mince de l'os coxal.

b. *Couche musculaire.* — Il comprend le psoas, l'iliaque et
le petit psoas. — Le *psoas* s'insère en haut : 1° sur les corps
vertébraux de la 12° dorsale et des quatre premières lombaires
et sur les disques intervertébraux correspondants ; 2° sur la base
des apophyses transverses de ces mêmes vertèbres (à retenir que
l'insertion aux corps vertébraux présente une série d'arcades
sous lesquelles passent les vaisseaux lombaires et les racines
communicantes du grand sympathique). Après avoir traversé
la région d'une extrémité à l'autre, le psoas descend à la cuisse
en passant au-dessous de l'arcade crurale. — L'*iliaque*, situé en
dehors du psoas, comble la fosse iliaque interne : il s'insère sur
les deux tiers supérieurs de cette fosse, sur la crête iliaque, sur
le ligament ilio-lombaire et sur les deux épines iliaques anté-

rieures. De là, ses faisceaux se portent sur le côté externe du psoas et se confondent avec ce dernier muscle (*psoas-iliaque*), pour venir s'insérer au petit trochanter. — Le *petit psoas* est un muscle fort grêle, couché sur la face antérieure du psoas, allant de l'extrémité supérieure de la région (12ᵉ dorsale et 1ʳᵉ lombaire) à l'éminence ilio-pectinée et au fascia iliaca.

c. *Fascia iliaca*. — Lame aponévrotique importante recouvrant toute la région et la dépassant même en bas pour accompagner le psoas-iliaque jusqu'à son insertion trochantérienne. Il s'insère sur tout le pourtour de la lame musculaire qui constitue le psoas-iliaque : il forme ainsi la paroi antérieure d'une vaste loge, *loge du psoas-iliaque*, dont la paroi postérieure est constituée par le plan squelettique de la région : c'est le *canal iliaque* de VELPEAU.

d. *Couches celluleuses sus- et sous-aponévrotiques*. — Au-dessus et au-dessous du fascia iliaca se trouvent deux couches celluleuses : 1° une *couche profonde*, située entre le muscle psoas-iliaque et son fascia ; 2° une *couche superficielle* ou *sous-péritonéale*, placée entre le fascia iliaca et le péritoine et contenant quelques vaisseaux et nerfs (voy. plus loin), la face postérieure du côlon ascendant à droite, la face postérieure de la portion iliaque du côlon ilio-pelvien à gauche.

e. *Résumé : loges celluleuses*. — En résumé, en disséquant la région de la cavité abdominale vers la profondeur, nous rencontrons successivement : 1° le *feuillet pariétal du péritoine* ; 2° le *tissu cellulaire superficiel* ou *sous-péritonéal* ; 3° le *fascia iliaca* ; 4° le *tissu cellulaire profond* ou *sous-aponévrotique*, situé entre le fascia iliaca et la couche musculaire ; 5° la *couche musculaire* ; 6° le *périoste* et l'*os*. Ces six couches, comment l'établissent nettement les coupes, circonscrivent trois loges, savoir : α) la *loge intra-péritonéale*, qui n'est qu'une partie de la grande cavité péritonéale ; β) la *loge sous-péritonéale*, comprise entre le péritoine pariétal et le fascia iliaca ; γ) la *loge sous-aponévrotique* ou *loge du psoas-iliaque*, située entre le fascia iliaca et le squelette. A noter que des deux dernières loges, la loge sous-péritonéale est fermée en bas, au niveau de l'arcade crurale par le fait de l'adhérence intime du fascia iliaca à cette arcade, que la loge

sous-aponévrotique au contraire s'étend jusqu'au petit trochanter. Ces diverses loges peuvent être le siège de collections purulentes (on les désigne sous le nom générique d'*abcès de la fosse
iliaque interne*), savoir : 1° la loge intrapéritonéale, d'*abcès
intra-péritonéaux*, véritables péritonites enkystées, le plus souvent
d'origine appendiculaire ; 2° la loge sous-péritonéale, d'*abcès sous-
péritonéaux*, consécutifs à un adéno-phlegmon ou à la diffusion
d'un abcès venu des régions avoisinantes ; 3° la loge sous-aponévrotique, d'*abcès sous-aponévrotiques*, dus à une psoïtis, une ostéite
de la fosse iliaque, à un mal de Pott (abcès par congestion).

4° Vaisseaux et nerfs. — A signaler, tout d'abord, les vaisseaux iliaques externes, simples vaisseaux de passage longeant
le côté interne du psoas, l'artère en dedans, la veine en dehors.

a. *Artères*. — Les réseaux artériels de la région sont alimentés :
1° par les *lombaires* (homologues des intercostales), s'engageant
sous les arcades du psoas ; 2° par l'*ilio-lombaire*, branche de
l'iliaque interne avec ses deux rameaux, ascendant ou *lombaire*,
transversal ou *iliaque ;* 3° par la *circonflexe iliaque*, branche de
l'iliaque externe, qui remonte le long du bord postérieur de
l'arcade crurale jusqu'à l'épine iliaque antéro-supérieure où elle
se divise en *rameau ascendant* (pour la paroi abdominale) et
rameau transversal (pour la fosse iliaque), Anastomoses nombreuses entre ce dernier rameau et l'ilio-lombaire.

b. *Veines*. — Suivent le trajet des artères ; aboutissent à la
veine cave inférieure et aux deux iliaques interne et externe.

c. *Lymphatiques*. — Dix ou douze ganglions (*ganglions iliaques
externes*), s'échelonnant le long des vaisseaux iliaques externes.
Les plus inférieurs surmontent la partie moyenne de l'arcade
crurale, ce sont les *ganglions rétro-cruraux* (ordinairement trois,
rétro-crural externe, rétro-crural moyen, rétro-crural interne).
— A ces ganglions se rendent (*efférents*) : 1° les lymphatiques
efférents des ganglions de l'aine ; 2° les lymphatiques épigastriques ; 3° les lymphatiques circonflexes iliaques. — D'autre part,
ils donnent naissance (*afférents*) à cinq ou six troncs, qui, se
portant en haut, aboutissent aux ganglions iliaques primitifs et
lombaires.

d. *Nerfs*. — Le *plexus lombaire* tout entier (branches antérieures des quatre premières lombaires) se trouve contenu dans l'épaisseur même du psoas, et ses branches sont obligées de traverser ce muscle pour se rendre à leur champ de distribution. On les divise en deux groupes : 1° *collatérales* (grand abdomino-génital, petit abdomino-génital, fémoro-cutané, génito-crural) ; 2° *terminales* (obturateur et crural). De ces différents nerfs, trois seulement effectuent un long parcours dans la région lombo-iliaque : le *crural* et le *fémoro-cutané*, cheminant dans la couche celluleuse profonde ; le *génito-crural* (rameau génital et rameau crural), situé dans le tissu cellulaire sous-péritonéal. Les lésions du plexus s'observent surtout dans les psoïtis et au cours de l'évolution de certaines tumeurs de l'abdomen ; ne pas les confondre avec les lésions des nerfs périphériques ou encore avec les lésions des racines du plexus.

CHAPITRE II

CAVITÉ ABDOMINALE ET SON CONTENU

La cavité abdominale est tapissée dans toute son étendue par le péritoine ; la cavité péritonéale se confond ainsi avec la cavité abdominale. Des organes dits *abdominaux*, les uns (comme l'estomac) sont contenus dans la cavité péritonéale ; les autres (comme les reins) sont situés en dehors de cette cavité, entre le péritoine et la paroi abdominale proprement dite. Nous étudierons successivement :

1º Le *péritoine ;*

2º Les *organes intra-péritonéaux ;*

3º Les *organes extra-péritonéaux.*

ARTICLE PREMIER

PÉRITOINE

1º Disposition générale. — La séreuse péritonéale comprend, comme toutes les séreuses, deux feuillets, pariétal et viscéral. — Le *feuillet pariétal (péritoine pariétal)* tapisse la face profonde de la paroi abdominale. Il en est séparé par une couche celluleuse (*tissu cellulaire sous-péritonéal*), très mince en certains points, épaisse en d'autres (bassin, paroi postérieure de l'abdomen). — Le *feuillet viscéral (péritoine viscéral)* revêt les viscères contenus dans la cavité abdominale, en fournissant : 1º aux uns, une simple lame de revêtement ; 2º aux autres, une gaine complète et des replis qui les rattachent, soit les uns aux autres, soit à la paroi abdominale.

2º Replis péritonéaux. — Ces replis sont appelés : *méso,* quand ils vont de la paroi à un segment du tube digestif ; *ligaments*, quand ils vont de la paroi à un organe autre que le tube digestif ; *épiploons*, quand ils réunissent un viscère à un autre viscère. Ils contiennent dans leur épaisseur, au sein d'une couche celluleuse fort variable, les vaisseaux et nerfs destinés à ces viscères : leur section doit donc être pratiquée avec précaution.

3° Cavité péritonéale. — La plus vaste du corps humain. Virtuelle à l'état normal, elle ne devient manifeste que lorsqu'elle est le siège d'un épanchement gazeux ou liquide.

a. *Sa forme générale*. — La cavité péritonéale est close de toutes parts (sauf chez la femme, où elle communique avec l'extérieur par la trompe et l'utérus). Son point le plus déclive est le cul-de-sac de Douglas (drainage dans le cas de péritonite purulente).

b. *Son cloisonnement*. — Elle est subdivisée, par les replis sus-indiqués, en une série de cavités secondaires où l'infection peut se localiser (*péritonites localisées* ou *enkystées*) et où, aussi, dans le cas de péritonite généralisée, le pus a tendance à stagner si le chirurgien ne les draine pas convenablement.

c. *Sa division en deux étages*. — De fait, le côlon transverse et le mésocôlon transverse la divisent tout d'abord en deux grands étages, supérieur et inférieur :

α) L'*étage supérieur*, étendu de la voûte du diaphragme au côlon transverse et à son méso, renferme le foie, l'estomac, le pancréas et la rate. Il est subdivisé par l'épiploon gastro-hépatique en trois cavités secondaires : 1° la *fosse hépatique* (voy. p. 298) et 2° la *fosse gastrique* (voy. p. 282), qui communiquent largement l'une avec l'autre ; 3° l'*arrière-cavité des épiploons*. Cette dernière ne communique avec l'étage supérieur que par l'*hiatus de Winslow* (à retenir qu'il est délimité par la veine cave en arrière, le pédicule du foie en avant, le lobe de Spigel en haut, le duodénum en bas et qu'il peut livrer passage à une hernie) ; elle s'étend en largeur depuis l'hiatus de Vinslow jusqu'au hile de la rate et, en hauteur, depuis la partie la plus élevée du lobe de Spigel jusqu'à la partie la plus déclive du grand épiploon chez le nouveau-né et l'enfant, jusqu'au côlon transverse seulement chez l'adulte.

β) L'*étage inférieur* s'étend du côlon transverse et de son méso à l'excavation pelvienne. Il contient presque toute la masse intestinale. On y distingue : 1° un espace *mésentérico-colique droit*, compris entre le mésentère et le côlon ascendant (les collections qui s'y forment ont tendance à descendre dans la fosse iliaque); 2° un *espace mésentérico-colique gauche*, situé entre le mésentère et le côlon descendant (il communique avec l'excavation pelvienne); 3° un *espace pariéto-colique gauche* et 4° un *espace pariéto-colique droit* compris l'un et l'autre entre la paroi latérale de l'abdomen et le côlon correspondant; 5° la *cavité du petit bassin*.

4° Constitution anatomique et propriétés du péritoine. — Le péritoine est constitué par une couche profonde, *conjonctive*, et une couche superficielle, *endothéliale*. Il a la propriété de sécréter le liquide péritonéal et de faire des adhérences (processus de coalescence). Cette propriété s'exagère à l'état pathologique (adhérences inflammatoires, tantôt utiles et recherchées par le chirurgien, tantôt nuisibles).

5° Vaisseaux et nerfs. — Les *artères* et *veines* sont fournies par les organes qu'il recouvre. — Les *lymphatiques*, très nombreux (gravité des infections du péritoine), vont se rendre dans les lymphatiques sous-séreux. — Les *nerfs* proviennent des réseaux sous-jacents (plexus lombaire, plexus solaire), leur irritation (opérations, péritonites) peut être le point de départ de réflexes fort graves sur le cœur, les centres respiratoires, les reins, l'intestin.

6° Exploration et voies d'accès. — La cavité péritonéale est explorable par la percussion et la palpation. Elle est accessible par la laparotomie (médiane, latérale).

ARTICLE II

ORGANES INTRA-PÉRITONÉAUX

Ce sont : 1° les différents segments du tube digestif, *œsophage abdominal, estomac, intestin grêle* et *gros intestin*; 2° ses *glandes annexes*, le *foie*, le *pancréas* et la *rate*. Le côlon transverse et son méso, on le sait, divisent la cavité abdominale en deux étages : l'un supérieur, situé au-dessus du côlon transverse ; l'autre inférieur, situé au-dessous. Nous étudierons successivement les *organes contenus dans l'étage supérieur*, et les *organes contenus dans l'étage inférieur*.

SECTION PREMIÈRE

ORGANES DE L'ÉTAGE SUPÉRIEUR

L'étage supérieur nous offre à considérer : 1° *l'estomac* et *l'œsophage abdominal*; 2° la *rate* ; 3° le *pancréas*; 4° le premier segment de l'intestin grêle, le *duodénum*; 5° le *foie*; 6° les *voies biliaires extra-hépatiques*.

§ 1 — ESTOMAC ET ŒSOPHAGE ABDOMINAL

(RÉGION DE L'ESTOMAC)

Vaste poche réunissant l'œsophage à l'intestin grêle et dans laquelle les aliments se transforment en chyme.

1° Étude descriptive. — Envisagé à l'état d'isolement, l'estomac nous offre à considérer : 1° sa *forme*; 2° ses *dimensions*.

a. *Forme.* — Doit être considérée sur le cadavre et sur le vivant :

α) *Sur le cadavre*, forme d'une cornemuse ou, si l'on préfère, d'un cône à base supérieure qui serait aplati d'avant en arrière et incurvé en haut et à droite. Il est parfois divisé en deux poches (*estomac biloculaire*, forme congénitale et forme acquise).

β) *Sur le vivant (radiologie)*, forme rappelant dans son ensemble celle de l'estomac cadavérique, (cône renversé); modifications suivant l'âge, suivant le sexe, suivant les conditions physiologiques normales (estomac au repos, estomac en contraction) ou pathologiques (cancer, estomac biloculaire, etc).

b. *Dimensions.* — A l'état normal, elles varient suivant que

16.

l'estomac est vide ou plein. — A l'état pathologique, elles varient de même suivant que les aliments stagnent dans la poche stomacale (*gros estomac*, cancer du pylore) ou ne peuvent y arriver (*petit estomac*, cancer de l'œsophage).

2° Étude topographique. — L'étude de l'estomac en place comprend : 1° sa *situation* ; 2° sa *direction* ; 3°. ses *moyens de fixité* ; 4° ses *rapports*.

A. Situation, fosse ou loge gastrique. — L'estomac occupe une région qui, superficiellement, répond à l'épigastre et à l'hypochondre gauche et, profondément, à la moitié gauche de l'étage supérieur de la cavité abdominale que, pour cette raison, on appelle *fosse* ou *loge gastrique*.

B. Direction. — Sensiblement verticale (sauf pour la petite tubérosité et le pylore dont l'axe se rapproche de l'horizontale) : le bord droit ou concave regarde en haut et à droite, le bord gauche ou convexe en bas et à gauche.

C. Moyens de fixité. — *En haut*, sa continuité avec l'œsophage, lequel adhère au diaphragme ; *en bas*, sa continuité avec le duodénum appliqué sur la colonne vertébrale ; à *sa partie moyenne* et à *sa partie interne*, le tronc cœliaque ; sur *son pourtour*, les épiploons gastro-hépatique, gastro-splénique, gastro-phrénique ; enfin la *poussée intestinale*. Malgré ces moyens de fixité, l'estomac est mobile sur place, et peut même parfois se déplacer en masse (*gastroptose*).

D. Rapports. — Nous étudierons successivement les rapports des faces, des bords ou courbures, des tubérosités, des extrémités.

a. *Face antérieure*. — La face antérieure (*face chirurgicale*) est en rapport : 1° *en haut*, avec la partie antérieure et latérale gauche de la base du thorax (possibilité de réséquer la portion du rebord inférieur de cette base qui n'est pas recouverte par le cul-de-sac pleural pour aborder largement la fosse gastrique) et son contenu, c'est-à-dire la plèvre et le poumon gauches (*espace semi-lunaire de Traube*) ; 2° *dans le reste de son étendue*, avec la partie supérieure de la paroi abdominale antérieure gauche ; à noter que ce rapport n'est immédiat que sur un point limité (*triangle de Labbé* : une incision menée parallèlement au rebord gauche du thorax, à un centimètre en dedans, et ayant son milieu à la hauteur du 9° cartilage costal, traverse ce triangle et conduit sur l'estomac) ; partout ailleurs ce rapport se fait par l'intermédiaire du foie, qui vient s'interposer entre l'estomac et la paroi.

b. *Face postérieure.* — La face postérieure répond à l'arrière-cavité des épiploons. Elle est en rapport : 1° *en bas*, avec le mésocôlon transverse (nécessité d'effondrer ce dernier dans la gastro-entérostomie transmésocolique postérieure) ; 2° *à droite*, avec les deux dernières portions du duodénum et l'angle duodéno-jéjunal ; 3° *à sa partie moyenne*, avec le pancréas, les vaisseaux spléniques et mésentériques supérieurs ; 4° *en haut*, avec la rate, le rein, la capsule surrénale, le diaphragme, le poumon et la plèvre. Danger de blesser ces organes dans les interventions sur l'estomac, quand il existe de la *périgastrite*.

c. *Bords.* — Les bords ou *courbures* de l'estomac répondent : 1° la *grande courbure*, au côlon transverse (possibilité de symphyse gastro-colique et de fistule gastro-colique consécutive), auquel elle est réunie par le ligament gastro-colique ou grand épiploon (il faut inciser cet épiploon dans la gastro-entérostomie antérieure rétrocolique ; il reste intact dans la gastro-entérostomie antérieure précolique) ; 2° la *petite courbure*, à la colonne vertébrale (avec laquelle elle délimite la *région cœliaque*), à l'aorte, à la veine cave inférieure, au tronc cœliaque (dont une des branches, la coronaire stomachique, la suit sur toute son étendue), au plexus solaire, que l'on peut élonger à son niveau (*élongation du plexus solaire*) ; elle est séparée de ces organes par l'arrière-cavité des épiploons et par le lobe de Spigel et se trouve rattachée au foie par l'épiploon gastro-hépatique. A retenir que c'est au voisinage de la grande courbure que se font les anastomoses gastro-intestinales, au voisinage de la petite courbure que se fait la gastrostomie.

d. *Tubérosités.* — Les tubérosités sont au nombre de deux. — La *grosse tubérosité* est en rapport en haut avec le diaphragme, sous lequel elle se cache, et, par son intermédiaire, avec la cavité thoracique gauche (*hernie diaphragmatique, œsophago-*

gastrostomie transdiaphragmatique) et son contenu, c'est-à-dire la plèvre, la base du poumon gauche et le cœur (troubles cardiaques et respiratoires observés dans le cas de dilatation de l'estomac). Elle répond également en dehors à la rate, à laquelle elle est unie par l'épiploon gastro-splénique, en arrière à la queue du pancréas et à la capsule surrénale gauche. — La *petite tubérosité* se continue avec le pylore et a les mêmes rapports.

e. *Extrémités*. — Les extrémités sont occupées par deux orifices : le *cardia* et le *pylore*.

α) Le *cardia* ou *orifice supérieur*, auquel on rattache au point de vue chirurgical l'*œsophage abdominal* (la longueur de cette portion de l'œsophage est de 2 centimètres; elle est suffisante pour permettre, dans le cas de gastrectomie totale, d'aboucher l'œsophage au duodénum), est situé tout en haut de la voûte diaphragmatique, un peu à gauche de la 11º ou de la 10e vertèbre dorsale. Il est très difficilement accessible par la cavité abdominale. Nécessité de pratiquer la *gastrostomie* quand il est obstrué par un cancer ou un rétrécissement.

β) Le *pylore* ou *orifice inférieur* ou *orifice duodénal* est profondément placé sur la ligne médiane, à la hauteur de la 12e dorsale ou de la 1ʳᵉ lombaire quand l'estomac est vide, à 3 ou 4 centimètres (et même plus) à droite de la ligne médiane quand l'estomac est plein. Il répond, en avant, à la face inférieure du foie; en arrière, à la veine porte et à l'artère hépatique; en haut, au petit épiploon; en bas, à la tête du pancréas. A son niveau, les fibres circulaires de la tunique musculaire de l'estomac s'épaississent et forment le *sphincter pylorique*. Le pylore peut être le siège de spasmes, de rétrécissements cicatriciels ou cancéreux, qui empêchent les aliments de pénétrer dans l'intestin (*sténose du pylore*) et qui obligent le chirurgien à intervenir pour pratiquer soit la *pyloroplastie*, soit la *pylorectomie*, soit la *gastro-entérostomie*.

3º Constitution anatomique. — Quatre couches ou tuniques superposées, qui sont, en allant de dehors en dedans :

α) Une *tunique séreuse*, le péritoine : il revêt les deux faces de l'organe et, au niveau de ses bords, donne naissance aux trois épiploons gastro-hépatique, gastro-colique, gastro-splénique, qui portent les vaisseaux nourriciers de l'estomac;

β) Une *tunique musculeuse*, formée de trois plans de fibres : un plan superficiel de *fibres longitudinales*, un plan moyen de *fibres circulaires*, un plan profond de *fibres obliques*. Cette couche musculaire est destinée, par ses contractions, à brasser les aliments et à les faire progresser du cardia vers le pylore; son action peut être diminuée (*atonie stomacale*) ou même supprimée (*gastroplégie*) ; d'autres fois, au contraire, elle peut être exagérée (dans le cas de sténose pylorique) ;

γ) Une *tunique celluleuse*, lâche, qui fait seulement défaut à l'union du pylore avec le duodénum (le cancer de l'estomac ne franchit pas d'ordinaire le pylore), et qui permet à la muqueuse de glisser facilement sur la tunique musculaire ;

δ) Une *tunique muqueuse*, plissée sur l'estomac vide, lisse sur l'estomac distendu. Elle est recouverte d'un épithélium cylindrique et possède un nombre très considérable de glandes (*glandes cardiaques, glandes pyloriques*), qui sécrètent le suc gastrique. Ce suc gastrique, dont les altérations jouent un rôle important dans la séméiologie des affections de l'estomac, peut, dans certaines conditions pathologiques encore assez mal connues, produire par une sorte d'auto-digestion des pertes de substance de l'estomac (*ulcère rond*). Il peut de même digérer la plaie opératoire dans certains cas de gastrostomie et déterminer ainsi une péritonite mortelle.

4° Vaisseaux et nerfs. — Les *artères*, très nombreuses (les vomissements de sang ou *hématémèses* sont un symptôme fréquent des affections de l'estomac), proviennent accessoirement de l'*hépatique* (pylorique, gastro-épiploïque droite, à lier au cours de la pylorectomie) et de la *splénique* (gastro-épiploïque gauche, vaisseaux courts) et, principalement, de la *coronaire stomachique*, qui longe la petite courbure et vient s'anastomoser avec la pylorique (à lier préventivement dans le cas de gastrectomie). — Les *veines* vont contribuer à former la veine porte.— Les *lymphatiques* aboutissent à des ganglions, dont les uns sont situés le long de la coronaire stomachique (*chaîne coronaire stomachique*, la plus importante au point de vue opératoire, car c'est celle qu'il faut extirper dans le cas de cancer du pylore); les autres, dans l'épaisseur du grand épiploon et à la face postérieure du pylore au voisinage de la tête du pancréas (*chaîne gastro-épiploïque droite*); d'autres, enfin, au voisinage de la queue du pancréas (*chaîne splénique*). — Les *nerfs* proviennent du plexus solaire.

5° Exploration. — Elle comprend l'exploration clinique faite au lit du malade et l'exploration chirurgicale faite sur la table d'opération, après laparotomie. — L'*exploration clinique* se pratique au moyen de l'inspection, de la palpation, de la percussion, de l'examen du suc gastrique retiré par le cathétérisme de l'estomac, enfin au moyen de la radioscopie. — L'*exploration chirurgicale*, à son tour, comprend l'examen de la face antérieure, des courbures, des extrémités de l'estomac, l'examen de sa face postérieure après effondrement de l'épiploon gastro-colique et, enfin, dans certains cas, l'examen de sa surface intérieure.

6° Voies d'accès. — Deux voies d'accès : 1° la *voie abdominale antérieure*, c'est-à-dire la laparotomie médiane ou latérale gauche (incision parallèle au rebord costal); 2° la *voie transpleuro-diaphragmatique* gauche (voie d'exception).

§ 2 — RATE

(RÉGION SPLÉNIQUE)

Volumineuse glande vasculaire sanguine, impaire et unique, ne présentant qu'une sécrétion interne.

1° Étude descriptive. — La rate, à l'état d'isolement, nous offre à considérer : 1° sa *forme*; 2° ses *dimensions*; 3° sa *couleur*; 4° sa *consistance*.

a. *Forme*. — Ovoïde à face externe convexe, à face interne divisée par une saillie longitudinale en deux surfaces légèrement concaves (donc trois faces pour la rate), à bord antérieur crénelé.

b. *Dimensions et poids.* — Très variables. En moyenne : longueur 13 centimètres, largeur 8, épaisseur 3 à 3 et demi ; poids 180 à 200 grammes. La rate s'hypertrophie d'ordinaire à l'état pathologique (maladies infectieuses, paludisme, leucémie) et peut acquérir des dimensions colossales. Gravité de l'extirpation de ces grosses rates (sauf dans le cas de grosse rate paludique).

c. *Couleur et consistance.* — Couleur rouge foncé sur le vivant. Friabilité très grande (fréquence et gravité des ruptures de la rate dans les traumatismes et dans le paludisme).

2° Étude topographique. — Sous ce titre, nous envisagerons successivement : 1° la *situation* de la rate ; 2° sa *loge* ; 3° sa *direction* ; 4° ses *moyens de fixité* ; 5° ses *rapports*.

A. Situation, loge splénique. — La rate occupe la portion la plus externe de la fosse gastrique. Elle est située là dans une région spéciale (*loge splénique*), qui se cache sous la base du thorax et qui est constituée : en dehors, en arrière et en haut, par le diaphragme ; en dedans, par la paroi postéro-externe de l'estomac ; en bas, par une portion de la face externe du rein et de la capsule surrénale gauches, par le mésocôlon transverse et le ligament phréno-colique gauche ou *sustentaculum lienis*. La loge splénique est largement ouverte, en avant, dans la grande cavité péritonéale.

B. Direction. — Le grand axe de la rate a, à peu de chose près, la direction des dernières côtes. A noter, cependant, que sa direction varie notablement suivant les sujets et, chez le même sujet, suivant le moment de la respiration, l'état de distension du côlon ou de l'estomac, la position du corps.

C. Moyens de fixité. — Peu nombreux. Ce sont : 1° l'*épiploon gastro-splénique* (il loge les vaisseaux courts), qui rattache la rate à l'estomac ; 2° l'*épiploon pancréatico-splénique* (il loge les vaisseaux spléniques), qui l'unit au pancréas et à la paroi abdominale postérieure et s'oppose à sa luxation en avant ; 3° le *ligament phréno-colique gauche,* qui supporte son extrémité inférieure et met obstacle à sa descente. Ces divers ligaments permettent à la rate de se mouvoir librement sur place, mais non de se déplacer en masse et de sortir de sa loge. Lorsque ce déplacement total (*rate mobile, rate en ectopie, rate flottante*), se produit, il est toujours la conséquence d'une lésion des moyens de fixité : il peut déterminer des phénomènes de compression et nécessiter une intervention (*splénopexie, splénectomie*).

D. RAPPORTS. — Il convient d'examiner successivement les rapports des faces, des bords et des extrémités :

a. *Faces*. — Les faces de la rate, au nombre de trois, se distinguent en externe, postéro-interne, antéro-interne.

α) La *face externe* ou *face phrénique* répond au diaphragme (adhérences possibles dans le cas d'inflammation splénique et, consécutivement, douleurs dans l'épaule gauche) et, par son intermédiaire, avec la cavité pleurale, le poumon (d'où retentissement des affections de la rate sur la plèvre et le poumon, d'où possibilité d'aborder la rate en traversant la plèvre), les 9e, 10e, 11e côtes et les espaces intercostaux correspondants. Sa projection sur la paroi thoracique donne un ovale à grand axe parallèle aux côtes, ovale dont l'extrémité interne est à 30 ou 35 millimètres de la ligne médiane, dont l'extrémité externe déborde de 15 ou 30 millimètres la ligne axillaire, dont le bord supérieur va presqu'au 8e espace intercostal et le bord inférieur jusqu'au bord supérieur de la 11e côte.

β) La *face postéro-interne* ou *face rénale* repose sur la face antéro-externe du rein et de la capsule surrénale gauches, auxquels elle peut adhérer (dangers de la splénectomie lorsque ces adhérences existent ; possibilité pour un abcès splénique de s'ouvrir dans la loge rénale).

γ) La *face antéro-interne* ou *face gastrique* répond à la queue du pancréas, à la grosse tubérosité de l'estomac et à l'angle gauche du côlon (compression possible de l'intestin au cours des affections de la rate). Elle nous présente le *hile*, qui livre passage aux vaisseaux et nerfs spléniques.

b. *Bords*. — Les bords sont antérieur, postérieur, interne. — Le *bord antérieur*, mince et crénelé, reste éloigné de 4 centimètres en moyenne de la paroi abdominale antérieure. — Le *bord postérieur*, épais et arrondi, occupe l'angle que forme le bord externe du rein gauche avec la paroi abdominale. — Le *bord interne* répond à l'angle dièdre que forment en s'adossant l'une à l'autre la face antérieure du rein et la grosse tubérosité de l'estomac.

c. *Extrémités*. — Les extrémités se distinguent en supérieure et inférieure. — L'*extrémité supérieure* est placée à 1 ou 2 centimètres en dehors du flanc de la 10° vertèbre dorsale. — L'*extrémité inférieure* répond au coude gauche du côlon.

3° Constitution anatomique. — Deux enveloppes (le péritoine splénique et la capsule fibreuse) et un tissu propre.

α) Le *péritoine splénique* entoure la rate et forme deux replis, qui la relient à l'estomac d'une part (*épiploon gastro-splénique*), au pancréas d'autre part (*épiploon pancréatico-splénique*) et qui limitent en dedans le cul-de-sac que l'arrière-cavité des épiploons envoie jusqu'au hile de la rate.

β) La *capsule fibreuse* (*capsule de Malpighi*), mince, mais résistante (elle peut résister à des traumatismes qui intéressent le tissu splénique), enveloppe la glande, adhérant à la fois au péritoine et au tissu propre de la glande.

γ) Le *tissu propre* de la rate (*tissu splénique*), très mou (difficultés de la suture des plaies de l'organe) est formé par la pulpe splénique, les corpuscules de Malpighi et de nombreux vaisseaux (hémorrhagie toujours abondante dans le cas de blessure de la rate).

4° Vaisseaux et nerfs. — Les *artères* proviennent de la *splénique*, branche du tronc cœliaque. Cette artère, volumineuse et flexueuse, chemine le long du bord supérieur du pancréas, et pénètre dans le hile de la rate, en se subdivisant en 6 ou 8 branches *terminales* (infarctus de la rate). Elle fournit des rameaux pancréatiques, la gastro-épiploïque gauche et les vaisseaux courts. — Les *veines* se réunissent en un seul tronc, la *veine splénique*, qui accompagne l'artère. Elle forme, avec l'artère au-dessous et en arrière de laquelle elle se trouve située, le *pédicule vasculaire* de la rate : importance et difficultés de sa ligature dans le cas d'extirpation de la glande. — Les *lymphatiques* se jettent dans un petit groupe ganglionnaire placé au voisinage de la queue du pancréas. — Les *nerfs* émanent du plexus solaire.

5° Exploration et voies d'accès. — *L'exploration clinique* se fait au moyen de la percussion et parfois (rate hypertrophiée ou ectopique) au moyen de la palpation. — *L'exploration chirurgicale* ne peut être pratiquée qu'en pénétrant profondément jusque sous la voûte du diaphragme. — La *voie d'accès* est la laparotomie, soit médiane, soit latérale gauche, soit parallèle au rebord costal avec, au besoin, résection de la portion extra-pleurale de ce rebord.

§ 3 — PANCRÉAS

(RÉGION PANCRÉATIQUE)

Glande volumineuse annexée au duodénum, possédant à la fois une sécrétion externe et une sécrétion interne, dont la suppression détermine le *diabète maigre*.

1° Étude descriptive. — Sous ce titre nous comprenons : 1° la *forme* du pancréas ; 2° sa *couleur* et sa *consistance* ; 3° ses *dimensions*.

a. *Forme*. — Le pancréas est allongé transversalement. On lui distingue : une extrémité droite ou *tête*, volumineuse ; un *corps*, réuni à la tête par un *isthme* ; une extrémité gauche ou *queue*, plus ou moins effilée.

b. *Couleur et consistance*. — Sa coloration est blanc grisâtre. Sa consistance est assez ferme.

c. *Poids et dimensions*. — Très variables. En moyenne, on trouve : poids, 60 à 70 grammes ; longueur, 16 à 20 centimètres ; hauteur, 4 à 5 ; épaisseur, 2 à 3.

2° Étude topographique. — Elle comprend : 1° la *situation* du pancréas ; 2° sa *direction* ; 3° ses *moyens de fixité* ; 4° ses *rapports*.

A. SITUATION. — Le pancréas est profondément situé, au contact de la 1re et de la 2e vertèbre lombaires (d'où difficulté du diagnostic clinique des tumeurs pancréatiques). Il occupe là une

région spéciale (*région pancréatique*) qui répond en partie à l'épigastre, en partie à l'hypochondre gauche. Elle appartient à
la fois à l'étage supérieur et à l'étage inférieur de la cavité
abdominale.

B. DIRECTION. — Sensiblement transversale dans sa moitié
droite, un peu oblique. en haut et en dehors dans sa moitié
gauche.

C. MOYENS DE FIXITÉ. — Nombreux (duodénum, péritoine, vaisseaux) et résistants : aussi le pancréas est-il un des organes les
plus fixes (la queue est cependant relativement mobile). Toutefois, il est susceptible en certains cas de se déplacer.

D. RAPPORTS. — Examinons successivement à ce point de vue :
1º la *tête* ; 2º l'*isthme* ; 3º le *corps* ; 4º la *queue*.

α) La *tête* est entourée, sur son pourtour, par les quatre portions du duodénum (compression possible de cet intestin par les
tumeurs pancréatiques). — En *arrière*, elle est creusée d'une
gouttière (un canal parfois), que parcourt sur une longueur de
3 centimètres le cholédoque (d'où la compression de ce canal dans
le cas de cancer de la tête du pancréas ou de pancréatite chronique, d'où encore les phénomènes de rétention biliaire que l'on
observe consécutivement). Elle repose sur les corps des 2º et 3º vertèbres lombaires, dont elle est seulement séparée par la lame de
Treitz (représente le méso duodéno-pancréas du fœtus ; rend possible le décollement et la mobilisation du duodénum et du
pancréas) et par du tissu cellulo-adipeux, où cheminent la veine
cave inférieure, la veine rénale droite et l'aorte : compression
de ces vaisseaux au cours de l'évolution des tumeurs pancréatiques. — En *avant*, elle est croisée par les vaisseaux mésentériques supérieurs, la gastro-épiploïque droite, la pancréatico-duodénale, la colique droite supérieure. Elle est recouverte par le
péritoine et, par son intermédiaire, elle répond au pylore, au
côlon transverse et aux anses grêles.

β) L'*isthme* ou *col* répond : 1º en *haut*, au coude du duodénum
et à l'artère gastro-épiploïque droite (c'est là qu'on la découvre
pour la ligature) ; 2º en bas, aux vaisseaux mésentériques et à
l'origine de la pancréatico-duodénale et de la colique droite
supérieure ; 3º en *arrière*, à la veine mésentérique supérieure et

à la veine porte, qui la continue ; 4° en *avant*, au pylore dont elle est séparée par l'arrière-cavité des épiploons.

γ) Le *corps* est en rapport : 1° en *arrière* et en allant de droite à gauche, avec l'aorte, l'artère mésentérique supérieure, la veine rénale et la veine capsulaire gauches, la veine mésentérique inférieure, la partie antérieure et inférieure du rein gauche et, plus profondément, avec le diaphragme, la colonne lombaire, les dernières côtes et les espaces intercostaux correspondants ; il est séparé de ces organes ou formations par la lame de Treitz (voy. plus haut) et une couche celluleuse semée de ganglions (point de départ possible de *collections purulentes péripancréatiques*) ; 2° en *avant*, et par l'intermédiaire de l'arrière-cavité des épiploons, avec la face postérieure de l'estomac (*empreinte gastrique*) ; 3° en *haut*, avec le tronc cœliaque, le plexus solaire, les vaisseaux spléniques ; 4° *en bas*, avec la racine du mésocôlon transverse.

δ) La *queue* arrive parfois jusqu'à la face interne de la rate. D'autres fois, elle ne l'atteint pas, mais elle lui est alors reliée par l'*épiploon pancréatico-splénique* ;

ε) En *résumé*, le pancréas affecte, par sa face postérieure, des rapports surtout vasculaires qui rendent son accès par la voie lombaire ou voie postérieure particulièrement dangereux. Par contre, par sa face antérieure, il répond à l'arrière-cavité des épiploons et, par l'intermédiaire de cette cavité séreuse, à la face postérieure de l'estomac, au grand épiploon, au côlon transverse et à son méso, organes ou replis séreux qu'il est possible d'écarter ou d'inciser pour l'aborder : cette voie d'accès antérieure est d'ailleurs celle que suivent, dans leur migration, les tumeurs et en particulier les kystes pancréatiques.

E. Canaux excréteurs du pancréas. — Au nombre de deux : 1° le *canal de Wirsung* ou *canal principal*, qui vient déboucher, avec le cholédoque, dans l'ampoule de Vater (*caroncula major*) ; 2° le *canal de Santorini* ou *canal accessoire*, qui prend naissance sur le canal de Wirsung et vient s'ouvrir à 2 ou 3 centimètres au-dessus de l'ampoule de Vater au niveau de la *caroncula minor*. A retenir que l'infection intestinale peut, par ces canaux, se propager à la glande (angio-pancréatite, pancréatite chronique et pancréatite suppurée). A retenir aussi que ces mêmes canaux peuvent être obstrués au cours du cancer de la tête du pancréas ou de l'ampoule de Vater.

3° Constitution anatomique. — Le pancréas est formé de deux glandes : 1° une *glande en grappe* élaborant le suc pancréatique (action digestive puissante de ce suc sur les graisses et les matières amylacées et, dans certaines conditions pathologiques, sur le pancréas lui-même (nécrose aiguë graisseuse du pancréas) ; suppression de cette action à l'état pathologique et *stéarrhée* consécutive) ; 2° une *glande à sécrétion interne* représentée par les *îlots de Langherans* (sa lésion déterminerait le diabète maigre).

4° Vaisseaux et nerfs. — Les *artères*, nombreuses (les lésions de la glande s'accompagnent d'une abondante hémorrhagie), proviennent de la splénique et de la mésentérique supérieure. — Les *veines* se jettent en partie dans la veine splénique ou dans l'une des deux mésaraïques, en partie dans le tronc même de la veine porte et de la grande mésaraïque. — Les *lymphatiques* se rendent aux ganglions qui entourent les vaisseaux spléniques et mésentériques supérieurs. Les *nerfs* émanent du plexus solaire (leur lésion déterminerait la pancréatite hémorrhagique).

5° Exploration et voies d'accès. — Le pancréas n'est explorable en clinique que lorsqu'il est hypertrophié ou enflammé (*point pancréatique, zone pancréatico-cholédocienne*). — Il est explorable et accessible en chirurgie opératoire par la voie antérieure, en passant soit entre l'estomac et le côlon transverse (au travers du ligament gastro-colique), soit entre l'estomac et le foie (au travers du petit épiploon), soit au-dessous du côlon transverse (au travers du mésocôlon transverse). Possibilité de le décoller, avec le duodénum, de la paroi postérieure de l'abdomen.

§ 4 — DUODÉNUM

(RÉGION DUODÉNALE)

Le duodénum est la portion initiale, fixe, de l'intestin grêle. Il reçoit les canaux excréteurs du foie et du pancréas.

1° Étude descriptive. — Elle comprend : 1° les *limites* du duodénum ; 2° sa *forme* et ses *divisions* ; 3° ses *dimensions*.

a. *Limites*. — Le duodénum commence au pylore au niveau du flanc droit de la 1re vertèbre lombaire. Il se termine au côté gauche de la 2° lombaire, en formant avec le jéjuno-iléon une sorte d'angle, l'*angle duodéno-jéjunal*.

b. *Forme et divisions*. — Forme variable (carré, en **U**, en **V**, semi-annulaire). Quatre portions : *première portion*, un peu oblique en haut, en arrière et à droite ; *deuxième portion*, verticalement descendante ; *troisième portion*, horizontale ; *quatrième portion*, obliquement ascendante.

c. *Dimensions*. — En moyenne : longueur, 26 centimètres ; diamètre, 35 à 40 millimètres ; capacité, 110 centimètres cubes.

2° Étude topographique. — Elle nous présente à considérer : 1° la *situation* du duodénum ; 2° ses *moyens de fixité* ; 3° ses *rapports*.

A. Situation, région duodénale. — Le duodénum est accolé à la colonne vertébrale (1re, 2°, 3°, 4° lombaires). Il occupe là une région spéciale (*région duodénale*), qui répond superficiellement aux deux régions de l'épigastre et de l'ombilic et qui, profondément, empiète à la fois sur l'étage supérieur et l'étage inférieur de l'abdomen.

B. Moyens de fixité. — Ce sont : le péritoine, le cholédoque et les canaux excréteurs du pancréas, les vaisseaux du duodénum, le muscle de Treitz. Ils maintiennent le duodénum solidement fixé sur la colonne vertébrale (sauf chez le fœtus où il est, comme le pancréas, pourvu d'un méso et mobile ; possibilité, au cours d'une opération, de lui rendre sa mobilité primitive). A noter cependant que la 1re portion est relativement mobile : il est possible de l'aboucher à la peau de la paroi antérieure de l'abdomen.

C. Rapports. — Il convient d'examiner séparément les rapports de chacune des quatre portions :

α) La *première portion* (siège d'élection de l'ulcère perforant du duodénum) répond : 1° *en avant*, à la face inférieure du foie et au col de la vésicule biliaire (adhérences inflammatoires possibles) ; 2° *en arrière*, à la veine porte, au cholédoque, à l'artère gastro-épiploïque droite et, plus profondément, au corps de la 1ʳᵉ lombaire ; 3° *en haut*, au petit épiploon et à l'hiatus de Winslow, qu'elle limite en bas ; 4° *en bas*, au bord supérieur de la tête du pancréas et au grand épiploon ;

β) La *deuxième portion* longe le flanc droit des 2ᵉ, 3ᵉ, 4ᵉ vertèbres lombaires. Elle est en rapport : 1° *en avant*, avec l'extrémité droite du côlon transverse, dont le méso la croise et la divise en une portion sus-mésocolique et une portion sous-mésocolique ; 2° *en arrière*, où elle est tapissée par la lame de Treitz (vestige du méso duodéno-pancréas du fœtus), avec la veine cave inférieure, la partie interne de la face antérieure du rein droit, les vaisseaux rénaux, le bassinet et l'origine de l'uretère droits, et, par l'intermédiaire de ces organes, avec la paroi abdominale postérieure (voie d'accès possible) ; 3° *à gauche*, avec la tête du pancréas et les canaux excréteurs du foie et du pancréas, qui débouchent dans sa cavité ; 4° *à droite*, avec le foie (portion sus-mésocolique) et le côlon ascendant (portion sous-mésocolique).

γ) La *troisième portion* croise ordinairement le corps de la 4ᵉ vertèbre lombaire (écrasement possible par un traumatisme). Elle répond : 1° *en avant*, aux anses grêles, à la racine du mésentère et aux vaisseaux mésentériques supérieurs qui sont contenus dans ce mésentère et qui la croisent (compression possible du duodénum par cette bride vasculaire) ; 2° *en arrière*, par l'intermédiaire de la lame de Treitz, au psoas, à la veine cave inférieure, à l'aorte, à la mésentérique inférieure et aux vaisseaux spermatiques ; 3° *en haut*, à la tête du pancréas ; 4° *en bas*, aux anses grêles.

δ) La *quatrième portion* est en rapport : 1° *en avant*, avec la petite tubérosité de l'estomac, le mésocôlon transverse et les anses grêles ; 2° *en arrière*, toujours par l'intermédiaire de la lame de Treitz, avec le psoas, les vaisseaux rénaux gauches ; 3° *à droite*, avec l'aorte et la partie supérieure du mésentère ; 4° *à gauche*, avec le bord interne du rein gauche et l'*arc vasculaire de Treitz*.

ε) L'*angle duodéno-jéjunal* (point de repère au cours des gastro-entérostomies) est au-dessous du mésocôlon transverse, à gauche de la colonne lombaire, à droite du côlon descendant ; son bord supérieur est embrassé par la crosse de la veine mésentérique inférieure.

3° Constitution anatomique. — Quatre tuniques : 1° séreuse ; 2° musculeuse ; 3° celluleuse ; 4° muqueuse.

a. *Séreuse.* — Le duodénum (à l'exception de sa portion initiale qui est revêtue sur ses deux faces par le péritoine) est tapissé par la séreuse sur sa face antérieure seulement : sa face postérieure est extra-péritonéale (accolement du méso-duodénum du fœtus au péritoine pariétal).

La disposition du péritoine duodénal est rendue complexe par l'insertion que prennent à son niveau le mésocôlon transverse d'une part, le mésentère d'autre part.

La racine du mésocôlon transverse, en croisant horizontalement le duodénum, divise ce dernier en un segment sus-mésocolique et un segment sous-mésocolique. — Le *segment sus-mésocolique* (1re portion et partie supérieure de la 2° portion) est mis à découvert en abaissant le côlon transverse et le grand épiploon et en relevant le foie. — Le *segment sous-mésocolique* (partie inférieure de 2° portion, 3e portion, 4e portion, angle duodéno-jéjunal) se trouve subdivisé par la racine obliquement descendante du mésentère, en deux portions : 1° une *portion droite* (moitié inférieure de la 2° portion, 3° portion) que l'on découvre en relevant le côlon transverse et son méso, en abaissant à gauche l'intestin grêle et en refoulant en dehors le côlon ascendant ; 2° une *portion gauche* (4e portion, angle duodéno-jéjunal), que l'on rend accessible en relevant ici encore le côlon transverse et son méso, mais en portant l'intestin grêle, non plus à gauche mais à droite ; on note alors que, au niveau de l'angle duodéno-jéjunal, le péritoine forme un certain nombre de fossettes, *fossette duodénale inférieure, fossette duodénale supérieure, fossette duodéno-jéjunale* (rare), qui sont en rapport intime avec *l'arc vasculaire de Treitz :* ces fossettes peuvent être un siège d'étranglement herniaire (*hernies rétro-péritonéales* ou *duodénales* ou encore *hernies de Treitz*).

b. *Tuniques musculeuse, celluleuse.* — Même disposition et même structure que les tuniques homonymes du jéjuno-iléon (voy. p. 310).

c. *Tunique muqueuse.* — N'a pas de valvules conniventes dans la première portion, mais, par contre, possède les *glandes de Brünner.* Sur sa face libre se voient : 1° la *grande caroncule* (caroncula major) creusée de l'ampoule de Vater (fait souvent défaut) dans laquelle débouchent le canal cholédoque et le canal de Wirsung ; 2° à 2 ou 3 centimètres plus bas, la *petite caroncule* (caroncula minor) où s'ouvre le canal accessoire du pancréas.

4° Vaisseaux et nerfs. — Ceux de l'intestin grêle (voy. p. 311). Le duodénum a cependant, en plus, une artère qui lui est propre : la *pancréatico-duodénale supérieure*, branche de la gastro-épiploïque droite.

5° Exploration et voies d'accès. — L'*exploration clinique* du duodénum est à peu près impossible. Son *exploration chirurgicale* se fait, comme nous l'avons dit plus haut à propos du péritoine duodénal (pour sa face antérieure seulement ; pour explorer la face postérieure il faut décoller le duodénum et le pancréas de la [paroi abdominale postérieure). — Ses voies d'accès sont au nombre de deux : 1° la *voie abdominale antérieure*, c'est-à-dire la laparotomie médiane ; 2° la *voie lombaire* (elle n'a pas encore été utilisée sur le vivant).

<h2 style="text-align:center">§ 5 — FOIE</h2>

(RÉGION HÉPATIQUE)

Le foie, la plus importante glande de l'économie, a pour principales fonctions de sécréter la bile et de produire du glycogène.

1° Étude descriptive. — A l'état d'isolement, il nous offre à considérer : 1° sa *forme ;* 2° son *volume* et son *poids ;* 3° sa *consistance ;* 4° sa *couleur.*

a. *Forme.* — Sa forme est celle d'un segment d'ovoïde ; sa face supérieure est convexe, sa face inférieure légèrement concave. Il est divisé en deux lobes (*droit*, volumineux ; *gauche*, petit). Déformations fréquentes chez la femme (corset).

b. *Volume et poids.* — En moyenne : poids, 1.450 à

17.

1.500 grammes ; diamètre transversal, 24 à 28 centimètres ; diamètre antéro-postérieur, 18 à 20 ; diamètre vertical, 6 à 8. Variations notables à l'état normal (suivant le sexe, l'âge, etc.) et surtout à l'état pathologique (cirrhose hypertrophique, cirrhose atrophique).

c. *Couleur et consistance.* — Le foie a une couleur rouge brun à l'état normal. Il est très friable (éclatement et fissuration dans le cas de contusion, difficulté de la suture des plaies du foie).

2° Étude topographique. — Elle comprend : 1° la *situation* de la glande hépatique ; 2° sa *loge ;* 3° ses *moyens de fixité ;* 4° ses *rapports.*

A. Situation, région hépatique. — Le foie occupe une région spéciale (*région hépatique*) qui répond : 1° *superficiellement*, aux régions de l'hypochondre droit, de l'épigastre et d'une partie de l'hypochondre gauche ; 2° *profondément*, à l'étage supérieur de la cavité abdominale.

B. Loge ou fosse hépatique. — Il est contenu, là, dans une sorte de loge (*loge* ou *fosse hépatique*) que délimitent la voûte du diaphragme, la paroi abdominale, le côlon transverse et son méso. Elle communique largement avec la fosse gastrique.

C. Moyens de fixité. — Le foie est maintenu en place : 1° par le *ligament suspenseur du foie* ou *ligament falciforme*, mince cloison séreuse, verticale et antéro-postérieure, qui part de l'ombilic et unit la face convexe du foie au diaphragme : elle délimite les deux lobes hépatiques ; 2° par le *ligament coronaire*, autre repli séreux disposé transversalement qui se réunit à l'extrémité postérieure du précédent en formant avec lui une sorte de T et qui fixe le bord postérieur du foie au diaphragme : ses deux extrémités ne sont autres que les *ligaments triangulaires ;* 3° par la *veine cave inférieure*, qui adhère d'une part au foie par les veines sus-hépatiques, d'autre part au diaphragme ; 4° par la *pression intra-abdominale*. Malgré ces nombreux moyens de fixité, le foie, comme la rate, possède une certaine mobilité physiologique (inspiration et expiration) qui, en s'exagérant, peut devenir pathologique (*foie mobile, hépatoptose*).

D. RAPPORTS. — Examinons successivement les rapports des faces, des bords, des extrémités :

a. *Face convexe*. — La face convexe présente des rapports qui sont différents pour le lobe droit et le lobe gauche.

α) Le *lobe droit* ne vient se mettre directement en rapport avec la paroi abdominale antérieure que sur une faible partie de sa surface (*segment pariéto-abdominal* : il varie suivant la forme et le développement du thorax). La limite inférieure de cette surface est ordinairement indiquée par une ligne obliquement ascendante qui unit le 9ᵉ ou 10ᵉ cartilage costal droit au 7ᵉ ou 8ᵉ gauche ; à son niveau, on obtient, à la percussion, de la matité (à moins que le côlon transverse ne vienne s'interposer entre le foie et la paroi ou qu'il n'existe un épanchement de gaz dans l'abdomen). Dans tout le reste de son étendue (*segment thoracique*), la face convexe du lobe droit répond au diaphragme et, par son intermédiaire : 1⁰ à la portion du rebord du thorax qui n'est pas recouverte par la plèvre (possibilité de réséquer ce rebord pour aborder plus largement le foie) ; 2⁰ à la cavité pleurale (possibilité d'aborder le foie en traversant la plèvre) et au poumon droit, qui peuvent ainsi subir le retentissement d'affections hépatiques (pleurésie, congestion pulmonaire, vomiques consécutives aux abcès et aux kystes du foie).

β) Le *lobe gauche*, beaucoup plus petit que le droit, est en rapport avec la paroi abdominale antérieure (sur une étendue de deux doigts seulement), avec le diaphragme et, par son intermédiaire, avec le péricarde, le cœur, la plèvre et le poumon gauches. — A retenir que la face convexe des *deux lobes* est séparée du diaphragme par un diverticule de la cavité péritonéale, l'*espace sous-phrénique*, dans lequel peuvent se développer des abcès enkystés (*abcès sous-phréniques*).

b. *Face concave*. — La face concave du foie est divisée par deux sillons antéro-postérieurs (*sillon longitudinal droit, sillon longitudinal gauche*), en trois zones, droite, gauche, moyenne.

α) La *zone gauche* repose sur la face antérieure de l'estomac (repère pour découvrir l'estomac).

β) La *zone droite* répond, en allant d'avant en arrière, à la vésicule biliaire et à l'angle colique droit, à la   ce antérieure du rein droit, à la face antérieure de la capsule surrénale droite.

γ) La *zone moyenne*, la plus importante des trois, est divisée par un sillon transversal (*hile du foie*), réunissant en leur milieu les deux sillons longitudinaux, en deux segments : 1° un segment antérieur (*lobe carré, éminence porte antérieure*), qui est en rapport avec la 1re portion du duodénum ; 2° un segment postérieur (*lobe de Spigel, éminence porte postérieure*), qui est situé dans l'arrière-cavité des épiploons et qui répond aux organes de la région cœliaque (voy. p. 283). Quant au *sillon transverse* ou *hile du foie*, il loge les organes qui vont au foie ou qui en viennent, savoir : les branches de bifurcation de la veine porte (partie postérieure du hile) ; l'artère hépatique et ses branches (en avant de la veine porte) ; les conduits biliaires (en avant de l'artère) ; les ganglions lymphatiques (autour des divisions de la veine porte) ; les filets nerveux. On conçoit l'extrême gravité des blessures de la région du hile.

c. *Bord antérieur.* — Le bord antérieur mince, longe tout d'abord le rebord des fausses côtes, jusqu'à la 9e ou 10e. Puis il s'applique contre la paroi abdominale antérieure (au travers de laquelle il peut être senti à la palpation) à un travers de doigt environ au-dessous de la pointe xiphoïdienne et disparaît sous la 6e ou 7e côte gauche.

d. *Bord postérieur.* — Le bord postérieur (épais, *face postérieure* de quelques auteurs), répond aux piliers du diaphragme, à l'œsophage, aux pneumogastriques, à l'aorte, à la veine cave (à laquelle il adhère), aux corps vertébraux. A noter que sa portion droite est directement en rapport avec le diaphragme sans interposition du péritoine, les deux feuillets constitutifs du ligament coronaire se trouvant, à ce niveau, écartés l'un de l'autre de 4 ou 5 centimètres, quelquefois plus.

e. *Extrémités.* — Des deux extrémités, la droite, très volumineuse, répond au diaphragme, à la plèvre, aux poumons et aux côtes ; la gauche, mince et aplatie, s'insinue entre la grosse tubérosité de l'estomac et le diaphragme.

f. *Résumé.* — En résumé, le foie, envisagé au point de vue de ses rapports et des applications médico-chirurgicales qui en découlent, peut être divisé en deux segments : 1° un *segment supé-*

rieur ou *thoracique ;* 2° un *segment inférieur* ou *abdominal.* — Le *segment thoracique* répond, dans sa portion antérieure, à la paroi abdominale antérieure et au rebord cartilagineux du thorax : les tumeurs de cette partie antérieure seront faciles à diagnostiquer et à aborder. Dans sa portion postérieure, il répond à la plèvre et aux poumons : les tumeurs nées dans cette portion postérieure auront des signes qui les feront confondre avec les affections pleuro-pulmonaires ; elles ne seront accessibles qu'au travers de la cavité pleurale. — Le *segment abdominal* est en rapport, dans sa portion antérieure, avec le côlon transverse : les tumeurs de cette portion antérieure seront d'un diagnostic plus ou moins facile suivant qu'elles se développeront en avant ou en arrière du côlon ; elles seront aisément abordables par la laparotomie. Dans sa portion postérieure, il est en rapport avec les organes qui sont appliqués contre la paroi postérieure de l'abdomen : les tumeurs de cette portion postérieure seront d'un diagnostic et d'un accès difficiles.

3° Constitution anatomique. — Le foie est constitué par : 1° des enveloppes ; 2° un tissu propre (*tissu hépatique*) ; 3° les canaux biliaires intra-hépatiques.

a. *Enveloppes du foie.* — Au nombre de deux : l'une superficielle, le *péritoine* ; l'autre profonde, la *capsule de Glisson.* — Le *péritoine* recouvre la plus grande partie de la surface extérieure du foie, en constituant en dehors de lui les replis signalés plus haut (ligament coronaire, ligament suspenseur, ligaments triangulaires). — La *capsule de Glisson*, fibreuse, adhère au péritoine et au tissu hépatique : (douleurs dues à son inflammation).

b. *Tissu propre du foie.* — Il est formé par des cellules hépatiques et par de très nombreux vaisseaux (la moindre de ses blessures s'accompagne d'une abondante hémorrhagie). Il est susceptible de se régénérer après destruction partielle.

c. *Conduits biliaires.* — Ils sont représentés par les *canalicules biliaires*, auxquels font suite les *conduits interlobulaires.* Ceux-ci, au nombre de trois seulement au niveau du hile, se fusionnent pour former le *canal hépatique* que nous retrouverons à propos des voies biliaires extra-hépatiques (p. 303).

4° Vaisseaux et nerfs. — Le foie, comme le poumon, possède une *circulation nutritive* (artère hépatique et veines hépatiques) et une *circulation fonctionnelle* (veine porte). L'artère hépatique et la veine porte, avec un certain nombre de lymphatiques et de filets nerveux, cheminent quelque temps au-dessous du hile, en formant (avec le canal hépato-cholédoque) le *pédicule du foie*. A retenir qu'il est logé dans le bord libre du petit épiploon.

α) L'*artère hépatique*, branche du tronc cœliaque, se dirige d'abord horizontalement, puis verticalement. Elle longe successivement le côté interne et le côté antérieur de la veine porte. Chemin faisant elle fournit la pylorique, la gastro-épiploïque droite, la cystique. Son obstruction déterminerait la nécrose du foie.

β) La *veine porte* (*porta malorum*, c'est la voie que suivent souvent les microbes et toxines de l'intestin pour envahir le foie), formée par la réunion des deux mésaraïques et de la veine splénique, croise la face postérieure de la 1re portion du duodénum, se place ensuite dans le bord libre du petit épiploon (ayant sur son côté externe le canal cholédoque) et arrive au hile, où elle se divise en deux branches, l'une pour le lobe droit l'autre pour le lobe gauche. Son calibre est considérable (d'où gravité considérable de ses blessures). A noter que lorsque sa circulation est gênée (cirrhose atrophique), les veines qui font communiquer la circulation veineuse du foie avec les veines des régions voisines (*veines portes accessoires*) se dilatent beaucoup (*tête de Méduse* au niveau de l'abdomen) ;

γ) Les *veines hépatiques* ou *sus-hépatiques* se jettent dans la veine cave inférieure au niveau de la gouttière que se creuse cette dernière sur le bord postérieur du foie.

δ) Les *lymphatiques*, superficiels et profonds, se jettent *accessoirement* dans les ganglions mammaires internes, dans les ganglions sus-diaphragmatiques et, *principalement*, dans les ganglions du hile (leur hypertrophie peut déterminer de la compression vasculaire ou biliaire).

ε) Les *nerfs* proviennent du pneumogastrique gauche, du plexus solaire et du phrénique droit (douleurs hépatiques ou péri-hépatiques irradiées dans l'épaule droite).

5° Exploration et voies d'accès. — L'*exploration clinique* du foie comprend : 1° l'inspection ; 2° la percussion (c'est le meilleur mode d'examen clinique) ; 3° la palpation (elle ne donne de résultats que lorsque la glande est hypertrophiée ou déplacée) ; 4° l'examen aux rayons X. — L'*exploration chirurgicale* comporte : 1° l'exploration de la face convexe (il faut relever le rebord costal et faire basculer en bas le bord antérieur du foie) ; 2° l'exploration de la face concave (on doit refouler en bas le côlon transverse, en bas et à gauche l'estomac et relever en haut le bord antérieur du foie). — Les *voies d'accès* sont la voie abdominale antérieure, la voie transpleurale, la voie lombaire.

§ 6 — VOIES BILIAIRES EXTRA-HÉPATIQUES

(RÉGION DES VOIES BILIAIRES EXTRA-HÉPATIQUES)

Les voies biliaires sont constituées : 1° par un canal collecteur, le canal *hépato-cholédoque* (formé lui-même par le *canal hépatique* et le *canal cholédoque*), qui continue les voies biliaires intra-hépatiques (voy. p. 301) et qui débouche d'autre part dans le duodénum ; 2° par un appareil diverticulaire, la *vésicule biliaire*, qui s'ouvre à l'union du canal hépatique et du canal cholédoque par l'intermédiaire du *canal cystique*. L'absence ou l'extirpation de l'appareil diverticulaire est compatible avec l'existence ; l'intégrité du canal collecteur est indispensable à la vie.

1° Étude descriptive. — Elle comprend : 1° la *forme* et les *dimensions* des voies biliaires ; 2° leur *conformation intérieure* ; 3° leur *contenu*.

a. *Forme extérieure et dimensions*. — La *vésicule* a la forme d'une poire (*fond, col, bassinet*). Sa longueur est en moyenne de 11 centimètres ; sa largeur, de 35 à 40 millimètres ; sa capacité, de 50 à 60 centimètres. Ces dimensions peuvent être augmentées à l'état pathologique (*vésicule dilatée* : cancer de la tête du pancréas) ou au contraire diminuées (*vésicule rétractée* : lithiase biliaire). — Le *canal cystique*, qui fait suite à la vésicule, est flexueux. Il est long de 33 à 45 millimètres, large de 3 à 4, sauf au niveau de sa partie moyenne où il mesure 2 millimètres (point d'arrêt possible pour les calculs). — Le *canal hépato-choledoque* est un conduit cylindroïde, long de 9 centimètres en moyenne (hépatique 3 centimètres + cholédoque 6 centimètres, si l'on ne tient compte que de l'*origine apparente* du cholédoque ; hépatique 47 millimètres + cholédoque 43 millimètres, si l'on considère l'*origine vraie* du cholédoque), large de 4 à 5 millimètres. Il peut acquérir dans le cas d'obstruction, en amont du point obstrué, un calibre considérable : on peut ainsi l'aboucher à la peau de l'abdomen (*cholédochostomie*) ou avec l'intestin (*cholédocho-entérostomie*).

b. *Conformation intérieure*. — La *vésicule* ouverte présente une série de plis (plis temporaires, plis permanents), plus ou moins anastomosés, circonscrivant des aréoles (siège des calculs). — Le *canal cystique*, à son tour, nous offre des valvules, qui peuvent mettre obstacle à la migration des calculs vésiculaires et au cathétérisme des voies biliaires par la vésicule. — Le *canal hépato-cholédoque*, par contre, est à peu près lisse (possibilité de le cathétériser par l'ampoule de Vater).

c. *Contenu*. — Est constitué par la bile : celle-ci ne s'écoule dans l'intestin que pendant la digestion. La bile est aseptique à l'état normal ; elle renferme de nombreux microbes chez les sujets atteints de lithiase biliaire. Les voies biliaires extra-hépatiques sont fréquemment le siège de calculs (*lithiase biliaire*).

2° Étude topographique. — Sous ce titre, nous comprenons : 1° la *situation* des voies biliaires ; 2° leur *direction* ; 3° leurs *moyens de fixité* ; 4° leurs *rapports*.

A. Situation, région des voies biliaires. — Les voies biliaires extra-hépatiques sont situées dans l'*espace sous-hépatique* (compris entre la face inférieure du foie d'une part, le côlon transverse et son méso d'autre part), auquel elles donnent l'importance qu'il présente au point de vue pathologique (épanchements biliaires, collections suppurées, etc.) et opératoire (drainage des voies biliaires). Superficiellement, elles répondent à la moitié droite de la région épigastrique.

B. Direction et trajet. — Dans leur ensemble, elles décrivent une courbe qui regarde à droite et en avant. A retenir que la vésicule et le cystique sont à droite de la ligne médiane et relativement superficiels, l'hépatique et le cholédoque presque médians et très profonds (d'où voies d'accès différentes pour aborder l'appareil diverticulaire ou l'appareil collecteur).

C. MOYENS DE FIXITÉ. — La *vésicule* est fixée (sauf son fond, qui est un peu mobile) à la face inférieure du foie par des vaisseaux et par le péritoine, qui revêt seulement sa face inférieure. Une fois sur dix, cependant, il l'entoure complètement et lui forme un méso ; la vésicule est alors très mobile, d'où, quand elle est dilatée, erreurs de diagnostiç possibles. — Le *canal cystique* et le *canal hépatique*, situés dans le petit épiploon, ont une certaine mobilité. Le cholédoque accolé au duodénum et au pancréas est à peu près fixe.

D. RAPPORTS. — Nous envisagerons successivement : 1° la vésicule ; 2° le canal cystique ; 3° le canal hépatique ; 4° le cholédoque.

a. *Vésicule biliaire.* — La *vésicule* nous présente un fond, un corps, un col. — Le *fond* répond à l'échancrure cystique du bord antérieur du foie (repère dans les interventions sur la vésicule). Il vient ordinairement se mettre en rapport immédiat avec la paroi abdominale au niveau de l'extrémité antérieure du 10° cartilage costal droit. — Le *corps* est en rapport : 1° par sa face supérieure, avec la fossette cystique du foie, à laquelle elle est unie par des vaisseaux ; 2° par sa face inférieure, recouverte du péritoine, avec le côlon transverse (parfois *ligament cystico-colique*), la 2ᵉ portion du duodénum (ouverture possible de la vésicule dans cet intestin) et, quelquefois, le pylore et le rein droit. — Le *col* répond à la branche droite de la veine porte et à la 1ʳᵒ portion du duodénum.

b. *Canal cystique.* — Le canal cystique chemine dans le petit épiploon en avant et à droite de la veine porte. Il s'accole, vers sa terminaison, au canal cholédoque sur une étendue qui varie de 10 à 25 millimètres.

c. *Canal hépatique.* — Le canal hépatique, situé dans l'épaisseur du petit épiploon, est en rapport avec les ganglions du hile, avec le bord droit de la veine porte et avec l'artère hépatique, qui longe à une distance de quelques millimètres son côté gauche.

d. *Cholédoque*. — Le cholédoque nous présente trois parties à examiner : rétro-duodénale, rétro-pancréatique, intra-pariétale (la portion sus-duodénale, décrite par les auteurs, fait le plus souvent défaut, l'abouchement vrai du cystique avec l'hépatique s'effectuant en règle générale au-dessous du bord supérieur de la première portion du duodénum).

α) La *portion rétro-duodénale* est en rapport : 1° en avant, avec la paroi duodénale, à laquelle elle n'adhère pas (possibilité de récliner cet intestin en bas pour explorer le canal) ; 2° en arrière, avec la veine cave inférieure, dont elle est séparée en haut par l'hiatus de Winslow, en bas par des ganglions et la lame de Treitz ; 3° à gauche ou en dedans, avec la veine porte, dont elle s'écarte de plus en plus, et avec les vaisseaux pancréatico-duodénaux supérieurs.

β) La *portion rétro-pancréatique*, s'étend du bord inférieur de la 1ʳᵉ portion du duodénum au point où le canal pénètre dans la paroi de la 2ᵉ portion. Elle est en rapport : 1° en avant, avec la tête du pancréas (*quadrilatère de Quénu*), dans laquelle elle se creuse une gouttière, parfois un canal, et contre laquelle elle est appliquée par la lame de Treitz (possibilité de faire basculer en avant le duodénum et le pancréas décollés de la paroi abdominale postérieure et de rendre ainsi accessible le cholédoque ; propagation fréquente de l'inflammation du cholédoque au pancréas) ; 2° en arrière, avec la veine cave inférieure (qui, à ce niveau, reçoit la veine spermatique ou utéro-ovarienne droite, la veine rénale droite) et, un peu en dehors, avec l'uretère et le rein droits (dangers de la voie lombaire comme voie d'accès sur le cholédoque rétro-pancréatique).

γ) La *portion intra-pariétale*, longue de 15 millimètres en moyenne, est la portion du canal qui est comprise dans l'épaisseur de la paroi postéro-interne de la 2ᵉ portion du duodénum. Elle débouche dans cet intestin par l'*ampoule de Vater* (siège possible de calculs, de cancers ; porte d'entrée pour les microbes de l'intestin qui, de là, envahissent les canaux biliaires, puis le foie). Elle n'est accessible qu'après ouverture du duodénum.

3° Constitution anatomique. — Trois tuniques : séreuse,

fibreuse, muqueuse. — La *tunique séreuse* recouvre incomplètement la vésicule (cholécystectomie sous-séreuse), le canal cystique
et le canal hépatique. Le cholédoque est, d'ordinaire, extra-péri-
tonéal. — La *tunique fibro-musculaire* est formée de fibres conjonctives et de fibres musculaires lisses, longitudinales et circulaires (leur rôle dans la colique hépatique). — La *muqueuse* présente de nombreux cryptes ; son inflammation légère pourrait
amener de l'obstruction momentanée et de l'ictère (jaunisse).

4° Vaisseaux et nerfs. — Les *artères* (la cystique seule a
quelque importance) proviennent de l'hépatique. — Les *veines*
se jettent pour la plupart dans la veine porte. — Les *lymphatiques*
aboutissent aux ganglions du hile et à ceux qui s'échelonnent
le long du cholédoque (compression possible de ce dernier). —
Les *nerfs* proviennent du plexus solaire.

5° Exploration et voies d'accès. — L'*exploration clinique*
n'est possible que pour la vésicule. — L'*exploration chirurgicale*
se pratique après laparotomie : c'est la vésicule qu'il faut tout
d'abord chercher et trouver. — Les voies d'accès sont au nombre
de deux ; la *voie abdominale antérieure* (laparotomie), la *voie
lombaire* (dangereuse).

SECTION II

ORGANES DE L'ÉTAGE INFÉRIEUR

Les organes intra-péritonéaux contenus dans l'étage inférieur
de l'abdomen sont : 1° le *grand épiploon* ; 2° le *jéjuno-iléon* ;
3° le *cæcum* ; 4° le *côlon*.

§ 1 — GRAND ÉPIPLOON

Le grand épiploon ou *épiploon gastro-colique* est un vaste
repli du péritoine reliant l'estomac au côlon transverse.

1° Origine, trajet, terminaison. — Il naît au niveau de
la grande courbure de l'estomac et, de là, se porte en bas jus-

qu'au pubis. Puis, il se réfléchit d'avant en arrière et de bas en haut, et gagne le bord antérieur du côlon transverse. Finalement, il va s'attacher à la paroi postérieure de l'abdomen, en passant au-dessus du côlon et de son méso, sans leur adhérer chez l'embryon, en se fusionnant entièrement avec eux chez l'adulte et même le nouveau-né, de façon à paraître s'insérer sur le bord antérieur du côlon.

2° Constitution anatomique. — Il se compose de deux lames, disposées l'une et l'autre en sens frontal. Ces deux lames, chez le fœtus, interceptent entre elles un prolongement de l'arrière-cavité des épiploons. Chez l'adulte, au contraire, elles se fusionnent en une lame unique, qui est plus ou moins graisseuse et que parcourent les rameaux (à lier avec soin dans le cas de résection de l'épiploon) des vaisseaux gastro-épiploïques.

3° Forme et rapports. — Le grand épiploon a la forme d'une large lame quadrilatère (*tablier épiploïque*) qui, par sa face postérieure, recouvre la masse intestinale, et, par sa face antérieure, entre en contact avec la paroi abdominale antérieure ; la simple ouverture de cette paroi le met à découvert. De ses quatre bords, le supérieur s'attache à la grande courbure de l'estomac et au côlon transverse ; les latéraux répondent aux côlons ascendant et descendant ; l'inférieur flotte en dessus des pubis et des arcades crurales (à retenir qu'il s'engage facilement dans les trajets herniaires). L'épiploon joue un certain rôle de protection à l'égard de l'intestin. Il entre dans la constitution du contenu de la plupart des hernies (*épiplocèle, entéro-épiplocèle*).

§ 2 — JÉJUNO-ILÉON

(RÉGION DE L'INTESTIN GRÊLE)

Le jéjuno-iléon est la portion mobile et flottante de l'intestin grêle. Il est compris entre le duodénum qu'il continue, et le gros intestin dans lequel il s'ouvre.

1° Étude descriptive. — Elle comprend : 1° les *limites* du jéjuno-iléon ; 2° sa *forme* et ses *dimensions* ; 3° son *contenu*.

a. *Limites*. — En haut, l'angle duodéno-jéjunal; en bas, la valvule iléo-cæcale.

b. *Forme et dimensions*. — Le jéjuno-iléon est un conduit cylindroïde diversement enroulé sur lui-même. Sa longueur est de 6 à 8 mètres (on peut en réséquer la moitié). Son calibre, très variable d'ailleurs, mesure, en moyenne, de 15 à 30 millimètres suivant les points; à l'état pathologique, il peut être notablement augmenté (ballonnement du ventre, péritonite, occlusion intestinale) ou diminué (rétrécissements).

c. *Contenu*. — Il est à la fois liquide et gazeux (éclatement d'une anse intestinale par contusion). Il est riche en germes (en particulier le *bacterium coli*), qui jouent un rôle considérable dans la pathologie intestinale.

2° Étude topographique. — Sous ce titre nous envisagerons : 1° la *situation* du jéjuno-iléon; 2° sa *direction*; 3° ses *moyens de fixité*; 4° ses *rapports*.

A. Situation, région jéjuno-iléale — Le jéjuno-iléon remplit la plus grande partie de l'étage inférieur de l'abdomen (d'où fréquence de sa blessure dans les plaies de l'abdomen). La région qu'il occupe, *région jéjuno-iléale*, répond superficiellement, aux deux régions ombilicale et hypogastrique, aux régions des flancs et des fosses iliaques internes.

B. Direction. — Parti de l'angle duodéno-jéjunal, il décrit des courbes (*circonvolutions* ou *anses*) qui se dirigent dans tous les sens. Finalement, il se porte sur le côté interne de la fosse iliaque droite pour se jeter dans le gros intestin.

C. Moyens de fixité. — Ce sont : 1° le *mésentère*, qui se rattache à la paroi abdominale postérieure (sa distension serait la cause de l'*entéroptose*); 2° la *pression intra-abdominale* (son rôle dans la production des *hernies*). Malgré ces moyens de fixité, l'intestin grêle peut accomplir sur place toutes sortes de mouvements : la disparition (adhérences et coudures consécutives) de ces mouvements et, aussi, leur exagération (invagination, volvulus) peuvent déterminer de graves accidents.

D. Rapports. — Les anses grêles doivent être envisagées : 1° isolement; 2° dans leur ensemble.

α) *Envisagée isolément*, chaque anse intestinale nous présente ; 1° un bord mésentérique, adhérant au mésentère ; 2° un bord libre, répondant à la paroi antérieure de l'abdomen ; 3° deux faces, en contact avec les anses voisines.

β) *Envisagée dans son ensemble*, la masse des anses grêles répond : 1° en *arrière*, à la colonne lombaire (écrasement possible de quelques anses sur cette dernière dans certains traumatismes) et aux organes qui sont appliqués sur la paroi abdominale postérieure (vaisseaux, reins, uretères) ; 2° en *avant*, à la paroi abdominale antérieure, dont elle est séparée par l'épiploon ; 3° *latéralement*, au côlon ascendant et au côlon descendant ; 4° en *haut*, au côlon transverse et à son méso, qui la séparent des organes de l'étage supérieur de l'abdomen ; 5° en *bas et sur la ligne médiane*, à la vessie et au rectum chez l'homme, à la vessie, à l'utérus et au rectum chez la femme (adhérences fréquentes à la suite des pelvi-péritonites) ; 6° *en bas et sur les côtés*, aux fosses iliaques internes et aux orifices inguinaux et cruraux (hernies).

E. MÉSENTÈRE. — Large repli péritonéal, onduleux et plissé, disposé dans le sens sagittal et mobile dans le sens latéral. Il s'attache d'une part, sur le bord postérieur du jéjuno-iléon. Il s'insère d'autre part (suivant une ligne oblique qui va du côté gauche de la 2ᵉ lombaire au côté interne du cæcum) sur la paroi abdominale postérieure et les organes qui y sont accolés : duodénum, aorte, veine cave, vaisseaux iliaques primitifs droits. Il se compose de deux feuillets et renferme, dans son épaisseur, de la graisse (lipomes) et tout le système vasculo-nerveux de l'intestin grêle. Il peut être le siège de tumeurs. Celles-ci sont médianes, mobiles latéralement, sonores à la percussion ; leur extirpation expose à la blessure des vaisseaux du mésentère.

3° Constitution anatomique. — L'intestin grêle se compose de quatre tuniques : séreuse, musculeuse, celluleuse, muqueuse.

α) La *séreuse* lui forme une gaine à peu près complète.

β) La *musculeuse* (fibres longitudinales superficielles, fibres circulaires profondes) tient sous sa dépendance les mouvements (péristaltiques, antipéristaltiques) de l'intestin ; sa contraction violente est la cause de la *colique* ; sa paralysie s'observe au cours de la péritonite.

γ) La *celluleuse* ou *sous-muqueuse* permet à la muqueuse de glisser sur la musculeuse (bouchon muqueux dans le cas de plaie intestinale),

δ) La *muqueuse* est fortement plissée (*valvules conniventes*) et hérissée de petite saillies (*villosités intestinales*). Elle renferme de nombreuses glandes (*glandes de Lieberkühn*) et, aussi, de nombreux follicules clos isolés (*follicules solitaires*) ou réunis en groupes (*plaques de Peyer*) : on les observe surtout dans la portion terminale du jéjuno-iléon ; on sait qu'elles sont le siège des lésions de la fièvre typhoïde.

4° Vaisseaux et nerfs. — Les *artères* viennent de la *mésentérique supérieure*, qui naît de l'aorte à 2 centimètres au-dessous du tronc cœliaque et chemine dans l'épaisseur du mésentère. Leur blessure entraîne le sphacèle de la portion de l'anse à laquelle elles se distribuent. — Les *veines* se jettent dans la *grande mésaraïque* (siège possible de thrombo-phlébites) qui contribue à former la veine porte. — Les *lymphatiques* se rendent aux ganglions préaortiques et à la citerne de Pecquet (leur engorgement dans les maladies infectieuses du jéjuno-iléon). — Les *nerfs* émanent du plexus solaire.

5° Exploration et voies d'accès. — L'*exploration clinique* comporte la palpation et la percussion. — L'*exploration chirurgicale* se pratique après laparotomie, soit par le procédé de l'*éviscération totale* (shock à redouter), soit par celui du *dévidement de l'intestin* (le plus utilisé).

§ 3 — CÆCUM

(RÉGION CÆCALE)

Le cæcum est le segment initial du gros intestin, celui dans lequel s'abouche l'intestin grêle. Il comprend la portion du gros intestin qui est située au-dessous d'un plan transversal passant immédiatement au-dessus de la valvule iléo-cæcale; il nous présente à son extrémité inférieure, *l'appendice cæcal*. Nous décrirons séparément le cæcum et son appendice.

A) — CÆCUM PROPREMENT DIT

1° Étude descriptive. — Le cæcum, au point de vue descriptif, nous offre à considérer : 1° sa *forme*; 2° ses *dimensions*; 3° sa *conformation extérieure et inférieure*.

a. *Forme et dimensions*. — Sa forme est celle d'une ampoule. Il a, en moyenne, une longueur de 4 à 8 centimètres, une largeur de 5 à 7, une capacité de 200 à 300 centimètres cubes (dilatation considérable et clapotement cæcal dans le cas de cancer du côlon ascendant).

b. *Conformation extérieure et intérieure, contenu*. — Le cæcum a tous les caractères extérieurs du gros intestin (bosselures, trois bandelettes longitudinales). Vu en dedans, il nous offre, en plus des creux et saillies répondant aux bosselures et aux bandelettes extérieures, deux orifices situés sur sa paroi gauche : l'un, petit et arrondi, qui conduit dans l'appendice cæcal ; l'autre, grand, en forme de fente à deux lèvres ou valves, c'est la *valvule de Bauhin* ou *valvule iléo-cæcale* ou *barrière des apothicaires* (nom impropre, les gaz et les liquides pouvant refluer du gros intestin dans le petit : lavage total du tube digestif). Cette valvule iléo-cæcale est constituée par l'invagination de la fin de l'iléon dans le cæcum : elle peut être le siège de cancers ayant une physionomie clinique spéciale. Le cæcum renferme des matières fécales (coprostase dans le cas de constipation).

2° Étude topographique. — Elle comprend : 1° la *situation* du cæcum ; 2° ses *moyens de fixité* ; 3° ses *rapports*.

A. Situation, loge cæcale. — Le cæcum est situé dans la fosse iliaque droite. Il occupe là une sorte de loge (*loge cæcale*), que limitent, en avant la paroi abdominale antérieure, en arrière la paroi abdominale postérieure, en bas la fosse iliaque interne. Le plus souvent, il remplit presque complètement cette loge (*position ordinaire*) ; d'autres fois (chez les enfants surtout), il n'occupe que sa partie supérieure (*position haute*) et se place presque sous le foie ; d'autres fois, au contraire (chez les vieillards notamment), il n'occupe que sa partie toute inférieure (*position basse*) et descend jusque dans l'excavation pelvienne ; enfin, très rarement, il se trouve situé ailleurs que dans la fosse iliaque droite (*position ectopique*).

B. MOYENS DE FIXITÉ. — Il est, chez le plus grand nombre des sujets, seulement fixé en deux endroits : 1º en haut, (*ligament supérieur*) au point où il se continue avec le côlon ascendant 2º en bas, (*ligament inférieur*) au niveau de l'angle iléo-cæcal. Dans le reste de son étendue, il flotte librement dans sa loge : d'où possibilité de l'attirer hors du ventre au cours des opérations sur la région, d'où possibilité des *hernies cæcales*.

C. RAPPORTS. — Le cæcum est en rapport : 1º *par sa face antérieure*, avec la paroi abdominale antérieure ; 2º *par sa face postérieure*, avec le psoas recouvert de son aponévrose et du péritoine pariétal ; 3º *par sa face externe*, avec le muscle iliaque et la partie antérieure de la crête iliaque ; 4º *par sa face interne*, avec les dernières circonvolutions du jéjuno-iléon dont le segment terminal, obliquement dirigé de gauche à droite et un peu de bas en haut, s'abouche avec le cæcum en formant avec ce dernier l'*angle iléo-cæcal* (siège de prédilection pour la tuberculose et l'actinomycose) ; 5º *par son extrémité supérieure*, avec le côlon ascendant, qui le continue ; 6º *par son extrémité inférieure* ou *fond*, avec l'angle dièdre que forme la paroi abdominale antérieure avec la fosse iliaque interne.

3º **Constitution anatomique.** — Quatre tuniques (séreuse, musculeuse, celluleuse, muqueuse), comme le côlon. Nous ne nous occuperons ici que de la séreuse, renvoyant pour l'étude des autres tuniques à la page 321.

a. *Péritoine cæcal.* — Disposition variable suivant que l'accolement du méso-côlon descendant du fœtus au péritoine pariétal postérieur s'est effectué normalement ou s'est exagéré ou au contraire est resté incomplet : 9 fois sur 10 sujets environ la séreuse péritonéale entoure complètement le cæcum, qui flotte ainsi librement dans la fosse iliaque (*cæcum libre*, accolement normal) ; 1 fois sur 10 seulement, elle forme un mésocæcum (*cæcum à méso*, accolement incomplet) ou bien elle tapisse la face antérieure du cæcum et applique alors celui-ci sur l'aponévrose du psoas (*cæcum rétropéritonéal*, accolement exagéré ; possibilité de pratiquer le décollement et la mobilisation du cæcum). La disposition du péritoine cæcal explique pourquoi les lésions cæcales donnent naissance le plus souvent à des péritonites enkystées, rarement à des phlegmons souspéritonéaux ; elle explique également le mécanisme et l'anatomie pathologique des hernies cæcales.

b. *Fossettes cæcales* . — En se portant de l'intestin grêle sur le cæcum, le péritoine forme plusieurs fossettes, dont deux sont constantes (*fossette cæcale supérieure, fossette cæcale inférieure*), dont les autres (*fossettes rétro-cæcales*) sont inconstantes. Elles peuvent être le siège de *hernies*.

4° Vaisseaux et nerfs. — Les *artères* (*iléo-cæcales antérieure* et *postérieure, iléale, appendiculaire*) proviennent de la terminaison de la mésentérique supérieure. — Les *veines* se jettent dans la grande mésaraïque (abcès du foie consécutifs à leur inflammation). — Les *lymphatiques* se jettent dans 5 ou 6 ganglions, qui entourent la partie terminale de l'iléon (compression et occlusion intestinales déterminées par l'hypertrophie de ces ganglions). — Les *nerfs* proviennent du plexus solaire.

5° Exploration et voies d'accès (voy. p. 317)

B) APPENDICE VERMICULAIRE

1° Etude descriptive. — L'appendice nous offre à examiner : 1° sa *forme* et ses *dimensions ;* 2° sa *conformation extérieure et intérieure ;* 3° son *contenu*.

a. *Forme et dimensions*. — C'est un petit tube cylindrique, ressemblant à un ver lombric, qui se détache de l'extrémité fermée du cæcum. Il mesure, en moyenne, 8 à 10 centimètres en long (chiffres extrêmes : 2 centimètres, 23 centimètres) sur 6 à 8 millimètres de large.

b. *Conformation extérieure et intérieure, contenu.* — Il est à l'état normal, lisse et uni, gris rosé (rigide, bosselé ou ulcéré, dans le cas d'appendicite). Il est creusé d'une cavité centrale qui se termine inférieurement en cul-de-sac, qui s'ouvre supérieurement dans le cæcum, à 2 ou 3 centimètres au-dessous de l'angle iléo-cæcal (*valvule de Gerlach* à son embouchure). Oblitération partielle possible de cette cavité et, consécutivement, formation, au-dessous du point oblitéré ou rétréci, d'une *cavité close* (cause de l'*appendicite* pour certains auteurs).

2° Étude topographique. — Nous envisagerons successivement : 1° la *situation* de l'appendice ; 2° ses *moyens de fixité* ; 3° ses *rapports*.

A. SITUATION. — Attaché au cæcum, il occupe la même position que ce dernier (voy. p. 312). A retenir cependant que, par rapport au cæcum, sa situation est variable : il peut être en effet *ascendant, descendant* (le plus souvent), *externe, interne*. Seul son point d'abouchement dans le cæcum est à peu près fixe il répond, sur la paroi abdominale antérieure, au milieu de la ligne unissant l'épine iliaque antéro-supérieure à l'ombilic (*point de Mac Burney*, point douloureux de l'appendicite).

B. MOYENS DE FIXITÉ. — L'appendice est essentiellement mobile (d'où la variabilité de sa position, d'où la possibilité de sa hernie). Le péritoine (*méso-appendice*) fixe seulement sa base au cæcum et à l'iléon, sauf en certains cas où il l'applique sur la fosse iliaque : dans ces cas, l'appendice perd plus ou moins complètement sa mobilité. Il la perd encore à l'état pathologique, dans le cas d'appendicite (adhérences), d'où les tiraillements et, consécutivement, les douleurs qu'accusent les malades qui ont eu une crise appendiculaire.

C. RAPPORTS. — Variables suivant la position qu'occupe l'appendice par rapport au cæcum :

α) L'*appendice descendant* repose sur la partie interne de la fosse iliaque. Il est en rapport : 1° *en arrière*, avec le psoas (psoïtis consécutive à l'appendicite) ; 2° *en avant*, avec la paroi abdominale antérieure ; 3° *en dedans*, avec les anses grêles ; 4° *en dehors*, avec le fond du cæcum ; 5° *par son extrémité infé-*

rieure, avec les vaisseaux spermatiques et iliaques externes (l'ulcération de l'artère iliaque et la phlébite de la veine ont été observées au cours de l'appendicite) et, lorsque l'appendice descend dans le petit bassin, avec la vessie et le rectum (d'où nécessité de faire le toucher rectal dans les cas d'appendicite, d'où possibilité de drainer parfois les abcès appendiculaires par le rectum).

β) L'*appendice externe* est couché dans l'angle dièdre que forme la paroi abdominale antérieure avec la fosse iliaque interne ; son inflammation donne naissance à des collections purulentes qui s'enkystent dans l'angle inféro-externe de la cavité abdominale. Il répond : 1° *en arrière*, au muscle iliaque ; 2° *en avant*, à la paroi abdominale antérieure ; 3° *en dedans*, au cæcum ; 4° *en dehors*, à l'épine iliaque antéro-supérieure et à l'arcade crurale.

γ) L'*appendice interne* suit le segment terminal de l'iléon. Il est en rapport avec les anses grêles. Son inflammation produit des péritonites qui ont tendance à se généraliser.

δ) L'*appendice ascendant* ou *rétro-cæcal* s'applique sur la face postérieure du cæcum et du côlon ascendant, entre cet intestin (ouverture possible des abcès appendiculaires dans le cæcum) et le muscle psoas-iliaque. Son extrémité peut remonter jusqu'en avant du rein (d'où possibilité, pour les abcès appendiculaires, d'envahir la loge rénale) et même jusqu'au foie.

3° Constitution anatomique. — Celle du cæcum (séreuse, musculeuse, celluleuse, muqueuse). Nous ne nous occuperons ici que de la séreuse et de la muqueuse.

a. *Tunique séreuse, péritoine appendiculaire.* — Le péritoine entoure complètement l'appendice, en lui formant un méso, le *méso-appendice* (chez la femme, il est parfois relié au bord supérieur du ligament large du côté droit), sur le bord libre duquel chemine l'artère appendiculaire (nécessité de lier ce méso dans l'appendicectomie). Parfois le méso-appendice se fixe sur le péritoine de la fosse iliaque et, par suite, ne présente pas de bord libre ; d'autres fois (rarement il est vrai) il fait complètement défaut, le péritoine appliquant l'appendice sur le plan sous-jacent sans l'entourer.

b. *Tunique muqueuse*. — Analogue à celle du gros intestin ; elle est seulement plus riche en tissu lymphoïde (l'infection de ce tissu serait la véritable cause de l'appendicite).

4° Vaisseaux et nerfs. — Les *artères* viennent de l'*artère appendiculaire*, une des branches terminales de la mésentérique inférieure. — Les *veines* vont s'unir aux veines du cæcum. — Les *lymphatiques* se jettent dans un ou plusieurs ganglions situés dans l'épaisseur de la base du méso-appendice ou, lorsque ceux-ci font défaut, dans les derniers ganglions mésentériques (leur inflammation est la cause de la *para-appendicite*). — Les *nerfs* proviennent du plexus solaire.

5° Exploration et voies d'accès. — L'*exploration clinique* du cæcum et de son appendice se fait par la palpation de la paroi abdominale antérieure mise dans le relâchement ; elle ne donne des résultats que lorsque ces organes sont lésés. — L'*exploration chirurgicale* se pratique après laparotomie : la main va reconnaître le côlon ascendant puis, en descendant, le cæcum et l'appendice, et elle les attire hors du ventre. — Les *voies d'accès* utilisées sont : l'*incision de Roux*, parallèle à l'arcade crurale, et l'*incision de Jalaguier*, parallèle au bord externe du muscle grand droit.

§ 4 — COLON

(RÉGION DES COLONS)

Le côlon est la portion moyenne du gros intestin : il s'étend du cæcum au rectum. On le divise en quatre portions : côlon ascendant, côlon transverse, côlon descendant, côlon ilio-pelvien.

1° Étude descriptive. — Nous examinerons, à ce point de vue : 1° les *limites* du côlon ; 2° ses *dimensions* ; 3° sa *configuration extérieure et intérieure* ; 4° son *contenu*.

a. *Limites*. — Le côlon, envisagé dans son ensemble, commence immédiatement au-dessous de l'abouchement iléo-cæcal et se termine au niveau de la troisième vertèbre sacrée. Quant à ses différents segments, ils s'étendent : le *côlon ascendant*, du

18.

cæcum à la face inférieure du foie, où il se coude à angle droit (*angle hépatique*) pour devenir le côlon transverse ; le *côlon transverse*, de l'angle hépatique au bord inférieur de la rate, où il se coude de nouveau (*angle splénique*) pour devenir le côlon descendant ; le *côlon descendant*, de l'angle splénique à la crête iliaque gauche ; le *côlon ilio-pelvien* (*S iliaque, angle sigmoïde, anse oméga*), de la crête iliaque à la 3ᵉ vertèbre sacrée.

b. *Dimensions*. — La *longueur* totale varie de 1ᵐ,24 à 1ᵐ,48 (côlon ascendant, 12 à 17 centimètres ; côlon transverse, 50 à 60 ; côlon descendant, 14 à 20 ; côlon ilio-pelvien, 45 à 51). Son *calibre*, essentiellement variable du reste (portions dilatées par les gaz, portions contracturées), est en moyenne de 5 centimètres à son origine, de 25 à 35 millimètres seulement à sa terminaison : il est considérablement augmenté dans les cas de *dilatation idiopathique du gros intestin*.

c. *Conformation extérieure et intérieure, contenu*. — Le côlon, extérieurement, nous présente : 1° de nombreuses *bosselures ;* 2° trois *bandes musculaires* (*antérieure, postéro-interne, postéro-externe*) ; 3° le long de ces bandes, des *appendices épiploïques*. Il est donc facile à distinguer de l'intestin grêle dans les opérations. Sa configuration intérieure est inverse de l'extérieure (*ampoules*). Il renferme des matières assez dures (cause possible d'*obstruction intestinale*).

2° Étude topographique. — Elle comprend : 1° la *direction* des côlons ; 2° leur *situation ;* 3° leurs *moyens de fixité ;* 4° leurs *rapports*.

A. DIRECTION ET SITUATION, RÉGION DES CÔLONS. — Dans son ensemble, le côlon décrit une sorte de cercle ou, mieux, de quadrilatère dans lequel se trouve inscrite la masse grêle (aspect différent que présente le ventre dans le cas d'occlusion intestinale, suivant que l'obstacle siège sur le gros intestin ou le petit). De fait, le *côlon ascendant* est presque vertical et occupe la fosse lombaire droite (*région du côlon ascendant*). L'*angle hépatique* (70 à 80°) est situé dans l'hypochondre droit. Le *côlon transverse* est ordinairement concave en haut et en arrière ; variations nombreuses (côlon en **U**, en **V**, en **W**, en **S**) ; il se trouve placé dans une région spéciale (*région du côlon transverse*), qui répond normalement à une partie des hypochondres et de l'épigastre. L'*angle splénique* (il mesure 50° en moyenne) est situé dans l'hypochondre gauche, et se trouve plus élevé que l'angle hépatique. Le *côlon descendant* est vertical et rectiligne et occupe une région (*région du côlon descendant*), qui répond à la fosse lombaire gauche. Enfin le *côlon ilio-pelvien* est tout d'abord vertical et situé dans la partie postérieure de la fosse iliaque gauche (*portion iliaque*); il s'infléchit ensuite en dedans, puis en bas et en arrière et occupe alors l'excavation pelvienne (*portion pelvienne*).

B. MOYENS DE FIXITÉ. — Nous considèrerons successivement, à ce point de vue, chacun des segments du côlon.

α) Le *côlon ascendant* est fixe : le péritoine l'applique sur la fosse lombaire, sans lui former en règle générale de méso (on ne trouve de méso que dans 36 p. 100 des cas).

β) L'*angle hépatique* n'a pas, lui non plus, de méso ; il est donc, de ce fait, peu mobile ; en outre, il donne insertion à trois ligaments (*hépato-colique, cystico-colique, phréno-colique*) qui contribuent encore à sa fixité ; il se déplace cependant assez souvent (consécutivement à une hépatoptose).

γ) Le *côlon transverse*, surtout dans la portion qui va du bord interne du duodénum jusqu'au voisinage de l'angle splénique, est très mobile. Il est en effet pourvu d'un long méso, le *méso-côlon transverse*, qui le rattache à la paroi postérieure de l'abdomen. Ce méso disposé à peu près horizontalement entre l'estomac et la masse grêle, ne mesure pas moins de 12 à 14 centimètres de long au niveau de la portion sus-indiquée du côlon transverse : il donne à cette portion une excessive mobilité, d'où sa situation variable dans l'abdomen, d'où encore la possibilité de l'attirer hors du ventre dans les opérations, etc.

δ) L'*angle splénique*, comme l'angle hépatique, est dépourvu de méso ; il se trouve en outre rattaché à la paroi latérale de l'abdomen par un ligament (*ligament phréno-colique gauche* ou *sustentaculum lienis*), qui s'insère tantôt sur son sommet, tantôt sur ses deux branches (l'insertion sur le sommet de l'angle expose à l'occlusion intestinale lorsque le côlon transverse est en état de ptose). Malgré ces nombreux moyens de fixité, l'angle splénique se déplace souvent.

ε) Le *côlon descendant* est appliqué directement contre la fosse lombaire par le péritoine (il ne possède de méso que dans un quart des cas) : il est donc à peu près fixe.

ζ) Le *côlon ilio-pelvien*, par contre, est, comme le côlon transverse, extrêmement mobile, en particulier au niveau de son segment pelvien : il est, en effet, rattaché à la paroi postérieure de l'abdomen par un véritable mésentère (*mésocôlon ilio-pelvien*) qui, assez court au niveau de la portion iliaque, ne mesure pas moins de 10 à 16 centimètres de long au niveau de la portion pelvienne (de là l'excessive mobilité de cette portion, sa situation variable, sa prédilection pour le *volvulus*).

A noter que la fixité du côlon ascendant, du côlon descendant et des angles coliques est, comme celle du duodénum, du pancréas, du cæcum, une fixité acquise au cours du développement (accolement du méso-côlon du fœtus au péritoine pariétal postérieur) et qu'il est possible, dans une opération, de décoller les portions du côlon devenues fixes et de leur rendre leur mobilité première.

C. RAPPORTS. — Nous envisagerons successivement les rapports du côlon ascendant, de l'angle hépatique, du côlon transverse, de l'angle splénique, du côlon descendant, du côlon ilio-pelvien :

α) Le *côlon ascendant* répond : 1° *en avant*, aux anses grêles (à la paroi latérale de l'abdomen lorsqu'il est distendu) ; 2° *en arrière*, à la paroi lombaire (moitié inférieure du carré des lombes) et à la face antérieure de l'extrémité inférieure du rein droit, sur lesquelles il repose d'ordinaire sans interposition du péritoine (*anus contre nature lombaire*) ; 3° *en dehors*, aux anses grêles ou à la paroi latérale de l'abdomen ; 4° *en dedans*, aux circonvolutions jéjuno-iléales et à la portion descendante du duodénum.

β) L'*angle hépatique* répond au 10° cartilage costal droit. Il est en rapport avec la face inférieure du foie et le fond de la vésicule biliaire.

γ) Le *côlon transverse* est en rapport : 1° *en arrière*, avec le mésocôlon transverse et, par son intermédiaire, en allant de droite à gauche, avec la face antérieure du rein droit, la deuxième portion du duodénum, la tête du pancréas, les vaisseaux mésentériques, la quatrième portion du duodénum, la face antérieure du rein gauche ; 2° *en avant*, avec la paroi abdominale antérieure ; 3° *en haut*, avec la grande courbure de l'estomac ; 4° *en bas*, avec les anses grêles.

δ) L'*angle splénique* répond à l'extrémité antérieure de la 8ᵉ ou 9ᵉ côte ; il est en rapport avec le tiers supérieur du rein gauche, la capsule surrénale gauche, l'extrémité inférieure de la rate.

ε) Le *côlon descendant* repose, en allant de haut en bas, d'abord sur le bord externe du rein gauche, puis sur le carré des lombes. À noter que l'*anus lombaire* est plus facile sur le côlon descendant que sur le côlon descendant.

ζ) Le *colon ilio-pelvien* nous présente à étudier sa portion iliaque et sa portion pelvienne. — La *portion iliaque* répond : 1° *en arrière*, au psoas-iliaque et aux vaisseaux iliaques externes ; 2° *en avant*, aux anses grêles quand le côlon est vide, à la paroi antérieure de l'abdomen quand il est distendu (*anus iliaque*). — La *portion pelvienne* est en rapport avec les organes que renferme le bassin. Quand ces organes se distendent, le côlon pelvien remonte dans la cavité abdominale.

3° Constitution anatomique. — Quatre tuniques superposées (séreuse, musculeuse, celluleuse, muqueuse).

a. *Tunique séreuse, fossettes.* — Sa disposition nous est connue (voy. plus haut). Ajoutons qu'en se portant sur le côlon, le péritoine donne naissance à des dépressions en fossettes, savoir : 1° les *récessus paracoliques*, inconstants, situés entre les côlons ascendant et descendant et la paroi latérale de l'abdomen (siège de la *hernie mésocolique*) ; 2° la *fossette intersigmoïde*, profonde de 5 à 6 centimètres ; elle se trouve au point où le mésocôlon iliopelvien croise l'artère iliaque primitive gauche (au voisinage de sa bifurcation) : son orifice entouré d'une couronne d'artères, n'est visible que lorsqu'on renverse en haut le côlon ilio-pelvien et son mésentère ; elle est le siège de la *hernie intersigmoïde*.

b. *Tunique musculeuse.* — Deux plans de fibres, superficiel (fibres longitudinales) et profond (fibres circulaires).

c. *Tunique celluleuse*. — Elle continue celle de l'intestin grêle.

d. *Muqueuse*. — Lisse et unie, dépourvue de valvules, glissant facilement sur la musculeuse (son prolapsus dans les anus contre nature). Elle ne présente pas de plaques de Peyer mais des follicules isolés (ils peuvent être lésés dans la fièvre typhoïde). La muqueuse est douée d'un faible pouvoir d'absorption (lavements alimentaires et médicamenteux). Elle est le siège des ulcérations de la *dysenterie* et du *cancer du gros intestin*.

4° Vaisseaux et nerfs. — Les *artères* proviennent des trois coliques droites (mésentérique supérieure) et des trois coliques gauches (mésentérique inférieure). — Les *veines* aboutissent aux mésaraïques. — Les *lymphatiques* se rendent aux ganglions situés le long du bord adhérent de l'intestin et dans l'épaisseur des mésos. — Les *nerfs* proviennent du plexus solaire et du plexus lombo-aortique.

5° Exploration et voies d'accès. — L'*exploration clinique* comprend l'inspection, la percussion, la palpation. — L'*exploration chirurgicale* se pratique : 1° soit sur le côlon total (après laparotomie médiane) : on va tout d'abord à la recherche du cæcum et on suit le côlon, du cæcum jusqu'au rectum ; 2° soit seulement sur un de ses segments, c'est-à-dire soit sur le côlon ascendant (après laparotomie sur le bord externe du muscle droit du côté droit), soit sur le colon transverse (après laparotomie sus-ombilicale : le grand épiploon conduit sur lui), soit sur le côlon descendant et le côlon ilio-pelvien (après laparotomie sur le bord externe du muscle droit du côté gauche).

CHAPITRE III

ORGANES RÉTRO-PÉRITONÉAUX

Les organes rétro-péritonéaux sont situés entre la paroi abdominale postérieure et le péritoine qui la revêt (*espace rétro-péritonéal*, siège des tumeurs dites rétro-péritonéales). Ce sont : 1° les capsules surrénales ; 2° les reins ; 3° les bassinets et les uretères abdominaux ; 4° les gros vaisseaux, les ganglions et les nerfs de l'abdomen.

§ 1 — CAPSULES SURRÉNALES

(RÉGION SURRÉNALE)

Formations glandulaires à sécrétion interne : leurs lésions donnent naissance à la *maladie d'Addison* ou *maladie bronzée*.

1° Étude descriptive. — Les capsules surrénales, au nombre de deux (droite, gauche), sont appliquées sur le côté supéro-interne des reins. Elles ont la forme d'un cône, aplati d'avant en arrière, et dont la base serait inférieure. Leurs dimensions moyennes sont : hauteur, 30 millimètres ; largeur 25 ; épaisseur 5 à 6. Leur poids est de 6 à 7 grammes. Leur coloration est brun jaunâtre, leur consistance molle. A leur voisinage, on trouve souvent des *capsules surrénales accessoires :* cela explique la possibilité de lésions des capsules surrénales sans maladie d'Addison.

2° Étude topographique. — Sous ce titre nous examinerons : 1° la *situation* des capsules surrénales ; 2° leurs *moyens de fixité* ; 3° leurs *rapports :*

A. Situation. — Elles sont situées dans la *loge rénale* (voy.

p. 326), le plus souvent sur le côté supéro-interne de l'extrémité supérieure du rein (*position moyenne*) ; parfois, mais rarement, sur son pôle supérieur (*position haute*, considérée à tort comme normale par la plupart des auteurs), ou sur son côté interne, au-dessus du pédicule vasculaire rénal (*position basse*).

B. Moyens de fixité. — Les capsules sont solidement fixées aux parois de la loge rénale d'une part, aux organes voisins (veine cave, foie, diaphragme) d'autre part. Il en résulte : 1° qu'elles ne suivent pas le rein lorsque celui-ci se déplace ; 2° qu'on peut extirper isolément soit le rein, soit la capsule surrénale.

C. Rapports. — Nous étudierons successivement, à ce point de vue, les faces postérieure et antérieure, les bords interne et externe, la base, le sommet.

α) La *face postérieure* est couchée sur le diaphragme en regard des 10e et 11° vertèbres dorsales ou de la 12° dorsale et de la 1re lombaire. Elle répond au cul-de-sac inférieur de la plèvre, aux deux dernières côtes et au 11° espace intercostal.

β) La *face antérieure*, creusée d'un sillon d'où émergent des vaisseaux (*hile*), est recouverte par le péritoine au niveau de sa partie moyenne seulement à droite, sur la plus grande partie de son étendue à gauche. Elle est en rapport : 1° du *côté droit*, avec la veine cave inférieure, le duodénum, le foie ; 2° du *côté gauche*, avec le lobe gauche du foie, la grosse tubérosité de l'estomac et, parfois, la queue du pancréas et le bord postérieur de la rate.

γ) Le *bord interne* est en rapport avec le plexus solaire (théorie nerveuse de la maladie d'Addison). En outre, il répond : *à gauche*, à l'aorte (il en est distant de 5 à 6 millimètres) ; *à droite*, à la veine cave inférieure qui le recouvre en partie (adhérence précoce des tumeurs capsulaires à cette veine).

δ) Le *bord externe* répond au bord interne de l'extrémité supérieure du rein, auquel il est uni par du tissu cellulaire lâche.

ε) La *base* repose sur le rein ; dans la position basse, elle se met en contact avec son pédicule.

ζ) Le *sommet* répond à la coupole diaphragmatique.

3° Constitution anatomique. — Deux couches : 1° Une *enve-*

loppe fibreuse, mince, mais résistante ; 2° un *tissu propre*, dans lequel on distingue une *substance corticale* et une *substance centrale*.

4° Vaisseaux et nerfs. — Les *artères*, au nombre de trois, proviennent : la *capsulaire supérieure*, de la diaphragmatique inférieure ; la *capsulaire moyenne*, de la rénale ; la *capsulaire inférieure*, de l'aorte. — Les *veines* constituent un gros canal collecteur (*veine centrale*), qui aboutit à la veine rénale à gauche, à la veine cave inférieure à droite : à noter l'existence d'un *canal veineux anastomotique réno-capsulo-diaphragmatique*. — Les *lymphatiques* se rendent aux ganglions latéraux lombo-aortiques. Ils s'anastomosent avec les lymphatiques de la plèvre (voie de propagation possible pour la tuberculose). Les *nerfs* proviennent du plexus solaire et du plexus rénal.

5° Exploration et voies d'accès. — Les capsules surrénales ne sont pas explorables en clinique. Elles sont abordables par les mêmes voies que le rein (voy. p. 331).

§ 2 — REINS

(RÉGION RÉNALE)

Les reins sont] les organes producteurs et excréteurs de l'urine. Ils sont situés de chaque côté de la colonne vertébrale, en regard des 11ᵉ, 12ᵉ dorsales et des 1ʳᵉ, 2ᵉ lombaires.

1° Étude descriptive. — Envisagés au point de vue descriptif, ils nous offrent à considérer : 1° leur *nombre* ; 2° leur *forme* ; 3° leurs *dimensions* et leur *poids* ; 4° leur *couleur* et leur *consistance*.

a. *Nombre*. — Au nombre de deux, l'un droit, l'autre gauche. A retenir que l'un d'entre eux peut faire défaut. L'extirpation de ce rein unique est alors mortelle, tandis que l'extirpation d'un rein, lorsque celui de l'autre côté existe, est parfaitement compatible avec l'existence.

b. *Forme*. — Celle d'un haricot : le bord convexe est externe ; le bord concave (avec le *hile* conduisant dans le *sinus du rein*) est interne.

c. *Dimensions et poids*. — Très variables. En moyenne : la largeur du rein est de 7 centimètres ; sa longueur, de 12 centimètres ; son épaisseur, de 3 centimètres ; son poids, de 135 à 155 grammes. Le rein pathologique est tantôt volumineux (néphrites parenchymateuses, tumeurs), tantôt petit (néphrite chronique des artério-scléreux).

d. *Couleur et consistance*. — Le rein a une coloration rouge brun. Sa consistance est plus ferme que celle du foie ou de la rate ; il est cependant friable comme ces organes (déchirures, éclatements).

2° Étude topographique. — Nous décrirons successivement ; 1° la *situation* du rein ; 2° sa *loge ;* 3° ses *moyens de fixité ;* 4° ses *rapports*.

A. SITUATION. — Les reins sont situés contre la paroi postérieure de l'abdomen, sur les côtés du rachis, à la hauteur des deux dernières vertèbres dorsales et des deux ou trois premières lombaires ; à noter que le rein droit descend un peu plus bas que le gauche. Ils occupent là une région spéciale (*région rénale*) qui, superficiellement, répond à la région lombaire et qui empiète, en haut sur le thorax, en dehors sur la région costo-iliaque.

B. LOGE RÉNALE. — Ils se trouvent contenus dans une sorte de loge (*loge rénale*), qui résulte du dédoublement, à leur niveau, du *fascia rénal*.

Les deux feuillets de dédoublement de ce fascia rénal examinés sur une coupe horizontale présentent la disposition suivante : 1° le feuillet postérieur ou *feuillet rétro-rénal*, résistant, nacré, revêt la face postérieure du rein, puis se fixe sur la partie antéro-latérale de la colonne vertébrale ; il se trouve séparé de la paroi musculaire lombaire par une mince couche graisseuse dite *graisse pararénale* (ne pas la confondre avec la *capsule adipeuse du rein*) ; 2° le *feuillet antérieur* ou *prérénal* (renforcé au niveau des côlons par le *fascia de Toldt*), double le péritoine pariétal, passe au devant du rein, puis des vaisseaux prévertébraux, et vient se fusionner avec celui du côté opposé.

Vus sur une coupe sagittale, les deux feuillets, pré- et rétro-rénal, se comportent ainsi : 1° en haut, ils se fusionnent au-dessus de la capsule surrénale et adhèrent au diaphragme ; 2° en bas, ils restent séparés au-dessous du rein et viennent se perdre dans le tissu cellulaire de la fosse iliaque interne.

Au total, la loge formée par les deux feuillets en question est mal fermée : elle est, en effet, ouverte en dedans, où elle communique avec la loge du côté opposé, ouverte aussi en bas, où elle débouche dans le tissu sous-péritonéal lombo-iliaque (d'où possibilité pour le rein de sortir de sa loge).

Le rein n'est pas au contact des parois fibreuses de sa loge. Il en est séparé par une couche de graisse, la *capsule adipeuse du rein*, épaisse de 2 à 3 centimètres en moyenne, couche graisseuse qui est fréquemment lésée au cours des affections rénales (*périnéphrites* scléreuse, fibro-lipomateuse, suppurée).

C. Moyens de fixité. — Ce sont : le pédicule vasculaire du rein, sa couche graisseuse et surtout la pression intra-abdominale. La diminution de cette pression (grossesses répétées) est, en effet, la cause prédominante de l'*ectopie rénale* : l'ectopie s'observe surtout sur le rein droit, qui est bien moins fixé que le gauche et qui, de plus, est refoulé par le foie. A noter que le rein possède une certaine mobilité physiologique : les tumeurs rénales conservent cette mobilité, sauf le cas d'adhérences.

D. Rapports. — Nous considérerons successivement, à ce point de vue, les faces antérieure et postérieure, les bords interne et externe, les extrémités supérieure et inférieure :

a. *Face antérieure.* — La face antérieure est recouverte par le péritoine ; elle affecte des rapports différents à droite et à gauche.

α) La *face antérieure du rein droit* répond, dans ses trois quarts supérieurs, à la face inférieure du foie (empreinte rénale) et, dans son quart inférieur, à l'angle hépatique du côlon, dont le méso, très court, la croise en s'attachant sur elle (d'où l'ouverture possible des abcès du rein dans le côlon, d'où la sonorité antérieure que présentent parfois les tumeurs du rein droit). Elle répond encore à la 2ᵉ portion du duodénum, qui longe sa partie interne (ouverture possible des abcès rénaux dans le duodénum et, par suite, présence de l'urine dans les vomissements du malade). A retenir que, du fait de l'insertion du mésocôlon transverse sur son quart inférieur, la face antérieure du rein droit est, dans la plus grande partie de son étendue, *sus-mésocolique*, c'est-à-dire qu'elle fait saillie dans l'espace sous-hépatique ; pour la découvrir il faut donc passer entre la face inférieure du foie et le côlon transverse.

β) La *face antérieure du rein gauche* est en rapport : 1° en haut, avec la queue du pancréas ; 2° en haut et en dehors, avec la rate (possibilité de confondre les tumeurs du rein avec celles de la rate) ; 3° au niveau de sa partie moyenne, avec la portion terminale du côlon transverse (dont le méso la croise en s'insérant sur elle) et avec la portion initiale du côlon descendant qui longe sa moitié externe en la débordant plus ou moins en dehors (les rapports du rein gauche, avec le côlon, on le voit, sont plus étendus que ceux du rein droit ; ce sont donc surtout les tumeurs du rein gauche qui présentent la sonorité signalée plus haut). A noter que l'insertion du mésocôlon transverse divise cette face antérieure du rein gauche en deux moitiés : 1° une *moitié supérieure* qui est *sus-mésocolique*, et fait saillie dans l'arrière-cavité des épiploons (d'où possibilité de péritonites enkystées d'origine rénale, d'où nécessité pour aborder cette moitié supérieure, d'effondrer le mésocôlon transverse après avoir relevé en haut le grand épiploon et le côlon transverse), où elle se met en rapport avec la face postérieure de l'estomac (ouverture possible d'un abcès rénal dans l'estomac) ; 2° une *moitié inférieure*, qui est *sous-mésocolique* et fait saillie dans l'étage inférieur de l'abdomen, où elle entre en rapport avec les anses grêles (nécessité pour la mettre à découvert de relever en haut le côlon transverse et le grand épiploon, de refouler en bas et vers la ligne médiane les anses grêles).

b. *Face postérieure*. — La face postérieure n'est pas recouverte par le péritoine (sauf dans certains cas de rein très mobile). Elle est en rapport à la fois avec la base du thorax (de là résulte que les affections du rein peuvent avoir une évolution thoracique) et avec la région lombaire, et, de ce fait, nous offre à étudier deux portions distinctes : une portion thoracique et une portion lombaire. — La *portion thoracique* (elle représente les 2/3 de la face postérieure du rein gauche, la 1/2 seulement

de celle du rein droit) répond au diaphragme et, par son intermédiaire, aux 12e et 11e côtes, au dernier espace intercostal et
au sinus costo-diaphragmatique de la plèvre. Ne pas oublier que
ce sinus déborde la 12e côte lorsque celle-ci est courte et horizontale (d'où possibilité de léser la plèvre au cours de la néphrectomie) et que, dans les 2/3 des cas, du fait de l'existence de
l'hiatus diaphragmatique, il se met directement en rapport avec
le rein (d'où propagation possible à la plèvre des lésions inflammatoires du rein). — La *portion lombaire* répond : 1° par sa
partie interne aux divers plans de la région lombaire (voy. cette
région) et, en particulier, au carré des lombes et aux trois nerfs
12e intercostal, grand et petit abdomino-génitaux, qui cheminent sur la face profonde du muscle et qui servent de repère au
cours des opérations sur le rein par la voie lombaire ; 2° par sa
partie externe, aux plans de la région costo-iliaque et aux points
faibles de cette région (*triangle de Grynfeltt, triangle de J.-L. Petit*, voies de passage pour les collections purulentes périnéphrétiques, voies d'accès pour aborder le rein).

c. *Bord externe.* — Le bord externe répond : 1° en haut, au
foie pour le rein droit, à la rate pour le rein gauche ; 2° dans le
reste de son étendue, au bord externe du carré des lombes et en
plus, du côté gauche, au côlon descendant.

d. *Bord interne.* — Le bord interne repose sur les apophyses
transverses (écrasement possible du rein sur ces apophyses dans
certains traumatismes) ; il est en rapport assez immédiat, à
gauche, avec l'aorte, à droite avec la veine cave inférieure (ne
pas l'oublier au cours de la néphrectomie). Il présente, à sa partie moyenne, un orifice appelé *hile du rein*, qui conduit dans le
sinus du rein, excavation profonde qui renferme les calices et la
portion initiale du bassinet (en arrière), les artères rénales (au
milieu), les veines (en avant), les nerfs.

e. *Extrémité supérieure*. — L'extrémité supérieure ou *pôle
supérieur* du rein répond à la face interne de la 11e côte.

f. *Extrémité inférieure.* — L'extrémité inférieure ou *pôle inférieur* est séparée de la crête iliaque par une distance de 5 centimètres en moyenne pour le côté gauche, de 3 centimètres et
demi à 4 centimètres pour le côté droit. Cette distance peut être

augmentée ou diminuée dans les déformations du thorax et de la colonne vertébrale.

3° Constitution anatomique. — Le rein se compose d'une enveloppe fibreuse (capsule) et d'un tissu propre.

a. *Capsule fibreuse*. — Membrane blanchâtre, mince, pouvant se séparer assez facilement du rein à l'état normal (*décapsulisation du rein* dans le cas du mal de Bright).

b. *Tissu propre*. — Sur une coupe, il apparaît comme formé par deux substances : 1° une *substance centrale* ou *médullaire* (*canaux collecteurs*), disposée en un certain nombre de champs triangulaires de coloration rouge foncé ; 2° une *substance périphérique* ou *corticale* (*glomérules*) de coloration jaunâtre. Le tissu propre est très vulnérable aux inflammations (*néphrites*) ; il résiste davantage à un traumatisme progressif et indirect (*hydronéphrose*).

4° Vaisseaux et nerfs, pédicule du rein. — Le rein est très vasculaire (les *hématuries* sont un symptôme fréquent des affections rénales, elles peuvent déterminer la mort du malade). — Les *artères rénales*, droite et gauche (calibre, 6 à 7 millimètres), naissent de l'aorte, et, après un trajet de 5 centimètres à droite, de 7 centimètres à gauche, pénètrent dans le hile et se divisent en plusieurs branches. Elles sont terminales (*infarctus*). Elles présentent fréquemment des anomalies (cause possible d'hydronéphrose). — Les *veines* se réunissent en un seul tronc (*veine rénale*), qui est situé en avant de l'artère et qui vient se jeter dans la veine cave. A noter qu'elles reçoivent une partie des veines de la capsule adipeuse et que celles-ci sont en relation avec les veines spermatiques, les veines du côlon, les veines pariétales lombaires, etc. (voie de dérivation dans le cas de gêne de la circulation rénale). — Les *lymphatiques* s'anastomosent avec ceux de la capsule adipeuse (nécessité d'extirper cette dernière en même temps que le rein, dans le cas de cancer). Ils aboutissent aux ganglions situés des deux côtés de l'aorte ; l'hypertrophie de ces ganglions peut déterminer des phénomènes de compression (varicocèle symptomatique du cancer rénal). — Les *nerfs* proviennent du plexus solaire, du petit splanchnique et du cordon lombaire du grand sympathique.

5° Exploration et voies d'accès. — L'*exploration clinique* comporte : 1° l'examen de l'urine de chacun des deux reins : 2° l'examen de la glande rénale par la palpation de la région lombaire (palpation bimanuelle, recherche du ballottement rénal). — L'*exploration chirurgicale* est différente suivant que le rein est abordé par la voie transpéritonéale ou par la voie lombaire. Lorsqu'on utilise cette dernière voie, le rein est isolé de sa capsule adipeuse, puis attiré dans les lèvres de la plaie, où on peut alors l'examiner, le palper, au besoin l'inciser sur son bord externe (*néphrotomie exploratrice*). — Les *voies d'accès* sont au nombre de trois : 1° la *voie lombaire* ou *voie extra-péritonéale* (voie de choix), qui conduit sur le rein en passant au travers des plans de la région lombaire ; 2° la *voie abdominale* ou *voie transpéritonéale* (voie d'exception), qui nécessite l'ouverture de la cavité péritonéale ; 3° la voie *para-péritonéale* ou *voie mixte* (voie d'exception) qui oblige l'opérateur à cheminer dans l'espace sous-péritonéal de la région costo-iliaque, puis de la région lombaire, pour aborder le rein.

§ 3 — PORTION ABDOMINALE DU CANAL EXCRÉTEUR DU REIN

(CALICES, BASSINET, URETÈRE ABDOMINAL)

Le canal excréteur du rein est formé, à son origine, par les *calices*, auxquels font suite le *bassinet* d'abord, puis l'*uretère*. Il parcourt successivement l'abdomen et le bassin pour venir s'ouvrir dans la vessie.

1° Étude descriptive. — Envisagé au point de vue descriptif, il nous offre à considérer : 1° ses *limites* ; 2° sa *forme*, son *calibre* et ses *dimensions* ; 3° son *aspect* et sa *consistance*.

a. *Limites*. — La portion abdominale du canal excréteur du rein s'étend depuis l'origine des calices jusqu'au détroit supérieur du bassin.

b. *Forme, calibre, dimensions.* — Les *calices* sont de petits tubes membraneux (7 à 13), longs de 10 millimètres et larges de 6 à 12 millimètres. Ils se réunissent par groupe de 3 ou 4 pour former trois *grands calices* ou *bras du bassinet* (supérieur, moyen, inférieur), qui, après un trajet de 12 à 18 millimètres, s'ouvrent dans le bassinet. — Le *bassinet* a la forme d'un entonnoir membraneux, dont le sommet se continuerait avec l'uretère. Ses dimensions (variables suivant que le bassinet est *ramifié* ou *ampullaire*) sont, en moyenne : hauteur, 20 à 30 millimètres ; largeur au niveau de la base, 15 à 20 millimètres. — L'*uretère abdominal* est un tube cylindroïde, long de 12 à 13 centimètres, un peu plus large à sa partie moyenne (8 à 15 millimètres) qu'à son origine (*collet* ou *isthme* : 2 à 4 millimètres) et à sa terminaison (*coude marginal :* 4 à 6 millimètres). A noter que tout ce qui diminue ou obstrue son calibre détermine une gêne plus ou moins considérable de l'excrétion de l'urine et, consécutivement, une *hydronéphrose* ou une *pyonéphrose.*

c. *Aspect, consistance.* — Le canal excréteur du rein a l'aspect d'une veine vide, mais il est plus épais qu'un conduit veineux. Son élasticité est très grande, d'où possibilité d'en extirper une portion puis de réunir les deux bouts.

2° Étude topographique. — Nous examinerons successivement, à ce point de vue : 1° sa *situation ;* 2° son *trajet ;* 3° ses *moyens de fixité ;* 4° ses *rapports.*

A. Situation. — Le canal excréteur est contenu dans la loge rénale. Ses divers segments sont situés : 1° les *calices*, dans le sinus du rein ; 2° le *bassinet*, entre le bord interne du rein et le flanc de la 1re vertèbre lombaire ; il répondrait, superficiellement, sur la paroi abdominale antérieure, au point où l'horizontale menée par l'ombilic croise le bord externe du muscle droit (point douloureux de la pyélo-néphrite) ; 3° l'*uretère abdominal*, sur les apophyses transverses lombaires, à 1 centimètre en dedans de leur sommet, puis au devant de l'articulation sacro-iliaque ; son extrémité terminale, c'est-à-dire le point où il devient uretère pelvien, répond, sur la paroi abdominale antérieure, au croisement de la ligne horizontale bi-iliaque avec la verticale passant par l'épine du pubis (point douloureux de l'uretérite).

B. Trajet et direction. — La portion initiale du canal excréteur du rein (calices et bassinet) a une direction sensiblement horizontale ; l'uretère proprement dit est verticalement descendant.

C. Moyens de fixité. — Le bassinet et la portion initiale du bassinet adhèrent au bord interne du rein, tandis que le reste du conduit est fixé au péritoine pariétal postérieur : il en résulte une coudure de l'uretère lorsque le rein se déplace et, consécutivement, une *hydronéphrose intermittente.*

D. Rapports. — Il convient d'examiner séparément, à ce point de vue, les *calices,* le *bassinet,* l'*uretère :*

a. *Calice.* — Les calices situés dans le sinus du rein, sont en rapport avec les ramifications des vaisseaux rénaux. Ils s'avancent jusqu'à une distance de 2 centimètres et demi du bord convexe du rein (néphrotomie).

b. *Bassinet.* — Le bassinet est situé en partie dans le sinus du rein, en partie en dehors. — Sa *portion intra-rénale,* fort courte, répond en avant aux vaisseaux rénaux et, en arrière, au bord du hile (parfois à une branche anormale de l'artère rénale). — Sa *portion extra-rénale* est en rapport, en avant et en haut, avec les vaisseaux rénaux, le fascia prérénal et le péritoine ; en arrière, avec le psoas et l'apophyse transverse de la 1re lombaire ; en bas, avec le bord du rein. Elle ne peut donc être accessible au chirurgien qu'en arrière, par la voie lombaire.

c. *Uretère.* — L'*uretère abdominal* chemine successivement dans la région lombaire, puis dans la fosse iliaque.

α) Dans *sa portion lombaire,* il est en rapport : 1° *en arrière,* avec le psoas, les apophyses transverses lombaires, les muscles de la région lombaire ; 2° *en dedans,* avec l'aorte à gauche, la veine cave inférieure à droite (phlébite cave et périphlébite consécutives à une uretérite) et, en plus, des deux côtés, avec le sympathique et les ganglions lymphatiques lombaires ; 3° *en dehors,* avec le bord interne du rein d'abord, puis avec le côlon (ascendant à droite, descendant à gauche) ; 4° *en avant,* avec le péritoine pariétal, qui le recouvre, le duodénum, les vaisseaux spermatiques ou utéro-ovariens, les vaisseaux coliques et, parfois, le côlon ascendant (possibilité de blesser ces organes si on aborde l'uretère abdominal par la voie transpéritonéale).

β) Dans *sa portion iliaque* (très courte, 3 à 4 centimètres seulement), il répond : 1° *en arrière*, aux vaisseaux iliaques, qu'il croise un peu de dehors en dedans au voisinage de leur bifurcation (on est exposé à le rencontrer au cours de la ligature) et, par leur intermédiaire, au psoas, au nerf lombo-sacré et à la branche ascendante de l'artère ilio-lombaire, à l'articulation sacro-iliaque ; 2° *en dedans*, au promontoire dont il est distant de 2 centimètres à 2 centimètres et demi ; 3° *en dehors*, aux vaisseaux spermatiques ou utéro-ovariens ; 4° *en avant*, au péritoine qui le revêt, à la terminaison de l'iléon et du mésentère à droite, à l'S iliaque et à la fossette sigmoïde à gauche.

3° Constitution anatomique. — Trois tuniques : 1° une *tunique conjonctive ;* 2° une *tunique musculeuse lisse* (fibres circulaires superficielles, fibres longitudinales profondes) ; 3° une *tunique muqueuse*, qui se continue avec celle de la vessie (propagation des inflammations de la vessie à l'uretère).

4° Vaisseaux et nerfs. — Les *artères* proviennent des artères rénales, des spermatiques ou des utéro-ovariennes enfin des hypogastriques. — Les *veines* se jettent dans la veine rénale et dans les veines spermatiques ou utéro-ovariennes. Elles communiquent avec les veines de la capsule adipeuse du rein (voie de dérivation possible dans le cas d'oblitération de la veine cave). — Les *lymphatiques* aboutissent aux ganglions lombaires et iliaques primitifs. — Les *nerfs* proviennent du plexus spermatique (vive sensibilité de la muqueuse enflammée).

5° Exploration et voies d'accès. — L'*exploration clinique* de la portion abdominale du canal excréteur du rein est difficile, à peu près impossible même, par la palpation (sauf peutêtre au niveau du bassinet et de la portion terminale de l'uretère, voy. p. 332). Elle ne peut être pratiquée que par le *cathétérisme*. — L'*exploration chirurgicale* se fait après la découverte du conduit, soit par la *voie transpéritonéale* ou *abdominale antérieure* (voie dangereuse, voie d'exception), soit par la *v*oie *extra-péritonéale* ou *voie lombaire* (voie de choix) ; ces deux voies d'accès sont les mêmes que celles utilisées pour le rein. On peut découvrir la portion iliaque de l'uretère en utilisant l'incision de la ligature extra-péritonéale de l'artère iliaque primitive.

§ 4 — GROS VAISSEAUX ET NERFS DE L'ABDOMEN

Les gros troncs vasculaires et nerveux, contenus dans l'espace rétro-péritonéal, sont : 1° l'*aorte ;* 2° les *artères iliaques primitives* et *iliaques externes ;* 3° les *veines iliaques ;* 4° la *veine cave inférieure ;* 5° des *ganglions lymphatiques ;* 6° des *nerfs.*

1° Aorte abdominale. — Elle s'étend verticalement depuis l'orifice diaphragmatique jusqu'à la 4° vertèbre lombaire, où elle se divise en trois branches terminales : une médiane toute petite (*artère sacrée moyenne*) ; deux latérales volumineuses (*artères iliaques primitives*).

α) Ses *branches* se distinguent en *branches pariétales* (*diaphragmatique inférieure* et *lombaire*) et en *branches viscérales* (*tronc cœliaque, mésentérique supérieure, capsulaire moyenne, rénale, génitale, mésentérique inférieure*).

β) Ses *rapports* se font : 1° *en arrière*, avec la colonne lombaire, sur laquelle elle repose ; 2° *en avant*, avec le pancréas, la 3° portion du duodénum et le bord postérieur du mésentère ; 3° *à gauche*, avec le feuillet gauche de ce mésentère ; 4° *à droite*, avec la veine cave inférieure, avec laquelle elle est en contact en bas et dont elle est séparée en haut par un certain intervalle.

γ) Son *calibre* ne mesure pas moins de 18 à 20 millimètres, aussi l'hémorrhagie consécutive à sa blessure est-elle d'une extrême gravité (à traiter par la ligature).

δ) Son *exploration* est difficile en clinique, surtout chez les sujets gras ; chez les sujets maigres, on peut la comprimer au travers de la paroi abdominale antérieure (hémostase provisoire dans le cas d'hémorrhagie post partum). On peut l'aborder en chirurgie opératoire soit par la *voie transpéritonéale*, soit par la *voie extra-péritonéale*.

2° Artères iliaques primitives. — Au nombre de deux (droite et gauche), elles naissent de la terminaison de l'aorte et se portent obliquement en bas, en dehors et en avant, jusqu'à la symphyse sacro-iliaque où elles se bifurquent en iliaque externe et iliaque interne. Leur longueur est de 5 à 6 centimètres, leur calibre de 11 millimètres ; elles ne donnent aucune branche collatérale. Elles sont recouvertes par le péritoine et croisées en X à leur terminaison par l'uretère. Elles reposent sur la 5e vertèbre lombaire d'abord, puis sur le psoas, et ont en arrière d'elles (en arrière tout d'abord, puis un peu en dedans pour l'artère iliaque gauche) la veine correspondante. Mêmes voies d'accès que pour l'aorte.

3° Artères iliaques externes. — Elles s'étendent de la symphyse sacro-iliaque à l'anneau crural, où elles deviennent artères fémorales. Leur trajet répond à la ligne qui va de l'ombilic au milieu de l'arcade crurale. — Elles fournissent l'*épigastrique* et la *circonflexe iliaque*. — Accompagnée de la veine iliaque externe (celle-ci est en arrière de l'artère en haut, en dedans en bas) et placée dans un dédoublement du fascia iliaca, chacune des deux artères iliaques externes longe le bord interne du psoas. Elle se trouve séparée du péritoine pariétal par une couche celluleuse qui acquiert une certaine épaisseur au voisinage de l'arcade (*espace* de *Bogros*). Dans cette couche celluleuse, on trouve : l'uretère en haut, les vaisseaux du cordon et la veine circonflexe iliaque en bas (à ménager dans la ligature). Deux voies d'accès : *voie transpéritonéale* et *voie extra-péritonéale*.

4° Veines iliaques externe et primitive. — Elles accompagnent les artères correspondantes (voy. plus haut). Les veines iliaques primitives se réunissent au niveau du disque intervertébral qui sépare la 4e de la 5e lombaire pour former la veine cave inférieure.

5° Veine cave inférieure. — Elle recueille tout le sang veineux de la moitié sous-diaphragmatique du corps. Elle naît de la réunion des deux veines iliaques primitives (voy. plus haut) et se termine, après avoir traversé le centre phrénique du diaphragme, dans l'oreillette droite.

Elle est en rapport : 1° *en arrière*, avec le flanc droit de la colonne vertébrale ; 2° *en avant*, avec le bord postérieur du mésentère, la 3e portion du duodénum, la tête du pancréas, la veine porte (elle en est séparée par l'hiatus de Winslow), le bord postérieur du foie dans lequel elle se creuse une gouttière (voy. p. 300) ; 3° *en dehors*, avec le psoas droit, l'uretère droit, le bord interne du rein droit (blessure possible de la veine cave dans les opérations sur le rein), la partie interne de la capsule surrénale droite ; 4° *en dedans*, avec l'aorte.

Son calibre est considérable (24 à 26 millimètres) : d'où l'extrême gravité de sa blessure (à traiter par la ligature ou la suture).

6° Ganglions lymphatiques. — Les ganglions lymphatiques de l'abdomen (siège fréquent de lésions tuberculeuses ou cancéreuses, point de départ possible de phlegmons sous-péritonéaux) sont répartis en deux groupes : 1° un *groupe iliaque*, 2° un *groupe lombo-aortique*.

α) Les *ganglions iliaques* (13 à 18) entourent les vaisseaux iliaques externes (*ganglions iliaques externes*, voy. p. 276) et les vaisseaux iliaques primitifs (*ganglions iliaques primitifs*).

β) Les *ganglions lombo-aortiques* (20 à 30) se divisent en deux groupes : 1° un *groupe superficiel*, disposé en avant (*amas préaortique*) et sur les côtés (*amas juxta-aortique*) de l'aorte et de la veine cave ; 2° un *groupe profond* ou *rétro-vasculaire* placé entre l'aorte et les 3° et 4° vertèbres lombaires. Leurs canaux efférents se rendent dans la *citerne de Pecquet*, portion initiale et dilatée du canal thoracique qui se trouve située à droite de l'aorte, immédiatement au-dessous de l'orifice aortique du diaphragme.

7° Nerfs. — Ils sont représentés par la portion lombaire du grand sympathique et le plexus solaire. — Le *sympathique lombaire* (4 ganglions) longe la partie antéro-latérale de la colonne vertébrale, recouvert à gauche par l'aorte, à droite par la veine cave. Il donne naissance au plexus lombo-aortique. — Le *plexus* *solaire* émane des deux ganglions semi-lunaires droit et gauche. A retenir que ces ganglions sont situés sur les piliers du diaphragme, un peu en dedans des capsules surrénales; ils reçoivent le grand splanchnique, le pneumogastrique droit et des rameaux du petit splanchnique et du phrénique. Le plexus solaire forme tout autour du tronc cœliaque et de la mésentérique supérieure un riche lacis et se distribue à la plupart des viscères de l'abdomen et aux parois de cette cavité. Son irritation peut déterminer des réflexes graves sur le cœur, les centres respiratoires, l'intestin et les reins. La pression faite à son niveau (un peu à droite du point où l'horizontale réunissant les 9e cartilages costaux croise la ligne blanche) réveille, chez les sujets atteints de certaines affections de l'estomac, une douleur plus ou moins vive (*point épigastrique*).

LIVRE VI

BASSIN

Le bassin ou *pelvis* est, comme l'abdomen, une cavité viscérale dans laquelle se logent l'appareil de la défécation et une portion importante de l'appareil uro-génital. Le bassin, en anatomie topographique, est beaucoup moins étendu qu'en anatomie descriptive : nous lui avons, en effet (p. 255), enlevé la fosse iliaque interne pour la rattacher à l'abdomen.

Ainsi compris, il a pour limite supérieure le détroit supérieur du bassin, pour limite inférieure, le périnée. Ses limites circonférentielles sont moins nettes, notamment sur les côtés où ses parois se confondent plus ou moins avec les origines du membre inférieur.

Nous décrirons tout d'abord les *parois pelviennes*. Nous étudierons ensuite la *cavité pelvienne et son contenu*. Nous décrirons, enfin, le *plancher de l'excavation* ou *périnée*.

CHAPITRE PREMIER

PAROIS PELVIENNES

L'enceinte pelvienne, débarrassée de son contenu, nous offre à considérer : 1° la partie squelettique ou *bassin osseux*; 2° les parties molles qui revêtent en dehors le plan squelettique et qui, avec ce dernier, forment les *parois pelviennes*.

ARTICLE PREMIER

BASSIN OSSEUX

Le bassin osseux est constitué, en avant et sur les côtés par la partie inférieure des deux os coxaux, en arrière par le coccyx.

1° Forme. — Sa forme est celle d'un anneau irrégulier, fortement incliné en avant (plus incliné chez la femme que chez l'homme), plus élevé sur les côtés (10 centimètres) et surtout en arrière (12 à 15 centimètres) qu'en avant (4 ou 5 centimètres). Sa circonférence supérieure (*détroit supérieur*) est régulière. L'inférieure (*détroit inférieur*), au contraire, nous présente trois échancrures : une médiane (*échancrure sous-pubienne*), deux latérales (*échancrures sacro-sciatiques*). Il nous offre encore un certain nombre d'orifices : les *trous obturateurs* en avant, les *trous sacrés* en arrière.

2° Résistance. — Le bassin osseux possède une force de résistance considérable ; aussi sa fracture est-elle relativement rare. Lorsqu'elle se produit, elle siège toujours au niveau des *points faibles de l'anneau* (région de l'articulation sacro-iliaque et des trous sacrés en arrière, région pubo-obturatrice en avant) quel que soit le sens suivant lequel agit le traumatisme. Elle est double et verticale.

3° Rôle physiologique. — Le bassin osseux remplit un double rôle : 1° un rôle de protection ; 2° un rôle dans la statique et la locomotion.

a. *Rôle de protection*. — Le bassin protège les viscères pelviens en avant, sur les côtés (sauf au niveau des trous obturateurs et des échancrures ischiatiques) et en arrière. A noter toutefois que, lorsque sa résistance est vaincue, il peut devenir à son tour un agent vulnérant pour ces mêmes viscères : blessures de la vessie, de l'urèthre par une esquille dans le cas de fracture.

b. *Rôle dans la statique et la locomotion*. — Le bassin transmet aux membres inférieurs tout le poids du corps dans des conditions essentiellement favorables à la station debout et à la marche. De fait, si on l'examine sur une coupe frontale passant par le centre de gravité du corps, on constate qu'il est constitué comme une voûte à deux piliers (*voûte pelvienne*), voûte qui d'une part reçoit par son sommet (sacrum) le poids du corps et qui, d'autre part, le transmet aux membres inférieurs par ses piliers (portion cotyloïdienne des os coxaux) ; ceux-ci sont maintenus dans leur écartement normal par l'arc ischio-

pubien. qui les empêche d'être refoulés en dedans sous l'action
de la résistance du sol sur lequel repose le sujet (ce refoulement
se produit dans les cas de rachitisme, d'ostéomalacie). Ajoutons
que la solidité des articulations 'sacro-iliaques et interpubienne,
qui unissent les segments osseux de cette voûte (*moyens d'union
de la voûte*), est absolument indispensable pour permettre au
bassin de remplir efficacement son rôle : en effet, toute laxité de
ces articulations (grossesse, symphyséotomie) rend la station et
la marche pénibles et parfois impossibles.

4° Structure et développement. — Le bassin est constitué
par des os spongieux (siège de prédilection pour les kystes hydatiques des os). Il se développe par de nombreux points d'ossification, dont les uns occupent la région cotyloïdienne et les autres
le pourtour de l'os iliaque. A retenir que les premiers sont en
activité pendant le jeune âge, tandis que les seconds ne se
manifestent qu'après la puberté : de là la division de certaines
ostéites du bassin en *ostéites pré-pubertiques* et *ostéites post-pu-
bertiques*, suivant qu'elles siègent sur la région cotyloïdienne ou
sur la région marginale du bassin.

ARTICLE II

PARTIES MOLLES EXTRA-PELVIENNES

Les parties molles qui se disposent tout autour du bassin
osseux, abstraction faite de celles qui répondent à la hanche
(voy. *Hanche*), forment trois régions : 1° en avant, la *région
pubienne;* 2° en arrière, la *région sacro-coccygienne ;* 3° en bas,
le *périnée*. A cette dernière, en raison de sa complexité et de
son importance, nous consacrerons un chapitre à part

§ 1 — RÉGION PUBIENNE

La région pubienne comprend l'ensemble des plans qui forment la paroi antérieure du bassin.

1° Limites. — *Superficiellement* : en haut, le bord supérieur des pubis : en bas, la racine de la verge chez l'homme (du clitoris chez la femme) et l'arcade pubienne ; latéralement, l'épine du pubis et le cordon spermatique. *En profondeur*, elle s'étend jusqu'à l'espace prévésical.

2° Forme et exploration. — La région pubienne, couverte de poils chez l'adulte (à raser dans les interventions sur la région), fait une saillie toujours appréciable (*pénil, mont de Vénus*). Son exploration, parfois difficile chez les sujets gras, nécessite la mise dans le relâchement des muscles de l'abdomen : elle permet alors de reconnaître, l'*épine du pubis*, l'*arcade sous-pubienne*.

3° Parties molles superficielles. — Elles comprennent : 1° la *peau* ; 2° le *tissu cellulaire sous-cutané* (avec vaisseaux et nerfs superficiels) ; 3° le *ligament suspenseur de la verge* (du clitoris chez la femme).

a. *Peau*. — Glabre chez l'enfant, couverte de poils chez l'adulte, épaisse, très mobile.

b. *Tissu cellulaire sous-cutané*. — Généralement très abondant et surchargé de graisse ; il se continue avec celui des régions voisines. Les vaisseaux et nerfs superficiels sont sans grande importance : les *artérioles* proviennent des honteuses externes ; les *veines*, assez nombreuses (elles forment la *veine dorsale superficielle* de la verge), s'anastomosent avec les veines du cordon et viennent se jeter dans la saphène externe ; les *lymphatiques* se rendent aux ganglions internes de l'aine ; les *nerfs* proviennent des abdomino-génitaux.

c. *Ligament suspenseur de la verge ou du clitoris*. — Lame jaunâtre de forme triangulaire, essentiellement constituée par des fibres élastiques, occupant la ligne médiane ; s'insérant par son sommet sur la partie supérieure de la symphyse et sur la partie avoisinante de la ligne blanche ; se terminant par sa base (en se dédoublant) sur les organes érectiles, soit de la verge, soit du clitoris. Il est traversé, au niveau de sa base, par la *veine dorsale profonde*. Sa section, faite sur le pubis, à un doigt au-dessus du sommet de l'ogive pubienne, permet à l'opérateur pratiquant la symphyséotomie ou la taille sous-pubienne de pénétrer derrière les pubis sans léser, ni la veine dorsale, ni le plexus de Santorini.

4° Couche musculo-tendineuse. — Au-dessous du tissu cellulaire sous-cutané se voit un plan fibro-aponévrotique très épais (8 à 10 millimètres) constitué par des fibres, soit obliques, soit verticales, soit transversales, provenant des muscles qui prennent insertion sur cette région : grand droits, pyramidaux et grands obliques de l'abdomen ; droits internes et adducteurs de la cuisse.

5° Plan squelettique. — Il est constitué par les *corps des pubis* et par l'articulation qui les réunit (*symphyse pubienne*).

a. *Corps du pubis.* — Il représente le point de réunion de la branche horizontale et de la branche descendante du pubis. Lame osseuse triangulaire (5 millimètres sur $3^{mm},5$), avec : sur son bord supérieur, l'épine pubienne ; sur son bord interne, la surface articulaire pour la symphyse ; sa face antérieure, rugueuse ; sa face postérieure, lisse et régulière. Le corps du pubis est constitué par du tissu spongieux.

b. *Symphyse pubienne.* — Encore appelée *interpubienne*, unit l'un à l'autre les corps des pubis. — *Surfaces articulaires :* facettes elliptiques (30 millimètres sur 12 millimètres), un peu plus rapprochées en arrière qu'en avant. — *Moyens d'union :* un *ligament interosseux* (avec, à son centre, une partie plus molle, habituellement creusée d'une cavité chez l'adulte) et quatre *ligaments périphériques :* antérieur, postérieur, supérieur et inférieur ou arcuatum. — *Rapports :* en avant, avec les trois plans déjà étudiés ; en bas avec les corps caverneux et l'urèthre ; en haut, avec les muscles et aponévroses de l'abdomen et le cavum supra-pubien ; en arrière, avec l'espace prévésical, la vessie et ses ligaments antérieurs ou *pubo-vésicaux.*

6° Vaisseaux et nerfs profonds. — Sans importance chirurgicale. — Les *artères* se réduisent à la branche sus-pubienne de l'épigastrique et à quelques rameaux rétro-pubiens de l'obturatrice. — Les *veines* accompagnent les artères ; elles vont à l'épigastrique et à l'obturatrice. — Les *nerfs* émanent

vraisemblablement du honteux interne et des abdomino-génitaux.

§ 2 — RÉGION SACRO-COCCYGIENNE

Elle comprend l'ensemble des divers plans anatomiques qui
forment la paroi postérieure du bassin.

1° Limites. — *Superficiellement :* en haut, un plan horizon
tal passant entre la 8° lombaire et la base du sacrum ; en bas,
la pointe du coccyx ; latéralement, les deux bords du sacro-
coccyx. — *En profondeur*, elle va jusqu'à l'espace rétro-rectal.

2° Forme extérieure et exploration. — Plane en haut,
transformée en sillon (*pli interfessier*) en bas, elle décrit dans
son ensemble une courbure à convexité postérieure. — L'exploration permet d'y reconnaître : le coccyx, les apophyses épineuses sacrées (la 3° est saillante), les deux épines iliaques postérieures (point de repère pour la ponction rachidienne). A noter
que, par le toucher rectal ou vaginal, on peut examiner sa
face antérieure ou pelvienne (grossesse).

3° Couches superficielles. — Deux plans : peau et tissu
cellulaire sous-cutané (avec ses vaisseaux et nerfs).

a. *Peau*. — Épaisse et résistante ; peu mobile dans la région
du pli interfessier ; assez mobile au contraire au niveau du
sacrum (*fossette coccygienne* de ECKER entre l'anus et l'extrémité
inférieure du sacrum).

b. *Tissu cellulaire sous-cutané*. — Épais à la partie supérieure,
mince à la partie inférieure, plus ou moins chargé de graisse
suivant les sujets. Sur la ligne médiane, travées fibreuses unissant la peau à l'aponévrose sous-jacente (au niveau du coccyx,
appareil suspenseur du pli interfessier). Bourses séreuses pouvant se développer, au niveau du coccyx, sur la crête sacrée,
sur la partie postérieure de la crête iliaque. Dans le tissu cellulaire sous-cutané se voient : 1° des *vaisseaux sanguins* de petit
calibre, entièrement négligeables ; 2° des *lymphatiques*, allant
aux ganglions superficiels de l'aine ; 3° des *nerfs*, provenant des
branches postérieures des nerfs sacrés et coccygiens.

4° Couche musculo-aponévrotique. — Elle renferme l'*aponévrose lombo-sacrée* et l'origine des *muscles spinaux*.

α) L'*aponévrose lombo-sacrée* est une aponévrose d'insertion des muscles larges du dos (placés au-dessus) et des grands fessiers (placés sur ces côtés). Elle s'étend sur toute la région, s'insérant sur les apophyses épineuses des 1re, 2e, 3e vertèbres sacrées, mais glissant sur celles de la 4e et de la 5e.

β) Les *muscles spinaux* sont représentés ici par leur origine ou masse commune (faisceaux tendineux naissant du plan squelettique et donnant naissance par leur face antérieure ou profonde aux faisceaux musculaires). A noter que, au niveau de la base du sacrum, la masse commune forme une couche épaisse de 4 ou 5 centimètres ; elle s'amincit peu à peu en descendant et, au niveau du coccyx, n'est plus représentée que par une simple lame tendineuse mesurant quelques millimètres d'épaisseur à peine.

5° Plan squelettique. — Il est essentiellement formé par le sacrum et le coccyx, unis l'un à l'autre. Nous y ajouterons l'articulation sacro-iliaque et les deux ligaments sacro-sciatiques.

a. *Sacrum*. — Os impair, médian, symétrique, ayant la forme d'une pyramide à base quadrangulaire. — *Face postérieure*, convexe, très irrégulière. Sur la ligne médiane, *crête sacrée*, se terminant en bas par deux branches divergentes, dont les extrémités forment les *cornes du sacrum*. De chaque côté de la crête se trouvent quatre trous, *trous sacrés postérieurs*, bordés en dehors et en dedans, par un tubercule osseux. — *Face antérieure*, concave, à peu près lisse. Elle présente quatre saillies transversales (vestiges de la soudure des cinq vertèbres sacrées), avec, de chaque côté, les *trous sacrés antérieurs* et les gouttières où s'insère le pyramidal. — *Base* tournée en haut, avec : 1° sur la ligne médiane, une facette articulaire pour le corps de la 5e lombaire et, en arrière, l'orifice supérieur du canal sacré, qui occupe toute la hauteur du sacrum ; 2° de chaque côté, les *ailerons du sacrum* et ses *apophyses articulaires* (pour celles de la 5e lombaire). — *Sommet* avec surface ovalaire à grand axe transversal pour le coccyx. — *Bords latéraux*, larges en haut (où ils s'articulent avec les os iliaques), minces en bas. — Os spongieux, creusé de trous et, partant, relativement fragile : fractures directes rares, fractures indirectes associées aux fractures des pubis fréquentes. Il se développe de la même façon que les vertèbres, mais présente en plus des *points épiphysaires* ou *marginaux* qui n'entrent en activité qu'après la puberté (ostéite post-pubertique, voy. p. 341).

b. *Coccyx.* — Petit os triangulaire, continuant la direction du sacrum auquel il est uni par l'*articulation sacro-coccygienne*. Formé par quatre ou cinq vertèbres atrophiées et soudées entre elles (quelquefois une *articulation inter-coccygienne* entre la première et la seconde). Mobile dans le sens antéro-postérieur (l'ankylose du coccyx peut être, chez la femme, une cause de dystocie). Il peut être le siège de luxations (compression possible du rectum) et de névralgies rebelles (*coccygodinie*).

c. *Articulation sacro-iliaque.* — Diarthro-amphiarthrose : sur le sacrum et sur l'os iliaque deux facettes irrégulières, dites *auriculaires*, encroutées de fibro-cartilages. — Comme moyens d'union, une capsule que renforcent trois ligaments : ligament sacro-iliaque antérieur, ligament sacro-iliaque postérieur et ligament ilio-lombaire. — Petite synoviale. — Mobilité à peine appréciable : mouvements de *nutation* et de *contrenutation*. Malgré cela l'articulation sacro-iliaque est assez souvent le siège de lésions tuberculeuses (*sacro-coxalgie* totale ou partielle).

d. *Ligaments sacro-sciatiques.* — Au nombre de deux, le grand et le petit. — Le *grand ligament sacro-sciatique*, très fort, très large, très épais, s'étend des épines iliaques postérieures, des bords du sacrum et du coccyx à la tubérosité de l'ischion. Il donne insertion au petit ligament sacro-sciatique et au grand fessier. Ne pas le sectionner dans les interventions sur la région ; mais, plutôt, le désinsérer des bords du sacro-coccyx. — Le *petit ligament sacro-sciatique* va des bords du sacro-coccyx à l'épine sciatique. Il délimite, avec le précédent et le bord postérieur de l'os coxal deux orifices (grande échancrure et petite échancrure sciatiques), voies de passage entre la cavité pelvienne et la région fessière et vice versa.

6° Canal sacré et son contenu. — Extrémité inférieure du canal vertébral, logeant la partie tout inférieure du système nerveux médullaire.

a. *Canal sacré*. — Large et triangulaire en haut (25 millimètres sur 9 à 10), il s'aplatit et se rétrécit de plus en plus au fur et à mesure qu'on se rapproche davantage et son extrémité inférieure (10 à 12 millimètres sur 2). Sa longueur est de 11 centimètres et demi. Il nous présente : 1° deux bords latéraux, d'où naissent les conduits qui aboutissent aux *trous sacrés antérieurs* et *postérieurs;* 2° une paroi antérieure, répondant aux corps des vertèbres sacrées; 3° une paroi postérieure, formée par la soudure des lames et des apophyses épineuses entre elles. Cette soudure ne fait normalement défaut qu'en deux points : en haut, au niveau de l'*espace sacro-lombaire*, siège de la ponction rachidienne pour certains auteurs ; en bas, au niveau de l'*espace sacro-coccygien*, siège des injections épidurales. Elle peut faire défaut en d'autres points, à l'état pathologique, dans le cas de *spina bifida* par exemple.

b. *Contenu du canal sacré.* — Extrémité inférieure des enveloppes de la moelle, queue de cheval, espace épidural. — L'*extrémité inférieure* des enveloppes de la moelle forme un cul-de-sac effilé (*cul-de-sac dural*), que prolonge jusqu'au coccyx le *ligament coccygien*. Le cul-de-sac renferme, non plus la moelle (voy. p. 155), mais la queue de cheval baignant dans le *lac spino-terminal* du liquide céphalo-rachidien. Son sommet répond à la partie inférieure de la 2° vertèbre sacrée, parfois à la partie supérieure de la 3ᵉ : donc dans la résection du sacrum, ne pas dépasser le 3° trou sacré si l'on veut ménager le cul-de-sac. — La *queue de cheval* (ensemble formé par les trois dernières paires lombaires, les cinq paires sacrées et la paire coccygienne) n'est plus constituée, au niveau du bord supérieur de notre région, que par les cinq paires sacrées et la paire coccygienne. Ces nerfs s'échappent successivement du canal sacré par les trous sacrés, en se divisant chacun en deux branches (antérieure et postérieure). Leur lésion peut s'observer à la suite des fractures du sacrum ; elle s'accompagne de douleurs vives et de paralysies flasques (ce qui les distingue des paralysies médullaires), qui portent sur les membres inférieurs. — L'*espace épi-dural* (voy. p. 153) est comblé par une graisse fluide, que par-courent des veines et les nerfs sus-indiqués. Il occupe, dans notre région, la presque totalité du canal sacré, les méninges s'arrétant à la deuxième vertèbre sacrée : une injection pous-sée dans le canal sacré au niveau du petit espace sacro-coccygien envahirait donc uniquement l'espace épidural (méthode des *injections épidurales*).

7° Vaisseaux et nerfs. —Les *artères* proviennent : 1° de la *sacrée moyenne*, impaire, médiane, cheminant sur la face antérieure du sacrum et du coccyx, envoyant des branches trans-versales vers chacun des trous sacrés antérieurs; 2° des *sacrées latérales*, au nombre de deux de chaque côté (l'une supérieure, l'autre inférieure), fournissant des branches transversales qui, au niveau des trous sacrés, s'anastomosent avec les précédentes. Elle vont au canal sacré et à son contenu. — Les *veines* abou-tissent aux veines sacrées moyennes et sacrées latérales, les-quelles se rendent aux iliaques primitives. — Les *lymphatiques* se distinguent en *superficiels* et *profonds* : les premiers aboutis-sent aux ganglions inguinaux; les seconds, aux ganglions pel-viens. — Les *nerfs* proviennent des branches postérieures des nerfs sacrés et du nerf coccygien.

CHAPITRE II

CAVITÉ PELVIENNE ET SON CONTENU

Nous étudierons tout d'abord l'excavation pelvienne elle-même. Puis, le contenant une fois connu, nous décrirons le contenu, que nous devrons, ici, envisager séparément chez l'homme et chez la femme.

ARTICLE PREMIER

EXCAVATION PELVIENNE

Limitée en haut par le détroit supérieur, en bas par le périnée, l'excavation pelvienne nous offre à considérer : 1° des muscles, *muscles pariétaux de l'excavation;* 2° sa *forme;* 3° ses *dimensions et axes;* 4° son revêtement péritonal, *péritoine pelvien;* 5° ses *vaisseaux et nerfs;* 6° son *mode d'exploration* et ses *voies d'accès.*

1° Muscles pariétaux de l'excavation. — Ce sont : les *obturateurs internes,* les *pyramidaux,* les *ischio-coccygiens,* les *releveurs de l'anus.* Ces muscles sont revêtus sur leur face supérieure par une aponévrose appelée *aponévrose périnéale supérieure* ou *profonde.* Nous les envisagerons tout d'abord isolément, puis dans une vue d'ensemble.

a. *Étude analytique.* — L'*obturateur interne* naît sur le pourtour du trou obturateur, sur la membrane obturatrice, sur la surface osseuse comprise entre le trou obturateur et l'épine sciatique. Il sort du bassin par la petite échancrure sciatique et vient s'insérer sur le sommet de la cavité digitale du fémur. — Le *pyramidal* s'attache par quatre faisceaux sur la face antérieure du sacrum. Il sort du bassin par la grande échancrure sciatique et vient se fixer sur le bord supérieur du grand trochanter. — L'*ischio-coccygien* va des bords du coccyx à l'épine sciatique et au petit ligament sacro-sciatique. — Le *releveur de l'anus*, le plus important des muscles du bassin, nous présente deux portions distinctes : 1° une *portion externe* (jouant le rôle d'un sphincter profond pour le rectum) qui, née du pubis au voisinage de la symphyse, de l'arcus tendineus et de l'épine sciatique, vient se fixer sur la pointe du coccyx et sur le raphé ano-coccygien ; 3° une *portion interne*, véritable releveur de l'anus, qui, née des branches horizontale et descendante du pubis, au-dessous de la précédente, vient s'attacher (après avoir croisé les faces latérales de la prostate ou du vagin et s'être fusionnée avec les fibres longitudinales du rectum) sur la peau de la marge de l'anus.

b. *Étude synthétique, surface intérieure de l'excavation.* — Si nous examinons sur des coupes frontales du bassin la disposition qu'affectent les muscles sus-indiqués, nous constatons : 1° que les obturateurs internes et les pyramidaux forment une doublure musculaire à la paroi osseuse du pelvis, tandis que les releveurs et les ischio-coccygiens se portent en dedans pour s'unir aux mêmes muscles du côté opposé et former le plancher de l'excavation ; 2° que, en arrière, ces derniers muscles assurent à eux seuls la fermeture de l'excavation, mais que, en avant, une formation appartenant au périnée, l'*aponévrose moyenne*, contribue avec eux à assurer cette fermeture ; 3° que, par suite de la disposition des releveurs, l'espace compris sur le squelette dans les limites du bassin osseux se trouve divisé en deux portions, supérieure et inférieure : la supérieure seule appartient à l'excavation ; l'inférieure (*fosse ischio-rectale*) fait partie du périnée. Au total, l'excavation est formée : 1° en avant, par la symphyse pubienne ; 2° sur les côtés, par le squelette pelvien (recouvert de la portion supérieure de l'obturateur interne) et par le pyramidal ; 3° en arrière, par le sacro-coccyx ; 4° en bas, par l'aponévrose moyenne, les releveurs et les ischio-coccygiens. Ses parois, à l'exception de l'inférieure, sont inextensibles : d'où les phénomènes de compression observés au cours de l'évolution des tumeurs intrapelviennes.

2° Forme de l'excavation. — Celle d'une calotte renversée, légèrement conique chez l'enfant, cylindrique chez l'adulte, appendue à l'abdomen dont elle constitue le bas fond, le point déclive (exploration, drainage dans le cas de péritonite; position de Trendelendurg pour les opérations abdomino-pelviennes). Les déformations de l'excavation ont, chez la femme, une très grande importance (grossesse).

3° Axes et dimensions. — *Grand axe* : obliquement incliné de haut en bas et d'avant en arrière, concave en avant, dans sa partie inférieure (comme un hameçon). — *Dimensions ;* hauteur, 45 millimètres au niveau du pubis, 120 à 150 au niveau du sacrum; diamètres au niveau du *détroit supérieur*, 11 centimètres (diamètre antéro-postérieur), 13 centimètres (diamètre oblique), 13 à 14 centimètres (diamètre transverse) ; diamètres au niveau du *détroit moyen*, 12 centimètres (diamètre antéro-postérieur, le plus grand) ; diamètres au niveau du *détroit inférieur*, 9 centimètres (diamètre antéro-postérieur), 11 à 12 centimètres (diamètre transverse), 12 centimètres (diamètre oblique). Les détroits supérieur et moyen sont inextensibles : la tête du fœtus, dans l'accouchement, aborde le premier par un diamètre oblique, le deuxième par le diamètre antéro-postérieur. Le détroit inférieur est extensible (sauf le cas d'ankylose du coccyx) et n'oppose pas d'obstacle réel au passage de la tête fœtale. Quand le bassin est rétréci ou déformé, l'accouchement n'est plus possible : il faut alors, soit agrandir momentanément les dimensions de l'excavation (symphyséotomie, ischio-pubiotomie), soit tuer le fœtus et le mutiler (céphalotripsie, embryotomie), soit l'extraire par l'abdomen (opération césarienne).

4° Péritoine pelvien. — Bas-fond de la cavité abdominale, l'excavation se trouve, comme cette dernière, tapissée par le péritoine.

a. *Disposition générale, espace pelvi-sous-péritonéal*. — Le péritoine revêt exactement les parois latérales de l'excavation. Mais, au niveau du plancher, il est refoulé en haut par les organes intra-pelviens (vessie, rectum, utérus) et il se trouve éparé de ce plancher par un espace relativement profond, l'*espace pelvi-sous-péritonéal*. Cet espace, qui représente la portion pelvienne de l'espace sous-péritonéal commun à tout l'abdomen, communique naturellement avec le reste de l'espace sous-péritonéal. Il communique également avec la **région fessière** (par les échancrures sciatiques) et la région obturatrice (par le trou obturateur) : d'où diffusion possible des collections purulentes ou autres nées dans ces diverses régions.

b. *Lames fibro-vasculaires de l'espace pelvi-sous-péritonéal.* — Au nombre de cinq : deux sagittales (*aponévroses sacro-recto-génito-pubiennes*, droite et gauche); trois frontales (*ailerons du rectum, aponévrose prostato-péritonéale, aponévrose ombilico-prévésicale*). Elles forment des cloisons qui divisent l'espace pelvi-sous-péritonéal en une série d'espaces secondaires. Elles renferment dans leur épaisseur des vaisseaux qui donnent la clef de leur disposition.

c. **Divisions de l'espace pelvi-sous-péritonéal.** — Les cloisons sus-indiquées divisent l'espace sous-péritonéal en cinq espaces secondaires, savoir : 1° l'*espace latéro-rectal* (droit et gauche); 2° l'*espace rétro-rectal;* 3° l'*espace prérectal;* 4° l'*espace rétro-vésical ;* 5° l'*espace prévésical.* Ces espaces secondaires peuvent être le siège de phlegmons qui y restent localisés, mais qui parfois s'étendent à la totalité de l'espace pelvien (*cellulite diffuse*).

5° Vaisseaux et nerfs. — Dans l'espace pelvi-sous-péritonéal se trouvent contenus, outre les viscères que nous étudierons plus loin, des artères, des veines, des lymphatiques, des nerfs :

α) Les *artères* sont au nombre de deux : 1° la *sacrée moyenne*, branche terminale de l'aorte, petite, cheminant sur la face antérieure du sacrum; 2° l'*artère hypogastrique* ou *iliaque interne*, volumineuse, qui naît de la bifurcation de l'iliaque primitive et se termine, après un trajet de 4 centimètres, et un peu en avant de la grande échancrure, en se divisant en 9 branches chez l'homme, 11 chez la femme : ombilicale, vésicale inférieure, hémorroïdale moyenne, utérine, vaginale, ilio-lombaire, sacrée latérale, obturatrice, fessière, ischiatique, honteuse interne. Sa ligature peut être indiquée au cours des interventions sur l'excavation.

β) Les *veines*, volumineuses et plexiformes, vont former la veine iliaque interne qui, en s'unissant à la veine iliaque externe, constitue la veine iliaque primitive.

γ) Les *ganglions lymphatiques* (8 ou 10) s'échelonnent pour la plupart autour des vaisseaux (groupe sacré, groupe obturateur). Ils reçoivent les lymphatiques des viscères pelviens et une partie des lymphatiques profonds de la cuisse et de la fesse (adéno-plegmons pelviens consécutifs à une lésion de la fesse ou de la cuisse).

δ) Les *nerfs* sont représentés : 1° par le *sympathique sacré* ; 2° par le *plexus sacré* (dernière paire lombaire, quatre premières paires sacrées), qui fournit des rameaux aux viscères et aux muscles de l'excavation et une branche terminale, le *sciatique* (compression du plexus dans les cas de tumeurs de l'excavation et d'ostéite du bassin) ; 3° par le *plexus sacro-coccygien* (deux derniers nerfs sacrés et nerf coccygien).

6° Exploration et voies d'accès. — L'exploration de l'excavation se pratique assez aisément au moyen du toucher rectal chez l'homme, du toucher vaginal et du toucher rectal chez la femme. Ses voies d'accès sont la *voie périnéale*, la *voie abdominale*, la *voie pubienne*, la *voie sacrée*.

ARTICLE II

CONTENU DU BASSIN CHEZ L'HOMME

Chez l'homme, le bassin renferme : 1° en arrière, la portion intra-pelvienne du *rectum* ; 2° en avant, la *vessie* ; 3° en arrière et sur les côtés de la vessie, la portion pelvienne de l'*uretère* et la plus grande partie des *voies spermatiques* ; 4° au-dessous de la vessie, la *prostate* et la *portion prostatique de l'urèthre*.

§ 1 — RECTUM PELVIEN

Le rectum, on le sait, est la portion terminale du gros intestin. Il fait suite au côlon ilio-pelvien et vient s'ouvrir à l'anus.

1° Étude descriptive. — L'étude descriptive du rectum com-

20.

prend : 1° ses *limites* et ses *divisions;* 2° sa *forme;* 3° ses *dimensions;* 4° son *contenu.*

a. *Limites et divisions.* — Le rectum commence, non pas à l'articulation sacro-iliaque gauche (limite ancienne), mais bien à la troisième vertèbre sacrée. Il parcourt tout d'abord l'excavation pelvienne, puis le périnée postérieur et se termine au niveau de l'orifice anal. Il se divise en deux segments distincts, *segment* ou *rectum pelvien, segment* ou *rectum périnéal*, qui ont chacun une structure, une pathologie et une signification embryologique différentes. Retenir, à ce sujet, que le rectum pelvien est la terminaison vraie du gros intestin, tandis que le rectum périnéal dérive de la membrane cloacale (*malformations ano-rectales* consécutives à un trouble dans le développement du rectum).

b. *Forme.* — Le rectum pelvien est un conduit cylindroïde, ne présentant ni les bosselures ni les trois bandes longitudinales du gros intestin, mais offrant extérieurement deux ou trois sillons transversaux qui, intérieurement, répondent aux *valvules de Houston.*

c. *Dimensions.* — Longueur : 9 à 11 centimètres. Calibre : 2 à 3 centimètres à l'état de vacuité; 4 à 5 centimètres et même plus à l'état de plénitude ou de distension (corps étrangers volumineux intra-rectaux, palpation manuelle intra-rectale). Il peut être plus ou moins diminué à la suite de certaines affections rectales (*rétrécissements du rectum*).

d. *Contenu.* — Il est constitué par des matières plus ou moins dures (constipation, obstruction), renfermant de nombreux microbes (inflammations gangréneuses succédant aux blessures du rectum, nécessité d'une antisepsie rectale préopératoire).

2° Étude topographique. — Elle comprend : 1° la *loge du rectum;* 2° sa *direction ;* 3° ses *moyens de fixité;* 4° ses *rapports.*

A. Situation, loge rectale. — Le rectum est situé dans la partie postérieure de l'excavation pelvienne. — Il occupe là une sorte de loge (*loge rectale*), qui est limitée, en avant, par l'aponévrose prostato-péritonéale, en arrière par le sacro-coccyx (revêtu par les pyramidaux et les ischio-coccygiens), latéralement par les releveurs de l'anus, en bas par la fusion de ces releveurs avec le rectum, en haut par le péritoine (la loge, en ce point, communique avec l'espace sous-péritonéal de l'abdomen. — Il est séparé des parois de sa loge par du tissu cellulaire (cellulites localisées, cellulites totales, cellulites chroniques). Celui-ci se tasse en certains points en lames fibro-vasculaires (*aponévrose sacro-recto-génito-pubienne, aileron du rectum*). En d'autres points, il est très lâche et forme des ébauches de séreuse, qui sont : 1° l'*espace prérectal*, compris entre la face postérieure des vésicules séminales et de la prostate (recouvertes par l'aponévrose prostato-péritonéale) et la face antérieure du rectum (siège possible d'abcès d'origine vésiculo-prostatique) ; 2° l'*espace rétro-rectal* situé entre le sacro-coccyx en arrière, la face postérieure du rectum en avant, les aponévroses sacro-recto-génito-pubiennes et les ailerons du rectum sur les côtés (siège fréquent de phlegmons consécutifs à l'inflammation des ganglions rétro-rectaux) ; 3° les *espaces latéro-rectaux*, droit et gauche, compris entre l'aponévrose périnéale supérieure en dehors, l'aponévrose sacro-recto-génito-pubienne en dedans : ils renferment de très nombreux vaisseaux (espaces dangereux, à éviter au cours de la résection du rectum par le procédé de KRASKE).

B. DIRECTION. — Le rectum pelvien décrit une courbe à concavité antérieure concentrique à celle du sacro-coccyx. Il fait avec la direction du rectum périnéal un angle très accusé ouvert en arrière (s'en souvenir quand on introduit des instruments dans le rectum).

C. MOYENS DE FIXITÉ. — Ils sont de deux ordres : 1° moyens de suspension (péritoine, vaisseaux hémorrhoïdaux et lames fibro-vasculaires) ; 2° moyens de soutien (plancher pelvien). Leur insuffisance détermine le *prolapsus total du rectum*.

D. RAPPORTS. — Nous examinerons successivement les rapports antérieurs (*face antérieure*), postérieurs (*face postérieure*) et latéraux (*faces latérales*).

a. *Face antérieure.* — La face antérieure du rectum est recouverte par le péritoine à son origine ; elle est extra-péritonéale dans le reste de son étendue.

α) La *portion recouverte par le péritoine* (2 à 3 centimètres) répond au *cul-de-sac vésico-rectal* ou *cul-de-sac de Douglas*. Ce cul-de-sac, limité par les *replis de Douglas*, est le point le plus déclive de la cavité péritonéale (toucher rectal dans le cas de péritonite; drainage des péritonites par le rectum). Chez l'adulte, il est distant de l'anus de 5 centimètres (vessie vide) à 10 centimètres (veine pleine). Chez le nouveau-né et chez l'enfant, il s'insinue entre la prostate et le rectum et descend beaucoup plus bas : la persistance, chez l'adulte, de cette disposition infantile jouerait un rôle considérable dans la pathogénie de certaines *hernies périnéales* et de certains *prolapsus du rectum.*

β) La *portion extrapéritonéale* est en rapport, par l'intermédiaire de l'espace prérectal et de l'aponévrose prostato-péritonéale, avec le bas-fond vésical (*triangle interdéférentiel*), les canaux déférents, les vésicules séminales et l'embouchure des uretères, enfin avec la face postérieure de la prostate (exploration de ces organes par le toucher rectal, retentissement de leurs lésions sur le rectum et réciproquement, leur blessure possible au cours de l'extirpation du rectum).

b. *Face postérieure.* — La face postérieure répond, par l'inmédiaire de l'espace rétro-rectal, au sacro-coccyx, à l'origine des muscles pyramidaux et ischio-coccygiens, aux artères sacrées, au sympathique sacré et à l'origine du plexus sacré.

c. *Faces latérales.* — Les faces latérales sont en rapport, tout à fait à leur partie supérieure, avec le péritoine; puis, plus bas et par l'intermédiaire de l'espace latéro-rectal, avec les releveurs de l'anus.

3° Constitution anatomique. — Trois tuniques :

α) Une *tunique musculeuse*, formée par une couche superficielle de fibres longitudinales et une couche profonde de fibres circulaires ;

β) Une *tunique sous-muqueuse*, très lâche, permettant à la muqueuse de glisser sur la musculeuse, d'où possibilité de prolapsus muqueux, d'où possibilité d'extirper isolément la muqueuse rectale ;

γ) Une *tunique muqueuse*, gris rosé à l'état normal, lisse et unie, tapissée par un épithélium cylindrique (sa transformation en épithélium pavimenteux dans le cas de rectite chronique) et renfermant dans son épaisseur de nombreuses glandes tubuleuses, point de départ du *cancer du rectum*.

4° Vaisseaux et nerfs. — Les *artères* du rectum pelvien proviennent : 1° principalement, des *hémorrhoïdales supérieures*, branches terminales de la mésentérique inférieure ; 2° accessoirement, des deux *hémorrhoïdales moyennes*, branches de l'hypogastrique et de la sacrée moyenne, branche de l'aorte. — Les *veines* forment dans la couche celluleuse un riche plexus (*plexus hémorrhoïdal*, voy. p. 393), d'où émanent : 1° les *veines hémorrhoïdales supérieures*, qui vont se jeter dans la veine mésentérique inférieure ; 2° les *veines hémorrhoïdales moyennes*, qui aboutissent à la veine hypogastrique. — Les *lymphatiques* se rendent, pour la plupart, aux ganglions échelonnés le long des vaisseaux hémorrhoïdaux supérieurs. Quelques-uns, provenant de la partie inférieure du rectum, se jettent dans les ganglions hypogastriques (récidive fréquente après extirpation des cancers intéressant la portion du rectum d'où naissent ces derniers lymphatiques). — Les *nerfs* proviennent des nerfs sacrés (nerfs moteurs) et des plexus lombo-aortique et hypogastrique (nerfs de sensibilité).

5° Exploration et voies d'accès. — L'*exploration* se pratique par l'inspection (après dilatation de l'anus) et par le toucher rectal. — Les voies d'accès sont : 1° la *voie périnéale* ; 2° la *voie sacrée* ; 3° la *voie mixte abdomino-périnéale* ou *abdomino-sacrée*.

§ 2 — VESSIE

(RÉGION VÉSICALE)

Réservoir musculo-membraneux, destinée à recueillir l'urine, interposé entre les uretères et l'urèthre.

1° Étude descriptive. — La vessie, envisagée à ce point de vue, nous offre à considérer : 1° sa *configuration extérieure* ; 2° sa *configuration intérieure* ; 3° sa *capacité*.

a. *Configuration extérieure.* — Variable suivant les cas : la vessie vide et contracturée est sphérique ; vide et en diastole, elle est aplatie et cupuliforme ; pleine, elle est globuleuse.

b. *Conformation intérieure*. — Chez les sujets jeunes, la surface intérieure de la vessie est lisse. Chez les vieillards et surtout chez les individus porteurs d'un rétrécissement de l'urèthre, elle présente des saillies et des creux (*vessie à colonnes* et à *cellules*), où peuvent s'enchâtonner des calculs. On y remarque :

α) *Au niveau de la base*, une surface triangulaire, le *trigone de Lieutaud* ou *trigone vésical* (*zone pathologique de la vessie*), que délimitent entre eux trois orifices : 1° en arrière (base du trigone), les deux *orifices urétéraux*, en forme de fente, mesurant de 2 à 5 millimètres ; 2° en avant (sommet du trigone), l'*orifice uréthral* ou *col vésical* (symptomatologie bruyante des inflammations de cet orifice) arrondi chez l'enfant, en forme de fente transversale chez l'adulte, plus ou moins déformée (*luette vésicale*) chez les vieillards ;

β) *En arrière du trigone*, une excavation, surtout développée chez les vieillards, le *bas-fond de la vessie*, où l'urine a tendance à stagner et les corps étrangers à se cacher.

c. *Capacité*. — *A l'état normal*, la capacité de la vessie est en moyenne de 250 grammes. — *A l'état pathologique*, elle est, soit notablement réduite (dans la cystite du col), soit considérablement augmentée (dans le rétrécissement de l'urèthre, dans l'hypertrophie prostatique).

2° Étude topographique. — Elle comprend : 1° la *situation* et la *loge de la vessie* ; 2° ses *moyens de fixité* ; 3° ses *rapports*.

A. Situation. — La vessie vide est située dans la partie antérieure de l'excavation pelvienne. La vessie pleine empiète plus ou moins sur la portion sous-ombilicale de la cavité abdominale : elle est alors plus exposée aux traumatismes, plus accessible à l'opérateur intervenant par la voie hypogastrique.

B. Loge vésicale. — Elle est délimitée, en avant, par les pubis, en arrière par l'aponévrose prostato-péritonéale, sur les côtés par les obturateurs internes et les releveurs de l'anus, en bas par la base de la prostate et les ligaments pubo-vésicaux, en haut par le péritoine.

Cette loge, lorsque la vessie se dilate, s'augmente d'un prolongement abdominal qui est compris entre les pubis et les muscles droits de l'abdomen en avant, le péritoine pariétal doublé de *l'aponévrose ombilico-prévésicale* en arrière.

La vessie se trouve séparée des parois de sa loge par du tissu cellulaire (*tissu cellulaire de l'espace pelvi-sous-péritonéal*), dont l'inflammation, d'origine vésicale ordinairement, constitue la *péricystite*. Ce tissu cellulaire se tasse autour des vaisseaux en lames fibro-vasculaires (aponévrose ombilico-prévésicale, aponévrose prostato-péritonéale, aponévroses sacro-recto-génito-pubiennes). En d'autres points, au contraire, il est très lâche et forme des ébauches de séreuse, savoir : 1° *l'espace rétro-vésical*, à peine marqué, compris entre la face postérieure de la vessie en avant et les vésicules séminales et les canaux déférents (engainés dans l'aponévrose prostato-péritonéale) en arrière ; 2° *l'espace prévésical* ou *cavité de Retzius* (siège possible de collections sanguines dues à une rupture des muscles droits, et de collections purulentes consécutives à des ostéites du bassin ou à des lésions vésicales). Cet espace, beaucoup plus important que le précédent, se trouve délimité en arrière par l'aponévrose ombilico-prévésicale, en avant par le feuillet postérieur de la gaine des droits et la face profonde des pubis, en bas par les obturateurs internes, les releveurs et les ligaments pubo-vésicaux. Très vaste, il s'étend, en hauteur, de l'ombilic au plancher pelvien et, en largeur, de l'artère ombilicale droite à l'artère ombilicale gauche ; il se compose donc de deux portions, une *portion sus-pubienne* et une *portion pelvienne*, celle-ci étant de beaucoup la plus développée.

C. MOYENS DE FIXITÉ. — Ce sont : le péritoine, l'ouraque et les deux cordons des artères ombilicales, les ligaments pubo-vésicaux, enfin les adhérences qui l'unissent à la prostate et, par l'intermédiaire de celle-ci, au plancher pelvien : c'est là le moyen de fixité le plus puissant ; son insuffisance est la cause principale des *cystocèles* chez la femme. Des diverses parties de la vessie, le sommet est la plus mobile (cystocèle inguinale, crurale), la base la plus fixe (la dilatation du rectum au moyen du ballon de Petersen la rapproche cependant du bord supérieur du pubis.

D. Rapports. — Nous envisagerons successivement, à ce point de vue, la face antérieure, la face postérieure, les faces latérales, le sommet, la base.

a. *Face antérieure.* — La face antérieure de la vessie affecte des rapports différents suivant que l'organe est vide ou plein.

α) *Lorsque la vessie est vide*, sa face antérieure se cache derrière la paroi antérieure du bassin (symphyse pubienne, corps du pubis et muscles obturateurs internes) et se trouve protégée par elle ; toutefois possibilité de lésions vésicales extra-péritonéales, par exemple dans le cas de fracture du bassin ou de disjonction des pubis.

β) *Lorsque la vessie est pleine*, elle vient se mettre en rapport avec la paroi abdominale antérieure en refoulant devant elle le péritoine, qui forme alors un cul-de-sac, le *cul-de-sac prévésical*. Ce cul-de-sac est d'autant plus éloigné du bord supérieur des pubis que la vessie se distend davantage : en moyenne, 1 ou 2 centimètres pour 300 grammes de liquide; 3 ou 4 centimètres pour 600 ou 700 grammes. De là l'indication de distendre la vessie pour éviter la lésion du péritoine, quand on pratique la taille hypogastrique. A noter cependant que, parfois, notamment chez les hernieux et les vieillards, le cul-de-sac peut, malgré la distension de la vessie, descendre jusqu'au bord du pubis.

b. *Face postérieure.* — La face postérieure répond : 1° en haut aux anses grêles et à l'S iliaque; 2° en arrière, au rectum, dont elle est séparée par le cul-de-sac de Douglas.

c. *Faces latérales.* — Les faces latérales répondent aux releveurs et aux obturateurs internes, dont elles sont séparées, en haut par les culs-de-sac latéraux du péritoine, en bas par l'espace pelvi-sous-péritonéal où cheminent le cordon fibreux de l'artère ombilicale et le canal déférent.

d. *Sommet.* — Le sommet, qui donne insertion à l'ouraque, est en rapport avec le cul-de-sac prévésical.

e. *Base.* — La base nous présente à examiner, au point de vue des rapports, le col, le trigone, le bas-fond.

α) Le *col vésical* est situé à 25 millimètres en arrière de l'extrémité inférieure de la symphyse : nécessité de réséquer ou d'ouvrir cette dernière pour aborder le col par la voie antérieure. Il répond, en avant à l'échancrure antérieure de la prostate, en arrière à l'origine des canaux éjaculateurs, en bas, et par l'intermédiaire de la prostate, au périnée (tailles périnéales).

β) Le *trigone* est adhérent à la base de la prostate : déformation du trigone et de la lèvre postérieure du col par le lobe moyen hypertrophié.

γ) Le *bas-fond* est en rapport : 1º à droite et à gauche de la ligne médiane, avec les vésicules séminales et les canaux déférents ; 2º sur la ligne médiane, au niveau du *triangle interdéférentiel* (espace triangulaire limité en haut par le cul-de-sac vésico-rectal, sur les côtés par les canaux déférents), avec l'ampoule rectale : exploration de la vessie par le toucher rectal, voie d'accès par le rectum.

3º Constitution anatomique. — Trois tuniques : séreuse, musculeuse, muqueuse.

a. *Tunique séreuse.* — Ne revêt que la face postérieure et la partie la plus élevée des faces latérales, d'où possibilité de blessures intra-péritonéales et de blessures extra-péritonéales.

b. *Tunique musculeuse.* — La musculeuse ou *muscle vésical* est traversée obliquement par la portion terminale de l'uretère, qui se trouve, de ce fait, oblitéré lorsque le muscle se contracte (protection contre le reflux de l'urine). Elle est formée de trois couches : une couche superficielle de fibres longitudinales (elle donne naissance aux *ligaments pubo-vésicaux*), une couche moyenne de fibres circulaires, une couche profonde plexiforme (*vessie à colonnes*).

La couche circulaire, la plus importante des trois, s'épaissit au niveau du col pour constituer le *sphincter lisse du col vésical*. Celui-ci est destiné à s'opposer à la sortie de l'urine au dehors ; il est l'antagoniste du muscle vésical qui a pour fonction d'expulser l'urine de la vessie. La faiblesse du sphincter détermine de l'incontinence d'urine ; son irritation, du spasme. La faiblesse du muscle vésical s'accompagne de rétention d'urine ; son excitation, d'intolérance vésicale.

c. *Muqueuse.* — Rouge, sur le vivant, peu épaisse, résistante, elle est lisse et unie sauf au niveau du trigone où elle présente parfois quelques papilles. Siège d'ulcérations, de tumeurs bénignes ou malignes.

4° Vaisseaux et nerfs. — Les *artères* sont fort nombreuses ; fréquence des *hématuries* dans les affections vésicales. Elles proviennent de l'ombilicale (*vésicales supérieures*), de l'hypogastrique (*vésicales inférieures*), de l'hémorrhoïdale moyenne (*vésicales postérieures*), de la honteuse interne (*vésicales antérieures*). — Les *veines* sont latérales, postéro-inférieures, antérieures (repère au cours de la taille hypogastrique). Elles accompagnent les artères et se jettent dans le *plexus pelvi-vésical* (*plexus de Santorini, vésico-prostatique* et *séminal*), qui entoure la base de la vessie et la prostate : hémorrhagies, phlébites, infection purulente à redouter au cours des opérations pratiquées à ce niveau. — Les *lymphatiques* aboutissent aux ganglions iliaques externes (lymphatiques de la face antérieure) et aux ganglions hypogastriques (lymphatiques de la face postérieure). — Les *nerfs* à la fois moteurs et sensitifs, proviennent du plexus hypogastrique, des 3° et 4° nerfs sacrés. Ils s'anastomosent avec les nerfs destinés aux organes voisins (douleurs irradiées au cours des affections de la vessie).

5° Exploration et voies d'accès. — L'*exploration* de la vessie comporte : 1° la *palpation* de la région hypogastrique ; 2° l'*endoscopie* et le *toucher rectal*. — Ses *voies d'accès* sont au nombre de trois : 1° la *voie antérieure* ou *abdomino-pubienne* (voie sus-pubienne ou hypogastrique le plus souvent utilisée aujourd'hui ; voie transpubienne ; voie sous-pubienne) ; 2° la *voie périnéale* (tailles médiane, latéralisée, prérectale) ; 3° la *voie rectale*, abandonnée actuellement.

§ 3 — URETÈRE PELVIEN

1° Étude descriptive. — L'uretère pelvien continue l'uretère abdominal (voy. p. 331). Il s'étend du détroit supérieur à la base de la vessie, dans laquelle il débouche par l'orifice uretéral (voy. p. 358). Sa longueur est de 14 à 16 centimètres. Sa largeur est de 6 à 7 millimètres : 3 à 4 millimètres seulement au niveau de l'orifice uretéral, point le plus rétréci du canal et, de ce fait, point d'arrêt pour les calculs uretéraux.

2° Étude topographique. — Nous envisagerons, à ce sujet : 1° sa *situation* ; 2° sa *direction* ; 3° ses *rapports*.

a. *Situation.* — Il est situé, dans la plus grande partie de son étendue, sur la paroi latérale de l'excavation, dans le tissu cellulaire pelvi-sous-péritonéal. A sa terminaison et sur une longueur de 10 à 15 millimètres, il est placé dans l'épaisseur même de la paroi vésicale.

b. *Direction.* — Il est d'abord descendant, puis transversal : autrement dit, il décrit une courbe à concavité regardant en haut, en dedans et un peu en avant.

c. *Rapports.* — Dans sa *portion pelvienne proprement dite*, l'uretère chemine tout d'abord sur la paroi latérale de l'excavation, recouvert par le péritoine pariétal et reposant sur les vaisseaux iliaques internes (éviter de léser l'uretère au cours de la ligature de l'artère et, réciproquement, ne pas blesser les vaisseaux au cours de la découverte de l'uretère). Puis, devenant transversal et se plaçant entre le rectum et la vessie, il croise en arrière le canal déférent et s'insinue entre la face antérieure de la vésicule séminale et la paroi du bas fond vésical dans laquelle il ne tarde pas à pénétrer. — Dans sa *portion vésicale*, il est contenu dans l'épaisseur même de la paroi (*portion interstitielle de l'uretère*), dont il traverse obliquement la musculeuse, puis la muqueuse (*valvule de l'uretère*).

3° Constitution anatomique. — (Voy. p. 334.)

4° Vaisseaux et nerfs. — Les *artères* proviennent de l'hypogastrique et de la vésicale. — Les *veines* se jettent dans la veine hypogastrique. — Les *lymphatiques* sont encore mal connus. — Les *nerfs* émanent du plexus hypogastrique.

5° Exploration et voies d'accès. — L'exploration clinique n'est guère possible que pour la portion vésicale (toucher rectal). — Les voies d'accès sont : 1° la *voie transpéritonéale* ; 2° la *voie extra-péritonéale;* 3° enfin, mais pour la portion terminale de l'uretère seulement, la *voie transvésicale.*

§ 4 — PORTION PELVIENNE DES VOIES SPERMATIQUES

Sous ce titre nous décrirons : 1° la *portion intra-pelvienne du canal déférent;* 2° la *vésicule séminale;* 3° le *canal éjaculateur.*

1° Portion pelvienne du canal déférent. — a. *Limites :* depuis l'orifice profond du canal inguinal jusqu'à la base de la prostate.

b. *Forme.* — Régulièrement cylindrique, sauf au niveau de la portion terminale où le canal devient plus volumineux et bombé.

c. *Direction et trajet.* — Le canal déférent suit, tout d'abord, d'avant en arrière la face latérale de la vessie (*portion latéro-vésicale*) ; puis, il longe de haut en bas et de dehors en dedans sa face postérieure (*portion rétro-vésicale*).

d. *Dimensions.* — Longueur, 20 à 25 centimètres ; diamètre, 2 à 3 millimètres à son origine, 6 à 10 millimètres à sa terminaison (*ampoule du canal déférent*).

e. *Consistance.* — Ferme, semi-cartilagineuse (toutefois la résistance à la traction est faible).

f. *Situation et rapports.* — 1° Dans sa *portion latéro-vésicale,* il chemine, recouvert uniquement par le péritoine (péritonite consécutive à une déférentite), dans le tissu cellulaire qui sépare la face latérale de la vessie du releveur de l'anus ; 2° dans sa *portion rétro-vésicale,* il est accolé au bord supérieur, puis au bord interne de la vésicule séminale correspondante (triangle interdéférentiel) et se trouve contenu dans un dédoublement de l'aponévrose prostatopéritonéale (voy. p. 359).

g. *Constitution anatomique.* — En allant de dehors en dedans, *tunique celluleuse, tunique musculeuse* à fibres lisses, *tunique muqueuse* à disposition aréolaire (tuberculose).

h. *Vaisseaux et nerfs.* — Les *artères* proviennent de la déférentielle, branche de la vésicale inférieure ; les *veines* abou-

tissent aux veines du cordon et aux deux plexus vésico-prostatique et séminal; les *lymphatiques*, aux ganglions iliaques
externes ; les *nerfs* émanent du plexus hypogastrique.

i. *Exploration*. — Se pratique par la palpation de la partie
antérieure de la fosse iliaque interne pour la portion initiale,
par le toucher rectal pour la portion terminale.

j. *Voies d'accès*. — Voie inguino-sous-péritonéale et voie
périnéale.

2° Vésicule séminale. — Réservoir musculo-membraneux
interposé, à droite et à gauche, entre le canal déférent et le
canal éjaculateur correspondant.

a. *Etude descriptive*. — La *forme* des vésicules est celle d'une
poire dont la base ou *fond* serait en haut et le sommet ou *col*
en bas. — Les *dimensions* sont : longueur, 5 à 6 centimètres ;
capacité, 1^{cm}, 5 à 2 centimètres cubes : à noter qu'elle est moindre
chez le vieillard et l'enfant que chez l'adulte ; à noter aussi qu'elle
est augmentée dans les cas pathologiques (tuberculose). — La
consistance, molle à l'état normal, devient dure à l'état pathologique.

b. *Etude topographique*. — Nous envisagerons successivement :
1° la situation des vésicules ; 2° leurs moyens de fixité; 3° leurs
rapports. — *Situation* : dans l'épaisseur de l'*aponévrose prostato-
péritonéale*. C'est une lame fibro-vasculaire (voy. p. 352) placée
en sens frontal entre la vessie et le rectum ; elle s'attache, en
haut sur le cul-de-sac de DOUGLAS, en bas sur l'aponévrose
moyenne du périnée, latéralement sur les aponévroses sacro-
recto-génito-pubiennes. — *Moyens de fixité* : l'aponévrose sus-
indiquée et, en plus, leur point d'implantation sur la base de la
prostate. Les vésicules suivent dans ses déplacements la vessie
plutôt que le rectum. Leur fond se trouve séparé de ces deux
organes par du tissu cellulaire (*espace rétro-vésical* en avant,
espace prérectal en arrière), où se développent les phlegmons
péricystiques et les kystes hydatiques du petit bassin. — *Rapports* : 1° *en avant*, avec le bas fond de la vessie et la portion
terminale de l'uretère; 2° *en arrière*, avec le rectum ; 3° *en bas*,
avec la base de la prostate ; 4° *en haut*, avec le cul-de-sac de

Douglas qui revêt leur fond sur une étendue qui varie de 10 à 40 millimètres (possibilité de pelvi-péritonites chez l'homme consécutivement à une lésion des vésicules).

c. *Constitution anatomique*. — La même que celle du canal déférent (voy. p. 364).

d. *Vaisseaux et nerfs*. — Les *artères* proviennent de la vésicale inférieure et de l'hémorrhoïdale moyenne. — Les *veines* forment le *plexus séminal*, qui se continue en bas et en avant, avec le plexus vésico-prostatique. — Les *lymphatiques* se rendent aux ganglions iliaques externes et aux ganglions hypogastriques. — Les *nerfs* émanent du plexus hypogastrique.

e. *Exploration et voies d'accès*. — L'*exploration* se pratique par le toucher rectal. — Les *voies d'accès* sont la *voie périnéale* et la *voie inguino-abdominale*.

3° Canaux éjaculateurs. — Ils résultent de la réunion à angle très aigu de l'ampoule du canal déférent et du col de la vésicule. Ils débouchent dans l'urèthre prostatique, sur le veru montanum. Leur longueur est de 20 à 25 millimètres ; leur calibre, de $1^{mm},5$ à leur origine et de $0^{mm},5$ seulement à leur terminaison. Accolés l'un à l'autre sur la ligne médiane, ils sont situés (sauf à leur origine) dans la prostate qu'ils parcourent obliquement de haut en bas et d'arrière en avant : retentissement des lésions de la prostate sur le fonctionnement des canaux éjaculateurs.

§ 5 — PROSTATE ET URÈTHRE PROSTATIQUE

La prostate est un organe glandulaire, annexé à l'appareil génital, et qui se développe autour et dans l'épaisseur des parois de la portion initiale de l'urèthre.

1° Étude descriptive. — A ce point de vue, nous examinerons : 1° la *forme* de la prostate ; 2° ses *dimensions* ; 3° sa *consistance*.

a. *Forme*. — *Forme anatomique* : cône aplati d'avant en arrière, ayant sa base en haut et son sommet en bas. —

Forme clinique (palpation par le toucher rectal) : cœur de carte à jouer avec un sillon médian et deux lobes.

b. *Dimensions.* — En moyenne, chez l'adulte, la prostate mesure : longueur, 3 centimètres; largeur, 4 centimètres; épaisseur, 25 millimètres. Chez l'enfant, ses dimensions sont plus faibles. Chez le vieillard, au contraire, elles sont sensiblement plus grandes (*hypertrophie sénile de la prostate*, totale ou partielle).

c. *Consistance et coloration.* — La prostate a une consistance élastique et, de plus, elle est lisse : elle devient dure et bombée à l'état pathologique. Sa coloration est gris blanchâtre.

2° Étude topographique. — Elle nous offre à considérer : 1° la *situation* de la glande; 2° sa *loge;* 3° ses *rapports*.

A. Situation. — La prostate et l'urèthre prostatique sont situés, non dans le périnée, mais dans la partie antérieure de l'excavation pelvienne.

B. Loge prostatite. — Ils occupent là une sorte de loge limitée en avant par la symphyse pubienne, en arrière par l'aponévrose prostato-péritonéale, sur les côtés par les releveurs de l'anus recouverts de leur aponévrose, en bas par le feuillet supérieur de l'aponévrose moyenne, en haut par les ligaments pubo-vésicaux, le col de la vessie et le trigone. A noter que cette loge est assez faible en haut et en arrière (d'où possibilité pour les phlegmons périprostatiques de se diffuser vers ces deux points), tandis qu'elle est très résistante en bas (aussi les phlegmons périprostatiques, n'envahissent-ils le périnée que très tardivement). La glande se trouve séparée des parois de sa loge par du tissu cellulaire riche en fibres musculaires lisses (*tissu cellulaire périprostatique*, siège des phlegmons périprostatiques), que parcourent de très nombreux vaisseaux veineux constituant le plexus de Santorini et le plexus périprostatique. Autour de ces vaisseaux veineux, à droite et à gauche de la prostate, le tissu cellulaire se tasse pour former ce qu'on appelle les *aponévroses latérales de la prostate* ou encore la *capsule périprostatique* ou *capsule de Retzius* (énucléation intracapsulaire de la glande).

C. Rapports. — Nous étudierons successivement : 1° les rapports de la glande avec les organes ou formations qui l'entourent (*rapports extérieurs*) ; 2° ses rapports avec les organes qui la traversent (*rapports intérieurs*).

a. *Rapports extérieurs*. — Les *rapports extérieurs* sont à envisager séparément pour les diverses faces de la prostate, sa base et son sommet.

α) La *face antérieure*, recouverte par le sphincter strié de l'urèthre, répond au plexus de Santorini et à la symphyse pubienne.

β) Les *faces latérales* sont en rapport avec les releveurs par l'intermédiaire du plexus périprostatique ; les releveurs les séparent du prolongement antérieur des fosses ischio-rectales.

γ) La *face postérieure* répond à l'ampoule rectale, d'où exploration de la prostate par le toucher rectal, d'où encore intervention par voie rectale. Elle en est séparée par l'aponévrose prostato-péritonéale et l'espace prérectal (*espace* ou *zone décollable* permettant de bien isoler le rectum de la prostate dans les opérations portant sur ces deux organes).

δ) La *base* de la prostate est en rapport avec la base de la vessie avec laquelle elle est fusionnée en avant. Sur cette base, les canaux éjaculateurs, en pénétrant dans la glande, déterminent en avant d'eux, la formation d'une légère saillie (*lobe médian de la prostate*), qui s'hypertrophie souvent chez le vieillard et peut alors déterminer des accidents de rétention. Énucléation possible de la prostate hypertrophiée par la cavité vésicale (*prostatectomie transvésicale*).

ε) Le *sommet* ou *bec* (repère dans la *taille prérectale*) est situé un peu au-dessus de l'aponévrose moyenne du périnée, il répond au sommet du triangle recto-uréthral (p. 392).

b. *Rapports intérieurs*. — Les *rapports intérieurs* sont ceux que la prostate affecte avec l'*urèthre prostatique* qui, comme on le sait, se creuse un chemin dans son épaisseur. L'urèthre prostatique, long de 28 à 30 millimètres, fait corps avec la glande, dont il occupe la partie antérieure : d'où propagation facile de l'uréthrite postérieure aux acini glandulaires, d'où déformation du canal dans les cas d'hypertrophie prostatique. La distance qui sépare l'urèthre des diverses faces de la prostate, mesurée sur une coupe transversale de cet organe, est de 4 millimètres pour le rayon antérieur, de 18 pour le postérieur, de 16 pour le transverse, de 24 pour l'oblique postérieur : c'est suivant ce dernier rayon que, dans la taille prérectale, il faut sectionner l'urèthre et la prostate. Il nous présente, sur la partie moyenne de sa paroi inférieure : 1° les *orifices des acini glandulaires* (propagation possible de l'infection uréthrale à la prostate) ; 2° le *veru montanum*, petite crête sur laquelle s'ouvrent les deux *canaux éjaculateurs* et l'*utricule prostatique* (simple cul-de-sac long de 10 à 12 millimètres). Il est entouré à son origine par le *sphincter interne* ou *lisse* (*sphincter vésical*, p. 361) qui l'accompagne dans l'épaisseur de la glande ; il est de même enserré à sa terminaison par le *sphincter externe* ou *strié* (*sphincter de l'urèthre membraneux*, p. 399), qui l'abandonne ensuite pour s'étaler sur la face antérieure de la prostate : il en résulte que l'urèthre prostatique est fermé en permanence, sauf au moment de la miction (d'où nécessité des *instillations* pour traiter l'uréthrite postérieure).

3° Constitution anatomique. — Acini glandulaires, plongés au milieu d'un stroma fibro-musculaire qui forme à la surface de la glande une sorte de capsule riche en veines, capsule que l'on laisse en place dans l'extirpation de la prostate (*énucléation sous* ou *intra-capsulaire*, voy. plus haut). Fréquence de l'hypertrophie prostatique (glandulaire pure, fibro-musculaire pure, mixte).

4° Vaisseaux et nerfs. — Les *artères* proviennent des vésicales inférieures et des hémorrhoïdales moyennes. — Les *veines*, très nombreuses, sont anastomosées en un plexus, *plexus périprostatique*, auquel aboutissent, en avant le plexus de Santorini, en arrière les veines hémorrhoïdales (gravité des blessures ou de l'infection de ces plexus au cours ou à la suite des opérations sur la prostate). — Les *lymphatiques* forment autour de la glande un riche réseau (point de départ fréquent des abcès périprostatiques). Ils aboutissent aux ganglions iliaques externes et internes. — Les *nerfs* émanent du plexus hypogastrique. Ils donnent à l'urèthre prostatique sa sensibilité particulière...

5° Exploration et voies d'accès. — L'*exploration* comprend

21.

le toucher rectal, l'examen endoscopique uréthro-vésical, le cathétérisme de l'urèthre. — Les *voies d'accès* sont : 1° la *voie intra-uréthrale* (à peu près abandonnée pour la prostate) ; 2° la *voie intra-vésicale* (cystotomie sus-pubienne) ; 3° la *voie périnéale ;* 4° la *voie rectale* (ouverture des abcès prostatiques ou périprostatiques).

ARTICLE III

CONTENU DU BASSIN CHEZ LA FEMME

Chez la femme, le bassin nous offre à considérer : 1° le *rectum pelvien ;* 2° l'*utérus ;* 3° les *ligaments larges* et leurs *annexes ;* 4° l'*urètère pelvien ;* 5° le *vagin ;* 6° la *vessie ;* 7° l'*urèthre.*

§ 1 — **RECTUM PELVIEN**

Même direction, même situation, même forme, même structure que le rectum pelvien de l'homme. Mêmes rapports également, sauf pour la face antérieure qui, chez la femme, répond à l'utérus, au col utérin, au vagin, à la vulve (voy. ces régions).

§ 2 — **UTÉRUS**

L'utérus ou *matrice* est un organe creux à parois épaisses et musculeuses, jouant dans la physiologie et la pathologie de la femme un rôle considérable.

1° Étude descriptive. — Elle comprend : 1° la *forme* de l'utérus ; 2° sa *cavité intérieure ;* 3° sa *consistance ;* 4° ses *dimensions.*

a. *Forme.* — Celle d'un cône aplati d'avant en arrière ou mieux d'une petite gourde avec un *corps* (dirigé en haut), un *col* (dirigé en bas), séparés par un *isthme.* Malformations assez fréquentes dues à un trouble dans le développement des *canaux de Muller :* absence totale ou partielle de l'utérus, utérus bicorne ou unicorne, utérus cloisonné, etc.

b. *Configuration intérieure, cavité utérine.* — La cavité utérine (vue en coupe, elle se présente sous la forme d'une fente), presque virtuelle en dehors de l'état de grossesse, est triangulaire, lisse et régulière sur le corps, fusiforme et irrégulière (*arbre de vie*) sur le col. Sa longueur (diamètre vertical) mesure, en moyenne, de 28 millimètres (vierge) à 22 millimètres (multipare) sur le col, de 22 millimètres (vierge) à 30 ou 40 millimètre (multipare) sur le corps. Sa largeur (diamètre transversal) varie de 22 millimètres (vierge) à 30 à 33 millimètres (multipare) sur le corps ; au niveau du col, elle n'est plus que de 8 millimètres et même de 4 ou 5 millimètres au point où la cavité cervicale se continue avec la cavité du corps (*orifice interne*, point le plus étroit de la cavité utérine). A noter que, à l'état pathologique, les dimensions de la cavité de l'utérus peuvent être soit agrandies (*métrites, fibromes*), soit diminuées (*rétrécissements*, ils entraînent de la dysménorrhée). La cavité utérine ne contient, à l'état normal et en dehors de l'état de grossesse, qu'un peu de mucus : tout corps étranger est expulsé par les contractions de l'organe.

c. *Consistance.* — Assez ferme (*cri utérin* dans le cas de curetage). A retenir qu'elle diminue considérablement après l'accouchement (dangers du curetage fait à ce moment).

d. *Dimensions extérieures.* — Variables suivant l'âge, suivant que la femme a eu ou n'a pas eu de grossesse, suivant que l'organe est normal ou pathologique. En moyenne, chez la multipare adulte, l'utérus mesure 4 centimètres de largeur, 6 ou 7 de longueur, 2 à 3 d'épaisseur. Pendant la grossesse et, parfois, au cours de la dégénérescence fibromateuse, il acquiert des dimensions beaucoup plus considérables.

2° Étude topographique. — Nous envisagerons successivement à ce point de vue : 1° la *situation* de l'utérus : 2° sa *direction ;* 3° ses *moyens de fixité ;* 4° ses *rapports.*

A. SITUATION. — Dans la partie moyenne de l'excavation, entre la vessie et le rectum, au-dessus du vagin. L'utérus est flottant dans la cavité péritonéale : il ne possède pas de loge Son col, seul, plonge dans l'espace pelvi-sous-péritonéal : il occupe là, entre la vessie, le rectum et les parois latérales du bassin, un espace (*espace péricervical*) que comble du tissu cellulaire et qui se continue avec la base des ligaments larges, l'espace périrectal, l'espace périvésical et l'espace sous-fessier ; d'où la diffusion possible des phlegmons péricervicaux dans ces divers espaces.

B. Direction. — L'utérus est un organe très mobile, obéissant à la poussée qu'exercent sur lui soit la vessie, soit le rectum, soit les anses grêles. Sa direction par rapport à l'axe de l'excavation est donc variable : il peut être en effet en *antéversion*, en *rétroversion*, en *latéro-version* droite ou gauche, en *lévo-* ou *dextro-torsion*, en *position para-médiane* droite ou gauche ; à noter cependant que sa *position d'équilibre* est l'antéversion. De même, le col fait avec le corps un angle, dont l'ouverture est tantôt antérieure (*antéflexion*, c'est la position que l'on peut considérer comme normale) tantôt postérieure (*rétro-flexion*), tantôt latérale (*latéroflexion*). Ces diverses positions ne peuvent être considérées comme pathologiques (*déviations*) que lorsqu'elles deviennent fixes.

C. Moyens de fixité. — Ils se distinguent en moyens de suspension et en moyens de soutènement. — Les *moyens de suspension* sont constitués : 1° par le *péritoine*, qui, des organes voisins, (rectum, vessie), se réfléchit sur le corps utérin pour tapisser sa face antérieure, son fond et sa face postérieure ; son inflammation joue un grand rôle dans la pathogénie des déviations : 2° par les *ligaments larges*, qui s'opposent aux mouvements de latéralité de l'utérus (rétrécissement d'un ligament large dans le cas de latéro-version) ; 3° par les *ligaments ronds*, qui s'opposent jusqu'à un certain point à la rétroversion de la matrice (traitement des rétroversions par le *raccourcissement des ligaments ronds*). — Les *moyens de soutènement* sont représentés : 1° par les *adhérences de l'isthme utérin aux deux aponévroses sacro-rec-to-génito-pubiennes, ligaments utéro-sacrés* ou *replis de Douglas* ; le relâchement ou la destruction de ces aponévroses (phlegmons de l'espace pelvi-sous-péritonéal) est une puissante cause de déviation ou de prolapsus de l'utérus ; 2° par les *connexions de l'utérus avec la vessie et le rectum* (la matrice déplacée entraîne souvent avec elle la vessie et parfois le rectum), et surtout, *avec le plancher pelvien,* l'affaiblissement de ce plancher (déchirures du périnée) entraîne plus ou moins rapidement la chute de la matrice.

D. RAPPORTS. — Nous envisagerons successivement, à ce point de vue, le *corps* de l'utérus et le *col.*

a. *Corps.* — Le corps nous offre à étudier deux faces, deux bords, une extrémité supérieure ou fond.

α) La *face antérieure* est en rapport avec la face postérieure de la vessie (exploration de l'utérus par le *toucher intra-vésical,* compression et irritation de la vessie dans le cas d'antéversion). Elle en est seulement séparée par le *cul-de-sac péritonéal vésico-utérin,* qui s'arrête ordinairement au niveau de l'isthme.

β) La *face postérieure* est en rapport avec le rectum (exploration de l'utérus par le toucher rectal, compression du rectum par l'utérus en rétroversion, fistules recto-utérines). Elle en est séparée par le *cul-de-sac péritonéal recto-utérin* ou *cul-de-sac de Douglas.* Ce cul-de-sac, qui descend beaucoup plus bas que le précédent, jusque sur la face postérieure du vagin, est le point le plus déclive de la cavité péritonéale (voy. p. 279) ; il affecte des rapports intimes avec les ovaires et les trompes et est souvent le siège de lésions inflammatoires *(pelvi-péritonites),* de collections sanguines *(hématocèles),* séreuses ou purulentes, que l'on peut reconnaître par le toucher vaginal et aborder par la voie vaginale *(colpotomie).*

γ) Les *bords latéraux* répondent au tissu cellulaire pelvi-sous-péritonéal et aux vaisseaux utérins.

δ) Le *fond* est situé sensiblement au-dessus d'un plan horizontal passant par la symphyse pubienne (possibilité de l'explorer par la palpation hypogastrique). La masse intestinale grêle et le côlon pelvien reposent et pèsent sur lui (inversion possible de l'utérus, adhérences fréquentes des anses grêles à la plaie opératoire après l'hystérectomie et occlusion intestinale consécutive).

b. *Col.* — Le col, à l'union de son tiers inférieur avec ses deux tiers supérieurs, donne insertion au vagin. Il nous présente donc à considérer deux segments, extra-vaginal et intra-vaginal.

α) Le *segment sus-* ou *extra-vaginal,* long de 15 à 20 millimètres, est situé dans l'espace péricervical. Il répond : 1° *en avant*, au bas-fond vésical (fistule vésico-cervicale possible) : 2° *en arrière*, au rectum par l'intermédiaire du cul-de-sac de Douglas; 3° *sur les côtés*, à l'artère utérine, qui décrit sa crosse à la hauteur de l'orifice interne, et à l'uretère qui, en se portant en bas, en avant et en dedans pour aborder le bas-fond vésical, longe le bord latéral du col à une distance moyenne de 12 à 15 millimètres (danger de blesser l'uretère au cours de l'hystérectomie).

β) Le *segment intra-vaginal* ou *museau de tanche* fait saillie dans le vagin (examen du col par le toucher vaginal ou au moyen du spéculum). Sa forme est celle d'un tronc de cône, plus ou moins aplati d'avant en arrière, long de 18 millimètres en arrière, de 6 millimètres en avant, épais de 2 centimètres et demi et ayant, au toucher, une consistance ferme (molle, au contraire, dans le cas de grossesse). Son sommet est percé d'un orifice, l'*orifice externe du col*, rond chez la nullipare, transversal chez la femme qui a eu des enfants, orifice transversal dont les lèvres antérieure et postérieure (c'est la première qui se présente tout d'abord à l'examen dans le cas d'antéversion, la seconde dans le cas de rétroversion) sont rouges, exulcérées, ectropionnées quand il existe de la métrite.

3° Constitution anatomique. — Deux tuniques, musculeuse et muqueuse :

α) La *tunique musculeuse* ou *muscle utérin* (point de départ des *fibromes de l'utérus*) est formée de fibres lisses disposées en trois couches, externe, moyenne, interne. Elle constitue à elle seule la presque totalité de l'épaisseur de la paroi utérine.

β) La *tunique muqueuse* est peu épaisse à l'état normal et adhère à la musculeuse. Elle revêt la surface intérieure du corps et du col (la surface extérieure de celui-ci est tapissée par la muqueuse vaginale, d'où les deux variétés d'épithélioma observées au niveau du col) et se continue, d'une part avec la muqueuse des trompes, d'autre part avec celle du vagin (marche ascendante des infections génitales). Elle devient, lorsqu'elle est enflammée, le point de départ d'hémorrhagies, qu'il ne faut pas confondre avec les hémorrhagies physiologiques de la menstruation. A noter que la muqueuse renferme dans son épaisseur de très nombreuses glandes tubuleuses, qui sécrètent un mucus visqueux (l'exagération pathologique de cette sécrétion constitue avec les sécrétions vaginales les *flueurs blanches* ou *leucorrhée*) et qui peuvent, lorsque la muqueuse est partiellement détruite (accouchement, curetage, métrite exfoliatrice) la régénérer. C'est par leurs culs-de-sac que débute le *cancer de l'utérus*.

4° Vaisseaux et nerfs. — Ils cheminent dans le ligament large (voy. *Ligaments larges*, p. 381).

5° Exploration et voies d'accès. — L'*exploration clinique* se pratique par l'inspection (spéculum), par la palpation bimanuelle, par la palpation instrumentale (hystéromètre). — L'*exploration chirurgicale* se fait après laparotomie, le sujet étant placé en position de Trendelenburg. — Les *voies d'accès* sont au nombre de deux : 1° la voie *vaginale* ; 2° la voie *abdominale*.

§ 3 — LIGAMENTS LARGES ET LEUR CONTENU

Nous étudierons tout d'abord : 1° les *ligaments larges proprement dits* ; 2° l'*ovaire* ; 3° la *trompe* ; 4° les *vaisseaux et nerfs du ligament large* ; 5° l'*uretère*.

1° Ligaments larges proprement dits. — Ce sont deux replis péritonéaux qui unissent l'utérus aux parois latérales de l'excavation et qui, également, soutiennent et enveloppent en partie les ovaires, les trompes, les ligaments ronds.

A. Direction. — Le ligament large, vu sur une coupe horizontale, est transversal dans sa portion juxta-utérine et presque sagittal dans sa portion pariétale. Il décrit une courbe à concavité dirigée tantôt en arrière (antéversion), tantôt en avant (rétroversion). Vu sur une coupe sagittale, il présente la même obliquité que l'utérus.

B. Forme et rapports. — Il a la forme d'une lame irrégulièrement quadrilatère, facilement dépressible, très mince, très mobile et repliée sur elle-même dans son segment supéro-externe, relativement épaisse dans le reste de son étendue. Il nous présente à examiner : 1° une *face antérieure*, qui repose sur la vessie en dedans, sur les anses grêles en dehors ; le ligament rond fait sur sa surface une saillie appelée *aileron antérieur du ligament large* ; 2° une *face postérieure*, plus étendue en hauteur et en largeur que la précédente ; elle présente un court repli (*aileron postérieur*) qui donne attache à l'ovaire ; elle répond au pavillon de la trompe et à la face antérieure du rectum ; 3° un *bord supérieur* ou *aileron moyen*, libre, qui renferme la trompe de Fallope et qui, entraînant avec lui le *mésosalpinx* (portion très mince du ligament qui s'étend de ce bord à l'ovaire), se replie en arrière dans le cavum rétro-utérin et recouvre plus ou moins l'ovaire ; 4° un *bord inférieur*, large et épais, qui repose sur le plancher pelvien et contient l'uretère et la portion horizontale des vaisseaux utérins ; il se met en rapport avec le cul-de- sac latéral du vagin ; 5° un *bord interne*, qui répond au bord de l'utérus et loge la portion ascendante des vaisseaux utérins ; 6° un *bord externe*, qui répond à la paroi latérale de l'excavation et qui, au niveau de l'extrémité externe de l'ovaire, se prolonge en haut et en dehors, dans la fosse iliaque, sous la forme d'un ligament (*ligament ilio-* ou *lombo-ovarien*), renfermant dans son épaisseur les vaisseaux ovariens.

C. Constitution anatomique. — Le ligament large est constitué par deux feuillets péritonéaux qui se continuent l'un avec l'autre en haut, en enveloppant la trompe, qui s'écartent l'un de l'autre, en bas, pour se porter sur la vessie d'une part, sur le rectum d'autre part. — Les deux feuillets sont presque en contact dans leur portion supérieure, au niveau du *mésosalpinx ;* il n'existe en effet, entre eux, qu'une très faible couche de tissu cellulaire, quelques vaisseaux et des débris embryonnaires du corps de Wolff : *corps de Rosenmüller* ou *époophore de Waldeyer, paroophore de Waldeyer* (point de départ des *kystes parovariens* du ligament large). Au niveau de la *base du ligament* ou *paramétrium*, au contraire, ils sont séparés l'un de l'autre par une épaisse couche de tissu cellulaire, qui se continue directement avec celui de l'espace pelvi-sous-péritonéal : c'est en ce point et, d'ordinaire, consécutivement à une infection des lymphatiques qui y cheminent, que se développent les *phlegmons et abcès du ligament large*.

D. EXPLORATION ET VOIES D'ACCÈS. — L'*exploration clinique* se pratique par le toucher vaginal. — L'*exploration chirurgicale* se fait après laparotomie, le sujet étant placé en position de Trendelenburg. — Les *voies d'accès* sont, soit *intra-péritonéales* (laparotomie, colpotomies), soit *extra-péritonéales* (voie vaginale, voie périnéale, voie parasacrée, laparotomie sous-péritonéale).

2° Ovaire. — Les ovaires, au nombre de deux, l'un droit, l'autre gauche, sont les organes essentiels de l'appareil sexuel de la femme : ils produisent les ovules.

A. ÉTUDE DESCRIPTIVE. — Leur *forme* est celle d'une amande. — Leurs *dimensions*, variables suivant l'âge et les conditions physiologiques, sont, en moyenne : longueur, 25 à 26 millimètres ; largeur, 14 à 16 millimètres ; épaisseur, 5 à 10 millimètres. — Leur *couleur* est rouge. — Leur *consistance* est ferme et élastique.

B. ÉTUDE TOPOGRAPHIQUE. — Elle comprend : 1° la *situation* de l'ovaire ; 2° ses *moyens de fixité* ; 3° sa *direction* ; 4° ses *rapports*.

a. *Situation*. — Sa situation est instable ; d'ordinaire, on le trouve dans le cavum rétro-utérin, sur la partie latérale de l'excavation, à 1 ou 2 centimètres en avant et au-dessus du bord supérieur du pyramidal (plus bas chez la multipare), en arrière du ligament large et au-dessous de la trompe.

b. *Moyens de fixité*. — Ses moyens de fixité sont représentés par l'*aileron postérieur*, le *ligament ovarien*, le *ligament tubo-ovarien*, le *ligament-lombo-* ou *ilio-ovarien*. Ce dernier, seul, le relie à la paroi pelvienne, les autres le rattachent à l'utérus ou au ligament large. Aussi l'ovaire est-il essentiellement mobile et se déplace-t-il très souvent, descendant plus ou moins bas dans le fond du cul-de-sac de Douglas (rapports anormaux avec le rectum et le vagin). Parfois même il abandonne l'excavation (*déplacements ectopiques*).

c. *Direction*. — La direction est à peu près verticale et non horizontale. Elle se modifie fréquemment en raison même de la grande mobilité de l'organe.

d. *Rapports*. — Ses rapports doivent être envisagés successivement pour sa face externe, pour sa face interne, pour ses bords antérieur et postérieur, pour ses deux extrémités. — Sa *face externe* ou *pariétale* repose sur la paroi latérale de l'excavation en un point un peu variable : chez la vierge ou la nullipare, il est limité par la bifurcation de l'iliaque primitive (*fossette ovarienne* ou *fossette de Krause* : on y trouve l'uretère, l'origine des artères ombilicale et utérine, le nerf et les vaisseaux obturateurs) ; chez la multipare, il est situé plus bas, entre l'uretère et l'utérine en avant, le bord du sacrum en arrière (*fossette de Claudius*). — La *face interne* ou *utérine* regarde l'utérus : elle répond au mésosalpinx et au pavillon de la trompe qui la recouvrent plus ou moins (d'où propagation forcée de l'inflammation tubaire à l'ovaire). — Le *bord antérieur* ou *hile de l'ovaire* adhère à l'aileron postérieur du ligament large. — Le *bord postérieur* est libre ; il répond aux anses grêles et parfois, du côté gauche, au côlon ilio-pelvien. — Ses deux *extrémités* donnent attache, la supérieure au ligament lombo-ovarien, l'inférieure au ligament tubo-ovarien.

C. Constitution anatomique. — On distingue, sur une coupe de l'ovaire, deux couches : l'une centrale, rouge (*substance médullaire* ou *bulbe*) ; l'autre périphérique, gris jaunâtre (*couche corticale*), renfermant des ovisacs ou follicules de Graaf. L'ovaire n'est pas recouvert par le péritoine (celui-ci s'arrête brusquement au niveau du hile), mais par un épithélium qui lui est propre, l'*épithélium ovarien* : point de départ des diverses tumeurs kystiques de l'ovaire.

D. Vaisseaux et nerfs. — (Voy. p. 381.)

E. Exploration et voies d'accès. — L'*exploration clinique* comporte le palper bimanuel (toucher vaginal ou rectal et palpation hypogastrique). — L'*exploration chirurgicale* se pratique après laparotomie. Les points de repère sont le fond de l'utérus et le bord supérieur du ligament large. — Les *voies d'accès* sont la *voie vaginale* et la *voie abdominale* (voie de choix).

3° Trompe utérine ou oviducte. — Au nombre de deux (droite et gauche), les trompes recueillent l'ovule sur la surface de l'ovaire et le font passer dans la cavité utérine.

A. Étude descriptive. — La *forme* de l'oviducte est celle d'une trompette (*tuba*). La trompe, en effet, est un long conduit cylindroïde qui naît de la cavité utérine par un orifice étroit et se termine du côté de l'ovaire par un *pavillon* dont les bords sont découpés par un grand nombre de franges. — Sa *direction* est rectiligne et horizontale dans son tiers interne (*isthme*), sinueuse dans le reste de son étendue (*ampoule* : en ce point, et dans le cas de salpingite, il existe une gêne considérable à l'écoulement des sécrétions pathologiques, d'où transformation fréquente des salpingites en salpingites kystiques). — Sa *longueur* est, en moyenne, de 10 à 12 centimètres. — Sa *largeur*, qui est de 2 à 4 millimètres à son origine (*portion interstitielle*), atteint 8 à 9 millimètres au niveau de l'ampoule. — Sa *cavité* (*cavité tubaire*), étroite (1 millimètre au niveau de l'isthme, 4 à 5 millimètres au niveau de l'ampoule), nous présente une série de plis longitudinaux (cause favorisant le passage des salpingites à l'état chronique) : l'ovule fécondé, au lieu de la traverser, peut s'y arrêter et s'y développer (*grossesse ectopique*). Elle s'ouvre dans l'utérus par un petit orifice de 1 millimètre de diamètre (*ostium uterinum*). Elle débouche également dans la cavité abdominale par un orifice de 2 ou 3 millimètres de diamètre qui occupe le sommet du pavillon : l'oblitération de ces deux derniers orifices détermine la transformation d'une *salpingite ouverte* en *salpingite fermée* ou *kystique*.

B. Étude topographique. — Nous envisagerons successivement : 1° la *situation* de la trompe ; 2° ses *moyens de fixité* ; 3° ses *rapports*.

a. *Situation*. — Sa situation est la suivante : elle occupe tout d'abord le bord supérieur du ligament large ; puis, elle pénètre dans le cul-de-sac de Douglas et y descend plus ou moins en se rabattant sur l'ovaire, qu'elle accompagne dans ses déplacements.

b. *Moyens de fixité*. — Ses moyens de fixité sont représentés par le *mésosalpinx* (voy. p. 376) et le ligament *tubo-ovarien*. Elle possède une très grande mobilité : la disparition de cette mobilité au cours des salpingites explique les tiraillements et les douleurs accusés par les malades ; sa persistance expose à la *torsion du pédicule* de la salpingite.

c. *Rapports*. — Ses rapports se font :

α) *Dans sa portion interne* ou *horizontale*, avec les anses grêles et, en outre, avec la vessie en avant. le rectum en arrière quand ces deux organes sont en état de plénitude ;

β) *Dans sa portion externe*, située dans le cul-de-sac de Douglas, avec l'ovaire qu'elle recouvre, les vaisseaux iliaques, l'uretère. l'S iliaque. le rectum, les anses grêles et parfois avec l'utérus et le vagin : de là les phénomènes d'irritation ou de compression de ces organes observés au cours des salpingites ; de là encore la difficulté et les dangers de l'extirpation des salpingites adhérentes.

C. Constitution anatomique. — Trois tuniques : 1° une *tunique séreuse*, le péritoine (*mésosalpinx*), qui entoure complètement la trompe sauf au niveau de son bord inférieur ; 2° une *tunique musculeuse*, formée de fibres lisses circulaires longitudinales ; 3° une *tunique muqueuse* dépourvue de glandes.

D. Vaisseaux et nerfs. — (Voy. p. 381.)

E. Exploration et voies d'accès. — Comme pour l'ovaire.

4° Portion intra-pelvienne des ligaments ronds. — Les ligaments ronds sont deux cordons musculaires (droit et gauche), longs de 10 à 12 centimètres, larges de 3 à 6 millimètres, qui naissent de la partie antérieure et latérale de l'utérus et viennent se terminer à la partie antérieure de la vulve après avoir successivement traversé le bassin, la partie antérieure de la fosse iliaque, la région inguinale et la région vulvaire. Nous ne nous occuperons ici que de leur *portion intra-pelvienne*.

A. Rapports. — Dans sa portion intra-pelvienne, le ligament rond chemine dans le tissu cellulaire sous-péritonéal, recouvert seulement par le péritoine (isolement du ligament et son *raccourcissement extra-* et *intra-péritonéal*). Il est situé tout d'abord dans l'épaisseur du ligament large (*aileron antérieur*) et répond à la vessie en avant. à l'ovaire en arrière, au tissu cellulaire de la base du ligament large en bas ; il aborde ensuite la paroi latérale de l'excavation, croise à angle aigu les vaisseaux iliaques externes et s'engage dans l'anneau inguinal profond en embrassant dans sa courbe la courbe de l'artère épigastrique.

B. Structure: — Il est constitué par des fibres lisses. Sa résistance est assez grande : il peut supporter le poids de l'utérus placé en antéversion par l'opération du raccourcissement.

C. Vaisseaux et nerfs. — (Voy. plus loin.)

D. Voies d'accès. — Au nombre de trois : 1° *voie abdominale* (laparotomie) ; 2° *voie vaginale* (par le cul-de-sac antérieur du vagin) ; 3° *voie extra-* ou *sous-péritonéale* (par le canal inguinal).

5° Vaisseaux et nerfs du ligament large. — Ils sont représentés par : 1° des artères ; 2° des veines, accompagnant les artères ; 3° des lymphatiques ; 4° des nerfs.

A. Artères. — Ce sont : l'artère utérine, l'artère ovarienne, l'artère du ligament rond.

α) L'*artère utérine*, la plus importante des trois, naît de l'hypogastrique au niveau de la fossette ovarienne. Elle parcourt tout d'abord la partie inférieure de cette fossette, placée en avant de l'uretère (repère pour la ligature à ce niveau). Puis, accompagnée de ce conduit, elle longe la base du ligament large (l'incision de ce dernier entre le ligament rond et la trompe conduit sur l'artère) et, arrivée à 15 ou 20 millimètres de l'insertion du vagin sur le col utérin, elle abandonne l'uretère en passant au devant de lui et se réfléchit alors de bas en haut en formant ce qu'on appelle la *crosse de l'utérine* (l'incision du cul-de-sac antéro-latéral du vagin conduit sur elle). Finalement, l'utérine longe de bas en haut le bord latéral de l'utérus jusqu'à son angle supérieur. Elle fournit : 1° deux branches terminales, la *tubaire interne*, et une *branche anastomotique* pour l'ovarienne ; 2° de nombreuses collatérales destinées à l'utérus (très grêles sur la partie médiane de cet organe, **d'où possibilité de** pratiquer l'hémisection de la matrice) ; 3° les *artères vésico-vaginales* (à comprendre dans la même ligature que l'utérine quand on intervient pour arrêter la circulation de l'utérus).

β) L'*artère ovarienne* naît de l'aorte abdominale. Elle descend de la région lombaire vers le bord supéro-externe du ligament large, aborde l'ovaire au voisinage de son extrémité supérieure (*ligament lombo-* ou *ilio-ovarien*, à lier dans le cas d'extirpation des annexes), longe ensuite son bord antérieur, et vient s'anastomoser à plein canal avec une branche de l'utérine (à lier également dans le cas d'extirpation des annexes). Elle fournit, chemin faisant, des branches à l'ovaire et l'*artère tubaire externe :* cette dernière s'anastomose avec la tubaire interne.

γ) L'*artère du ligament rond* naît de l'épigastrique, tout près de son origine. De là, elle remonte le long du ligament rond et vient s'anastomoser avec une petite branche venue de l'utérine (à lier quand on fait l'hystérectomie).

B. VEINES. — Elles accompagnent les artères précitées et portent le même nom qu'elles : les plus importantes sont les veines utérines qui naissent des réseaux de l'utérus (leur développement considérable pendant la grossesse). Elles sont disposées en un riche plexus qui s'anastomose largement avec les plexus veineux de la vessie, du vagin, du rectum (*septicémie puerpérale*). Les veines utérines se jettent dans la veine hypogastrique ; les veines du ligament rond, dans les veines épigastrique et fémorale : les veines ovariennes (*plexus pampiniforme,* siège du *varicocèle pelvien*), dans la veine cave inférieure à droite, dans la veine rénale à gauche.

C. LYMPHATIQUES. — Nés de la trompe, de l'ovaire, du ligament rond, et surtout de l'utérus, ils forment trois groupes de vaisseaux collecteurs (supérieur ou ovarien, moyen ou du ligament rond, inférieur ou utérin), qui suivent les vaisseaux sanguins correspondants et aboutissent : le *groupe ovarien,* aux ganglions lombaires ; le *groupe du ligament rond,* aux ganglions iliaques externes ; le *groupe inférieur* ou *utéro-vaginal,* aux ganglions iliaques externes les plus supérieurs et aux ganglions hypogastriques. L'infection de ces lymphatiques, consécutive d'ordinaire à une plaie de la muqueuse utérine, peut donner naissance soit à des phlegmons localisés (*phlegmons juxta-utérins*), soit à des lésions diffuses portant à la fois sur l'espace pelvi-sous-péritonéal (*cellulite diffuse*), l'ovaire et la trompe (*salpingo-ovarite*) et le péritoine pelvien (*pelvi-péritonite*).

D. NERFS. — Ils forment les *plexus utérins* et *utéro-ovariens.* Ils proviennent du sympathique et des 3e et 4e nerfs sacrés. Ils donnent à l'état normal une sensibilité assez obtuse à la matrice, à la trompe et à l'ovaire : cette sensibilité s'exagère considérablement à l'état pathologique (*grandes névralgies pelviennes*).

§ 4 — URETÈRE PELVIEN

Même direction, même calibre, même structure que chez l'homme. Quant à ses rapports, ils ont été signalés plus haut à propos du col de l'utérus, de l'ovaire, de l'artère utérine (voy. ces régions).

§ 5 — VAGIN

Conduit musculo-membraneux, impair et médian, qui continue en bas la cavité utérine et qui, d'autre part, vient déboucher à la vulve.

1° Étude descriptive. — Sous ce titre, nous envisagerons successivement : 1° la *forme* du vagin ; 2° sa *cavité* ou *surface intérieure* ; 3° ses *dimensions*.

a. *Forme*. — Celle d'un conduit cylindrique aplati d'avant en arrière. Sa cavité (*cavité vaginale*) est virtuelle à l'état normal, les deux parois s'accolant l'une à l'autre. Elle devient réelle, *vagin béant*, dans le cas de périnée insuffisant (déchirures du périnée) et alors les parois du vagin font plus ou moins hernie à l'extérieur (colpocèle antérieure ou postérieure).

b. *Surface intérieure*. — Elle n'est pas lisse. Les parois antérieure et postérieure présentent des plis transversaux, *plis* ou *rides du vagin*, qui aboutissent, sur la ligne médiane, à une saillie longitudinale appelée *colonne antérieure* ou *colonne postérieure du vagin* : l'extrémité antérieure de la colonne antérieure ou *tubercule-vaginal* sert de repère pour le cathétérisme de l'urèthre ; son extrémité postérieure répond au col vésical et sert, elle aussi, de repère pour la détermination du *trigone vaginal de Pawlick*.

c. *Dimensions*. — En moyenne : longueur, 7 à 8 centimètres ; largeur, 24 à 25 millimètres. Mais ces dimensions sont extrêmement variables à l'état normal (grossesse), le vagin étant essentiellement élastique. A l'état pathologique, la cavité vaginale peut être agrandie (*prolapsus*) ou bien rétrécie (*rétrécissements du vagin*, ils peuvent entraîner un *hémato-colpos*).

2° Étude topographique. — Elle comprend : 1° la *situation* du vagin ; 2° sa *direction* ; 3° ses *moyens de fixité* ; 4° ses rapports.

A. Situation, loge vaginale. — Le vagin est situé en arrière de la vessie et de l'urèthre, en avant du rectum, au-dessous de l'utérus, au-dessus de la vulve dans laquelle il débouche. Il traverse successivement la partie inférieure de l'excavation, puis le périnée antérieur et nous présente ainsi deux portions : 1° une *portion intra-pelvienne*, comprenant la presque totalité du vagin ; 2° une *portion intra-périnéale*, réduite à un simple orifice. La portion intra-pelvienne occupe une sorte de loge (*loge vaginale*, siège des *phlegmons périvaginaux diffus* ou *circonscrits*), large en haut où elle se continue avec l'*espace péricervical* et la base des ligaments larges, très étroite en bas : cette loge est comprise entre le rectum et la vessie d'une part, les releveurs d'autre part.

B. Direction. — Presque verticale : elle fait avec celle de l'utérus un angle, dont l'ouverture regarde la symphyse (l'absence d'angle prédispose au prolapsus).

C. Moyens de fixité. — Ils sont communs à l'utérus et au vagin, d'où, dans les cas de prolapsus, chute de la matrice et du vagin à la fois. Ils se distinguent en *moyens de suspension* (col utérin, tissu sous-péritonéal, connexions avec l'urèthre et le rectum) et en *moyens de soutènement* (périnée).

D. Rapports. — Nous envisagerons successivement, à ce point de vue : 1° les quatre faces (antérieure, postérieure et latérales) ; 2° les deux extrémités (supérieure et inférieure).

α) La *paroi antérieure* ou *vésico-uréthrale* est en rapport : 1° dans sa *moitié supérieure*, en haut avec le bas-fond vésical, en bas avec le trigone vésical auquel le trigone vaginal ou de Pawlik correspond ligne pour ligne (*taille vésico-vaginale*) ; les deux parois vaginale et vésicale sont unies (d'où entraînement de la paroi vésicale dans le cas de colpocèle antérieure) par une couche celluleuse où chemine le segment terminal de l'uretère ; elles forment ainsi une cloison, la *cloison vésico-vaginale*, dont les perforations à la suite de l'accouchement s'accompagnent de fistules (*fistules vésico-vaginales,* hautes, moyennes) ; 2° dans sa *moitié inférieure,* avec l'urèthre auquel elle est intimement unie (*cloison uréthro-vaginale,* siège des *fistules uréthro-vaginales* ou *fistules basses*).

β) La *paroi postérieure* ou *paroi rectale* répond : 1° dans son *quart supérieur* ou *segment péritonéal,* au fond du cul-de-sac de Douglas (voie d'accès sur le péritoine par le vagin, drainage du péritoine) ; 2° dans ses *trois quarts inférieurs* ou *segment rectal,* à la paroi du rectum, avec laquelle elle forme la *cloison recto-vaginale* (siège des *fistules recto-vaginales*) ; presque au contact à leur partie supérieure, ces deux parois s'écartent graduellement l'une de l'autre en se rapprochant de la peau périnéale pour former le *triangle vagino-rectal* (voy. p. 410).

γ) Les *parois latérales* sont en rapport, en allant de haut en bas : 1° avec l'espace pelvi-sous-péritonéal et ses vaisseaux ; 2° avec l'aponévrose périnéale supérieure et le releveur et, au delà de ce muscle, avec le prolongement antérieur de la fosse ischio-rectale (voie d'accès sur le vagin par la fosse ischio-rectale).

δ) L'*extrémité supérieure* s'insère sur le col utérin (voy. p. 373), formant avec la portion intravaginale de celui-ci une rigole appelée *dôme* ou *voûte du vagin* ou *cul-de-sac du vagin.* Le cul-de-sac du vagin se divise lui-même en quatre segments (culs-de-sac antérieur, postérieur, latéraux), correspondant aux quatre parois vaginales : à retenir que l'antérieur est le moins profond, le postérieur le plus profond.

ε) L'*extrémité inférieure* ou *portion intra-périnéale du vagin* est incluse dans l'épaisseur de l'aponévrose moyenne du périnée, à laquelle elle adhère intimement. Peu extensible, elle cède la première dans le cas de déchirure du périnée. Elle répond : 1° en *avant,* à la portion terminale de l'urèthre et à la symphyse du pubis ; 2° *sur les côtés,* aux vaisseaux et nerfs honteux internes et aux branches ischio-pubiennes ; 3° *en arrière,* au noyau fibro-musculaire du périnée. Sa forme (*orifice vulvo-vaginal*) varie suivant que la femme est vierge ou déflorée ou multipare (voy. p. 412).

3° Constitution anatomique. — Trois tuniques : 1° *externe*, conjonctive ; 2° *moyenne*, musculeuse, lisse ; 3° *interne*, muqueuse, se continuant en haut avec la muqueuse utérine, en bas avec la muqueuse vulvaire : elle ne contient pas de glandes.

4° Vaisseaux et nerfs. — Les *artères* proviennent de la *vaginale* (branche de l'hypogastrique), des *vésico-vaginales* (branches de l'utérine), de la *vésicale inférieure*, de l'*hémorrhoïdale moyenne*, de la *honteuse interne*. — Les *veines* forment un riche plexus (*plexus vaginal*), anastomosé avec les plexus voisins (gravité des traumatismes et de l'infection de ces plexus). — Les *lymphatiques*, anastomosés avec ceux du col utérin et de la vulve, se rendent dans les ganglions iliaques externes et internes ; quelques-uns aboutissent aux ganglions accolés au rectum. — Les *nerfs* (*plexus péri-vaginal*) émanent du plexus hypogastrique et du nerf honteux interne.

5° Exploration et voies d'accès. — Le vagin est explorable par la vue et par le toucher. — Il est abordable soit *directement*, par la cavité vaginale dilatée, soit *indirectement*, au travers du creux ischio-rectal.

§ 6 — VESSIE

Même situation, même structure, mêmes rapports d'ensemble que chez l'homme. Elle en **diffère** seulement par ses rapports avec l'utérus et le vagin (voy. ces régions).

§ 7 — URÈTHRE

1° Considérations générales. — L'urèthre s'étend du col vésical à la vulve, où il s'ouvre par un orifice appelé *méat :* il représente l'urèthre postérieur de l'homme. Il est à peu près indépendant de l'appareil génital, aussi ses lésions sont-elles beaucoup plus rares que celles qu'on observe chez l'homme.

2° Dimensions. — Longueur, 3 à 4 centimètres. Calibre 7 à 8 millimètres : il est susceptible d'atteindre, par dilatation, un chiffre beaucoup plus élevé et de permettre alors l'introduction du doigt dans la vessie ; existence possible de rétrécissements.

3° Direction. — Presque verticale : possibilité, pour certaines femmes, d'uriner debout.

4° Situation et rapports. — L'urèthre traverse successivement l'excavation, puis le périnée.

α) Dans sa *portion intra-pelvienne*, étendue du col vésical à l'aponévrose périnéale moyenne (2 à 3 centimètres), il est en rapport intime avec le sphincter strié qui l'entoure complètement à son origine, sur ses faces antérieure et postérieure seulement dans le reste de son étendue (éviter la section du col vésical dans les tailles vésico-vaginales. Il répond : 1° *en avant*, au plexus de Santorini qui le sépare des pubis (blessure de ce plexus dans la *taille vestibulaire*) ; 2° *sur les côtés*, à l'aponévrose périnéale supérieure et aux releveurs ; 3° *en arrière*, au vagin avec lequel il est fusionné en bas.

β) *Dans son segment périnéal* (1 centimètre), il traverse le diaphragme uro-génital et vient s'ouvrir à la partie postérieure du vestibule, à 2 centimètres du clitoris. Il répond : 1° *en avant*, au ligament transverse qui le sépare de la veine dorsale profonde du clitoris et de l'angle symphysien ; 2° *sur les côtés*, au transverse profond du périnée ; 3° *en arrière*, à la paroi antérieure du vagin avec laquelle il est fusionné (la colpocèle antérieure s'accompagne d'uréthrocèle).

5° Constitution anatomique. — Trois tuniques, qui sont, en allant de dehors en dedans : 1° une *musculeuse* (fibres lisses longitudinales et circulaires) ; 2° une *sous-muqueuse*, permettant le glissement de la muqueuse (d'où prolapsus muqueux possibles) ; 3° une *muqueuse*, renfermant de nombreuses glandes : deux de ces glandes, *glandes de Skene*, sont particulièrement développées.

6° Vaisseaux et nerfs. — Les *artères* viennent des vaginales et de la honteuse interne. — Les *veines* se rendent aux plexus vaginaux et aux veines des organes érectiles. — Les *lymphatiques* aboutissent aux ganglions hypogastriques et inguinaux. —

Les *nerfs* proviennent du plexus hypogastrique et du nerf honteux interne.

7° Exploration et voies d'accès. — L'*exploration* se pratique, soit par la cavité vaginale, soit par la cavité uréthrale, elle-même. — Les *voies d'accès* sont au nombre de trois : *voie vaginale, voie endo-uréthrale, voie sous-symphysaire*.

CHAPITRE III
PÉRINÉE ET SES DÉPENDANCES

On peut définir le périnée : l'ensemble des parties molles qui ferment en bas l'excavation pelvienne, avec les différents conduits qui les traversent. Ces conduits, on le sait, se rattachent, les uns à l'appareil digestif, les autres à l'appareil uro-génital. Ces derniers étant entièrement différents dans l'un et l'autre sexes, il convient d'étudier séparément : 1° le *périnée chez l'homme* ; 2° le *périnée chez la femme*.

ARTICLE PREMIER
PÉRINÉE ET DÉPENDANCES CHEZ L'HOMME

Le périnée (le sujet étant dans une position dite *de la taille*) nous apparaît sous la forme d'une région losangique, à grand axe antéro-postérieur, dont les quatre angles répondent : l'antérieur à la symphyse pubienne ; le postérieur, à la pointe du coccyx ; les deux latéraux, aux deux tubérosités ischiatiques. Des quatre côtés, les deux antérieurs sont représentés par les branches ischio-pubiennes ; les deux postérieurs, par le bord inférieur des grands fessiers. Une ligne transversale allant d'un ischion à l'autre divise notre losange périnéal en deux parties : l'une antérieure constituant le *périnée antérieur* ; l'autre postérieure, formant le *périnée postérieur*.

§ 1 — PÉRINÉE POSTÉRIEUR

Le périnée postérieur ou *ano-rectal*, de forme triangulaire, se trouve délimité : en avant, par la ligne bi-ischiatique ; en arrière, par le bord des grands fessiers et le sommet du coccyx. A l'état normal, c'est une gouttière antéro-postérieure, déprimée à son centre, où se voit l'orifice anal.

1° **Plans superficiels**. — Au nombre de deux : 1° la *peau* (avec l'orifice anal) ; 2° le *tissu cellulaire sous-cutané*.

a. *Peau, anus*. — La peau, épaisse, dure et mobile sur les confins de la région fessière, s'amincit, devient adhérente au plan sous-jacent au voisinage de l'anus (*marge de l'anus*), et prend peu à peu les caractères de la muqueuse rectale. Elle est couverte de poils plus ou moins abondants (à raser dans les interventions sur la région). D'autre part, elle renferme dans son épaisseur des glandes sudoripares volumineuses : point de départ des *abcès tubéreux* et des *fistules intra-sphinctériennes*. — A 20 ou 25 millimètres en avant de la pointe du coccyx, la peau nous présente l'*orifice anal* : celui-ci, au repos, revêt la forme d'une fente antéro-postérieure, aux bords plissés (*plis de l'anus*, siège de la *fissure anale*), bosselés de saillies bleuâtres dans le cas d'*hémorrhoïdes externes*.

b. *Tissu cellulaire sous-cutané, ses vaisseaux et ses nerfs*. — Il se continue avec le tissu adipeux de la fosse ischio-rectale : les abcès du tissu cellulaire et les abcès ischio-rectaux restent cependant indépendants les uns des autres. Dans son épaisseur cheminent des *artérioles* (provenant de la périnéale superficielle), des *veines* (aboutissant aux veines rectales et aussi aux veines honteuses externes), des *lymphatiques* (se rendant aux ganglions internes de l'aine), des *nerfs* (émanant du périnéal superficiel.

2° **Fosses ischio-rectales**. — Ce sont deux vastes cavités en forme de pyramide triangulaire, situées à gauche et à droite du rectum, séparées l'une de l'autre, en avant, par le rectum et la prostate, en contact au contraire l'une avec l'autre en arrière au niveau du raphé ano-coccygien : communication possible des deux fosses en ce point, dans le cas d'abcès.

A. PAROIS. — Nous décrirons à la fosse ischio-rectale, une paroi externe, une paroi interne, une paroi inférieure ou base, un sommet.

α) La *paroi externe* est formée par la face interne de l'ischion, doublée de l'obturateur interne. Sur elle, à 4^{cm},5 de la peau, cheminent les vaisseaux et nerfs honteux internes.

β) La *paroi interne* est constituée par deux muscles, le releveur en haut, le sphincter strié du rectum en bas. — Le *releveur de l'anus* (voy. p. 350) sépare l'espace pelvi-sous-péritonéal de la fosse ischio-rectale : ouverture possible des phlegmons sous-péritonéaux dans la fosse ischio-rectale. — Le *sphincter strié du rectum*, haut de 20 à 25 millimètres, large de 8 à 10, entoure la portion terminale du rectum et se fixe à la peau anale. Il s'insère en arrière sur le raphé ano-coccygien. Il contribue à former, en avant, le raphé ano-bulbaire sur lequel il s'attache également. Sa paralysie ou sa destruction (amputation du rectum) entraîne l'*incontinence des matières* ; sa contracture (fissures de l'anus, hémorrhoïdes enflammées) détermine le *spasme du sphincter*.

γ) La *base* de la fosse ischio-rectale est représentée par la peau et le tissu cellulaire sous-cutané.

δ) Le *sommet* répond à l'insertion du releveur sur l'obturateur interne.

B. Dimensions. — De 5 à 10 centimètres dans le sens antéro-postérieur, 2 centimètres dans le sens transversal, 5 à 7 centimètres dans le sens vertical.

C. Prolongements. — Au nombre de deux : 1° l'un, *antérieur*, s'insinue, à droite et à gauche de la prostate, jusqu'au voisinage du pubis (dysurie au cours des phlegmons ischio-rectaux) ; 2° l'autre, *postérieur*, s'engage sous le grand fessier (point de départ des fusées purulentes observées dans la région fessière).

D. Contenu. — De la graisse, des vaisseaux et des nerfs. — La *graisse ischio-rectale* ressemble à celle de l'orbite. Elle se laisse détruire facilement par la suppuration (*abcès ischio-rectal*) et se reproduit difficilement, d'où la fréquence des fistules consécutives (*fistules extra-sphinctériennes*). — Les *vaisseaux* et *nerfs* sont représentés : 1° par le tronc de l'*artère honteuse interne*, qui est appliqué sur la paroi externe (l'incision des abcès faite entre l'ischion et l'anus permet de l'éviter) ; 2° par deux branches de cette artère, la *périnéale superficielle* et l'*hémorrhoïdale infé-*

rieure (blessures sans gravité) ; 3° par les *veines* qui accompagnent les artères sus-indiquées ; 4° par des *lymphatiques* (leur infection est une cause d'abcès ischio-rectal) ; 5° par des *nerfs*, qui proviennent du nerf honteux interne.

3° Portion périnéale du rectum. — C'est la portion la plus fixe, la plus courte, la plus étroite du rectum.

A. Étude descriptive. — La *longueur* du rectum périnéal n'est que de 3 centimètres. — Son *calibre*, virtuel à l'état normal et au repos, peut devenir considérable après dilatation anale. — *Vu extérieurement*, il a la forme d'un cylindroïde. — *Vu intérieurement*, il nous présente, à 5 ou 6 millimètres au-dessus de l'orifice anal, les 5 ou 12 *valvules de Morgagni* : siège possible de corps étrangers susceptibles de produire des *abcès* et des *fistules*. Les valvules de Morgagni sont séparées les unes des autres par les *colonnettes de Morgagni*.

B. Étude topographique. — Elle comprend : 1° la direction du rectum périnéal ; 2° ses moyens de fixité ; 3° ses rapports.

α) Sa *direction*, oblique en bas et en arrière, est inverse de celle du rectum pelvien (voy. p. 355).

β) Ses *moyens de fixité* sont représentés par ses adhérences avec le releveur, le transverse profond du périnée, le sphincter strié : il est donc solidement fixé, d'où possibilité du *prolapsus invaginé* de Gosselin.

γ) Ses *rapports* doivent être envisagés successivement pour chacune de ses faces. — La *face postérieure* répond aux faisceaux les plus reculés du releveur. — Les *faces latérales* sont en rapport avec les fosses ischio-rectales. — La *face antérieure* répond successivement, par l'intermédiaire de l'*espace* ou *triangle recto-uréthral* et en allant de haut en bas : 1° au sommet de la prostate ; 2° à l'urèthre membraneux et au bord postérieur du muscle transverse profond du périnée, qui adhère à la paroi rectale (adhérences à libérer pour aborder la *zone décollable* dans les opérations sur la prostate ou le rectum) ; 3° aux glandes de Cowper ; 4° au bulbe de l'urèthre (à éviter quand on opère dans la région par la voie uréthro-rectale).

C. Constitution anatomique. — Trois tuniques superposées :

1º une *musculeuse*, semblable à celle du reste du gros intestin, sauf pour la couche circulaire qui, ici, s'épaissit pour former un *sphincter lisse* ou *interne* ; 2º une *sous-muqueuse*, qui ne se distingue en rien de celle du rectum pelvien ; 3º une *muqueuse*, qui n'est autre chose qu'une peau modifiée : les épithéliomas du rectum périnéal sont donc des épithéliomas différents de ceux du rectum pelvien.

D. VAISSEAUX ET NERFS. — Les *artères* proviennent des hémorrhoïdales inférieures. — Les *veines* (*veines hémorrhoïdales inférieures*) naissent de la portion périnéale du *plexus hémorrhoïdal* (siège des *hémorrhoïdes externes* et *internes*). — Les *lymphatiques* aboutissent pour la plupart aux ganglions internes du pli de l'aine ; quelques-uns seulement se jettent dans les ganglions hypogastriques. — Les *nerfs*, très nombreux (exquise sensibilité du rectum périnéal), proviennent du plexus hypogastrique et du plexus sacré. Celui-ci contribue également à l'innervation du releveur anal et du col vésical : phénomènes cystalgiques observés au cours des affections de la région anale.

§ 2 — PÉRINÉE ANTÉRIEUR

Le périnée antérieur ou uro-génital revêt, comme le précédent, la forme d'un triangle, dont la base répond à la ligne bi-ischiatique, le sommet à l'ogive sous-pubienne. Ses côtés latéraux sont formés par les branches ischio-pubiennes. Les divers plans constitutifs du périnée (et ils sont très nombreux) sont traversés par l'urèthre, que nous étudierons tout d'abord en le considérant, non pas dans sa portion périnéale seulement, mais dans son ensemble et dans toute son étendue.

A) — URÈTHRE ENVISAGÉ DANS SON ENSEMBLE

L'urèthre est un long conduit s'étendant du col de la vessie à l'extrémité libre du pénis (sauf le cas de malformations congénitales, telles que l'*hypospadias* et l'*épispadias*) où il s'ouvre au dehors par un orifice appelé *méat*.

1° Situation et direction. — Il parcourt successivement la région prostatique, le périnée antérieur et la verge. Dans son long trajet, il décrit une sorte de S italique, formée de deux courbes de sens inverse : 1° une *courbure postérieure*, à concavité supérieure à peu près fixe (ne pas l'oublier dans le cathétérisme avec des instruments métalliques), l'urèthre étant maintenu en position par la prostate, l'aponévrose moyenne, le ligament suspenseur de la verge ; à noter, cependant que, par l'allongement du ligament suspenseur de la verge, il est possible de redresser cette courbure et de cathétériser alors l'urèthre avec une sonde métallique rectiligne ; 2° une *courbure antérieure*, à concavité inférieure, essentiellement variable suivant la position de la verge, donc négligeable au point de vue du cathétérisme.

2° Division. — L'urèthre est divisé en *urèthre mobile* et *urèthre fixe*, ou encore en *portion prostatique, portion membraneuse* et *portion spongieuse*, ou bien en *urèthre antérieur* et *urèthre postérieur*. Au point de vue de l'anatomie topographique, nous le diviserons en trois segments : 1° *urèthre intra-pelvien* ou *prostatique* ; 2° *urèthre périnéal* ; 3° *urèthre péno-scrotal*.

3° Longueur. — Elle varie suivant l'âge et suivant les sujets. En moyenne, elle est, chez l'adulte, de 16 à 18 centimètres.

4° Calibre. — A l'*état normal*, il est de 8 millimètres en moyenne au moment de la miction (le méat, la partie moyenne de l'urèthre spongieux, le collet du bulbe et l'urèthre membraneux, l'orifice du col, sont un peu plus étroits). Il peut atteindre 9 et 10 millimètres lorsque le canal est distendu. — A l'*état pathologique* (inflammations, traumatismes), il peut être plus ou moins réduit (*rétrécissements* de l'urèthre).

5° Segments anatomo-topographiques de l'urèthre. — Il seront étudiés avec les régions dans lesquelles ils sont situés (voy. ces régions).

6° Constitution anatomique, muqueuse uréthrale. — En allant de dehors en dedans : 1° une *tunique musculeuse* à fibres lisses (longitudinales et circulaires) ; 2° une *couche vasculaire*, surtout développée au niveau de l'urèthre antérieur, où elle devient le corps spongieux ; 3° une *muqueuse*. Cette dernière a une coloration rouge ; son élasticité est très grande (distension de l'urèthre, écartement des deux bouts dans le cas de rupture du canal), mais elle disparaît souvent après les inflammations (*rétrécissements*) ; sa consistance est assez faible (*fausses routes, déchirures* au cours du cathétérisme). La muqueuse est constituée par une *couche épithéliale* cylindrique, par un *chorion* plus ou moins fusionné avec la couche vasculaire (infection urineuse consécutive à une excoriation de la muqueuse). Elle renferme, dans son épaisseur, de nombreuses glandes (*glandes de Littre*, siège possible de la blennorrhagie chronique).

7° Vaisseaux et nerfs. — Ils proviennent de ceux qui irriguent ou innervent les régions que l'urèthre traverse.

8° Exploration et voies d'accès. — L'exploration se distingue en externe et interne. — L'*exploration externe* se pratique : 1° par la palpation de la face inférieure de la verge et du périnée pour l'urèthre péno-scrotal ; 2° par le toucher rectal pour l'urèthre membraneux et prostatique. — L'*exploration interne* se fait au moyen de l'endoscope uréthral et de l'explorateur à boule. — Pour les *voies d'accès*, voyez prostate, périnée antérieur, verge.

B) — **CONSTITUTION ANATOMIQUE DU PÉRINÉE ANTÉRIEUR**

Le scalpel rencontre successivement, dans le périnée antérieur : 1° les *plans superficiels ;* 2° le *plan sous-aponévrotique*, constituant la *loge pénienne ;* 3° l'*aponévrose périnéale moyenne* ou *diaphragme uro-génital ;* 4° le *prolongement antérieur de la fosse ischio-rectale.*

1° Plans superficiels. — Ils comprennent la *peau*, le *tissu cellulaire sous-cutané* et l'*aponévrose superficielle.*

A. PEAU. — Fine, élastique (se laisse facilement distendre), recouverte de longs poils, plus fortement pigmentée que dans les régions voisines. Sur la ligne médiane, le *raphé*, vestige de la soudure de la fente uro-génitale (kystes dermoïdes.)

B. TISSU CELLULAIRE SOUS-CUTANÉ. — Il se continue avec celui des régions voisines, souvent surchargé de graisse. Dans ce tissu cellulaire se trouvent : 1° les *fibres du dartos;* 2° les *artères périnéales superficielles,* au nombre de deux, provenant des honteuses internes (petites, sans importance) ; 3° les *veines périneales superficielles,* se rendant aux veines honteuses ; 4° les *lymphatiques superficiels,* aboutissant aux ganglions de l'aine ; 5° les *nerfs périnéaux superficiels,* provenant du nerf honteux interne.

C. Aponévrose périnéale superficielle. — De forme triangulaire, d'épaisseur variable, elle s'insère latéralement sur les branches ischio-pubiennes. Son sommet, antérieur, se fusionne avec le ligament suspenseur et avec l'enveloppe fibreuse de la verge. Sa base, postérieure, répond au muscle transverse superficiel, au niveau duquel l'aponévrose périnéale superficielle se fusionne avec le feuillet inférieur de l'aponévrose périnéale moyenne : il en résulte la formation, entre les deux aponévroses, d'une loge, la *loge pénienne.*

2° Plan sous-aponévrotique, loge pénienne. — Il nous présente à décrire la *loge pénienne* et *son contenu :*

A. Loge pénienne. — Limitée en haut par l'aponévrose périnéale moyenne, en bas par l'aponévrose superficielle, sur les côtés par le bord interne des branches ischio-pubiennes, elle s'étend en arrière jusqu'à la ligne bi-ischiatique et, en avant, jusqu'à la base du gland. Sa forme est celle d'un pistolet. La loge, quoique fermée de tous côtés, nous offre deux *points faibles :* l'un, en arrière, au niveau de l'union de l'aponévrose moyenne avec la superficielle ; l'autre, en avant, au niveau du ligament suspenseur de la verge (voies de diffusion pour les infiltrations d'urine développées dans son intérieur).

B. Son contenu. — La loge pénienne renferme : 1° les *racines des corps caverneux ;* 2° le *bulbe de l'urèthre* et la *portion bulbaire de l'urèthre ;* 3° des muscles, *muscles superficiels du périnée ;* 4° deux glandes, les *glandes de Cowper ;* 5° des *vaisseaux et des nerfs.*

a. *Racines des corps caverneux.* — Au nombre de deux, l'une droite l'autre gauche, elles ont la forme d'un cône allongé. Nées sur le milieu de la branche ischio-pubienne correspondante, elles longent cette dernière, puis viennent se juxtaposer l'une à l'autre sous la symphyse pubienne pour former les corps caverneux proprement dits. Chacune d'elles est entourée par un muscle disposé en gouttière pour la recevoir, le *muscle ischio-caverneux*.

b. *Bulbe uréthral et portion bulbaire de l'urèthre antérieur.* — Le bulbe, renflement postérieur du corps spongieux, a la forme d'une poire, longue de 3 centimètres environ, large de 2. Il adhère intimement à l'aponévrose périnéale moyenne, qui lui fournit un mince feuillet de recouvrement. Son extrémité postérieure est distante de la face antérieure du rectum de 12 à 15 millimètres (voy. p. 392) : l'espace qui les sépare est occupé par le *noyau fibro-musculaire* du périnée (entre-croisement de la plupart des muscles du périnée).

L'urèthre, après avoir traversé l'aponévrose moyenne, entre dans la loge pénienne et pénètre immédiatement dans le bulbe par sa face supérieure : siège des perforations de l'urèthre dans le cas d'infiltration d'urine dans la loge pénienne. En ce point, l'urèthre présente une dilatation formée aux dépens de sa face inférieure, c'est le *cul-de-sac du bulbe :* siège des rétrécissements blennorrhagiques ; obstacle possible au cours du cathétérisme.

c. *Muscles superficiels du périnée.* — Au nombre de six, trois de chaque côté, savoir : 1° le *bulbo-caverneux*, qui, avec celui du côté opposé, forme un demi-cylindre entourant en bas et sur les côtés le bulbe ; 2° l'*ischio-caverneux*, signalé plus haut ; 3° le *transverse superficiel*, qui, né de la face interne de la tubérosité ischiatique, vient s'unir sur la ligne médiane avec celui du côté opposé et avec la face postérieure du bulbe.

Entre le bulbe et les branches ischio-pubiennes ou, si l'on veut, entre les bulbo-caverneux et l'ischio-caverneux, se trouvent deux espaces de forme triangulaire, l'un droit, l'autre gauche, limités en arrière par les muscles transverses : ce sont les *triangles ischio-bulbaires* ou *triangles de la taille* (voie d'accès pour la taille latéralisée).

Ils sont traversés par les *artères et veines bulbo-uréthrales* (à éviter dans la taille latéralisée) et par le *nerf musculo-uréthral* qui se rendent au bulbe, à l'urèthre et aux muscles du périnée.

d. *Glandes de Méry ou de Cowper.* — Au nombre de deux, l'une droite et l'autre gauche, les glandes de Cowper (siège de la

cowpérite, de kystes) ont le volume d'un pois. Elles sont disposées, de chaque côté de la ligne médiane, à la fois dans l'épaisseur du diaphragme uro-génital et de la face supérieure du
bulbe, au bord postérieur duquel elles répondent. Leur canal
excréteur s'ouvre sur la paroi inférieure du cul-de-sac du bulbe.

3° Diaphragme uro-génital. — Au-dessous des muscles de
la loge pénienne se trouve une lame fibro-musculaire, remplissant tout l'espace compris entre les deux branches ischio-
pubiennes, c'est le *diaphragme uro-génital*. Il comprend : 1° *l'aponévrose périnéale moyenne*; 2° le *muscle de Guthrie*; 3° les
vaisseaux et nerf honteux internes; 4° *l'urèthre membraneux*.

a. *Aponévrose périnéale moyenne*. — De forme triangulaire, elle
occupe, comme la superficielle, l'espace compris entre les deux
branches ischio-pubiennes : son sommet répond à la symphyse;
sa base, aux muscles transverses superficiels.

Portion supérieure. — Tout en haut, au-dessous de la symphyse, elle est constituée par une lame unique (*ligament transverse du bassin* de HENLE).

Portion inférieure. — Plus bas, à 5 ou 6 millimètres au-dessous,
elle est formée par deux feuillets (l'un inférieur, l'autre supérieur), s'insérant tous les deux sur la lèvre postérieure des
branches ischio-pubiennes. A leur bord postérieur ou base, ces
deux feuillets se comportent comme suit : *l'inférieur* s'unit, en
arrière des transverses, à l'aponévrose superficielle pour fermer
à ce niveau la loge pénienne; le *supérieur* se continue avec
l'aponévrose prostato-péritonéale, laquelle remonte derrière la
prostate.

b. *Muscle de Guthrie*. — Muscle strié, aplati, transversal,
situé entre les deux feuillets de l'aponévrose moyenne, en arrière de l'urèthre; c'est le *transverse profond* de certains auteurs.
Il renforce et ferme le plancher pelvien. En outre, il fixe le
raphé ano-bulbaire et, aussi, le coude que forme le rectum
périnéal en s'unissant au rectum pelvien.

c. *Vaisseaux honteux internes, nerf dorsal de la verge*. — *L'artère honteuse interne*, branche de l'hypogastrique, chemine le
long de la branche ischio-pubienne, entre les deux feuillets de

l'aponévrose périnéale moyenne : elle fournit, chemin faisant, l'artère bulbo-uréthrale et, à sa terminaison, la caverneuse et la dorsale de la verge. Elle est accompagnée : 1° des *veines honteuses internes* (anastomosées avec le plexus de Santorini), qui vont aux iliaques internes ; 2° des *lymphatiques profonds*, qui aboutissent aux ganglions hypogastriques ; 3° du *nerf dorsal de la verge*, branche du honteux interne qui, au sommet de la région, passe sur la face dorsale de la verge où nous le retrouverons.

d. *Urèthre membraneux.* — Il commence au bec de la prostate où il continue l'urèthre prostatique, et se termine au point où le canal s'engage dans le bulbe. Long de 10 à 12 millimètres, il est engainé par un muscle annulaire, strié, épais de 4 à 5 millimètres ; c'est le *sphincter strié* (siège du *spasme de l'urèthre*).

L'urèthre membraneux et son sphincter strié sont situés dans l'épaisseur du plancher uro-génital, ou mieux entre le segment antérieur de ce plancher (*ligament de Henle*) et le segment postérieur.

Ils répondent : 1° *en avant*, au plexus de Santorini, qui les sépare du bord inférieur de la symphyse (écrasement possible de l'urèthre sur cette dernière, dans les chutes à califourchon) ; 2° *sur les côtés*, aux plexus veineux péri-prostatiques ; 3° *en arrière*, aux fosses ischio-rectales et au rectum (cathétérisme appuyé ; taille prérectale) ; 4° *en haut*, à la loge prostatique ; 5° *en bas*, à la loge pénienne, au bulbe et à l'espace recto-uréthral (voie d'accès sur l'urèthre membraneux).

A noter que l'urèthre membraneux est le siège d'élection des ruptures et des rétrécissements traumatiques, et que les infiltrations qui en sont la conséquence peuvent envahir la loge pénienne et la loge prostatique.

4° Prolongement antérieur de la fosse ischio-rectale. — Si nous enlevons le diaphragme uro-génital, nous mettons à découvert (dernier plan du périnée antérieur) :

α) *Sur la ligne médiane*, la partie inférieure de la loge prostatique, qui est précisément formée par le feuillet supérieur de l'aponévrose périnéale moyenne.

β) *A droite et à gauche de la ligne médiane*, le prolongement antérieur de la fosse ischio-rectale. Ce prolongement, triangulaire sur une coupe frontale, se trouve délimité : 1° *en bas*, par le diaphragme uro-génital lui-même; 2° *en dehors*, par l'obturateur revêtu de son aponévrose; 3° *en dedans*, par le releveur de l'anus et, au-dessus du releveur, par l'aponévrose périnéale profonde, qui, avec le releveur, sépare le périnée du bassin.

5° Vaisseaux et nerfs. — Ils sont représentés par les vaisseaux bulbo-uréthraux et par le nerf musculo-uréthral que nous avons signalés plus haut.

§ 3 — RÉGION PÉNIENNE

La région pénienne, située en avant des pubis, comprend : 1° la *verge proprement dite*; 2° l'*urèthre pénien*.

A) VERGE PROPREMENT DITE OU PÉNIS

1° Considérations générales. — Sous ce titre nous étudierons successivement : 1° les moyens de fixité et la direction de la verge; 2° ses dimensions; 3° sa consistance.

a. *Moyens de fixité et direction*. — Solidement fixée par sa racine (trifurquée) dans l'épaisseur du périnée, dans laquelle elle est tout d'abord située (voy. p. 396), la verge s'en dégage pour se placer au-dessus et en avant des bourses, au-dessous et en avant de la symphyse pubienne et devenir la *verge proprement dite*. Celle-ci, libre et mobile, est dirigée en bas à l'état de flaccidité; elle se relève du côté de l'abdomen à l'état d'érection.

b. *Dimensions*. — Variables suivant l'âge, les sujets, l'état de repos ou d'érection.

c. *Consistance*. — Molle et flasque à l'état de repos, la verge devient dure et rigide à l'état d'érection (*ruptures* possibles).

2° Conformation extérieure. — A ce point de vue, elle nous présente à étudier un *corps* et une extrémité antérieure ou *gland*.

a. *Corps du pénis*. — Cylindrique, un peu aplati d'avant en

arrière, avec : 1° une *face supérieure* (sillon du corps caverneux) :
2° une *face inférieure* (saillie du corps spongieux).

b. *Gland*. — Saillie de forme conoïde recouverte plus ou
moins complètement suivant les sujets par un repli cutané (*prépuce*). Son sommet nous offre le *méat uréthral*. Sa base (*couronne du gland*) est séparée du corps par le *sillon balano-préputial* (siège d'élection des ulcérations vénériennes). Sa face
inférieure est creusée d'un sillon où s'insère le *filet* ou *frein*.

3° Constitution anatomique. — La verge se compose d'un
certain nombre d'*enveloppes* concentriques (plans superficiels)
et d'*organes érectiles*.

A. PLANS SUPERFICIELS. — Ce sont la *peau*, le *tissu cellulaire
sous-cutané* et le *fascia pénis*.

a. *Peau*. — Fine, très mobile (opération du phimosis, luxation du pénis), présentant une coloration foncée. Elle fait suite
à la peau des régions voisines et est doublée, à sa face profonde,
par quelques fibres musculaires lisses (*dartos pénien*). Arrivée
au niveau du sillon balano-préputial, elle se replie et s'adosse à
elle-même pour former le prépuce, puis tapisse le gland jusqu'au
méat en prenant les caractères d'une muqueuse. — Le *prépuce*
est plus ou moins long suivant les sujets (*phimosis*). Il délimite.
avec le gland une cavité (*cavité du prépuce*), où peut s'accumuler
le *smegma* (cause possible de *balano-posthites*) secrété par les
glandes de Tyson. La cavité préputiale débouche à l'extérieur par
un orifice (*anneau* ou *orifice préputial*), parfois trop étroit pour
laisser passer le gland (cause de *paraphimosis*). — Le *filet* ou
frein est un petit repli muqueux, qui se détache de la face
interne du prépuce pour se fixer sur la face inférieure du gland.
Il est quelquefois trop court et peut alors se déchirer (hémorrhagie consécutive) pendant la locomotion du prépuce.

b. *Tissu cellulaire sous-cutané, vaisseaux et nerfs*. — Le tissu
cellulaire sous-cutané est très lâche (siège de l'œdème et des
épanchements de sang ou d'urine). Dans son épaisseur cheminent : 1° les *artères*, provenant des honteuses externes, de la
périnéale superficielle et de la dorsale de la verge ; 2° les *veines*,
qui se jettent dans la dorsale superficielle de la verge et, par son

intermédiaire, dans les veines saphènes internes ; 3° des *lymphatiques*, qui aboutissent aux ganglions inguinaux internes (lymphangites et adénites fréquentes) ; 4° des *nerfs*, qui émanent du génito-crural et des abdomino-génitaux et aussi des nerfs périnéal inférieur et dorsal de la verge.

c. *Fascia pénis*. — Gaine fibreuse se continuant en arrière avec l'aponévrose périnéale superficielle et, en haut, avec le ligament suspenseur de la verge. Elle s'arrête à la base du gland.

B. Organes érectiles de la verge. — Au nombre de trois : les deux *corps caverneux* et le *corps spongieux*.

a. *Forme et disposition générale*. — Ils ont chacun une forme cylindrique. Ils sont réunis les uns aux autres et occupent : 1° les deux corps caverneux, la face dorsale de la verge ; 2° le corps spongieux, sa face ventrale. Le corps spongieux se renfle en arrière pour former le bulbe ; il se renfle de nouveau en avant pour former le *gland*.

b. *Structure*. — Les corps caverneux et le corps spongieux se composent : 1° d'une *enveloppe propre* ou *albuginée fibreuse* ; 2° de *cavités sanguines* ou *aréoles*, auxquelles la verge doit de pouvoir entrer en érection (hémorrhagie consécutive à une blessure de la verge).

c. *Vaisseaux et nerfs*. — Les *artères* proviennent des *bulbo-uréthrales*, des *dorsales de la verge* et des *caverneuses*, branches terminales de la honteuse interne. — Les *veines* se jettent dans la *veine dorsale profonde* et, par elle, dans le plexus de Santorini. — Les *lymphatiques* (ceux du gland seuls sont bien connus) se rendent dans les ganglions inguinaux profonds et rétro-cruraux interne et externe. — Les *nerfs* proviennent du plexus hypogastrique, du nerf dorsal de la verge et du nerf périnéal superficiel.

4° Exploration et voies d'accès. — La verge, en raison de sa situation, est des plus faciles à explorer et à aborder.

B) — URÈTHRE PÉNIEN

Faisant suite à l'urèthre bulbaire, il parcourt la verge d'un bout à l'autre pour déboucher à son extrémité terminale. Il nous présente à étudier :

1° Orifice extérieur ou méat. — Il occupe normalement le sommet du gland. Il a la forme d'une fente verticale, haute de 6 à 8 millimètres avec deux lèvres latérales (leur boursoufflement dans l'uréthrite blennorrhagique, étroitesse du méat nécessitant parfois la méatomie).

2° Conformation intérieure. — Vu intérieurement, l'urèthre pénien nous offre à considérer : 1° à cinq ou six millimètres du méat, une dilatation appelée *fosse naviculaire* ; 2° à un ou deux centimètres du méat, et sur sa paroi supérieure, un cul-de-sac (*sinus de Guérin*), délimité par un repli valvulaire (*valvule de Guérin*) qu'il faut savoir éviter quand on fait le cathétérisme du canal ; 3° sur toute son étendue (surtout sur sa paroi supérieure), de nombreuses dépressions, les *lacunes de Morgagni*.

3° Rapports et voies d'accès. — L'urèthre est situé dans l'épaisseur du corps spongieux, auquel il adhère intimement. Il répond, en haut aux corps caverneux, en bas aux enveloppes de la verge. Il ne se trouve séparé de la peau que par une distance de 5 à 6 millimètres : il est donc facile à explorer et à aborder.

4° Vaisseaux et nerfs. — Les *artères* viennent des dorsales de la verge et des caverneuses. — Les *veines*, fort nombreuses, aboutissent à la tunique vasculaire (voy. p. 395). — Les *lymphatiques* se réunissent aux lymphatiques du gland. — Les *nerfs* viennent du honteux interne.

§ 4 — RÉGION SCROTALE OU RÉGION DES BOURSES

Située en avant du périnée, au-dessous de la région pubienne et de la verge, elle se présente sous l'aspect d'une saillie volumineuse, impaire et médiane, plus ou moins bilobée, appendue à la partie inférieure de la région pubienne. Elle comprend : 1° des *plans superficiels* ; 2° la *glande génitale* ; 3° la *vaginale* ; 4° le *cordon spermatique*.

A) — PLANS SUPERFICIELS OU BOURSES PROPREMENT DITES

Au nombre de cinq : un commun aux deux glandes génitales,

la *peau* ; quatre propres à chaque glande, le *dartos*, la *celluleuse*, la *musculeuse*, la *fibreuse*.

1° Peau. — Mince, très fine (eczéma, intertrigo), très extensible (tumeurs des bourses, varicocèle), plus ou moins ridée transversalement, couverte de poils rares et raides. Elle nous présente, sur la ligne médiane, un raphé longitudinal (siège de kystes dermoïdes).

2° Dartos. — Mince couche musculaire lisse adhérant à la face profonde de la peau (sa contraction, lente, détermine le plissement des bourses). Au niveau du raphé, il donne naissance à une cloison sagittale (*cloison des bourses*) qui sépare le scrotum en deux loges.

3° Celluleuse, vaisseaux et nerfs superficiels. — La couche celluleuse, qui sépare la peau et le dartos de la fibreuse, se continue avec le tissu cellulaire du périnée, de la verge et de la paroi abdominale. Elle est très lâche, constituant l'*espace scrotal* : siège d'épanchements séreux ou sanguins. Dans son intérieur cheminent : 1° des *artères*, provenant des honteuses externes et de la périnéale superficielle (nécessité de les lier dans les interventions sur la région pour éviter la formation d'hématomes) ; 2° des *veines*, qui aboutissent à la saphène interne et à la honteuse interne ; 3° des *lymphatiques* (siège de l'éléphantiasis du scrotum), qui se jettent dans les ganglions inguinaux internes ; 4° des *nerfs*, sensitifs et moteurs, émanés du périnéal superficiel, du génito-crural et des abdomino-génitaux.

4° Musculeuse ou érythroïde, crémaster. — Elle est formée par l'épanouissement du *crémaster*, petit muscle strié provenant, par deux faisceaux, de l'épine du pubis (*faisceau pubien*) et de l'arcade crurale en dehors de l'orifice inguinal superficiel (*faisceau iliaque*). Sa contraction brusque détermine l'ascension du testicule vers l'anneau : *réflexe crémastérien*, cause possible d'*orchite dite par effort*.

5° Fibreuse. — Elle forme un sac mince enveloppant à la fois la glande génitale et le cordon et se prolongeant jusque dans le canal inguinal. Elle n'adhère pas au feuillet pariétal de la vaginale (résection de la vaginale dans le cas d'hydrocèle) ; par contre, au niveau de son extrémité inférieure, elle est fixée à la peau et à la partie postérieure du testicule et de l'épididyme (*ligament scrotal*).

B) — TESTICULE ET ÉPIDIDYME

Les testicules sont les organes producteurs des spermatozoïdes. L'épididyme, premier segment des voies spermatiques, surmonte leur partie postérieure.

1° Étude descriptive. — Elle comprend : 1° la *forme* et les *dimensions* du testicule et de l'épididyme ; 2° leur *nombre* ; 3° leur *consistance*.

a. *Forme et dimensions.* — Le *testicule* a la forme d'un ovoïde (deux faces latérales, deux bords, deux extrémités ou pôles), blanc bleuâtre, lisse et brillant. Il mesure en moyenne, chez l'adulte : 40 à 45 millimètres de long, 25 millimètres de large, 30 millimètres de haut. Ces dimensions sont d'ordinaire augmentées à l'état pathologique (*orchite*), parfois cependant diminuées (*atrophie du testicule, varicocèle*). — L'*épididyme* est un corps allongé (tête, corps, queue), long de 5 centimètres, large de 12 millimètres, épais de 5 millimètres. Son inflammation (*épididymite* blennorrhagique, tuberculeuse) est fréquente.

b. *Nombre.* — Normalement au nombre de deux (droit, et gauche). Anomalies rares (*mono-* ou *bicryptorchidie*).

c. *Consistance.* — Assez mollasse à l'état normal (indurations et bosselures à l'état pathologique).

2° Étude topographique. — Nous envisagerons successivement : 1° la *situation* des testicules et de l'épididyme ; 2° leur *position réciproque;* 3° leurs *rapports*.

a. *Situation.* — Les testicules, coiffés de l'épididyme correspondant et appendus à l'extrémité inférieure du cordon spermatique, sont situés dans les bourses dans lesquelles ils peuvent se déplacer dans tous les sens (d'où *torsion* possible du testicule sur son axe). On les rencontre parfois, anormalement, en d'autres régions (*ectopie* lombaire, iliaque, inguinale, crurale, périnéale) ; mais ils sont, alors, plus ou moins atrophiés.

23

b. *Position.* — Le groupe épididymo-testiculaire n'est pas vertical. mais penche un peu en avant. Par suite, l'épididyme, qui est couché sur le bord postéro-supérieur du testicule, a sa tête en avant et en haut, sa queue en bas et en arrière. Les anomalies de position constituent l'*inversion du testicule:* elle se distingue en supérieure, latérale, antérieure, en fronde.

c. *Rapports.* — Le testicule et l'épididyme sont en rapport : 1° avec les enveloppes scrotales et la vaginale ; à noter que la vaginale (voy. p. 408) ne les recouvre pas à leur partie postéro-inférieure et que, en ce point, il est possible de les aborder sans ouvrir la séreuse (*voie d'accès rétro- ou extra-vaginale*) ; 2° avec les vaisseaux et nerfs qui se rendent au testicule ou qui en partent et qui sont appliqués sur le bord postéro-supérieur du testicule et le bord interne de l'épididyme (zone vasculaire ou dangereuse) : éviter de les léser au cours des interventions sur la région ; la voie d'accès intra-vaginale est, à ce point de vue, préférable à la voie extra-vaginale.

3° Constitution anatomique. — Le testicule et l'épididyme se composent : 1° d'une enveloppe fibreuse ou *albuginée ;* 2° d'un tissu propre ; 3° d'un tissu interstitiel.

α) L'*albuginée* est épaisse sur le testicule, dans lequel elle envoie un certain nombre de cloisons qui émanent surtout du *corps d'Highmore.* Elle est mince sur l'épididyme (d'où retentissement rapide des lésions de ce dernier sur la vaginale).

β) Le *tissu propre,* sorte de pulpe jaunâtre, est constitué par des canaux très fins (*canalicules séminifères, canaux droits, réseau de Haller, cônes efférents, conduit épididymaire*).

γ) Le *tissu interstitiel* comprend du tissu cellulaire très délicat, entourant les éléments propres sus-indiqués et renfermant des amas de cellules spéciales (*cellules interstitielles*) d'où dépend la sécrétion interne du testicule. Celui-ci est donc formé en réalité de deux glandes, la *glande séminale* (sécrétion des spermatozoïdes) et la *glande interstitielle* (sécrétion interne). La prolifération du tissu cellulaire interstitiel (orchite, épididymite, vieillesse) peut amener l'atrophie du tissu propre. Retenir que, dans le cas de cancer du testicule, on observe à la fois la dégénérescence du tissu propre et celle du tissu conjonctif (*tumeurs mixtes*).

δ) Des *débris embryonnaires du corps de Wolff* (hydatides de Morgagni, organe de Giraldès, vas aberrans) se rencontrent sur le testicule et surtout sur l'épididyme. Ils seraient l'origine des *kystes spermatiques*.

4° Vaisseaux et nerfs. — Nous les décrirons avec le cordon (voy. p. 409).

5° Exploration et voies d'accès. — L'*exploration clinique* comprend surtout la palpation. — L'*exploration opératoire* nécessite l'ouverture large de la vaginale sur le bord antéro-inférieur du testicule. — Les *voies d'accès* sont la *voie intra-vaginale* et la voie *extra- ou rétro-vaginale*.

C) -- VAGINALE

1° Origine embryonnaire. — Membrane séreuse engainant le testicule et son épididyme. Chez le fœtus, elle est en continuité avec le péritoine (dont elle dérive) par une sorte de canal appelé *canal péritonéo-vaginal ;* mais, au moment de la naissance, le canal s'oblitère et la vaginale se trouve complètement isolée de la grande cavité péritonéale. Ce travail de régression peut faire défaut soit totalement, soit partiellement : il en résulte alors une persistance, complète ou seulement partielle, du canal péritonéo-vaginal et, consécutivement, la formation possible d'*hydrocèles congénitales*, de *kystes du cordon*, de *hernies congénitales*.

2° Disposition générale. — La vaginale est formée de deux feuillets, pariétal et viscéral, délimitant entre eux la cavité vaginale.

Des deux *feuillets*, le pariétal, relativement épais et résistant, est séparé de la fibreuse par une couche celluleuse (siège possible d'hématomes) ; le viscéral est au contraire intimement adhérent à l'albuginée.

La *cavité vaginale* est virtuelle à l'état normal. Elle peut disparaître plus ou moins complètement dans le cas d'inflammation de la séreuse (*symphyse vaginale*), ou, au contraire, devenir manifeste comme dans le cas d'*hydrocèle* (intervenir alors

sur la partie antérieure de la cavité vaginale distendue, si l'on
ne veut pas s'exposer à blesser le testicule).

3° Rapports. — La vaginale n'entoure pas complètement le
testicule ni l'épididyme : le bord postéro-supérieur du testicule
et une petite partie de sa face interne, la queue de l'épididyme,
ainsi que le bord interne du corps et de la tête, enfin le cordon
tout entier se trouvent en dehors de la séreuse et sont en rapport immédiat avec les enveloppes des bourses (voy. p. 406). A
noter que la vaginale envoie souvent entre le corps de l'épididyme et le bord supérieur du testicule un cul-de-sac (*cul-de-sac
sous-épididymaire*), susceptible parfois de s'isoler et de donner
naissance à une variété de tumeur liquide des bourses, appelée
grand kyste de l'épididyme.

D) — CORDON SPERMATIQUE

C'est une sorte de pédicule à l'extrémité duquel le testicule et
l'épididyme sont suspendus.

1° Considérations générales. — Le cordon a la forme d'une
masse allongée, cylindroïde, longue de 12 à 14 centimètres,
large comme le petit doigt. Il commence au niveau de l'orifice
profond du canal inguinal, parcourt successivement le canal
inguinal (voy. p. 271), la partie supérieure des bourses et se
termine sur le bord postéro-supérieur du testicule.

2° Éléments constitutifs. — Il est constitué par le *canal
déférent*, les *vaisseaux et nerfs du testicule;* ces divers éléments,
unis les uns aux autres par du *tissu cellulo-adipeux*, sont entourés par la *gaine fibreuse commune* étudiée plus haut (p. 404).

a. *Canal déférent*. — Il continue l'épididyme sur lequel il est
appliqué à son origine, mais qu'il abandonne bientôt pour
remonter vers la région inguinale, dans laquelle il s'engage.
Large de 2 à 5 millimètres, lisse et uni à l'état normal (bosselé
à l'état pathologique), il présente une coloration blanc bleuâtre
et une consistance ferme caractéristiques. Les divers éléments
du cordon se groupent autour de lui de la façon suivante : 1° *en
avant*, l'artère spermatique et les veines spermatiques (groupe

veineux antérieur), ainsi que le vestige du canal péritonéo-vaginal (les kystes du cordon sont donc en arrière du canal déférent) ; 2° *en arrière*, l'artère déférentielle (accolée au canal, la ménager dans les interventions), l'artère funiculaire et le groupe veineux postérieur.

b. *Vaisseaux et nerfs.* — Ils sont, pour la plupart, destinés au testicule et à l'épididyme. — Les *artères* sont au nombre de trois : 1° la *spermatique*, branche de l'aorte abdominale, est l'artère nourricière du testicule ; située au milieu du groupe veineux antérieur, elle est, au cours des opérations sur la région, très difficile à reconnaître (sa section n'entraîne pas l'atrophie de la glande si l'on conserve l'artère déférentielle) ; en plus des rameaux testiculaires, elle fournit les *artères épididymaires*, antérieure et postérieure ; 2° l'*artère déférentielle*, branche de la vésicale inférieure ; elle s'anastomose à plein canal avec l'épididymaire postérieure ; 3° l'*artère funiculaire*, branche de l'épigastrique ; elle s'anastomose avec les précédentes. — Les *veines*, souvent variqueuses, surtout à gauche (*varicocèle*), sont disposées en plexus ; elles forment deux groupes : 1° un *groupe antérieur* ou *spermatique* proprement dit, qui accompagne l'artère spermatique et se jette dans la veine cave inférieure à droite, dans la veine rénale à gauche (cause favorisante pour le varicocèle) ; un *groupe postérieur* ou *déférentiel*, qui accompagne l'artère déférentielle et aboutit à la veine épigastrique. — Les *lymphatiques* se rendent aux ganglions lombaires. — Les *nerfs*, très nombreux (sensibilité spéciale du testicule), proviennent du plexus spermatique et du plexus déférentiel. Ils s'anastomosent avec les nerfs du plexus rénal (réflexes réno-testiculaires).

c. *Tissu cellulaire.* — Il permet aux divers éléments du cordon de glisser les uns sur les autres. Siège possible d'hématomes (*hématomes funiculaires*) et de processus inflammatoires (*funiculite*).

3° Rapports. — Le cordon répond : 1° *en haut*, à l'orifice superficiel du canal inguinal ; 2° *en bas*, au testicule ; 3° *en avant et sur les côtés*, aux enveloppes scrotales ; 4° *en arrière*, au pubis (écrasement possible du cordon par un coup de pied de cheval) et, au-dessous du pubis, aux enveloppes scrotales.

4° **Exploration et voies d'accès**. — L'exploration du cordon se pratique par la palpation au travers dn scrotum (canal déférent, organe repère), On l'aborde en incisant la peau scrotale.

ARTICLE II

PÉRINÉE ET DÉPENDANCES CHEZ LA FEMME

Le périnée de la femme présente la même situation, les mêmes limites, la même disposition générale que celui de l'homme. Ici encore il convient de distinguer un périnée postérieur et un périnée antérieur.

§ 1 — PÉRINÉE POSTÉRIEUR

Le périnée postérieur est identique à celui de l'homme, exception faite toutefois des rapports de la face antérieure du rectum périnéal qui, chez la femme. se font, non plus avec l'urèthre mais avec le vagin et la vulve : de ce fait, le *triangle uréthro-rectal* de l'homme est remplacé par le *triangle vagino-rectal*.

Celui-ci a : 1° pour *paroi antérieure*, les faces postérieures du vagin périnéal et du canal vulvaire ; 2° pour *paroi postérieure*, la face antérieure du rectum périnéal ; 3° pour *sommet*, l'extrémité inférieure de la cloison vagino-rectale ; 4° pour *base*, la surface cutanée comprise entre la fourchette et l'anus. Son aire est occupée par le noyau fibro-musculaire du périnée.

Le triangle vagino-rectal constitue au point de vue chirurgical la partie la plus importante et la plus résistante du périnée. C'est à son niveau que siègent les *déchirures du périnée* qui se produisent pendant l'accouchement.

§ 2 — PÉRINÉE ANTÉRIEUR

Le périnée antérieur de la femme revêt la forme d'un triangle, ayant exactement la même orientation et les mêmes limites que chez l'homme. Au premier abord, il diffère beaucoup de celui de l'homme : cela provient de ce que les deux conduits uréthral et génital, réunis en un seul chez l'homme, restent séparés chez la femme et, d'autre part, s'ouvrent chez elle au périnée, tandis que, chez l'homme, le canal unique se prolonge jusqu'au méat urinaire. Ceci mis à part, le périnée de la femme nous présente exactement les mêmes éléments anatomiques : 1° *plans superficiels;* 2° *plan sous-aponévrotique* constituant la *loge bulbo-clitoridienne;* 3° le *diaphragme uro-génital;* 4° le *prolongement antérieur de la fosse ischio-rectale.*

1° Plans superficiels. — Ils comprennent la *peau,* le *tissu cellulaire sous-cutané* et l'*aponévrose périnéale superficielle.*

A. Peau et formations superficielles. — Les plans superficiels du périnée antérieur, chez la femme, constituent la *vulve* (*région vulvaire* de certains auteurs). Elle comprend : 1° les *grandes lèvres;* 2° les *petites lèvres;* 3° la *fente* et le *canal vulvaires;* 4° le *clitoris;* 5° le *vestibule;* 6° le *méat;* 7° l'*orifice inférieur du vagin,* avec l'*hymen.*

a. *Grandes lèvres.* — Deux bourrelets, hauts de 8 à 9 centimètres, larges de 2 à 3 centimètres, limitant à droite et à gauche la fente vulvaire et se réunissant à leurs deux extrémités en formant la *commissure antérieure* d'une part, la *commissure postérieure* ou *fourchette* d'autre part.

b. *Petites lèvres.* — Deux minces replis cutanés, de dimensions variables (*tablier des Hottentotes*), présentant : 1° une face interne, qui correspond à la fente vulvaire ; 2° une face externe, en rapport avec la grande lèvre ; 3° un bord inférieur libre ; 4° un bord supérieur adhérent; 5° une extrémité antérieure, qui forme un prépuce au clitoris; 6° une extrémité postérieure, qui se perd sur la grande lèvre correspondante.

c. *Clitoris.* — Organe érectile, impair et médian, dont la portion libre (2 centimètres de long sur 6 ou 7 millimètres de large) fait saillie à la partie antérieure de la fente vulvaire.

d. *Vestibule.* — Petite région triangulaire comprise entre les petites lèvres sur les côtés, le clitoris en avant, le méat et le bord supérieur de l'orifice vaginal en arrière. Voie d'accès (abandonnée aujourd'hui) pour aborder la vessie : *taille vestibulaire.*

e. *Méat.* — Orifice extérieur de l'urèthre, arrondi, de 3 ou 4 millimètres de diamètre, situé à la partie postérieure et médiane du vestibule, à 17 millimètres environ de la symphyse pubienne. Il est tantôt saillant, tantôt masqué par de petites franges. Au-dessous de lui, empiétant plus ou moins sur l'orifice vaginal, on trouve parfois des *vestiges des canaux de Wolff* (point de départ des *kystes wolffiens de la vulve*).

f. *Orifice inférieur du vagin, hymen.* — Cet orifice est le point le plus rétréci du vagin (*déchirures* dites du *périnée*). Chez la femme vierge, il est en partie fermé par une cloison membraneuse incomplète (complète parfois et alors cause d'*hématocolpos*) appelée *hymen*. Elle est de forme variable : types semi-lunaire, annulaire, labié. Chez la femme déflorée et nullipare, l'hymen, quoique déchiré en 3 ou 4 languettes, est encore reconnaissable. Chez la multipare, il n'est plus représenté que par quelques formations mamelonnées (*caroncules myrtiformes*) et l'orifice vaginal revêt alors la forme d'une fente ovalaire de 3 à 5 centimètres de long.

B. Tissu cellulaire sous-cutané. — Il est très épais et chargé de graisse au niveau des grandes lèvres, où il présente une disposition spéciale : *sac élastique de la grande lèvre*, contenant dans son intérieur la terminaison du ligament rond et, parfois, le *canal de Nück* non oblitéré (cause possible des *hernies congénitales* ou des *kystes de la grande lèvre*). Il est très mince partout ailleurs.

Dans son épaisseur cheminent les *vaisseaux et nerfs superficiels*, savoir : l'artère périnéale superficielle, branche de la honteuse interne ; les veines de même nom, qui se rendent à la veine honteuse interne et à la saphène interne ; les lymphatiques, qui aboutissent aux ganglions inguinaux et rétro-cruraux ; les nerfs, qui émanent du nerf honteux interne.

C. Aponévrose superficielle. — Très mince, à peine visible. Sa disposition est, à peu de chose près, identique à celle de l'homme. A noter, cependant, qu'elle est interrompue ici par l'orifice vulvaire.

2° Plan sous-aponévrotique, loge bulbo-clitoridienne.

— Il nous présente : 1° la *loge bulbo-clitoridienne* ; 2° *son contenu*.

A. Loge bulbo-clitoridienne. — Homologue de la loge pénienne de l'homme. Elle est limitée : *en bas*, par l'aponévrose périnéale inférieure ; *en haut*, par le feuillet inférieur de l'aponévrose moyenne ; *sur les côtés*, par les branches ischio-pubiennes ; *en arrière*, par les adhérences qui unissent l'aponévrose moyenne à l'inférieure au niveau des muscles transverses superficiels ; *en avant*, par la base du clitoris.

B. Son contenu. — La loge bulbo-clitoridienne renferme : 1° les *racines du clitoris* ; 2° les *bulbes du vagin* ; 3° les *muscles superficiels du périnée* ; 4° les *glandes de Bartholin* ; 5° des *vaisseaux* et des *nerfs*.

a. *Racines du clitoris.* — Au nombre de deux, l'une droite, l'autre gauche. Elles sont recouvertes par les *muscles ischio-clitoridiens* et sont identiques aux corps caverneux de l'homme. Elles se réunissent, en avant, pour former le *corps du clitoris*.

b. *Bulbes du vagin.* — Ce sont deux formations érectiles, représentant le bulbe uréthral de l'homme séparé en deux moitiés (rupture possible au cours de l'accouchement et *thrombus* vulvaire consécutif). Situés de chaque côté de l'orifice vaginal, ils ont la forme de deux sangsues gorgées de sang, et nous offrent à considérer : 1° une *face externe*, recouverte par le *muscle bulbo-clitoridien* et séparée de la racine correspondante du clitoris par un petit espace (analogue au *triangle de la taille*) ; 2° une *face interne*, qui répond à la portion terminale de l'urèthre et à la glande de Bartholin ; 3° *deux bords* ; 4° une *extrémité postérieure* ou *base*, qui descend jusqu'au voisinage de la fosse naviculaire ; 5° une *extrémité antérieure* ou *sommet*.

c. *Muscles superficiels du périnée.* — Au nombre de six, trois de chaque côté : les *ischio-clitoridiens*, les *bulbo-clitoridiens* ou *constricteur du vagin* (siège du *vaginisme inférieur*), les *transverses superficiels*. Ils ont la même disposition que les muscles superficiels du périnée de l'homme.

d. *Glandes de Bartholin.* — Homologues des glandes de Cowper. Elles sont situées entre la face interne de l'extrémité postérieure du bulbe et la base des petites lèvres. Leur canal excréteur vient déboucher, par un petit orifice (entouré d'une auréole rouge dans le cas de *bartholinite*), dans le sillon qui sépare l'hymen ou ses débris des petites lèvres. Les glandes de Bartholin sont souvent envahies dans le cas de blennorrhagie ; elles peuvent être le siège de kystes.

e. *Vaisseaux et nerfs*. — Même origine, même trajet, même distribution que chez l'homme.

3° Diaphragme uro-génital. — Il est constitué, ici comme chez l'homme, par les deux feuillets de l'*aponévrose périnéale moyenne* (même disposition que chez l'homme), interceptant entre eux le *muscle de Guthrie* ou *transverse profond*. La seule différence c'est que le plan fibro-musculaire est, chez la femme, traversé par le vagin, qui lui adhère intimement. A noter encore ici la présence, le long des branches ischio-pubiennes, de l'*artère honteuse interne*, (se divise en *caverneuse* et *dorsale du clitoris*), de la *veine honteuse interne*, des *lymphatiques profonds* et, enfin, du *nerf clitoridien*, branche profonde du honteux interne.

4° Prolongement antérieur de la fosse ischio-rectale. — Au-dessous du diaphragme uro-génital (à droite et à gauche de la ligne médiane), nous trouvons, comme chez l'homme, les prolongements antérieurs des deux fosses ischio-rectales. Toutefois, ils sont moins importants que chez l'homme. Ils répondent, en dedans, aux parois latérales du vagin, dont ils sont séparés par les releveurs de l'anus. Ces muscles deviennent ainsi, dans l'un et l'autre sexes, la limite séparative du périnée et du bassin.

LIVRE VII

MEMBRES

Les membres sont de longs appendices annexés au tronc et destinés à l'accomplissement de tous les grands mouvements, plus spécialement à la locomotion et à la préhension. Ils se distinguent en *membres supérieurs* ou *thoraciques* et *membres inférieurs* ou *abdominaux*.

La constitution anatomique des membres est assez simple. On rencontre toujours, tout autour d'un *squelette central*, un ensemble de parties molles que l'on peut ranger sous trois chefs : 1° *plans superficiels*, comprenant la peau et le tissu cellulaire sous-cutané (avec les vaisseaux et nerfs superficiels) ; 2° *aponévrose superficielle*, plus ou moins épaisse ; 3° *couche sous-aponévrotique*, comprenant des formations musculaires avec des vaisseaux et nerfs dits profonds.

Les membres se divisent en un certain nombre de segments superposés. Chacun de ces segments nous présentera trois régions : 1° une *région antérieure* ; 2° une *région postérieure* ; 3° une *région intermédiaire* ou *moyenne*, répondant au squelette.

CHAPITRE PREMIER

MEMBRE SUPÉRIEUR

Envisagé au point de vue de l'anatomie topographique, le membre supérieur se divise en six segments, qui sont, en allant

de sa racine à son extrémité libre : 1° l'*épaule* ; 2° le *bras* ; 3° le
coude ; 4° l'*avant-bras* ; 5° le *poignet* ; 6° la *main*.

ARTICLE PREMIER

ÉPAULE

L'épaule est le segment le plus élevé (la *racine*) du membre
supérieur.

Nous lui assignerons pour limites : 1° *en haut*, du côté du
cou, une ligne courbe qui répondrait au bord supérieur du scapulum et de la clavicule ; 2° *en bas*, du côté du bras, une ligne
circulaire, passant au-dessous de l'insertion humérale du
grand pectoral ; 3° *en arrière*, le bord postérieur du scapulum ;
4° *en avant*, une ligne verticale passant par le côté externe de
la mamelle.

Nous admettrons, dans l'épaule, les quatre régions suivantes :
1° une région moyenne, la *région deltoïdienne* ; 2° une région
postérieure, la *région scapulaire* ; 3° une région antérieure,
la *région de l'aisselle* ; 4° une région profonde ou squelettique,
comprenant les *os* et *articulations de l'épaule*.

§ 1 — RÉGION DE L'AISSELLE

L'aisselle comprend toutes les parties molles qui se trouvent
situées sur le côté interne de l'articulation scapulo-humérale,
entre cette articulation et le thorax.

1° Disposition générale. — Ces parties molles forment
dans leur ensemble une sorte de *pyramide quadrangulaire* dont
l'axe se dirigerait obliquement de haut en bas et de dedans en
dehors. C'est en outre une pyramide creuse, dont la cavité
serait remplie par une foule d'organes (organes de passage) qui
du cou vont au bras ou qui, du bras remontent vers le cou.

2° Limites. — La pyramide axillaire affleure à la peau par
sa face antérieure et par sa base.

α) Par sa face antérieure et *superficiellement*, elle a pour limites : 1° en haut, la clavicule ; 2° en bas, le bord inférieur du grand pectoral ; 3° en dehors, le sillon delto-pectoral ; 4° en dedans, une ligne verticale passant par le côté externe de la mamelle.

β) *Par sa base*, et encore, *superficiellement*, elle est limitée : 1° en avant, par le bord inférieur du grand pectoral ; 2° en arrière, par le bord inférieur du grand dorsal et du grand rond ; 3° en dedans, par une ligne conventionnelle, qui réunirait les deux bords précités en rasant le thorax ; 4° en dehors, par une ligne, également conventionnelle, qui réunirait ces deux mêmes bords en rasant le côté interne du bras.

En profondeur, la région s'étend jusqu'au scapulum et au thorax.

3° Forme extérieure. — L'aisselle est visible, extérieurement : 1° par sa face antérieure ; 2° par sa base.

α) *Vue par sa face antérieure*, la région va de la clavicule au bord inférieur du grand pectoral. En allant de haut en bas : 1° saillie de la clavicule ; 2° creux sous-claviculaire, très variable suivant les sujets ; 3° surface plane répondant aux faisceaux moyens et inférieurs du grand pectoral.

β) *Vue par sa base* (*creux de l'aisselle* que l'on ne confondra pas avec la cavité de la pyramide axillaire) l'aisselle a la forme d'une *fente* lorsque le bras est pendant le long du corps, d'une *gouttière* lorsque ce même bras est en abduction forcée, d'une *surface quadrilatère creuse* lorsqu'il est en abduction moyenne.

4° Exploration. — L'exploration clinique (inspection et palpation) se fait le bras étant pendant le long du corps pour mettre les muscles dans le relâchement. Examen aux rayons X.

5° Division. — L'aisselle, étant une pyramide creuse, nous offre à considérer : 1° ses *parois* ou *contenant* ; 2° les formations qui se trouvent logées dans sa cavité ou *contenu*.

6° Contenant. — L'aisselle nous présente : 1° quatre *parois latérales* (antérieure, postérieure, interne et externe) ; 2° une *base* ; 3° un *sommet*.

A. Paroi antérieure. — Elle est placée immédiatement au-

dessous de la clavicule (*région sous-claviculaire* de certain
auteurs). Elle comprend les couches suivantes.

a. *Plans superficiels.* — Au nombre de deux : la peau et l
tissu cellulaire sous-cutané.

α) La *peau*, mince, mobile, fine, dépourvue de poils ; parfoi
déprimée au-dessous de la clavicule, le *creux sous-claviculaire*

β) Le *tissu cellulaire sous-cutané* présente deux portions : 1° portion superficielle, aréolaire ; 2° portion profonde, lamelleuse
formant *fascia superficialis*, entre les deux feuillets duquel se
trouvent le peaucier, quelques vaisseaux sanguins sans importance, des lymphatiques aboutissant aux ganglions du creux
axillaire, enfin quelques filets nerveux, issus soit du plexus brachial, soit du plexus cervical (rameaux sus-claviculaires).

b. *Aponévrose superficielle.* — Partie de la clavicule, elle
recouvre le grand pectoral (*aponévrose superficielle du grand
pectoral*) et, arrivée au bord inférieur de ce muscle, se dédouble :
un feuillet superficiel, qui se dirige vers le grand dorsal en traversant le creux de l'aisselle (*aponévrose du creux de l'aisselle*) ;
un feuillet profond, très mince, tapissant la face profonde du
grand pectoral (*aponévrose profonde du grand pectoral*).

c. *Couche musculaire superficielle.* — Formée par le grand pectoral : parti de la clavicule, du sternum, des six premiers cartilages costaux et de l'aponévrose abdominale, ce muscle vient
se terminer, par un tendon quadrilatère.à deux feuillets, sur la
lèvre antérieure de la coulisse bicipitale. Adducteur du bras, ou
bien élévateur des côtes. Entre lui et le deltoïde, *espace delto-
pectoral*, dans lequel se trouvent la veine céphalique, l'artère
acromio-thoracique et parfois (14 p. 100) quelques ganglions
lymphatiques.

d. *Couche musculaire profonde.* — Elle est formée par le sous-
clavier, le petit pectoral et les aponévroses profondes.

α) Le *sous-clavier*, situé au-dessous de la clavicule, irrégulié-
rement cylindrique, va du premier cartilage costal à la face
inférieure de la clavicule.

β) Le *petit pectoral*, aplati et triangulaire, va des troisième,
quatrième et cinquième côtes à l'apophyse coracoïde. Il est
séparé du sous-clavier par le *triangle clavi-pectoral*.

γ) Les *aponévroses profondes* comprennent : 1° l'*aponévrose du sous-clavier*, allant du bord antérieur de la clavicule à son bord postérieur, en recouvrant les trois faces antérieure, inférieure et postérieure du muscle sous-clavier ; 2° l'*aponévrose pectorale profonde* ou *clavi-coraco-axillaire*, s'insérant en haut sur la gaine du sous-clavier et sur l'apophyse coracoïde et allant, de là, à la peau de l'aisselle et à l'aponévrose brachiale ; on la divise en trois portions : *aponévrose clavi-pectorale*, *gaine du petit pectoral* et *ligament suspenseur de l'aisselle* de GERDY.

e. *Résumé*. — A noter (cela se voit très bien sur les coupes) que la paroi antérieure présente deux loges : 1° une *loge superficielle*, sous-cutanée, se continuant avec les espaces sous-cutanés des régions voisines (*phlegmons superficiels*, ayant tendance à la diffusion) ; 2° une *loge profonde*, intermusculaire, fermée de toutes parts (*phlegmons profonds*, venant pointer au niveau du bord inférieur du grand pectoral).

B. PAROI POSTÉRIEURE. — Elle est formée : 1° en haut, par le sous-scapulaire (il va du scapulum au trochin), doublant la fosse sous-scapulaire ; 2° tout en bas, par deux muscles superposés, le *grand rond* (allant du bord axillaire du scapulum à la lèvre postérieure de la coulisse bicipitale) et le *grand dorsal* (allant de la région lombaire au fond de la coulisse bicipitale). Tous ces muscles sont recouverts par une très mince aponévrose. Entre le grand rond et le grand dorsal, interstice linéaire faisant communiquer le creux de l'aisselle avec la région sous-scapulaire (voy. cette région).

C. PAROI INTERNE. — Elle est constituée par les côtes et les espaces intercostaux renforcés par les digitations supérieures du grand dentelé : très mince aponévrose sur ce muscle, l'*aponévrose du grand dentelé*.

D. PAROI EXTERNE. — Elle répond au côté interne de l'articulation de l'épaule : naturellement, elle est fort réduite, les deux parois antérieure et postérieure étant fortement convergentes l'une vers l'autre. Elle est constituée, en bas par le coraco-brachial et par les deux portions du biceps, plus haut par le côté interne de l'articulation scapulo-humérale et par la base de l'apophyse coracoïde.

E. Base. — Comprise entre le bras et le thorax. Forme quadrilatère. Concave, d'autant plus étendue que le bras est écarté davantage du tronc. Limites : *en avant*, le bord inférieur du grand pectoral ; *en arrière*, le bord inférieur du grand dorsal ; *en dedans*, une ligne conventionnelle, réunissant l'un à l'autre les deux bords précités, en rasant le thorax ; *en dehors*, une autre ligne conventionnelle, réunissant de même les deux bords inférieurs des muscles précités en rasant le bras. Elle est constituée par les trois plans suivants :

a. *Peau*. — Mince, souple, fortement colorée, recouverte chez l'adulte de poils longs et abondants, avec de nombreuses glandes sébacées (*furoncles*) ; très adhérente à l'aponévrose sous-jacente.

b. *Tissu cellulaire sous-cutané*. — Disposé, comme à la paume de la main, en un système de travées verticales unissant intimement l'aponévrose superficielle à la face profonde du derme. Entre ces travées, alvéoles où se tassent des pelotons adipeux (*abcès tubéreux*). Glandes sudoripares fort nombreuses, très volumineuses, sécrétant une sueur d'une odeur forte (*hydrosadénite* de Verneuil). Dans le tissu cellulaire cheminent des vaisseaux de tout petit calibre et quelques filets nerveux issus du plexus brachial ; pas de ganglions.

F. Sommet. — Il est représenté par un orifice, faisant communiquer l'aisselle avec le creux sus-claviculaire : délimité, en bas par la 1re côte (et la 1re digitation du grand dentelé), en haut par la clavicule (avec le sous-clavier), en dehors par la base de l'apophyse coracoïde. Par cet orifice passent les cordons nerveux du plexus brachial, les vaisseaux sous-claviers et les vaisseaux lymphatiques de l'aisselle (leur compression possible dans les fractures de la clavicule avec cal exubérant).

7° Contenu. — La cavité de l'aisselle a exactement la même configuration générale que la région elle-même : c'est une pyramide quadrangulaire. Elle renferme : 1° des *artères* ; 2° des *veines* ; 3° des *nerfs* ; 4° des *lymphatiques* ; 5° du *tissu cellul* *adipeux*.

A. Artères, artère axillaire. — Les artères de l'aisselle pro viennent de *l'axillaire*. Cette artère, continuation de la sous-clavière (elle prend son nom au-dessous du sous-clavier), traverse du sommet à la base le creux de l'aisselle, formant avec la veine et les nerfs qui l'accompagnent le *paquet vasculo-nerveux de l'aisselle*.

a. *Direction*. — Elle varie suivant la position du bras : oblique en bas et en dehors, quand le bras est pendant le long du corps ; transversale, quand le bras est étendu ; dirigée en haut et en dehors, quand le bras est élevé.

b. *Rapports*. — Il convient de distinguer trois portions :

α) *Première portion* (va de la clavicule au bord supérieur du petit pectoral). Rapports : *en dedans*, la veine axillaire ; *en dehors*, le plexus brachial ; *en arrière*, les digitations supérieures du grand dentelé et le plan costal ; *en avant*, les divers plans qui forment la paroi antérieure de l'aisselle.

β) *Deuxième portion* (va du bord supérieur au bord inférieur du petit pectoral). Rapports : *en dedans*, la veine axillaire et la racine interne du médian ; *en dehors*, une partie du plexus brachial ; *en arrière*, le sous-scapulaire et une partie du plexus brachial ; *en avant*, le petit pectoral et sa gaine.

γ) *Troisième portion* (va du bord inférieur du petit pectoral au bord inférieur du grand pectoral, où l'axillaire devient l'humérale). Rapports : *en avant*, le ligament suspenseur de GERDY et le grand pectoral ; *en arrière*, les tendons du grand rond et du grand dorsal ; *en dehors*, le coraco-brachial, son muscle satellite qui la sépare de la capsule articulaire de l'épaule. Tout autour du vaisseau se disposent les branches efférentes du plexus brachial, savoir : *sur le côté interne*, la racine interne du médian, le cubital, le brachial cutané interne et son accessoire ; *sur le côté externe*, la racine externe du médian, le musculo-cutané et le médian lui-même ; *sur le côté postérieur*, le radial et le circonflexe (à noter la présence possible, au-devant de l'artère axillaire d'un faisceau musculaire qui, partant du grand dorsal, aboutit à la lèvre externe de la coulisse bicipitale : c'est *l'arc axillaire*, ou *Achselbogen* de LANGER pouvant gêner le chirurgien dans la ligature du vaisseau).

c. *Branches*. — Cinq collatérales : 1° *l'acromio-thoracique* naissant un peu au-dessous de la clavicule (jette entre le grand et le petit pectoral la *thoracique supérieure*) ; 2° la *thoracique inférieure*, encore appelée *mammaire externe* ; 3° la *scapulaire inférieure*, qui descend le long du bord axillaire de l'omoplate ; 4° et 5° la *circonflexe antérieure* et la *circonflexe postérieure*, qui contournent le col de l'humérus, la première au-dessous du coraco-brachial, la seconde en suivant le nerf circonflexe. Ces collatérales s'anastomosent entre elles d'abord, puis, d'autre part, avec les branches de la sous-clavière et celles de l'humérale, d'où : 1° rétablissement facile de la circulation dans les cas de ligature de l'axillaire ; 2° nécessité, dans les plaies de l'artère, de lier les deux bouts.

B. VEINES. — Deux veines satellites pour chacune des artères précitées. Elles se jettent dans la *veine axillaire*, laquelle reçoit, en outre, à son origine la veine basilique, à sa terminaison la veine céphalique (à noter qu'on peut léser cette dernière quand on lie l'axillaire à son origine). La veine axillaire est constamment accolée à l'artère, occupant d'abord son côté interne, puis son côté antérieur : elle a des parois très épaisses et reste béante à la coupe, d'où danger de pénétration de l'air quand elle est lésée.

C. LYMPHATIQUES. — Ils sont représentés par des ganglions et par des vaisseaux, les uns afférents, les autres efférents :

a. *Ganglions*. — Ils se disposent en cinq groupes : 1° le *groupe brachial*, qui répond à la paroi externe de l'aisselle ; 2° le *groupe thoracique*, qui est appliqué sur la paroi thoracique, autour de l'artère mammaire externe ; 3° le *groupe sous-scapulaire*, qui est placé sur la paroi postérieure, le long des vaisseaux scapulaires inférieurs ; 4° le *groupe intermédiaire*, qui est situé au point de convergence des trois groupes précédents ; 5° le *groupe sous-claviculaire*, qui repose au-dessous de la clavicule, en dedans de la veine axillaire. Ces ganglions sont souvent le siège de lésions soit inflammatoires, soit tuberculeuses, soit cancéreuses, qui nécessitent fréquemment leur extirpation.

b. *Vaisseaux afférents*. — Ils proviennent : 1° pour le *groupe thoracique*, de la mamelle, des plans superficiels antérieurs et latéraux du thorax, de la partie sus-ombilicale de l'abdomen ;

2° pour le *groupe sous-scapulaire*, des plans superficiels et musculaires du dos et de l'épaule ; 3° pour le *groupe brachial*, du membre supérieur ; 4° pour le *groupe intermédiaire* et le *groupe sous-claviculaire*, des groupes ganglionnaires précédents.

c. *Vaisseaux efférents*. — Ils aboutissent en partie dans le groupe intermédiaire, en partie dans le groupe sous-claviculaire ; ceux de ce dernier groupe se résument en un seul tronc qui va se jeter au confluent de la veine sous-clavière et de la jugulaire interne.

D. NERFS. — La cavité de l'aisselle nous présente le plexus brachial, avec ses branches terminales et le plus grand nombre de ses branches collatérales. Ces nerfs se disposent en deux groupes : 1° *groupe préartériel* (nerf du grand pectoral, nerf du petit pectoral, nerf médian, nerf musculo-cutané, nerf cubital, nerf brachial cutané interne et son accessoire) ; 2° *groupe rétro-artériel* (deux nerfs sous-scapulaires, nerf du grand dorsal, nerf du grand rond, nerf radial, nerf circonflexe). Leurs lésions s'accompagnent de douleurs, de troubles trophiques et de paralysies qui portent à la fois sur le membre supérieur et sur les muscles de l'aisselle et de l'épaule : ne pas confondre ces paralysies du plexus avec les paralysies des nerfs périphériques ou avec les paralysies radiculaires.

E. TISSU CELLULO-ADIPEUX. — Un tissu cellulo-graisseux, à larges mailles, comble tout l'espace laissé libre par les vaisseaux, nerfs et ganglions ci-dessus décrits. Ce tissu cellulo-graisseux communique : 1° *en arrière*, avec celui qui sépare le sous-scapulaire du grand dentelé ; 2° *en avant*, avec celui qui sépare les pectoraux de la paroi thoracique ; 3° *en haut*, par-dessous la clavicule, avec celui de la région sous-claviculaire ; 4° *en bas*, d'une part (le long dés vaisseaux circonflexes et scapulaires inférieurs), avec celui de la région scapulaire, d'autre part (le long de l'humérale et de l'humérale profonde) avec celui des deux loges brachiales antérieure et postérieure. De là, diffusion possible des collections purulentes axillaires dans les régions précitées (ouvrir vite et drainer soigneusement pour éviter les fistules rebelles).

8° Vue d'ensemble de l'aisselle, voies d'accès. — En

résumé, la région de l'aisselle nous présente trois loges, qui sont, en allant d'avant en arrière :

α) La *loge superficielle* ou *sous-cutanée*, commune à la fois à la paroi antérieure et à la paroi inférieure ou base, communiquant d'autre part avec l'espace sous-cutané des régions voisines. Elle est aisément accessible au chirurgien en tous ses points.

β) La *loge moyenne* ou *interpectorale*, comprise entre le grand et le petit pectoral. On l'aborde, d'ordinaire, au niveau du bord inférieur de la paroi antérieure.

γ) La *loge profonde* n'est autre que la cavité axillaire elle-même. On sait les importants et nombreux organes qu'elle contient. Elle est accessible, soit par sa base (*voie d'accès inférieure*), soit par sa paroi antérieure (*voie d'accès antérieure*).

§ 2 — RÉGION SCAPULAIRE

La région scapulaire comprend toutes les parties molles qui s'étagent sur la face postérieure du scapulum.

1° Limites. — *Superficiellement :* 1° *en haut*, le bord supérieur du scapulum ; 2° *en dedans*, le bord interne du même os ; 3° *en bas*, le bord inférieur du grand rond ; 4° *en dehors*, une ligne droite allant de l'extrémité externe de l'acromion à l'empreinte deltoïdienne. — *En profondeur*, elle s'étend jusqu'à la face postérieure du scapulum, autrement dit jusqu'à la paroi postérieure de l'aisselle.

2° Forme extérieure et exploration. — La région scapulaire nous présente une saillie transversale, l'*épine de l'omoplate*, au-dessous et au-dessus de laquelle on trouve, chez les sujets maigres, deux dépressions (*fosses sus- et sous-épineuses*) ; chez les sujets vigoureux ces deux dépressions sont remplacées par des reliefs musculaires. L'exploration se pratique les muscles étant dans le relâchement : elle est assez facile.

3° Plans superficiels. — Au nombre de deux : la *peau* et le *tissu cellulaire sous-cutané.*

a. *Peau.* — Mince, dépourvue de poils, très mobile sur les parties sous-jacentes (siège de prédilection de l'acné).

b. *Tissu cellulaire sous-cutané.* — Fascia superficialis, entre les deux lames duquel se trouve une couche graisseuse plus ou moins épaisse. Fréquence de bourses séreuses (sous l'influence de pressions ou de frottements) sur les points où la peau est en contact avec les saillies osseuses.

4° Plans profonds. — Ils sont formés par des muscles et des aponévroses. Il convient de les étudier séparément dans la fosse sus-épineuse et dans la fosse sous-épineuse :

A. Fosse sus-épineuse. — Deux plans musculaires :

α) *Premier plan :* le *trapèze*, avec son aponévrose.

β) *Deuxième plan :* l'*aponévrose du sus épineux* et le muscle *sus-épineux* (allant de la fosse sus-épineuse à la facette supérieure du trochiter).

B. Fosse sous-épineuse. — Encore ici deux plans :

α) *Premier plan :* les faisceaux postérieurs du *deltoïde* (recouverts par l'*aponévrose deltoïdienne* et, tout en bas, les faisceaux les plus élevés du *grand dorsal* (revêtus eux aussi de leur aponévrose).

β) *Deuxième plan :* l'*aponévrose du sous-épineux* et, au-dessous d'elle, les trois muscles : 1° *sous-épineux* (allant de la fosse sous-épineuse à la facette moyenne du trochiter) ; 2° *petit rond* (allant du bord axillaire de l'omoplate à la facette inférieure du trochiter) ; 3° *grand rond* (allant de l'angle inférieur de l'omoplate à la lèvre interne de la coulisse bicipitale). Entre le petit rond et le grand rond, espace triangulaire à base externe formée par l'humérus, c'est le *triangle des ronds.* La longue portion du triceps le divise en deux portions : une portion externe, quadrilatère (*quadrilatère huméro-tricipital*), laissant passer le nerf circonflexe et l'artère circonflexe postérieure ; une portion interne, triangulaire (*triangle omo-tricipital*), traversé d'avant en arrière par l'artère scapulaire inférieure. A noter que, par le triangle des ronds, la région scapulaire communique avec le creux de l'aisselle et avec le plan profond de la région deltoïdienne (voie de diffusion pour les collections purulentes).

5° Plan squelettique. — Il est constitué par la face postérieure du scapulum avec ses différents détails.

6° Vaisseaux et nerfs. — Ils se divisent naturellement en superficiels et profonds :

a. *Vaisseaux et nerfs superficiels.* — Les *artères* et les *veines* sont sans importance. — Les *lymphatiques* se rendent au groupe sous-scapulaire des ganglions de l'aisselle. — Les *nerfs* proviennent à la fois des branches sus-acromiales du plexus cervical, du nerf cutané de l'épaule (branches du circonflexe) et des branches postérieures des nerfs dorsaux.

b. *Vaisseaux et nerfs profonds.* — Les *artères* proviennent de la scapulaire supérieure, de la scapulaire postérieure et de la scapulaire inférieure (les deux premières, branches de la sous-clavière ; la dernière, branche de l'axillaire). Elles s'anastomosent largement entre elles, d'où rétablissement de la circulation après la ligature de l'axillaire. — Les *veines*, suivant le trajet des artères homonymes, se rendent, les unes à la veine sous-clavière, les autres à la veine axillaire. — Les *lymphatiques* aboutissent, comme les superficiels, aux ganglions de l'aisselle (quelques-uns aux ganglions sus-claviculaires). — Les *nerfs* émanent de deux sources : 1° du *sus-scapulaire* (il aborde la région par le trou coracoïdien et innerve les deux muscles sus- et sous-épineux) ; 2° du *circonflexe* (il arrive à la région par le quadrilatère huméro-tricipital et, après avoir donné un filet au petit rond, se perd dans le deltoïde). Ces nerfs peuvent être pris dans la névrite du plexus brachial, d'où atrophie des muscles et gêne des mouvements de l'épaule.

§ 3 — RÉGION DELTOIDIENNE

La région deltoïdienne ou région du moignon de l'épaule occupe l'espace compris entre l'aisselle et la région scapulaire.

1° Limites. — *Superficiellement :* 1° *en haut*, la partie externe de la clavicule et l'acromion ; 2° *en bas*, l'empreinte deltoïdienne ; 3° *en avant*, le bord antérieur du deltoïde ; 4° *en arrière*, une verticale allant de la partie la plus reculée de l'acromion à l'empreinte deltoïdienne. *Profondément :* l'articulation scapulo-humérale.

2° Forme extérieure et exploration. — La région deltoïdienne est convexe dans tous les sens (*déformation en épaulette* dans le cas de luxation de l'épaule). Son exploration comprend : 1° l'inspection ; 2° la palpation méthodique des plans constitutifs ; 3° l'examen aux rayons X.

3° Plans constitutifs. — Nous rencontrons successivement les cinq plans suivants :

a. *Peau.* — Moyennement épaisse, ordinairement dépourvue de poils, très mobile excepté en bas.

b. *Tissu cellulaire sous-cutané.* — Mêmes caractères que dans la région précédente. Parfois, bourse séreuse au-dessus de l'acromion (*bourse sus-acromiale*). Renferme les vaisseaux et nerfs superficiels.

c. *Aponévrose superficielle.* — Fort mince, recouvre le deltoïde, en envoyant des cloisons entre ses faisceaux. Elle s'attache, en haut, à la clavicule, à l'acromion, à l'épine ; elle se continue (en bas, en avant et en arrière), avec l'aponévrose superficielle des régions voisines.

d. *Deltoïde.* — Muscle épais, de forme triangulaire, embrassant à la manière d'un demi-cornet l'articulation scapulo-humérale. Il s'insère en haut sur la clavicule, l'acromion et l'épine. Il se fixe, en bas, sur l'empreinte deltoïdienne. C'est le *muscle abducteur du bras* : d'où impossibilité d'écarter le bras du tronc quand il est paralysé (sa paralysie est consécutive, d'ordinaire, à une lésion du circonflexe). Il s'atrophie toujours plus ou moins au cours des affections, traumatiques ou autres, de l'articulation scapulo-humérale. Le deltoïde présente sur sa face profonde une lame celluleuse, qui constitue l'*aponévrose profonde du deltoïde* de certains auteurs.

e. *Plan sous-deltoïdien.* — Le deltoïde enlevé, l'on voit : 1° *en haut*, la voûte acromio-coracoïdienne ; 2° *en bas*, le trochin et le trochiter (avec les tendons qui s'y attachent), et, entre les deux, la coulisse bicipitale et le tendon de la longue portion du biceps ; 3° à la partie *moyenne*, la portion externe de la capsule scapulo-humérale. Le vaste espace compris entre le deltoïde et les différentes formations sus-indiquées est comblé par une masse de tissu cellulaire lâche, *tissu cellulaire sous-deltoïdien*, où se développent deux bourses : l'une interne ou *bourse sous-coracoïdienne ;* l'autre externe ou *bourse acromiale* ou *sous-deltoïdienne.* Cette dernière est de beaucoup la plus importante. Les deux bourses séreuses sont le siège de la *périarthrite sca-pulo-humérale,* affection qui se développe, soit après une infection (*rhumatisme, blennorrhagie*), soit après un traumatisme du moignon de l'épaule (*luxations, fractures parcellaires*).

4° Vaisseaux et nerfs. — Les *artères* se distinguent en superficielles et profondes : les *artères superficielles,* toutes petites, émanent de l'acromio-thoracique et de la circonflexe postérieure ; les *artères profondes* proviennent de l'axillaire par l'acromio-thoracique (sa branche acromiale principalement) et les deux circonflexes antérieure et postérieure. — Les *veines* se distinguent encore en superficielles et profondes ; les premières se rendant pour la plupart à la céphalique, les autres se jetant dans l'axillaire. — Les *lymphatiques* aboutissent aux ganglions axillaires. — Les *nerfs* se divisent en superficiels et profonds ; les *nerfs superficiels* sont fournis, en partie par les branches sus-acromiales du plexus cervical, en partie par le rameau cutané de l'épaule, branche du circonflexe (explorer ce dernier nerf dans les traumatismes de l'épaule pour reconnaître l'état du circonflexe lui-même) ; les *nerfs profonds,* destinés au deltoïde, proviennent du circonflexe (nous avons dit, plus haut quel était son trajet). Il faudra bien ménager le circonflexe dans les interventions sur l'épaule, sa section entraînant la paralysie et l'atrophie du deltoïde.

§ 4 — OS ET ARTICULATIONS DE L'ÉPAULE

La région squelettique de l'épaule nous offre à considérer trois os (*portion externe de la clavicule, scapulum, extrémité supérieure de l'humérus*) avec les articulations qui les unissent.

1° Portion externe de la clavicule. — Aplatie de haut en bas et concave en avant, elle est superficielle comme le reste de l'os (fractures, exploration facile). Son extrémité externe, dans bien des cas, déborde légèrement la face supérieure de l'acromion, avec lequel elle s'articule : ne pas confondre cette disposition avec une *subluxation acromio-claviculaire*.

2° Scapulum. — Os aplati et fort mince, nous présentant à étudier deux faces, trois bords et trois angles :

a. *Face postérieure*. — Convexe, partagée en deux parties inégales par une forte saillie, l'*épine de l'omoplate* (bord libre sous-cutané, extrémité interne, extrémité externe recourbée en avant pour former l'*acromion*). Elle est tapissée par les mucles de la région scapulaire.

b. *Face antérieure*. — Excavée ; recouverte par le sous-scapulaire ; explorable par l'aisselle.

c. *Bords*. — Au nombre de trois : 1° *interne* ou *spinal*; 2° *externe* ou *axillaire* (fossette sous-glénoïdienne en haut) ; 3° *supérieur* (échancrure caracoïdienne en dehors).

d. *Angles*. — Trois : 1° *supérieur* ; 2° *antérieur*, répondant à la *cavité glénoïde* (col anatomique, col chirurgical, apophyse coracoïdienne) ; 3° *inférieur* (facile à explorer).

e. *Développement et structure*. — L'omoplate se développe par huit points d'ossification. Elle se compose de tissu compacte, sauf au niveau de l'angle antérieur, de la coracoïde, de l'acromion et du bord axillaire, où l'on trouve du tissu spongieux (siège des ostéites, des tumeurs). Fractures rares.

3° Extrémité supérieure de l'humérus. — Elle nous offre à considérer :

a. *Tête humérale*. — Surface articulaire, représentant le tiers d'une sphère et orientée comme l'épitrochlée, qui sert de repère pour connaître la situation de la tête humérale dans les mouvements de l'épaule ;

b. *Col anatomique*. — Sillon séparant la tête des tubérosités. Son axe et celui de la tête font avec l'axe de la diaphyse un angle de 130 à 140° (*angle de flexion*), et avec l'axe transversal de l'épiphyse inférieure un autre angle de 20° (*angle de torsion ou de déclinaison*) ;

c. *Tubérosités*. — Au nombre de deux, séparées par la *coulisse bicipitale* : une externe, volumineuse, la *grosse tubérosité* ou *tro-*

chiter ; l'autre interne, plus petite, la *petite tubérosité* ou *trochin ;*

d. *Col chirurgical.* — Situé au-dessous des tubérosités : il se confond, en dedans, avec le col anatomique ;

e. *Développement.* — Trois points d'ossification (tête, les deux tubérosités), qui se soudent bientôt en une pièce unique. Celle-ci reste séparée de la diaphyse jusqu'à l'âge de vingt-cinq ou vingt-six ans, par un *cartilage de conjugaison* très actif (*épiphyse fertile*), qui est placé au-dessus du col chirurgical et qui est intra-articulaire en dedans (décollement épiphysaire, ostéomyélite des adolescents) ;

f. *Structure.* — L'épiphyse supérieure de l'humérus est formée de tissu spongieux (sa résorption chez les vieillards). Elle est fréquemment le siège de *fractures* (*extra-capsulaires* ou du *col chirurgical, intra-capsulaires* ou du *col anatomique, tubérositaires, parcellaires*) et *d'ostéosarcome* (déformation de l'épaule en gigot).

4° Union de la clavicule et du scapulum. — La clavicule s'unit au scapulum par l'*articulation acromio-claviculaire* et par les *ligaments coraco-claviculaires :*

a. *Articulation acromio-claviculaire.* — Arthrodie, nous présentant une capsule renforcée par deux ligaments (parfois un ménisque intra-articulaire) et une synoviale. Siège possible d'entorse et de luxations (*luxation sus-* ou *sous-acromiale*).

b. *Ligaments coraco-claviculaires.* — Au nombre de deux : *ligament trapézoïde,* antéro-externe ; *ligament conoïde,* postéro-interne. Tous les deux très résistants ; parfois une bourse séreuse.

5° Articulation scapulo-humérale. — Enarthrose, dont les surfaces articulaires ont été étudiées plus haut. Rappelons que ces surfaces articulaires sont formées par la tête humérale et par la cavité glénoïde de l'omoplate (agrandie par un bourrelet glénoïdien). Cette dernière est surmontée d'une sorte de voûte, la *voûte acromio-coracoïdienne* (apophyses acromion et coracoïde réunies par le ligament acromio-coracoïdien), sous laquelle glisse l'humérus (*bourse sous-acromiale*) et qui gêne l'opérateur au cours de la désarticulation de l'épaule.

a. *Capsule articulaire.* — Elle a la forme d'un manchon inséré d'une part sur l'humérus (col anatomique en haut, col chirurgical en bas) et, d'autre part, sur le bourrelet glénoïdien et le col de l'omoplate, où elle se continue avec le périoste (*luxations extra-coracoïdiennes, luxations récidivantes*).

Elle est renforcée : 1° par des *ligaments actifs*, les tendons des muscles sus-épineux, sous-épineux et sous-scapulaires ; luxation à répétition dans le cas de paralysie de ces muscles; 2° par des *ligaments fibreux* (ligaments coraco-huméral, gléno-huméral supérieur, moyen, inférieur), entre lesquels se trouvent deux orifices, l'orifice du tendon du biceps et le foramen ovale de WEITBRECHT. A la suite d'un traumatisme, cette capsule peut se déchirer : il en résulte alors une *luxation de l'épaule*, soit en haut, soit en bas, soit en arrière, soit en avant et en dedans.

Les luxations antéro-internes, de beaucoup les plus fréquentes, se divisent en *extra-coracoïdiennes, sous-coracoïdiennes, intra-coracoïdiennes, sous-claviculaires*.

b. *Synoviale.* — Elle tapisse la surface intérieure de la capsule. Elle donne naissance à deux prolongements (point de départ des fusées purulentes et des fistules dans le cas d'arthrite suppurée), qui accompagnent, l'un le tendon du biceps dans la coulisse l'autre le tendon du sous-scapulaire.

c. *Mouvements.* — Abduction et adduction, projection en avant et projection en arrière, rotation en dedans et rotation en dehors, circumduction. Dès que le bras s'élève au-dessus de l'horizontale, les articulations acromio-claviculaire et sterno-claviculaire interviennent dans les mouvements : possibilité de voir la mobilité de l'articulation scapulo-humérale enraidie ou ankylosée suppléée par la mobilité de ces articulations.

6° Rapports généraux, exploration et voies d'accès. — Les os et articulations de l'épaule sont en rapport: 1° en haut, avec les parties molles du creux sus-claviculaire et de la nuque ; 2° en arrière, avec celles de la région scapulaire ; 3° en dehors et en avant, avec celles de la région deltoïdienne ; 4° en dedans, avec celles de la région axillaire.

Leur exploration comprend : 1° l'inspection; 2° la palpation méthodique des divers segments osseux, de la synoviale, des ligaments : 3° l'examen des mouvements ; 4° l'examen aux rayons X.

On peut aborder :

1° La clavicule, par une incision cutanée transversale ;

2° Le scapulum, par une incision horizontale suivant l'épine et l'acromion et, au besoin, par une incision longitudinale suivant le bord axillaire ;

3° L'articulation scapulo-humérale, soit en avant par une incision suivant le sillon delto-pectoral, soit en arrière par une incision verticale partant de l'angle de l'acromion, mais ne mesurant pas plus de 4 à 5 centimètres pour éviter le nerf circonflexe.

ARTICLE II

BRAS

Situé entre l'épaule et le coude, le bras est limité : *en haut*, par une ligne circulaire répondant au bord inférieur du grand pectoral et du grand dorsal; *en bas*, par une deuxième ligne circulaire passant à deux travers de doigt au-dessus de l'épitrochlée et de l'épicondyle. Il nous présente : 1° une région antérieure, *région brachiale antérieure* ; 2° une région postérieure, *région brachiale postérieure* ; 3° une région moyenne, *région squelettique*, formée par le *corps de l'humérus*.

§ 1 — RÉGION BRACHIALE ANTÉRIEURE.

La région brachiale antérieure comprend toutes les parties molles qui se disposent en avant de l'humérus.

1° Limites. — *Superficiellement* : 1° en haut, une ligne horizontale, rasant le bord inférieur du grand pectoral ; 2° en bas, une ligne également horizontale, passant à deux travers de doigt au-dessus de l'épitrochlée et de l'épicondyle ; 3° sur les côtés, deux verticales menées, l'une par l'épicondyle, l'autre par l'épitrochlée. *En profondeur* : l'humérus et les cloisons intermusculaires.

2° Forme extérieure et exploration. — La région brachiale antérieure nous présente une saillie médiane (*saillie bicipitale*) et, de chaque côté d'elle, une gouttière (*gouttières bicipitales externe et interne*). Son exploration comprend : l'inspection, la palpation des divers plans constitutifs (plans superficiels, plans musculaires, vaisseaux et nerfs, squelette).

3° Plans constitutifs. — Au nombre de cinq : 1° *peau* ; 2° *tissu cellulaire sous-cutané*; 3° *aponévrose*; 4° *couche sous-aponévrotique*; 5° *squelette*.

a. *Peau*. — Épaisse en dehors, mince et fine en dedans ; très mobile, dépourvue de poils.

b. *Tissu cellulaire sous-cutané*. — Plus ou moins riche en graisse, il se continue avec celui des régions voisines ; fascia superficialis, entre les deux feuillets duquel cheminent les vaisseaux et nerfs superficiels.

c. *Aponévrose*. — C'est la partie antérieure du manchon aponévrotique qui entoure le bras; elle se continue avec l'aponévrose des régions voisines (épaule en haut, coude en bas).

De ses parties latérales partent deux prolongements disposés en sens frontal : 1° la *cloison intermusculaire interne*, s'attachant d'autre part sur la lèvre interne de la coulisse bicipitale, sur le bord interne de l'humérus et sur l'épitrochlée ; 2° la *cloison intermusculaire externe*, se fixant d'autre part sur la lèvre externe de la coulisse bicipitale, sur le côté externe de l'empreinte deltoïdienne, sur le bord externe de l'humérus et sur l'épicondyle.

L'aponévrose (et ses deux cloisons) forme ainsi, avec l'humérus, une loge ostéo-aponévrotique, la *loge antérieure du bras* : à noter que cette loge communique en haut avec la région de l'aisselle, en bas avec la région du coude, en arrière (par certains orifices creusés dans les cloisons) avec la loge postérieure (migration des phlegmons et des abcès).

d. *Couche sous-aponévrotique*. — Au-dessous de l'aponévrose, cinq muscles répartis sur deux plans :

α) *Plan superficiel* : 1° tout en haut, la pointe du *deltoïde*, s'insérant sur le **V** deltoïdien ; 2° au-dessous et en dedans, les deux portions du *biceps brachial* (court biceps en dedans, long biceps en dehors), se dégageant en haut de la face profonde du grand pectoral, se prolongeant en bas dans la région du coude.

β) *Plan profond :* il comprend trois muscles : 1° à la partie moyenne, le *brachial antérieur*, prenant naissance en haut sur le **V** deltoïdien ; 2° en haut et en dedans, la partie inférieure du *coraco-brachial*, se fixant à la partie moyenne de la face interne de l'humérus ; 3° en bas et en dehors, la portion initiale du *long supinateur*.

c. *Plan squelettique.* — Il est formé par les deux faces interne et externe de l'humérus, ainsi que par les deux cloisons inter-musculaires. A noter sur l'humérus : la surface rugueuse pour le coraco-brachial, le **V** deltoïdien, le trou nourricier (il est situé à la partie moyenne de la face interne).

4° Vaisseaux et nerfs. — Nombreux et importants. Ils proviennent tous de la région de l'aisselle.

a. *Artères, artère humérale.* — L'humérale, continuation de l'axillaire, descend le long du bord interne du biceps (son *muscle satellite*), suivant une ligne menée du sommet de l'aisselle au milieu du pli du coude. Accompagnée de deux veines et croisée très obliquement par le médian (*paquet vasculo-nerveux du bras*), elle chemine dans l'angle dièdre formé par le biceps et le brachial antérieur, reposant sur la cloison intermusculaire interne, qui la sépare du cubital. Elle fournit : 1° plusieurs *collatérales musculaires*, dont la plus importante est l'*artère du biceps*; 2° l'*artère nourricière* ; 3° la *collatérale externe* ou *humérale profonde*, qui passe dans la région postérieure ; 4° la *collatérale interne supérieure*, qui va s'accoler au cubital, et la *collatérale interne inférieure* qui gagne la région du coude.

b. *Veines.* — Elles se distinguent en superficielles et profondes. — Les *veines superficielles* sont au nombre de deux : 1° la *basilique*, longeant la gouttière bicipitale interne, perforant l'aponévrose à la partie moyenne du bras, cheminant ensuite dans un dédoublement de cette aponévrose et, finalement, s'ouvrant dans l'axillaire ; 2° la *céphalique*, longeant la gouttière bicipitale externe et, tout en haut de la région, passant dans le sillon delto-pectoral, pour aboutir à la sous-clavière. — Les *veines profondes* accompagnent les artères (au nombre de deux pour chacune d'elles) et se jettent dans les humérales, de là dans l'axillaire.

c. *Lymphatiques*. — Ils se divisent, comme les veines, en superficiels et profonds. — Les *lymphatiques superficiels*, suivant pour la plupart la basilique, aboutissent aux ganglions axillaires. Quelques-uns, suivant la céphalique, se jettent dans les ganglions sus-claviculaires. — Les *lymphatiques profonds* se rendent aux ganglions de l'aisselle.

d. *Nerfs*. — Ils se distinguent encore en superficiels et profonds :

α) Les *nerfs superficiels*, destinés à la peau, sont fournis : 1° en dehors, par la branche cutanée du circonflexe et un ou deux rameaux du radial ; 2° en dedans, par le brachial cutané interne et son accessoire grossi des rameaux perforants du deuxième et du troisième intercostal (la persistance ou la disparition de la sensibilité de la face interne du bras dans le cas d'anesthésie du membre supérieur permet de reconnaître si celle-ci est due à une lésion du plexus brachial ou à l'hystérie.

β) Les *nerfs profonds* sont au nombre de quatre : 1° le *cubital* et le *radial*, qui ne font qu'apparaître à l'extrémité supérieure de la région, pour disparaître ensuite dans la région brachiale postérieure ; 2° le *musculo-cutané*, perforant le coraco-brachial, puis cheminant obliquement entre le biceps et le brachial antérieur (auxquels il envoie des rameaux) ; 3° le *médian*, suivant le même trajet que l'artère humérale, qu'il croise en X (phénomènes d'irritation ou de paralysie dans les anévrysmes de l'humérale).

§ 2 — RÉGION BRACHIALE POSTÉRIEURE

La région brachiale postérieure comprend toutes les parties molles qui s'étalent en arrière du corps de l'humérus.

1° Limites. — *Superficiellement :* 1° en haut, une ligne horizontale répondant au bord inférieur du grand pectoral ; 2° en bas, une deuxième horizontale passant à deux travers de doigt au-dessus de l'épitrochlée ; 3° latéralement, deux verticales menées par les points culminants de l'épitrochlée et de l'épicondyle. *En profondeur* : l'humérus et les cloisons intermusculaires.

2° Forme extérieure et exploration. — La région brachiale postérieure est arrondie chez la femme et chez l'enfant. Elle présente, chez l'homme adulte, des saillies et des dépressions dues au muscle triceps. Son exploration comprend : l'inspection, la palpation méthodique des divers plans constitutifs, l'examen du squelette aux rayons X.

3° Plans constitutifs. — Au nombre de cinq : 1° *peau*; 2° *tissu cellulaire sous-cutané*; 3° *aponévrose*; 4° *couche sous-aponévrotique*; 5° *squelette*.

a. *Peau*. — Plus épaisse que dans la région antérieure; tout aussi mobile. Ordinairement glabre : sur certaines personnes, cependant, poils plus ou moins fournis.

b. *Tissu cellulaire sous-cutané*. — Mêmes caractères que dans la région précédente (phlegmons superficiels, épanchements tremblotants).

c. *Aponévrose*. — C'est la partie postérieure du manchon aponévrotique qui entoure le bras (voir région précédente).

d. *Couche sous-aponévrotique*. — Elle renferme les trois portions du triceps brachial : 1° la *longue portion*, qui descend du bord axillaire (facette sous-glénoïdienne) de l'omoplate ; 2° le *vaste externe*, qui s'insère sur la cloison intermusculaire externe et sur la portion de la face postérieure de l'humérus située en dehors de la gouttière de torsion; 3° le *vaste interne*, qui se détache de la cloison intermusculaire interne et de la portion de la face postérieure de l'humérus située en dedans de la gouttière de torsion. Ces trois portions se réunissent sur un tendon commun, qui vient se fixer à l'olécrâne (voy. *Région olécranienne*). A noter que le triceps brachial n'est pas, comme le biceps, un *muscle libre*, et partant, se rétracte beaucoup moins.

e. *Plan squelettique*. — Il est formé : 1° par la face postérieure de l'humérus, avec sa gouttière de torsion, obliquement dirigée en bas et en dehors ; 2° par les deux cloisons intermusculaires.

4° Vaisseaux et nerfs. — Ils proviennent, comme pour la région précédente, des différentes régions de l'épaule :

a. *Artères.* — La principale est l'*humérale profonde*. Branche de l'humérale, elle pénètre dans la région en traversant la cloison intermusculaire interne, s'accole au radial et parcourt avec lui la gouttière de torsion pour passer ensuite au pli du coude.

b. *Veines.* — Elles se distinguent en superficielles et profondes. — Les *veines superficielles* se rendent à la basilique et à la céphalique. — Les *veines profondes* sont représentées par les deux humérales profondes, qui se jettent, soit dans l'axillaire, soit dans l'une des humérales.

c. *Lymphatiques.* — Pas de ganglions. Les vaisseaux, tant superficiels que profonds, aboutissent aux ganglions axillaires.

d. *Nerfs.* — Ils se divisent en superficiels et profonds :

α) Les *nerfs superficiels* proviennent, en partie du *rameau cutané du circonflexe*, en partie du *radial*.

β) Les *nerfs profonds* sont au nombre de deux : 1° le *cubital*, se portant verticalement en bas entre le vaste interne et la cloison intermusculaire interne, qui le sépare du médian ; il est repéré par une ligne menée du sommet de l'aisselle à la face postérieure de l'épitrochlée ; il ne fournit aucune branche ; 2° le *radial*, couché dans la gouttière de torsion, donnant des rameaux aux trois portions du triceps, puis passant (en contournant le bord externe de l'humérus) dans la région brachiale antérieure. A noter que le radial repose dans toute son étendue sur le plan osseux, d'où sa compression (entraînant sa paralysie) dans bien des circonstances : sous l'action de béquilles insuffisamment rembourrées ; par les fragments, dans les cas de fracture, etc.

§ 3 — OS DU BRAS : CORPS DE L'HUMÉRUS

1° Forme. — Le corps de l'humérus est rectiligne, mais tordu sur son axe, d'où l'existence d'une *gouttière* dite de *torsion*. On lui considère trois faces (externe, interne, postérieure) et trois bords (antérieur, interne, externe).

2° Structure. — Couche de tissu compacte (3 à 5 millimètres d'épaisseur) entourant la cavité médullaire et recouverte par un périoste facilement décollable (ne pas l'oublier quand on pratique l'amputation). Malgré sa résistance, l'humérus se fracture assez souvent, soit directement, soit indirectement (possibilité de pseudarthrose et d'inclusion du nerf radial dans le cal).

3° Rapports, exploration et voies d'accès. — Le corps de l'humérus est entouré par les masses musculaires brachiales que parcourent en dehors le radial, en dedans les vaisseaux huméraux, le médian et le cubital. Son exploration comporte la palpation et l'examen aux rayons X. On l'aborde par la voie externe.

ARTICLE III

COUDE

En anatomie topographique, le coude comprend l'articulation huméro-antibrachiale avec les parties molles qui la recouvrent, soit en avant, soit en arrière. Il a pour limites : 1° en haut, un plan horizontal passant à deux travers de doigt au-dessus de l'épitrochlée ; 2° en bas, un plan également horizontal, passant à deux travers de doigt au-dessous de cette même saillie osseuse. Nous admettrons dans le coude trois régions : 1° une région antérieure, *région du pli du coude* ; 2° une région postérieure, *région olécranienne* ; 3° une région moyenne ou intermédiaire, *os et articulations du coude*.

§ 1 — RÉGION DU PLI DU COUDE

La région du pli du coude comprend l'ensemble des parties molles qui se disposent à la face antérieure de l'articulation du bras avec l'avant-bras.

1° Limites. — *Superficiellement* : 1° en haut, une ligne transversale, passant à deux travers de doigt au-dessus de l'épitrochlée ; 2° en bas, une deuxième ligne transversale, passant à deux travers de doigt au-dessous de l'épitrochlée ; 3° sur les côtés, deux verticales, menées l'une par l'épitrochlée, l'autre par l'épicondyle. *En profondeur* : jusqu'au plan articulaire.

2° Forme extérieure et exploration. — Sur l'avant-bras
en demi-flexion (*attitude de l'exploration clinique*), le pli du
coude a la forme d'un angle dièdre (plis de flexion au niveau du
sommet de l'angle) qui se ferme d'autant plus que la flexion est
elle-même plus complète. — Sur l'avant-bras en extension (*attitude opératoire*), les deux faces brachiale et antibrachiale de la
région sont sur un même plan et nous présentent trois saillies
(moyenne ou bicipitale, interne ou épitrochléenne, externe ou
épicondylienne), que séparent deux gouttières (bicipitale externe
et interne). — L'exploration comprend l'inspection, la palpation, et, au besoin, l'examen aux rayons X.

3° Couches superficielles. — Au nombre de deux : la *peau*
et le *tissu cellulaire sous-cutané*.

a. *Peau*. — Mince, souple, dépourvue de poils, soulevée par
places (reliefs bleuâtres) par les veines superficielles, très mobile.

b. *Tissu cellulaire sous-cutané*. — Il se divise en deux parties :
1° partie superficielle, *pannicule adipeux* ; très variable suivant
les sujets, plus mince au niveau de l'épitrochlée (sphacèle sur
ce point dans les cas de bandages trop serrés) ; quelquefois bourse
séreuse *préépitrochléenne* ; 2° partie profonde, *fascia superficialis*, entre les deux feuillets duquel cheminent les vaisseaux et
nerfs superficiels.

c. *Vaisseaux et nerfs superficiels*. — Ils acquièrent ici une importance spéciale à cause des opérations que l'on peut pratiquer
sur les veines. — Les *artères* sont toutes petites, négligeables,
sauf les cas de cubitale ou de radiale superficielles. — Les *veines*,
à la partie inférieure de la région, sont au nombre de trois,
toutes les trois verticales : 1° la *radiale*, sur le côté externe ; 2° la
cubitale, sur le côté interne ; 3° la *médiane*, à la partie moyenne,
se bifurquant en deux veines divergentes : la *médiane basilique*
en dedans, qui rejoint la cubitale et s'unit à elle pour former la
basilique ; la *médiane céphalique* en dehors, qui rejoint la
radiale et s'unit à elle pour former la *céphalique* (disposition
en **M**). La basilique et la céphalique (continuant la cubitale et
la radiale) passent dans la région antérieure du bras. A noter
que, au moment de sa bifurcation, la médiane envoie une ana-

stomose aux veines sous-aponévrotiques (*veine communicante du coude*). — Les *lymphatiques superficiels* passent dans la région brachiale antérieure pour gagner les ganglions axillaires. Quelques-uns se rendent à un ou deux ganglions, dits *sus-épitrochléens*, situés à 4 ou 5 centimètres au-dessus de l'épitrochlée. — Les *nerfs superficiels*, destinés aux téguments, proviennent : 1° pour la moitié interne de la région, du *brachial cutané interne* (ses ramifications croisent la veine médiane basilique) ; 2° pour la moitié externe, du *musculo-cutané* (ses ramifications croisent la veine médiane céphalique). .

4° Aponévrose antérieure du coude. — Elle se continue avec celle du bras et celle de l'avant-bras. Elle adhère à l'épitrochlée et à l'épicondyle. A sa partie moyenne, un trou, pour le passage de la *veine communicante du coude* : à travers ce trou, le tissu cellulaire sous-cutané se continue avec le tissu cellulaire profond (propagation des abcès).

5° Couche sous-aponévrotique. — Au-dessous de l'aponévrose se trouvent : 1° des *muscles* fort nombreux ; 2° des *vaisseaux* et *nerfs profonds*.

A. Muscles. — Ils forment trois groupes : interne, externe et moyen. Chacun de ces muscles est entouré d'une enveloppe conjonctive fort mince.

a. *Groupe moyen*. — Il comprend l'extrémité terminale de deux muscles, le biceps et le brachial antérieur. — Le *biceps brachial* se jette sur un fort tendon, aplati d'abord, puis cylindrique, qui vient se fixer à la tubérosité bicipitale du radius : entre lui et la tubérosité, *bourse du biceps*. Du côté externe du tendon part l'*expansion aponévrotique du biceps*, lame fibreuse en éventail, qui va se confondre avec l'aponévrose superficielle au niveau des muscles épitrochléens. — Le *brachial antérieur*, situé en arrière du précédent, repose directement sur le plan squelettique. Il vient se fixer à la base de l'apophyse coronoïde du cubitus. Le biceps et le brachial antérieur étant les fléchisseurs de l'avant-bras, conserver leurs insertions inférieures dans les résections du coude : ne pas dépasser 2 centimètres à partir de l'interligne. A la suite des luxations du coude, apparition possible d'ostéomes dans le brachial antérieur.

b. *Groupe interne*. — Il comprend les origines des muscles dits *épitrochléens*. Au nombre de six disposés sur trois plans : 1º sur un premier plan, le *rond pronateur* (s'insérant à la fois sur l'épitrochlée et sur l'apophyse coronoïde), le *grand palmaire*, le *petit palmaire* et le *cubital antérieur* ; 2º sur un deuxième plan : le *fléchisseur commun superficiel des doigts ;* 3º sur un troisième plan : le *fléchisseur commun profond des doigts*, lequel ne remonte pas à l'épitrochlée comme les précédents, mais prend son origine sur la face antérieure du cubitus.

c. *Groupe externe*. — Il comprend les origines des quatre muscles dits *épicondyliens*. Ce sont, en allant d'avant en arrière : le *long supinateur*, le *premier radial externe*, le *deuxième radial externe*, le *court supinateur*. Les trois premiers, détachés de l'épicondyle et du bord externe de l'humérus, descendent à l'avantbras. Le court supinateur, parti de la région postérieure du coude, contourne la face externe du radius pour venir s'étaler en éventail sur sa face antérieure.

B. VAISSEAUX ET NERFS PROFONDS. — Dans les deux gouttières bicipitales cheminent, au sein d'un tissu cellulaire lâche, des vaisseaux et des nerfs importants,

a. *Artères*. — Elles proviennent de deux sources : 1º de l'*humérale profonde* ; 2º de l'*humérale*.

α) L'*humérale profonde* ou *collatérale externe*, après avoir quitté là gouttière de torsion, chemine dans la gouttière bicipitale externe, où elle se divise en deux branches : l'une postérieure, qui passe en arrière de l'épitrochlée ; l'autre antérieure, qui descend en avant de l'épitrochlée pour venir s'anastomoser avec la récurrente radiale antérieure.

β) L'*humérale*, artère principale, se porte obliquement en bas et en dehors et, à 2 ou 3 centimètres au-dessous du pli du coude, se bifurque en *radiale* et *cubitale* (à noter que, à la partie inférieure de la région brachiale antérieure, elle a donné la *collatérale interne* inférieure, laquelle vient se ramifier en avant et en arrière de l'épitrochlée). L'humérale répond : 1º en dehors, au tendon du biceps ; 2º en dedans, au faisceau coronoïdien du rond pronateur ; 3° en arrière, au brachial antérieur ; 4° en avant, à l'aponévrose (renforcée par l'expansion aponévrotique), au tissu cellulaire sous-cutané, à la peau.

γ) La portion initiale de la *radiale* et de la *cubitale* appartiennent encore à la région : la *radiale*, oblique en bas et en dehors, descend au-dessous du long supinateur (elle fournit la *récurrente radiale antérieure*, qui s'anastomose avec l'humérale profonde) ; la *cubitale*, oblique en bas et en dedans, s'engage au-dessous des muscles épitrochléens (elle fournit le tronc des *interosseuses* et le tronc des *récurrentes cubitales*, dont l'antérieure s'élève au-devant de l'épitrochlée et vient s'anastomoser avec la collatérale interne inférieure). A noter l'existence possible d'une *apophyse sus-épitrochléenne*, concordant presque toujours avec une bifurcation prématurée de l'humérale : son importance au point de vue de la ligature de l'humérale.

b. *Veines*. — Les artères précitées ont chacune deux veines satellites (deux *veines radiales*, deux *veines cubitales*, etc.), se rendant aux *veines humérales* (*anévrysme artério-veineux*, *anévrysmes de Park*).

c. *Lymphatiques*. — Les lymphatiques profonds, suivant l'artère humérale, passent au bras, pour, finalement, aboutir aux ganglions de l'aisselle.

d. *Nerfs*. — Au nombre de deux : le *médian* et le *radial*. Ils ne font que traverser la région.

α) Le *médian* est situé en dedans de l'artère, dont il est séparé par un triangle à base inférieure. D'abord sous-aponévrotique, il s'engage ensuite au-dessous des muscles épitrochléens en passant entre le faisceau épitrochléen et le faisceau coronoïdien du rond pronateur. Il fournit, au pli du coude, des rameaux aux muscles épitrochléens.

β) Le *radial*, au sortir de la gouttière de torsion, descend dans la gouttière bicipitale externe, fournit des rameaux au long supinateur et au premier radial externe et puis, un peu au-dessus de l'interligne articulaire, se partage en deux branches : 1° une *branche antérieure* ou *superficielle*, sensitive, qui descend à l'avant-bras en suivant la face interne du long supinateur ; 2° une *branche postérieure* ou *profonde*, qui, après avoir innervé le deuxième radial externe, perfore le court supinateur (en lui abandonnant des filets) et passe à la région postérieure de l'avant-bras. A noter que la contraction brusque et répétée du court supinateur serait capable de traumatiser le radial.

6° Plan squelettique. — Il est constitué par le plan antérieur de l'articulation du coude et par les extrémités correspondantes des trois leviers osseux qui s'articulent à ce niveau (voy. § 3).

§ 2 — RÉGION OLÉCRANIENNE

Elle comprend toutes les parties molles qui se disposent sur le plan postérieur de l'articulation du bras avec l'avant-bras.

1° Limites. — *Superficiellement :* en haut et en bas (comme dans la région précédente), deux lignes horizontales passant, l'une à deux travers de doigt au-dessus, l'autre à deux travers de doigt au-dessous de l'épitrochlée ; latéralement, deux verticales menées, l'une par l'épitrochlée, l'autre par l'épicondyle. *En profondeur :* jusqu'au plan squelettique.

2° Forme extérieure et exploration. — La région olécranienne nous présente : 1° trois saillies osseuses, une médiane l'*olécrâne*, et deux latérales, l'*épitrochlée* en dedans, l'*épicondyle* en dehors (elles sont sur la même horizontale quand l'avant-bras est dans l'extension ; elles délimitent un triangle isocèle quand l'avant-bras est dans la flexion) ; 2° trois gouttières, l'une *susolécranienne* (cul-de-sac supérieur de la synoviale), l'autre *olécranienne externe* (cupule radiale, condyle huméral), la troisième *olécranienne interne* (nerf cubital).

L'exploration comprend l'inspection, la palpation de chacun des plans constitutifs de la région, l'examen aux rayons X.

3° Plans constitutifs. — Cinq plans superposés : 1° *peau ;* 2° *tissu cellulaire sous-cutané ;* 3° *aponévrose ;* 4° *couche musculaire ;* 5° *plan squelettique*.

a. **Peau**. — Épaisse, rugueuse (*psoriasis*), mobile. Plis transversaux irréguliers quand le bras est en extension. Elle est très vivace : de ce fait, elle convient fort bien pour recouvrir le squelette après la désarticulation du coude.

b. *Tissu cellulaire sous-cutané.* — Fascia superficialis très lâche, peu riche en graisse, sauf sur les côtés où se trouve un pannicule adipeux assez distinct. En arrière de l'olécrâne, *bourse rétro-olécranienne* (dangers de son inflammation dans les plaies infectées de la région). Parfois, autres *bourses séreuses*, en arrière de l'épitrochlée et de l'épicondyle.

c. *Aponévrose.* — L'aponévrose postérieure du coude, ou aponévrose olécranienne, se continue avec celle du bras et celle de l'avant-bras. Mince en haut, elle s'épaissit en bas et en dehors (renforcée par les fibres du triceps). Sa face profonde donne insertion à quelques faisceaux musculaires et, là où il n'y a pas de muscles, adhère aux parties osseuses sous-jacentes.

d. *Couche musculaire.* — Elle comprend un certain nombre de muscles, répartis en trois groupes : moyen, externe et interne.

α) Le *groupe moyen* renferme l'extrémité inférieure du *triceps brachial*, dont le tendon vient s'insérer à la partie inférieure du dos de l'olécrâne sur une hauteur de 15 à 20 millimètres : il respecte la partie qui répond au bec, sur laquelle s'étale un prolongement de la synoviale du coude. Le triceps est le principal extenseur de l'avant-bras : conserver son tendon dans la résection du coude. Il peut arracher l'olécrâne dans ses contractions (fracture par arrachement).

β) Le *groupe externe* ou *épicondylien* renferme quatre muscles, 1° l'*anconé*, triangulaire, partant de l'épicondyle et se rendant à la fois au côté externe de l'olécrâne et à une petite facette triangulaire que limite en arrière le bord postérieur du cubitus; 2° le *cubital postérieur ;* 3° l'*extenseur propre du petit doigt* et, 4° l'*extenseur commun des doigts*, qui descendent à l'avant-bras.

γ) Le *groupe interne* ou *épitrochléen* nous présente le *cubital antérieur*, naissant en haut par deux chefs (entre les deux chefs, le nerf cubital) sur l'épitrochlée et sur l'olécrâne, puis passant à l'avant-bras.

e. *Plan squelettique.* — Il est formé par le plan postérieur de l'articulation huméro-radio-cubitale et par la face postérieure des trois extrémités osseuses qui prennent part à cette articulation (voy. § 3).

4° Vaisseaux et nerfs. — Les gros troncs vasculaires et nerveux se trouvant au pli du coude, la région olécranienne ne renferme guère que les vaisseaux et nerfs qui lui appartiennent en propre : peu importants par conséquent, sauf le nerf cubital.

a. *Artères*. — Elles se distinguent en *superficielles* (insignifiantes) et *profondes*. Ces dernières se divisent en : 1° *descendantes* (*humérale profonde, collatérale interne supérieure* ou *artère du nerf cubital* et *collatérale interne inférieure*), se ramifiant dans la partie supérieure de la région ; 2° *ascendantes* ou *récurrentes* (*récurrente cubitale postérieure* et *récurrente radiale postérieure*), se distribuant à la partie inférieure. A noter que les deux réseaux épitrochléen et épicondylien postérieurs s'anastomosent largement avec les réseaux épitrochléen et épicondylien antérieurs et, d'autre part, sont reliés l'un à l'autre par des anastomoses transversales dont la plus importante longe le rebord supérieur de la fosse olécranienne (*anastomose rétro-olécranienne*). Rétablissement facile de la circulation après la ligature des artères du pli du coude.

b. *Veines*. — Elles se divivent également en : 1° *veines superficielles*, de petit calibre, passant sur le plan antérieur du membre ; 2° *veines profondes*, suivant le trajet des artères, aboutissant aux veines humérales.

c. *Lymphatiques*. — Ils se rendent, qu'ils soient superficiels ou profonds, aux ganglions de l'aisselle.

d. *Nerfs*. — Ils se divisent, comme les vaisseaux, en superficiels et profonds.

α) Les *nerfs superficiels* proviennent : en dehors, du radial et du musculo-cutané ; en dedans, du brachial cutané interne.

β) Les *nerfs profonds* sont représentés par le *nerf de l'anconé* (qui vient du radial) et par le *cubital*. Ce dernier nerf se trouve situé dans la gouttière épitrochléo-olécranienne, entre les deux chefs du cubital antérieur, séparé de la peau par l'aponévrose, facilement accessible par conséquent (luxation du nerf cubital, lorsque l'un des faisceaux du cubital antérieur s'est déchiré à la suite d'un effort ; veiller à ne pas l'intéresser dans la résection du coude). Présence possible d'un *muscle épitrochléo-cubital* allant transversalement de l'épitrochlée à l'olécrâne et recouvrant le nerf dans sa gouttière osseuse.

§ 3 — OS ET ARTICULATIONS DU COUDE

Trois os forment le squelette de la région du coude ; ce sont : 1° l'*extrémité inférieure de l'humérus* ; 2° l'*extrémité supérieure du radius* ; 3° l'*extrémité inférieure du cubitus*.

1° Extrémité inférieure de l'humérus. — Aplatie en palette, elle nous présente : 1° une *surface articulaire* (*condyle* en dehors, *trochlée* en dedans), que surmontent deux fossettes, l'une postérieure (*fossette olécranienne*), l'autre antérieure (*fossette coronoïdienne*) ; 2° deux *apophyses*, l'*épitrochlée* en dedans (la plus saillante, elle déborde la trochlée de 2 centimètres), l'*épicondyle* en dehors.

Elle est formée de tissu spongieux, dont les travées sont, les unes obliques en dehors ou en dedans, les autres disposées en arcades : fragilité de cette épiphyse chez les enfants, fractures sus-condyliennes, fractures en T ou en Y, fractures du condyle externe.

Elle se développe par quatre points d'ossification : un pour l'épitrochlée, les trois autres pour l'épicondyle, le condyle, la trochlée. Ces trois derniers se réunissent en une pièce unique, qui reste séparée de la diaphyse, jusqu'à l'âge de seize à dix-huit ans, par un cartilage de conjugaison peu actif (possibilité de réséquer le coude chez les enfants, rareté des *décollements épiphysaires*) et qui affecte avec la synoviale de l'articulation des rapports intimes (les ostéomyélites de croissance de l'épiphyse inférieure de l'humérus s'accompagnent toujours d'arthrite).

2° Extrémité supérieure du radius. — Elle nous offre : 1° une *tête*, excavée sur sa face supérieure (*cupule*) ; 2° un *col* ; 3° une *tubérosité* (*tubérosité bicipitale*). Elle est formée de tissu spongieux, et se développe par deux points d'ossification (un pour la tête, l'autre pour la tubérosité). Fractures assez rares.

3° Extrémité supérieure du cubitus. — Elle nous présente deux cavités articulaires : 1° la *grande cavité sigmoïde*, regardant en avant, formée par l'*olécrâne* et l'*apophyse coronoïde* ; 2° la *petite cavité sigmoïde*, située sur son côté externe. Elle est constituée, elle aussi, par du tissu spongieux. Elle se développe par le point d'ossification primitif du corps de l'os et par un point supplémentaire pour l'extrémité de l'olécrâne. Fractures assez rares, sauf pour l'olécrâne.

4° Articulations du coude. — Au nombre de deux : *articulation cubito-radio-humérale* et *articulation cubito-radiale supérieure*.

a. *Articulation cubito-radio-humérale* ou *articulation du coude proprement dite*. — Les surfaces articulaires (grande cavité sigmoïde du cubitus et trochlée humérale d'une part, cupule du radius et condyle huméral d'autre part) sont maintenues au contact par un manchon capsulaire renforcé par quatre ligaments : deux *latéraux* (interne et externe), solides et résistants (ils sont déchirés dans les *luxations du coude*) ; un *antérieur* et un *postérieur*, très minces. La synoviale (siège des *arthrites du coude*), qui tapisse cette capsule, envoie deux prolongements, l'un antérieur, l'autre postérieur (*cul-de-sac sous-tricipital*, facilement accessible à la palpation).

b. *Articulation radio-cubitale supérieure*. — Les surfaces articulaires (pourtour de la tête radiale, petite cavité sigmoïde du cubitus) sont réunies par le *ligament annulaire* et le *ligament carré* : (leur déchirure s'accompagne de *luxation divergente* du coude ou de *luxation isolée* du radius). La synoviale qui les tapisse est une dépendance de celle de l'articulation cubito-radio-humérale.

c. *Mouvements des articulations du coude*. — Flexion, extension, pronation et supination ; pas de mouvements de latéralité à l'état normal. Limitation ou disparition rapide des mouvements à la suite des affections du coude.

5° Rapports généraux, exploration et voies d'accès. —

Les os et articulations du coude sont entourés, en avant et sur les côtés, par d'épaisses parties molles où cheminent des vaisseaux et nerfs importants; en arrière, au contraire, ils sont presque sous-cutanés (nerf cubital en dedans). C'est donc par la face postérieure du coude qu'on les explorera (inspection, palpation, examen aux rayons X) ; par là également qu'on les abordera, soit par une incision postéro-médiane unique, soit par deux incisions postérieures, soit par deux incisions latérales.

ARTICLE IV

AVANT-BRAS

L'avant-bras, en anatomie topographique, a pour limites : en haut, un plan horizontal passant à deux travers de doigt au-dessous de l'épitrochlée ; en bas, un deuxième plan horizontal passant immédiatement au-dessus de la tête du cubitus. Nous décrirons à l'avant-bras, comme au bras : 1° une *région antérieure ;* 2° une *région postérieure ;* 3° une *région moyenne* ou *squelettique.*

§ 1 — RÉGION ANTIBRACHIALE ANTÉRIEURE

Elle comprend l'ensemble des parties molles qui s'étalent à la face antérieure de l'avant-bras.

1° Limites. — *Superficiellement :* 1° en haut, une ligne transversale passant à deux travers de doigt au-dessous de l'épitrochlée ; 2° en bas, une ligne transversale passant par la partie la plus élevée de la tête du cubitus ; 3° sur les côtés, deux verticales qui, partant de l'épitrochlée et de l'épicondyle, aboutiraient aux apophyses styloïdes du cubitus et du radius. *En profondeur :* les os de l'avant-bras et le ligament interosseux qui les unit.

2° Forme extérieure et exploration. — La région antibrachiale antérieure nous présente, en haut, deux saillies latérales qui s'atténuent graduellement en s'éloignant du coude.

Son exploration comprend l'inspection et la palpation méthodique de ses plans constitutifs.

3° Plans constitutifs. — Cinq plans superposés : 1° la *peau ;* 2° le *tissu cellulaire sous-cutané ;* 3° l'*aponévrose ;* 4° la *couche sous-aponévrotique ;* 5° le *plan squelettique.*

a. *Peau.* — Mince, fine, glissant facilement, glabre. sauf en dehors où se trouvent quelques poils.

b. *Tissu cellulaire sous-cutané.* — Deux couches : couche externe aréolaire plus ou moins riche en graisse; couche interne lamelleuse, formant *fascia superficialis* (phlegmons superficiels).

c. *Aponévrose.* — Elle se continue en haut avec l'aponévrose brachiale, en bas avec l'aponévrose du poignet ; plus épaisse en haut qu'en bas ; percée d'un certain nombre d'orifices, pour le passage des vaisseaux et des nerfs. Par sa face profonde, elle jette sur les muscles sous-jacents des gaines celluleuses. Elle envoie, en outre, en dedans et en dehors, deux cloisons disposées en sens frontal, *cloisons intermusculaires interne* et *externe,* qui se fixent l'une sur le bord postérieur du cubitus, l'autre sur le bord postérieur du radius, servant ainsi de limite respective aux deux régions antérieure et postérieure de l'avant-bras.

d. *Couche sous-aponévrotique.* — Elle renferme douze muscles répartis sur trois plans. Ils sont séparés les uns des autres par des couches celluleuses, siège possible de phlegmons profonds.

α) Le *premier plan* ou *plan superficiel* nous présente, en allant de dehors en dedans, le *long supinateur*, le *rond pronateur*, le *grand palmaire*, le *petit palmaire* et le *cubital antérieur.* Ces muscles (sauf le rond pronateur, qui se fixe à la partie moyenne de la face externe du radius) passent tous à la région du poignet. Charnus en haut, ils sont, en bas, réduits à leurs tendons, entre lesquels on voit le deuxième plan et les deux artères radiale et cubitale.

β) Le *deuxième plan* ou *plan moyen* est représenté : 1° en dehors, par les deux *radiaux externes ;* 2° en dedans, par le *fléchisseur commun superficiel des doigts,* se résolvant en bas en quatre tendons qui passent au poignet ; sur ce muscle s'étale parfois une lame cellulo-fibreuse, le séparant du plan superficiel.

γ) Le *troisième plan* ou *plan profond* nous présente trois muscles : 1° tout en haut, le *court supinateur*, s'étalant en éventail sur la face antérieure du radius ; 2° en dehors, le *long fléchisseur propre du pouce*, prenant naissance sur la face antérieure du radius et la partie externe du ligament interosseux (son tendon passe au poignet) ; 3° en dedans, le *fléchisseur commun profond des doigts*, se détachant de la face antérieure du radius et de la partie externe du ligament interosseux, se résout en bas en quatre tendons qui descendent au poignet et à la main.

δ) A la partie tout inférieure de la région, et formant un *quatrième plan*, se trouve le *carré pronateur*, que nous retrouverons au poignet.

e. *Plan squelettique*. — Le plan squelettique est constitué par le *radius* (s'élargissant au fur et à mesure qu'il descend), par le *cubitus* (plus ou moins excavé en gouttière) et, entre les deux, par la *membrane interosseuse* qui les unit l'un à l'autre (voy. plus loin).

4° Vaisseaux et nerfs. — Les uns appartiennent en propre à la région ; les autres ne font que la traverser pour passer dans les régions voisines.

a. *Artères*. — Nous ne ferons que mentionner les *artères superficielles* : elles sont sans importance. Les *artères profondes* proviennent de la radiale, de la cubitale, de l'interosseuse antérieure ; elles sont souvent intéressées dans les plaies de l'avant-bras.

α) La *radiale*, branche externe de l'humérale, naît à 3 centimètres au-dessous du milieu du coude ; sa direction est donnée par une ligne, *ligne d'incision*, qui va du milieu du pli du coude à la gouttière du pouls. Elle chemine entre le long supinateur (*muscle satellite*) en dehors, le rond pronateur, puis le grand palmaire en dedans : elle est simplement recouverte par la peau, par l'aponévrose et, en haut, par le bord du long supinateur. Elle fournit la *récurrente radiale antérieure* et des *branches musculaires*.

β) La *cubitale*, branche interne de l'humérale, est tout d'abord oblique en bas et en dedans, puis verticale. Dans sa portion oblique, elle est cachée sous les muscles épitrochléens et croisée par le nerf médian ; dans sa portion verticale (portion accessible), elle chemine, en compagnie du nerf cubital (il est en dedans de l'artère), sur le fléchisseur commun profond, entre le cubital antérieur (en dedans) et le fléchisseur commun superficiel (en dehors) : elle se trouve recouverte par la peau et deux aponévroses, l'aponévrose d'enveloppe et l'aponévrose des fléchisseurs. Elle fournit les *récurrentes cubitales*, les *interosseuses*, les *branches musculaires*.

γ) L'*interosseuse antérieure*, branche du tronc des interosseuses, descend, appliquée sur la membrane interosseuse, jusqu'au poignet, où nous la retrouverons. Elle fournit des branches musculaires de l'artère du médian.

b. *Veines.* — Elles se divisent en superficielles et profondes. — Les *veines superficielles* sont au nombre de trois : la *cubitale*, la *radiale*, la *médiane*. Elles se dirigent vers le coude. — Les *veines profondes* suivent le trajet des artères (au nombre de deux pour chaque artère).

c. *Lymphatiques.* — Ils se distinguent encore en superficiels et profonds. — Les *lymphatiques superficiels* se dirigent vers le coude, groupés autour des veines. — Les *lymphatiques profonds* accompagnent les artères ; pas de ganglions sur leur parcours ; ils se rendent aux ganglions de l'aisselle.

d. *Nerfs.* — Ils forment deux groupes : nerfs superficiels et nerfs profonds.

α) Les *nerfs superficiels*, destinés à la peau, proviennent : 1° en dehors, du musculo-cutané ; 2° en dedans, du brachial cutané interne.

β) Les *nerfs profonds* sont, comme au coude, au nombre de trois : le médian, le radial, le cubital.

Le *médian*, après avoir croisé l'artère et les veines cubitales, descend entre le fléchisseur commun superficiel des doigts et le fléchisseur profond, dans l'interstice qui sépare ce dernier muscle du fléchisseur propre du pouce. Tout en bas, il apparaît (plus superficiel) entre le tendon du grand palmaire et celui du petit palmaire : très accessible sur ce point, suivant une ligne menée du milieu du pli du coude au milieu du talon de la main. Il fournit des filets à tous les muscles antérieurs de l'avant-bras, sauf le cubital antérieur et les deux faisceaux internes du fléchisseur commun profond. Le *radial* (ou plutôt sa branche antérieure) descend en dedans du long supinateur, en dehors de l'artère radiale. Il ne fournit aucun rameau à l'avant-bras.

Le *cubital* (en dedans de l'artère cubitale) chemine dans l'interstice du fléchisseur commun superficiel et du cubital antérieur. Il repose sur le fléchisseur profond des doigts d'abord, puis sur le carré pronateur. Comme repère, ligne allant du sommet de l'épitrochlée au côté externe du pisiforme.

§ 2 — RÉGION ANTIBRACHIALE POSTÉRIEURE

Elle comprend l'ensemble des parties molles qui s'étagent en arrière du cubitus et du radius.

1° Limites. — Comme la région précédente (voy. p. 448).

2° Forme extérieure et exploration. — La région antibrachiale postérieure est convexe dans son ensemble. Elle nous présente, chez l'adulte et les sujets bien musclés, un certain nombre de reliefs et de dépressions dus aux muscles sous-jacents. Son exploration comprend l'inspection, la palpation des divers plans constitutifs, l'examen du squelette aux rayon X.

3° Plans constitutifs. — Cinq plans, comme la région antérieure : 1° la *peau*; 2° le *tissu cellulaire sous-cutané*; 3° l'*aponévrose*; 4° la *couche sous-aponévrotique*; 5° le *plan squelettique*.

a. *Peau*. — Plus épaisse et plus rugueuse qu'à la région antérieure, légèrement velue, mobile.

b. *Tissu cellulaire sous-cutané*. — Comme dans la région précédente.

c. *Aponévrose*. — Plus épaisse que celle de la région antérieure, avec laquelle elle se continue.

d. *Couche sous-aponévrotique*. — Au-dessous de l'aponévrose nous rencontrons des muscles fort nombreux, savoir :

α) *Sur le côté externe, le long supinateur, les deux radiaux*.

externes et, tout en haut, le *court supinateur* (que nous avons déjà vus dans la région précédente), longeant le côté externe du radius.

β) *Sur le côté interne*, la face postérieure du *cubital antérieur*, longeant le côté interne du cubitus.

γ) *A la partie moyenne*, huit muscles disposés sur deux plans : plan superficiel et plan profond. — Le *plan superficiel* comprend quatre muscles, qui sont, en allant de dehors en dedans : l'*extenseur commun des doigts*, l'*extenseur propre du petit doigt*, le *cubital postérieur* (passant au poignet) et l'*anconé* (se fixant au cubitus à la partie toute supérieure de la région). — Le *plan profond*, à son tour, nous présente quatre muscles. En allant de dehors en dedans : le *long abducteur du pouce*, le *court extenseur du pouce*, le *long extenseur du pouce* et l'*extenseur propre de l'index*. Insérés en haut sur la partie moyenne du plan squelettique, ils passent au poignet. A noter que les trois destinés au pouce passent, à la manière d'une *sangle oblique*, en arrière des tendons radiaux, dont ils sont séparés par une bourse séreuse (siège de l'*aï crépitant du poignet*).

e. *Plan squelettique*. — Comme à la région antibrachiale antérieure : le *cubitus*, le *radius* et le *ligament interosseux*.

4° Vaisseaux et nerfs. — Moins nombreux et surtout moins importants que ceux de la région antérieure :

a. *Artères*. — Elles proviennent de l'interosseuse postérieure, qui, après avoir traversé le ligament interosseux et donné la *récurrente radiale postérieure*, descend entre les muscles superficiels et les muscles profonds et s'anastomose, un peu au-dessus du poignet, avec l'interosseuse antérieure (devenue postérieure).

b. *Veines*. — Elles se divisent en deux groupes : superficielles et profondes. — Les *veines superficielles* forment un riche réseau se continuant avec celui de la main et celui du bras. Elles passent pour la plupart dans la région antérieure. — Les *veines profondes*, suivant le trajet des artères, passent au pli du coude pour aboutir aux veines cubitales profondes.

c. *Lymphatiques*. — Deux groupes : *lymphatiques superficiels*, suivant assez exactement le trajet des veines superficielles et passant à la région antérieure ; *lymphatiques profonds*, suivant l'interosseuse postérieure. Ils aboutissent tous aux ganglions de l'aisselle.

d. *Nerfs*. — Ils se distinguent en superficiels et profonds. — Les *nerfs superficiels* proviennent : en dehors, du *musculo-cutané*; en dedans, du *brachial cutané interne* : à la partie moyenne, du *radial*. — Les *nerfs profonds* proviennent de la branche profonde du radial, laquelle arrive à la région en traversant le court supinateur. Verticalement descendante, cette branche donne des rameaux à tous les muscles du groupe moyen (tant superficiels que profonds), puis passe au poignet.

§ 3 — OS DE L'AVANT-BRAS

Le squelette de l'avant-bras est constitué par le *corps du cubitus*, le *corps du radius* et le *ligament interosseux*.

1° Corps du cubitus et du radius. — L'un et l'autre ont une forme prismatique triangulaire et une extrémité renflée (l'extrémité anti-brachiale pour le cubitus, l'extrémité carpienne pour le radius). Ils sont au contact à leurs extrémités, mais séparés, dans leur portion intermédiaire, par l'*espace interosseux*. Sa conservation est nécessaire aux mouvements de pronation et de supination : ne pas l'oublier dans le cas de fracture de l'avant-bras.

2° Ligament interosseux. — Membrane fibreuse (orifices vasculaires; ligament de Weitbrecht), comblant l'espace interosseux et unissant le radius au cubitus; elle jouerait un certain rôle dans le mécanisme de quelques fractures de l'extrémité inférieure du radius.

3° Rapports généraux, exploration et voies d'accès. — Les os de l'avant-bras sont entourés par d'épaisses masses musculaires, que parcourent, en avant surtout, des vaisseaux et des nerfs importants. Le cubitus ne vient se mettre en rapport avec les téguments que en arrière seulement (zone d'exploration et voie d'accès cubitale) ; le radius, que en bas et en dehors (zone d'exploration et voie d'accès radiale).

ARTICLE V

POIGNET

Intermédiaire à l'avant-bras et à la main, le poignet répond à l'articulation radio-cubito-carpienne. Nous lui assignerons pour limites : en haut, un plan horizontal passant immédiatement au-dessus de la tête du cubitus ; en bas, un deuxième plan horizontal parallèle au précédent, passant immédiatement au-dessous du pisiforme (ce dernier plan répond à l'articulation médio-carpienne). Nous diviserons le poignet en trois régions : 1° une *région antérieure;* 2° une *région postérieure;* 3° une région intermédiaire, comprenant les *os et articulations du poignet.*

§ 1 — RÉGION ANTÉRIEURE DU POIGNET

Elle comprend l'ensemble des parties molles qui se disposent au-devant de l'articulation du poignet.

1° Limites. — *Superficiellement :* 1° en haut, une ligne transversale passant au-dessus de la tête du cubitus ; 2° en bas, une deuxième ligne transversale passant au-dessous des deux saillies que forment le pisiforme et le scaphoïde ; 3° sur les côtés, deux verticales suivant, l'une le cubitus, l'autre le radius. — *En profondeur :* le plan antérieur de la région articulaire.

2° Forme extérieure et exploration. — La région antérieure du poignet a la forme d'un quadrilatère aplati transversalement. On remarque, sur sa face antérieure, trois gouttières verticales (externe, médiane, interne), délimitées par des saillies tendineuses et, en outre, trois plis cutanés transversaux : l'inférieur, seul constant, répond aux deux extrémités de l'interligne médio-carpien ; il surmonte immédiatement le *talon de la main,* saillie formée par l'origine des éminences thénar et hypothénar.

L'exploration comprend l'inspection, la palpation des divers plans constitutifs, l'examen aux rayons X.

3° Plans constitutifs. — Cinq plans superposés : 1° la *peau ;* 2° le *tissu cellulaire sous-cutané ;* 3° l'*aponévrose ;* 4° la *couche sous-aponévrotique ;* 5° le *squelette.*

a. *Peau.* — Mince, assez adhérente à l'aponévrose ; à peine quelques poils follets (siège de prédilection de la gale).

b. *Tissu cellulaire sous-cutané.* — Assez serré, à peu près dépourvu de graisse ; le poignet, chez les sujets obèses, paraît comme étranglé.

c. *Aponévrose.* — Mince en haut, elle s'épaissit en bas pour former une sorte de ruban transversal, le *ligament annulaire antérieur du carpe :* il mesure 3 ou 4 centimètres de hauteur et se fixe en dedans sur le pisiforme et l'os crochu, en dehors sur le radius et les tubercules du scaphoïde et du trapèze. Il envoie, par sa face profonde, une cloison fibreuse, disposée en sens sagittal, qui vient s'attacher au scaphoïde et au trapèze. A noter que cette cloison transforme la gouttière antérieure du carpe en deux conduits ostéo-fibreux : l'un, externe, *conduit du grand palmaire ;* l'autre, interne, *conduit des fléchisseurs* ou *canal radio-carpien.*

d. *Couche sous-aponévrotique.* — Elle renferme, outre les vaisseaux et nerfs, de nombreux muscles ou tendons (souvent lésés dans les plaies du poignet en même temps que les vaisseaux et les nerfs) se disposant sur quatre plans : 1° sur un premier plan, les tendons du *long supinateur* (se fixant à la base de l'apophyse styloïde du radius), du *grand palmaire,* du *petit palmaire* (se fixant au ligament annulaire) et du *cubital antérieur* (s'attachant au pisiforme) ; 2° sur un deuxième plan, les quatre tendons du *fléchisseur commun superficiel ;* 3° sur un troisième plan, le tendon du *fléchisseur propre du pouce* en dehors et, en dedans, les quatre tendons du *fléchisseur commun profond ;* 4° sur un quatrième plan, les faisceaux inférieurs du *carré pronateur,* allant du radius au cubitus. A noter trois synoviales : l'un pour le grand palmaire, les deux autres pour les fléchisseurs (voy. *Région palmaire*).

e. *Plan squelettique.* — Il est constitué : 1° en haut par le *cubitus* et le *radius* (extrémité inférieure) avec, entre les deux, les faisceaux inférieurs du *ligament interosseux* ; 2° en bas, par la première rangée du carpe (*scaphoïde, semi-lunaire, pyramidal, pisiforme*) ; 3° par les *ligaments* qui unissent ces différents os (voy. § 3).

4° Vaisseaux et nerfs. — La région antérieure du poignet, comme la région antérieure de l'avant-bras qu'elle continue, est encore une région de passage pour des vaisseaux et nerfs importants. Ces organes occupent les trois gouttières (externe, interne, médiane : *zones dangereuses*) signalées à propos de la morphologie.

a. *Artères*. — Au nombre de deux : la *radiale* et la *cubitale*.

α) La *radiale*, très superficielle (*pouls*), est seulement recouverte par la peau et l'aponévrose ; elle est donc facilement accessible. Elle chemine dans une gouttière (*gouttière externe*) délimitée par le long supinateur en dehors, le grand palmaire en dedans. Arrivée à la base de l'apophyse styloïde du radius, elle se dirige vers la face postérieure du poignet (voy. p. 468). Branches : *artère radio-palmaire, transversale du carpe*.

β) La *cubitale*, plus profonde que la précédente (sauf au niveau du pisiforme, où elle glisse en avant du ligament annulaire), est recouverte par la peau et deux aponévroses, l'aponévrose superficielle et l'aponévrose des fléchisseurs. Accompagnée par le nerf cubital (situé en dedans d'elle), elle chemine dans la gouttière (*gouttière interne*) formée en dehors par le fléchisseur superficiel, en dedans par le cubital antérieur. Branches : *transverse du carpe, cubito-palmaire*.

γ) A ces deux artères, artères principales, il faut ajourter l'*artère interosseuse antérieure* (située au-dessous du carré pronateur), qui traverse en bas le ligament interosseux, et l'*artère du nerf médian* (parfois volumineuse) qui accompagne ce tronc nerveux.

b. *Veines*. — Elles se distinguent en superficielles et profondes. — Les *veines superficielles* sont des veines sans nom, ordinairement petites : elles forment les origines de la veine médiane. — Les *veines profondes* accompagnent les artères (deux pour chaque artère).

c. *Lymphatiques*. — Les lymphatiques, soit *superficiels*, soit *profonds*, gagnent la région antérieure de l'avant-bras.

d. *Nerfs*. — Ils se divisent en superficiels et profonds.

α) Les *nerfs superficiels* proviennent, en dedans du *brachial cutané interne*, en dehors du *musculo-cutané*. Entre les deux, le *rameau cutané palmaire du médian*, descendant à la main.

β) Les *nerfs profonds* sont au nombre de deux (le radial ayant déjà gagné la face postérieure) : 1° le *médian*, placé dans la gouttière (*gouttière médiane*) que forment le tendon du grand palmaire et celui du petit palmaire en dehors, les tendons fléchisseurs en dedans ; il ne fournit aucune branche, sauf le rameau cutané palmaire ; 2° le *cubital*, accompagnant l'artère homonyme (il est situé en dedans d'elle) et, au niveau du pisiforme, se divisant en deux branches, l'une superficielle, l'autre profonde (voy. *Région palmaire*).

§ 2 — RÉGION POSTÉRIEURE DU POIGNET

Située en arrière de la précédente, elle comprend l'ensemble des parties molles qui se disposent en arrière de l'articulation du poignet.

1° Limites. — Les mêmes que pour la région précédente.

2° Forme extérieure et exploration. — La région postérieure du poignet a la forme d'un quadrilatère, comme l'antérieure. On y voit deux saillies osseuses volumineuses : 1° en dedans, la *tête du cubitus* (ou son apophyse styloïde) ; 2° en dehors, l'*extrémité inférieure du radius* (avec, aussi, son apophyse styloïde : celle-ci descend 8 à 10 millimètres plus bas que celle du cubitus, sauf le cas de fracture avec pénétration du radius, où elle est plus ou moins remontée). On y voit encore, lorsque le pouce se met en extension et abduction, la *tabatière anatomique*. — L'exploration, facile à pratiquer, comprend l'inspection, la palpation, l'examen aux rayons X.

3° Plans constitutifs. — Cinq plans, comme pour la région antérieure : 1° la *peau* ; 2° le *tissu cellulaire sous-cutané* ; 3° l'*aponévrose* ; 4° la *couche sous-aponévrotique* ; 5° le *squelette*.

a. *Peau.* — Plus épaisse et plus mobile qu'à la région antérieure. Poils courts et clairsemés. Un certain nombre de plis transversaux, n'ayant rien de fixe, partant sans importance.

b. *Tissu cellulaire sous-cutané.* — Comme à l'avant-bras. Deux bourses séreuses au niveau des apophyses styloïdes du radius et du cubitus (pas constantes).

c. *Aponévrose.* — Mince en haut, elle s'épaissit en bas pour former le *ligament annulaire postérieur du carpe* : bandelette transversale allant d'un bord à l'autre du carpe, s'insérant en dedans sur le pyramidal et le pisiforme, en dehors sur le côté externe du radius. De sa face profonde s'échappent des cloisons verticales qui, en se fixant d'autre part sur le plan squelettique (cubitus et radius) circonscrivent six coulisses ostéo-fibreuses pour les tendons du plan suivant.

d. *Couche sous-aponévrotique.* — Elle est représentée par de nombreux tendons se disposant comme suit dans les coulisses précitées. Ce sont, en allant de dehors en dedans :

1° Dans la première coulisse, le *long abducteur* et le *court extenseur du pouce;* une synoviale remontant à 2 ou 3 centimètres au-dessus du ligament annulaire et ne dépassant pas, en bas, la première rangée du carpe.

2° Dans la deuxième coulisse, les deux *radiaux externes,* obliques en bas et en dedans; une synoviale unique en haut (remontant à 2 ou 3 centimètres au-dessus du ligament annulaire), se divisant en bas en deux culs-de-sac distincts qui vont jusqu'aux métacarpiens.

3° Dans la troisième coulisse, le *long extenseur du pouce*, avec une synoviale dépassant, en haut, de 1 ou 2 centimètres le ligament annulaire. Entre ce tendon et celui du court extenseur se trouve la *tabatière anatomique*, dans le fond de laquelle se voient successivement en allant de haut en bas : le tendon du premier radial externe, celui du deuxième radial externe, l'artère radiale.

4° Dans la quatrième coulisse, l'*extenseur propre de l'index* et les quatre tendons de l'*extenseur commun des doigts;* synoviale commune, remontant à un centimètre au-dessus du ligament annulaire et descendant jusqu'au milieu du métacarpe.

5° Dans la cinquième coulisse (elle répond à l'espace qui sépare le radius du cubitus, les quatre précédentes répondant aux gouttières du radius), l'*extenseur propre du petit doigt*, avec sa synoviale allant de la tête du cubitus au milieu du cinquième métacarpien.

6° Dans la sixième coulisse (elle est située entre la tête du cubitus et son apophyse styloïde), le tendon du *cubital postérieur* ; synoviale allant de la tête du cubitus à l'extrémité supérieure du cinquième métacarpien.

e. *Plan squelettique*. — Comme dans la région antérieure : 1° l'extrémité inférieure du *radius* ; 2° l'extrémité inférieure du *cubitus* ; 3° les derniers faisceaux du *ligament interosseux* ; 4° la *première rangée du carpe*.

4° Vaisseaux et nerfs. — Beaucoup moins importants que dans la région antérieure.

a. *Artères*. — Elles se distinguent en superficielles et profondes :

α) *Artères superficielles* : insignifiantes.

β) *Artères profondes* : 1° La *radiale* qui, après avoir contourné l'apophyse styloïde du radius, se porte en bas et en dehors, en traversant obliquement la partie inférieure de la tabatière anatomique (elle repose là sur le trapèze) ; elle fournit la *dorsale du carpe* se portant transversalement en dehors ; 2° la *cubito-dorsale*, branche de la cubitale ; 3° l'*interosseuse antérieure* qui, devenue postérieure (après avoir traversé le ligament interosseux), s'anastomose à la fois avec la dorsale du carpe et la cubito-dorsale. A noter, tout autour du poignet, un *bracelet artériel*, communiquant d'une part avec les interosseuses, d'autre part avec les deux artères radiale et cubitale : ce qui explique le rétablissement de la circulation après ligature des deux derniers vaisseaux à l'avant-bras.

b. *Veines*. — Elles se divisent en superficielles et profondes. — Les *veines superficielles*, nées de l'arcade dorsale de la main, gagnent la région antérieure de l'avant-bras. — Les *veines profondes* accompagnent les artères.

c. *Lymphatiques.* — Ils aboutissent en partie aux ganglions sus-épitrochléens, en partie aux ganglions de l'aisselle.

d. *Nerfs.* — Ils proviennent : 1° en dedans, du *brachial cutané interne* et de la branche dorsale du *cubital;* 2° en dehors, du *musculo-cutané* et de la branche cutanée du *radial.*

§ 3 — OS ET ARTICULATIONS DU POIGNET

Ils sont représentés : 1° par l'extrémité inférieure du cubitus et du radius; 2° par les os de la première rangée du carpe; 3° par les articulations radio-cubitale inférieure, radio-carpienne ou du poignet proprement dit, carpiennes.

1° Extrémité inférieure du radius. — Elle a la forme d'une pyramide quadrangulaire tronquée, nous présentant six faces : supérieure; inférieure ou base (surface articulaire pour les os du carpe) ; antérieure; postérieure et postéro-externe (creusées de gouttières) ; interne (cavité sigmoïde du radius). Elle se développe par un point d'ossification. Le cartilage de conjugaison, très actif (*épiphyse fertile*, ne pas faire de résection avant l'âge de vingt ans), est à un centimètre de l'articulation; l'ostéomyélite de croissance peut ne pas se propager à la synoviale. Structure spongieuse (les fractures, très fréquentes, s'accompagnent, en règle générale, de pénétration de la diaphyse dans l'épiphyse).

2° Extrémité inférieure du cubitus. — Elle se termine par un petit renflement, la *tête du cubitus* (articulaire par son pourtour et sa face inférieure), d'où part l'*apophyse styloïde du cubitus* (fractures fréquentes). Elle se développe par un point d'ossification et est constituée par du tissu spongieux.

3° Os de la première rangée du carpe. — Au nombre de quatre. Ce sont, en allant de dehors en dedans : le *scaphoïde* (fractures fréquentes, déterminant une impotence fonctionnelle notable); le *semi-lunaire;* le *pyramidal;* le *pisiforme.* Ils sont formés de tissu spongieux et se développent par un point d'ossification (le scaphoïde en a deux).

4° Articulation radio-cubitale inférieure. — Trochoïde

26.

constituée par la cavité sigmoïde du radius et la tête du cubitus.

Elle nous présente : 1° un ligament interosseux (*ligament triangulaire*), séparant l'articulation radio-cubitale de la radio-carpienne, et deux ligaments radio-cubitaux (antérieur et postérieur) : 2° une synoviale, ordinairement indépendante de celle du poignet.

Mouvements de pronation et de supination.

5° Articulation du poignet. — Condylienne, formée, d'une part par la face inférieure du radius et celle du ligament triangulaire, d'autre part par la première rangée du carpe.

Ces surfaces articulaires sont réunies par une capsule, que renforcent quatre ligaments, externe, interne, postérieur, antérieur. Celui-ci est de beaucoup le plus puissant : il peut arracher l'extrémité inférieure du radius dans une chute sur la paume de la main.

La capsule est tapissée par une synoviale : siège fréquent d'inflammation blennorrhagique ou tuberculeuse ; point de départ des kystes arthro-synoviaux du poignet.

L'articulation du poignet possède les mouvements : 1° d'extension (son exagération peut produire une fracture du radius par arrachement et une fracture transversale du scaphoïde) ; 2° de flexion (ils s'exécutent aussi et surtout dans l'articulation médio-carpienne ; exagérés, ils peuvent déterminer une luxation du carpe en arrière et une fracture verticale du scaphoïde) ; 3° d'adduction ; 4° d'abduction ; 5° de circumduction.

6° Articulations des os de la première rangée entre eux. — Forment trois arthrodies (*scapho-lunaire, pyramido-lunaire, piso-pyramidale*) peu mobiles ; ligaments dorsaux, palmaires, interosseux. *Luxation possible du semi-lunaire* à la suite d'une hyperextension excessive de la main.

7° Rapports généraux, exploration et voies d'accès. — Les os et articulations du poignet sont recouverts : 1° en avant, par d'épaisses parties molles, au milieu desquelles cheminent des vaisseaux et nerfs importants ; 2° en arrière et sur les côtés, par la peau et une seule couche de tendons. Aussi est-ce par leurs faces postérieure et latérale qu'on les explore (inspection, palpation, examen aux rayons X) et qu'on les aborde (*voie latérale interne, voie latérale externe, voie dorsale externe*).

ARTICLE VI

MAIN

La main, segment terminal du membre thoracique, peut être définie en anatomie topographique : cette partie du membre supérieur qui fait suite au poignet. Limitée en haut par un plan horizontal passant par les deux saillies que forment le pisiforme et le scaphoïde, elle est limitée en bas par les doigts. Elle comprend donc, en la rapportant au squelette, la deuxième rangée du carpe, le métacarpe et les phalanges. Nous étudierons successivement (en faisant des *doigts* une région à part) : 1° la paume de la main ou *région palmaire* ; 2° la *région dorsale* ; 3° les *doigts* ; 4° les *os* et les *articulations* de la main.

§ 1 — RÉGION PALMAIRE

Elle comprend l'ensemble des parties molles qui s'étagent en avant de la deuxième rangée du carpe et des cinq métacarpiens.

1° Limites. — *Superficiellement*, la région palmaire (de forme quadrilatère) est limitée : 1° en haut (*bord supérieur*), par une ligne transversale passant au-dessous du pisiforme et du tubercule du scaphoïde ; 2° en bas (*bord inférieur*), par une ligne courbe passant par les plis digito-palmaires des quatre derniers doigts ; 3° en dedans (*bord interne* ou *cubital*), par une ligne qui, partant du pisiforme, aboutirait au côté interne du petit doigt ; 4° en dehors (*bord externe* ou *radial*), par le pli digito-palmaire du pouce et, au-dessus et au-dessous de ce pli, par le bord même de la main. — *En profondeur* : jusqu'aux interosseux palmaires inclusivement.

2° Forme extérieure et exploration. — La région palmaire nous présente : 1° dans sa portion circonférentielle, trois saillies toujours très marquées, l'*éminence thénar* en haut et en dehors, l'*éminence hypothénar* en haut et en dedans, le *bourrelet digito-palmaire* en bas ; 2° à son centre, une excavation, *creux de la main*, où se voient un certain nombre de plis ; les plus constants sont au nombre de trois et forment une sorte d'M : ce sont le *pli supérieur*, le *pli moyen*, le *pli inférieur*. L'exploration comprend, ici comme ailleurs, l'inspection, la palpation méthodique des plans constitutifs, l'examen aux rayons X.

3° Plans superficiels. — Nous comprenons sous ce titre la *peau* et le *tissu cellulaire sous-cutané* (avec ses *vaisseaux et nerfs*).

a. *Peau.* — Très épaisse (l'utiliser de préférence à celle de la région dorsale, pour recouvrir les extrémités osseuses dans les amputations et les résections) ; à peu près immobile sauf sur l'éminence thénar ; ni poils, ni glandes sébacées : par contre, glandes sudoripares très abondantes (*durillons, durillons forcés, abcès en bouton de chemise* de VELPEAU).

b. *Tissu cellulaire sous-cutané.* — Sauf sur l'éminence thénar, où il y a encore un rudiment de fascia superficialis, la couche sous-cutanée est aréolaire : travées conjonctives allant du derme à l'aponévrose et circonscrivant des aréoles où se tassent des pelotons adipeux. A noter que le tissu adipeux s'accumule aux deux extrémités de la région (*talon antérieur* et *talon postérieur*). Un seul muscle : le *palmaire cutané*, allant du ligament palmaire à la peau de l'éminence hypothénar.

c. *Vaisseaux et nerfs superficiels.* — Les *artères* sont petites, négligeables. Les *veines* sont également de petit calibre : quelques veines plus grosses sur les deux éminences thénar et hypothénar, origine de la *céphalique du pouce* et de la *salvatelle*. — Les *lymphatiques* forment un riche réseau : les troncs efférents (supérieurs, inférieurs, internes et externes) aboutissent tous aux ganglions de l'aisselle. — Les *nerfs* proviennent : en dedans, du *cubital* ; en dehors et en haut, du *musculo-cutané* et du *radial* (rameau thénarien) ; à la partie moyenne et en bas, du rameau cutané palmaire du *médian*.

4° Aponévrose palmaire superficielle. — Elle se divise en trois portions (moyenne, externe et interne) :

α) L'*aponévrose palmaire moyenne* (*ligament palmaire*) est triangulaire. Son sommet, dirigé en haut, se continue avec le tendon du petit palmaire. Sa base, répondant au bord inférieur de la région, se fixe sur les côtés des phalanges, en ménageant : 1º des *arcades digitales*, répondant aux doigts, au nombre de quatre, pour le passage des tendons fléchisseurs ; 2º des *arcades interdigitales*, répondant aux espaces interdigitaux, au nombre de trois, pour le passage des lombricaux et des vaisseaux et nerfs collatéraux des doigts. Elle est formée de deux sortes de fibres : les unes longitudinales, les autres transversales (*rétraction de l'aponévrose palmaire*).

β) L'*aponévrose palmaire externe* recouvre l'éminence thénar. Elle est relativement fort mince.

γ) L'*aponévrose palmaire interne*, également très mince, recouvre l'éminence hypothénar.

5º Couche sous-aponévrotique. — Au-dessous de l'aponévrose se trouvent des muscles, des synoviales (*synoviales des fléchisseurs*), des *vaisseaux et des nerfs*, le tout se disposant dans un certain nombre de loges, les *loges palmaires*.

A. Loges de la main. — Les trois aponévroses précitées se réunissent réciproquement par leurs bords. Des deux lignes de fusion partent deux cloisons placées de champ, l'une externe, l'autre interne, qui viennent se fixer d'autre part : sur le bord antérieur du 5º métacarpien. Ces deux cloisons divisent l'espace sous-aponévrotique en trois loges : externe, interne et moyenne.

B. Muscles et tendons contenus dans les trois loges. — Ces trois loges renferment d'abord des muscles.

a. *Loge externe*. — Elle répond à l'éminence thénar et renferme les quatre muscles de la région : 1º le *court abducteur du pouce*, allant du scaphoïde au côté externe de la 1ʳᵉ phalange du pouce ; 2º le *court fléchisseur*, partant du ligament annulaire et du trapèze et se divisant en deux faisceaux, l'un pour le côté interne, l'autre pour le côté externe de la 1ʳᵉ phalange du pouce (entre les deux chemine le tendon du *long fléchisseur propre du pouce*) ; 3º l'*opposant du pouce*, allant du trapèze au 1ᵉʳ métacarpien ; 4º l'*adducteur du pouce*, large triangle dont la base répond au trapézoïde, au grand os et au 3e métacarpien, et le sommet au côté interne de la 1re phalange du pouce.

b. *Loge interne*. — Elle répond à l'éminence hypothénar et renferme les trois muscles suivants : 1° l'*adducteur du petit doigt* et le *court fléchisseur du petit doigt*, allant du carpe au côté interne de la 1re phalange du petit doigt ; l'*opposant du petit doigt*, allant de l'os crochu au 5e métacarpien.

c. *Loge moyenne*. — Située entre les deux autres, elle renferme : 1° sur un premier plan, les quatre tendons du *fléchisseur commun superficiel ;* 2° sur un deuxième plan, les quatre tendons du fléchisseur profond, avec les quatre *lombricaux*. En avant et en arrière des tendons fléchisseurs, se trouve une couche cellulo-adipeuse (*couche cellulo-adipeuse prétendineuse* et *couche cellulo-adipeuse rétro-tendineuse*) : elle est le siège des phlegmons profonds ou sous-aponévrotiques. A noter que ces deux couches communiquent en haut avec la couche cellulo-adipeuse du canal du carpe et, en bas, avec celle des doigts (extension des phlegmons et abcès de la loge moyenne de la main).

C. Synoviales des fléchisseurs. — Au nombre de deux, l'une pour le fléchisseur propre du pouce (*synoviale digito-carpienne externe*), l'autre pour les fléchisseurs communs (*synoviale digito-carpienne interne*).

La *synoviale externe* commence à la base de la 2e phalange du pouce et, de là, remonte jusqu'à 3 centimètres au-dessus du pli inférieur du poignet.

La *synoviale interne*, beaucoup plus vaste que la précédente, commence au niveau de la 3e phalange du petit doigt ; puis, arrivée à la paume, elle s'élargit en englobant successivement chacun des tendons fléchisseurs communs, et, remonte, elle aussi, jusqu'à 3 centimètres au-dessus du talon de la main. Elle a la forme d'un sablier et sa cavité se trouve divisée en trois espaces secondaires (*espace prétendineux, espace intertendineux, espace rétro-tendineux*).

Écartées l'une de l'autre à leur origine digitale, les deux gaines se rapprochent et ne sont plus séparées dans leur partie supérieure que par le nerf médian (elles communiquent souvent chez le vieillard). Leur cavité, virtuelle à l'état normal, peut devenir manifeste à l'état pathologique (synovites tuberculeuses, synovites purulentes). A retenir que l'infection de ces gaines peut s'observer à la suite d'un panaris du pouce ou du petit doigt et qu'elle est très grave (incisions précoces à l'avant-bras et à la paume de la main).

D. Vaisseaux et nerfs sous-aponévrotiques. — Très nombreux et très importants, ils continuent ceux du poignet :

a. *Artères.* — Elles sont représentées par la *cubitale* et par la *radio-palmaire* (branche de la radiale), marchant l'une vers l'autre et s'anastomosant à plein canal pour former l'*arcade palmaire superficielle*. Située immédiatement au-dessous de l'aponévrose, sur les tendons fléchisseurs, elle se trouve placée un peu au-dessus (un demi-centimètre) de la ligne d'abduction forcée du pouce ; une incision faite suivant une ligne étendue du bord externe du pisiforme au 2º espace interdigital, la met aisément à découvert. L'arcade palmaire superficielle ne fournit aucune branche par sa concavité. De sa convexité s'échappent les *artères digitales*, lesquelles descendent vers les espaces interdigitaux et, là, se divisent en *collatérales des doigts*.

b. *Veines.* — Elles accompagnent les artères : au nombre de deux pour chacune d'elles.

c. *Lymphatiques.* — Ils accompagnent en général les vaisseaux sanguins, et, avec eux, remontent au poignet et à l'avant-bras : leur rôle dans les *phlegmons profonds*.

d. *Nerfs.* — Au nombre de deux, le *médian* et le *cubital*. — Le *médian* débouche dans la région par le canal du carpe, avec les tendons fléchisseurs. Il se divise en six branches terminales, dont l'externe ou *rameau thénarien* se distribue aux muscles de l'éminence thénar, sauf l'adducteur, tandis que les cinq autres descendent vers les doigts pour former les sept premiers collatéraux : à noter qu'ils innervent les deux premiers lombricaux. — Le *cubital* (avec bifurcation au poignet) nous présente ici : 1º sa *branche superficielle*, innervant le palmaire cutané d'abord, puis formant les trois derniers collatéraux des doigts; 2º sa *branche profonde*, qui traverse obliquement les muscles de l'éminence hypothénar (en les innervant tous) et arrive ainsi à la région interosseuse. Nous allons l'y retrouver.

6° Plan interosseux. — Il est représenté par : 1° l'*aponé-vrose palmaire profonde* ; 2° les *muscles interosseux* ; 3° des *vaisseaux* et des *nerfs*.

A. Aponévrose palmaire profonde ou interosseuse. — Elle s'étale au-devant des espaces interosseux, en prenant successivement insertion sur le bord antérieur des métacarpiens. En haut, elle se continue insensiblement avec les éléments fibreux de l'articulation radio-carpienne. En bas, elle se termine sur le bord supérieur du ligament transverse.

B. Muscles interosseux. — Situés entre les métacarpiens, ils se divisent en palmaires et dorsaux : les *interosseux palmaires*, au nombre de trois (premier, deuxième, troisième, en allant de dehors en dedans) ; les *interosseux dorsaux* au nombre de quatre (premier, deuxième, troisième et quatrième en allant dans le même sens). Ils s'insèrent : d'une part, sur les faces latérales des métacarpiens ; d'autre part, sur les premières phalanges et les tendons extenseurs. Fonctionnellement, tous les interosseux fléchissent la première phalange en étendant les deux autres : en plus, les interosseux palmaires sont *adducteurs* des doigts (par rapport à l'axe de la main), tandis que les interosseux dorsaux sont *abducteurs*.

C. Vaisseaux et nerfs du plan interosseux. — α) Les *artères* sont représentées par l'*artère radiale* (elle arrive à la région en perforant le premier espace interosseux) et la *cubito-palmaire* (branche de la cubitale), s'anastomosant à plein canal pour former l'*arcade palmaire profonde*. Cette arcade repose au-devant de l'extrémité supérieure des métacarpiens, immédiatement au-dessous de l'aponévrose interosseuse. — Elle fournit : 1° par sa concavité, quelques rameaux courts et grêles pour le carpe ; 2° par sa convexité, les quatre *interosseuses palmaires*, qui, au niveau de la racine des doigts, s'anastomosent avec les artères digitales, branches de l'arcade superficielle ; 3° en arrière, les *artères perforantes*, rameaux très courts qui traversent les espaces interosseux, arrivent ainsi au dos de la main et s'anastomosent avec les interosseuses dorsales. — L'arcade profonde est recouverte par tous les organes qui sont contenus dans la loge moyenne ; aussi sa ligature est-elle assez difficile. La meilleure incision est celle

qui est faite suivant une ligne menée du milieu du talon de la
main au 2ᵉ espace interdigital : elle conduit l'opérateur dans
l'espace qui sépare les tendons de l'index de ceux du médius.

β) Les *veines* et les *lymphatiques* suivent le trajet des artères
et remontent au poignet et à l'avant-bras.

γ) Les *nerfs* sont représentés par la *branche profonde du cubital*, traversant la région en même temps que l'arcade palmaire
profonde et se terminant dans l'adducteur du pouce : elle innerve,
chemin faisant, les deux derniers lombricaux et tous les interosseux (sa lésion détermine la *main en griffe* ou *griffe cubitale*).

7° Plan squelettique. — Il est constitué par : 1° la face antérieure des quatre os de la deuxième rangée du carpe ; 2° le plan
antérieur des cinq métacarpiens ; 3° les ligaments qui réunissent entre eux ces divers os (voy. § 3).

§ 2 — RÉGION DORSALE

Située en arrière de la précédente, elle comprend toutes les
parties molles qui se disposent en arrière de la deuxième
rangée du carpe et des cinq métacarpiens.

1° Limites. — *Superficiellement :* en haut et sur les côtés,
exactement comme pour la région palmaire (p. 463) ; en bas,
une ligne transversale passant par les espaces interdigitaux. *En
profondeur :* le plan dorsal du carpe et des métacarpiens.

2° Forme extérieure et exploration. — De forme quadrilatère, la région dorsale de la main nous présente un certain
nombre de saillies longitudinales (*métacarpiens*) alternant avec
des dépressions ou gouttières (*espaces interosseux*). L'exploration comprend l'inspection, la palpation (celle-ci permet de
reconnaître les divers os, les interlignes médio-carpien et carpo-
métacarpien), l'examen aux rayons X.

3° Plans superficiels. — Au nombre de deux : la *peau* et
le *tissu cellulaire sous-cutané*.

a. *Peau*. — Mince, fine, très mobile ; possède des poils plus
ou moins développés et, avec des poils, des glandes sébacées ;

nombreux plis transversaux ; siège de prédilection des verrues.

b. *Tissu cellulaire sous-cutané.* — Lamelleux, véritable fascia superficialis, presque entièrement dépourvu de graisse.

4° Aponévrose superficielle. — Lame fibreuse, recouvrant toute la région, se continuant en haut avec le ligament annulaire postérieur du carpe, en bas avec les expansions des tendons extenseurs ; se fixant latéralement sur le côté interne du cinquième métacarpien et sur le côté externe du premier.

5° Plans sous-aponévrotiques. — Quatre plans superposés : 1° une *couche tendineuse ;* 2° *l'aponévrose dorsale profonde ;* 3° le *plan interosseux ;* 4° le *plan squelettique.*

a. *Couche tendineuse.* — Elle est représentée par les tendons déjà indiqués à la région postérieure du poignet, savoir : 1° les tendons des deux *radiaux externes* et celui du *cubital postérieur,* qui se fixent à l'extrémité supérieure des 2°, 3° et 5° métacarpiens ; 2° les tendons du *long abducteur,* du *court extenseur* et du *long extenseur du pouce,* qui s'insèrent sur le premier métacarpien et les deux phalanges du pouce ; 3° les *tendons extenseurs des quatre derniers doigts,* au nombre de six, plus ou moins aplatis, s'irradiant en éventail vers les quatre derniers doigts ; à noter qu'ils sont unis entre eux par des languettes transversales ou obliques, plus ou moins unis également à l'aponévrose qui les recouvre ; au-dessous d'eux, une lame de tissu conjonctif lâche, favorisant leur glissement.

b. *Aponévrose dorsale profonde.* — Lame fort mince, presque celluleuse (encore appelée *aponévrose interosseuse dorsale*), recouvrant toute la région.

c. *Interosseux dorsaux.* — Au nombre de quatre, occupant les espaces intermétacarpiens. A noter qu'ils s'insèrent, chacun, sur les deux métacarpiens voisins et qu'ils cachent entièrement les interosseux palmaires. A noter également qu'au niveau du premier espace interosseux (beaucoup plus large que les autres à cause de la mobilité du pouce), le premier interosseux dorsal délimite avec l'adducteur une sorte de loge (*loge commissurale du pouce et de l'index*), où peuvent se développer des phlegmons d'origine lymphangitique.

6º Plan squelettique. — Il est formé par le plan dorsal de quatre os de la deuxième rangée du carpe, par la face postérieure des quatre métacarpiens et par les divers ligaments qui unissent ces os.

7º Vaisseaux et nerfs. — Ils sont beaucoup moins importants que ceux de la région palmaire.

a. *Artères*. — Se distinguent en superficielles et profondes :

α) Les *artères superficielles* sont de tout petit calibre et, par conséquent, sans importance.

β) Les *artères profondes* proviennent de la radiale. Cette artère, oblique en bas et en dedans, gagne l'extrémité supérieure du premier espace interosseux, qu'elle traverse pour passer à la région palmaire (voy. *Poignet*). Elle fournit à la région trois collatérales : 1º la *dorsale du pouce*, qui descend sur la face postérieure du premier métacarpien et passe sur la première phalange du pouce ; 2º la *dorsale du carpe*, qui se porte transversalement en dehors sur la deuxième rangée du carpe et s'anastomose avec la *cubito-dorsale* (branche de la cubitale) pour former l'*arcade dorsale du carpe ;* cette dernière fournit, par sa concavité, quelques rameaux ascendants pour le poignet, par sa convexité les deux ou trois dernières *interosseuses dorsales* (à noter que les interosseuses donnent à la racine des doigts les collatérales dorsales) ; 3º l'*interosseuse du premier espace* ou *première interosseuse dorsale*.

b. *Veines*. — Se distinguent en superficielles et profondes. — (Les *veines superficielles* ou *sous-cutanées* forment un réseau, le plus souvent irrégulier, auquel aboutissent les veines des doigts *céphalique du pouce* et *salvatelle du petit doigt*). Elles se disposent parfois en une *arcade veineuse dorsale*, aux deux extrémités de laquelle naissent, la radiale en dehors, la cubitale en dedans. — Les *veines profondes* suivent le trajet des artères : deux pour chaque artère.

c. *Lymphatiques*. — Ils proviennent en grande partie des doigts et de la région palmaire (en contournant les espace interdigitaux). Ils passent au poignet et, finalement, aboutissent aux ganglions axillaires.

d. *Nerfs.* — Au nombre de deux le *cubital* et le *radial*, tous les deux superficiels. — Le *radial* aborde la région, déjà divisé en trois rameaux, lesquels forment les *cinq derniers collatéraux* des doigts. — Le *cubital*, divisé lui aussi en trois rameaux, fournit les *cinq premiers collatéraux.* A noter une anastomose transversale ou arciforme unissant les deux nerfs au tiers supérieur de la région.

§ 3 — DOIGTS

Au nombre de cinq, les doigts se distinguent en *premier, deuxième, troisième, quatrième* et *cinquième* en allant de dehors en dedans. On les désigne encore sous les noms de *pouce, index, médius, annulaire, auriculaire* ou *petit doigt.* Sauf le pouce, qui présente quelques particularités, tous les doigts sont constitués sur le même type. Ils nous présentent chacun : 1° une *région antérieure* ; 2° une *région postérieure* ; 3° une *région moyenne* ou *intermédiaire,* constituant la région squelettique. Nous décrirons cette dernière avec le squelette de la main.

A) — RÉGION ANTÉRIEURE OU PALMAIRE

Faisant suite à la région palmaire de la main, elle comprend l'ensemble des parties molles qui se disposent en avant des phalanges.

1° Limites. — *Superficiellement :* 1° en haut, le pli digito-palmaire ; 2° en bas, l'extrémité inférieure du doigt ; 3° sur les côtés, deux verticales, répondant au bord interne et au bord externe du doigt. *En profondeur :* le plan antérieur des phalanges.

2° Forme extérieure et exploration. — La région antérieure des doigts est convexe dans le sens transversal. Elle nous présente : 1° trois saillies (deux seulement pour le pouce), répondant au corps des phalanges ; 2° trois plis transversaux (deux seulement pour le pouce), *plis supérieur, moyen, inférieur,* correspondant aux articulations : repères pour la désarticulation

des phalanges et des doigts). — L'exploration comprend :
1º l'inspection ; 2º la palpation des plans superficiels, des tendons et de leurs gaines.

3º Plans constitutifs. — Cinq plans superposés : 1º la *peau* ;
2º le *tissu cellulaire sous-cutané* ; 3º la *gaine fibreuse des fléchisseurs* ; 4º les *tendons fléchisseurs* ; 5º le *plan squelettique*.

a. *Peau*. — Elle présente les mêmes caractères qu'à la paume de
la main : épaisse, peu mobile, dépourvue de poils et de glandes
sébacées (*panaris superficiel* ou *tourniole*). Richesse en papilles
nerveuses (forment des rangées courbes, utilisation de leur
empreinte en médecine légale).

b. *Tissu cellulaire sous-cutané*. — Même disposition qu'à la
paume de la main (*panaris sous-cutané* ou *sous-dermique*). A
l'extrémité inférieure du doigt, il forme une sorte de coussinet
résistant et élastique, la *pulpe du doigt*, reposant directement
sur l'os (périostite de la phalangette dans le panaris de la troisième phalange).

c. *Gaine fibreuse des fléchisseurs*. — Lame fibreuse recourbée
en gouttière, se fixant par ses deux bords sur les bords des
phalanges : elle s'étend de l'articulation métacarpo-phalangienne
à l'extrémité supérieure de la troisième phalange. Elle forme
avec les phalanges sous-jacentes un canal ostéo-fibreux, une
sorte de tunnel où se logent les tendons fléchisseurs avec leurs
gaines séreuses (*panaris de la gaine*).

d. *Tendons des fléchisseurs*. — Au nombre de deux dans chaque
gaine (sauf le pouce qui n'en a qu'un) : l'un *superficiel* ou *perforé*, se fixant à l'extrémité postérieure de la deuxième phalange ;
l'autre *profond* ou *perforant*, venant se terminer sur l'extrémité
postérieur de la troisième phalange. Ces tendons glissent à l'aide
d'une synoviale, *synoviale digitale*, formée de deux feuillets :
l'un pariétal tapissant la gaine ; l'autre viscéral, revêtant le
tendon (*mésotendons* réunissant les deux feuillets ; leur destruction par le pus, dans le cas de panaris de la gaine, amène la
mortification du tendon). A noter que, des cinq synoviales
digitales, les trois du milieu s'arrêtent à l'articulation métacarpo-phalangienne : celles du pouce et du petit doigt se fusion-

nent avec les deux grandes synoviales palmaires : d'où la gravité
particulière des panaris des gaines de ces deux derniers doigts.

   e. *Plan squelettique*. — Il est représenté par la face antérieure des phalanges et par les ligaments qui les unissent entre
elles.

   4° Vaisseaux et nerfs. — (Voy. p. 475.)

B) — RÉGION POSTÉRIEURE

Faisant suite à la région dorsale de la main, elle comprend
l'ensemble des parties molles qui se disposent en arrière des
phalanges.

   1° Limites. — *Superficiellement* : 1° en haut, une ligne transversale passant par les espaces interdigitaux ; 2° en bas, l'extrémité inférieure de l'ongle ; 3° sur les côtés, deux verticales
répondant au bords des doigts. *En profondeur* : le plan dorsal
des phalanges.

   2° Forme extérieure et exploration. — La région est
convexe transversalement comme la précédente et, comme elle,
nous présente un certain nombre de plis au niveau des articulations phalangiennes. — L'exploration comprend : 1° l'inspection ; 2° la palpation des plans superficiels, des os et articulations
(ne pas oublier que l'interligne ne répond pas exactement au
point culminant de la saillie que forment les phalanges en se
fléchissant) ; 3° l'examen aux rayons X.

   3° Plans constitutifs. — Quatre plans superposés : 1° la
peau ; 2° le *tissu cellulaire sous-cutané* ; 3° une *couche tendineuse* ;
4° le *plan squelettique*.

   a. *Peau*. — Plus mince qu'à la région antérieure ; plus mobile ;
quelques poils ne dépassant pas la deuxième phalange ; des
glandes sébacées (*panaris anthracoïde*). A l'extrémité inférieure
se voit l'*ongle*, production épithéliale, de forme quadrilatère,
d'aspect corné, s'implantant par son bord supérieur dans le
derme unguéal, *matrice de l'ongle* (*envies*, *panaris périunguéal* ou
tourniole, *onyxis*, *troubles trophiques* dans les névrites).

b. *Tissu cellulaire sous-cutané*. — Même disposition que sur le dos de la main; très peu de graisse.

c. *Couche tendineuse*. — Elle est formée par les tendons des extenseurs.

α) *Sur les quatre derniers doigts*, il n'y a qu'un *tendon extenseur*, aplati et mince, renforcé par les tendons des lombricaux et des interosseux. Ce tendon, après avoir jeté quelques expansions sur la capsule de l'articulation métacarpo-phalangienne et sur la première phalange, vient se fixer : 1° par une languette médiane, sur l'extrémité postérieure de la deuxième phalange ; 2° par deux languettes latérales, sur l'extrémité postérieure de la troisième.

β) *Sur le pouce*, deux tendons : 1° le tendon du *court extenseur*, se fixant à l'extrémité postérieure de la première phalange ; 2° le tendon du *long extenseur*, allant à l'extrémité postérieure de la seconde.

d. *Plan squelettique*. — Il est représenté par le plan dorsal des phalanges et par les ligaments qui les unissent.

4° Vaisseaux et nerfs des doigts. — Les doigts possèdent une circulation et une innervation très riches :

a. *Artères*. — Elles sont fournies par les deux *collatérales interne* et *externe*, provenant des digitales (p. 467). Elles cheminent de haut en bas, de chaque côté de la gaine des fléchisseurs, jetant dans les deux régions un grand nombre de rameaux transversaux ou obliques : à noter l'anastomose en arcade des deux collatérales à la partie moyenne de la phalangette. Outre ces *collatérales palmaires*, il existe des rameaux provenant des interosseuses dorsales, se distribuant à la face postérieure de la racine des doigts et devenant parfois de *véritables collatérales dorsales*.

b. *Veines*. — Plus développées sur le côté dorsal que sur le côté palmaire. Elles se jettent dans deux troncs principaux, la *veine collatérale interne* et la *veine collatérale externe*, lesquelles se portent au réseau du dos de la main (à noter qu'elles sont à la fois plus superficielles et plus postérieures que les artères).

c. *Lymphatiques*. — Riche réseau, plus développé de la région antérieure qu'à la région postérieure. Il donne naissance à quatre troncs collatéraux (deux de chaque côté), qui se portent sur le dos de la main.

d. *Nerfs.* — Chaque doigt reçoit quatre collatéraux : deux palmaires et deux dorsaux. Nous connaissons leur provenance (voy. *Main*).

α) Les *collatéraux palmaires*, au nombre à deux pour chaque doigt (interne et externe) innervent la peau de la région antérieure dans toute son étendue.

β) Les *collatéraux dorsaux* innervent également la peau de la région postérieure dans toute son étendue, mais pour le *pouce* et le *petit doigt* seulement. Pour les *trois doigts du milieu*, ils s'arrêtent à la peau qui recouvre la première phalange : la peau recouvrant les deux autres est innervée par des rameaux qui proviennent des collatéraux palmaires correspondants (à noter, sur les doigts, les anastomoses des différentes branches nerveuses, *sensibilité récurrente*).

§ 4 — OS ET ARTICULATIONS DE LA MAIN

Les os et articulations de la main sont représentés par :

1° Os de la deuxième rangée du carpe. — Au nombre de quatre : le *trapèze*, le *trapézoïde*, le *grand os* (le plus volumineux : siège possible de fracture), l'*os crochu*. Ils forment, avec ceux de la 1ʳᵉ rangée, le *massif osseux du carpe* (convexe en arrière, creusé en gouttière en avant). Ils sont constitués par du tissu spongieux et se développent par un seul point d'ossification.

2° Métacarpiens. — Au nombre de cinq. Ils nous présentent, chacun, un corps et deux extrémités articulaires (supérieure ou *base*, inférieure ou *tête*).

Leur structure est celle des os longs. Ils se développent par deux points d'ossification : un *primitif* (corps et extrémité supérieure) et un *complémentaire* (extrémité inférieure sauf pour le pouce où il siège au niveau de l'extrémité supérieure).

Fractures (directes, indirectes) rares. Siège du spina ventosa et d'enchondrome.

3° Phalanges. — Au nombre de trois pour chaque doigt (deux seulement pour le pouce). Elles nous présentent : un *corps*; une *extrémité supérieure*, articulaire; une *extrémité inférieure*, articulaire (sauf pour la 3e phalange). Structure des os longs.

4° Articulations des os de la deuxième rangée entre eux. — Trois arthrodies, dont les ligaments sont *interosseux*, *dorsaux* et *palmaires*. La synoviale provient de la synoviale médio-carpienne. Très peu mobiles.

5° Articulation médio-carpienne. — Elle est formée par l'union des os de la première rangée avec ceux de la deuxième. — Ligaments *palmaires*, *dorsaux*, *latéraux*. — La synoviale (point de départ possible de kystes arthro-synoviaux) envoie des prolongements entre les os des deux rangées, d'où diffusion des lésions dans le cas d'ostéite du carpe. — Les mouvements que l'articulation possède, et qui s'ajoutent à ceux de l'articulation du poignet, sont la flexion, l'extention, l'adduction, l'abduction.

6° Articulations carpo-métacarpiennes. — Elles sont différentes pour le premier métacarpien et pour les quatre derniers.

a. *Articulation carpo-métacarpienne du pouce.* — Articulation en selle, formée par le trapèze et le premier métacarpien. Elle présente une capsule et une synoviale indépendante. Elle est très mobile (luxation possible à la suite d'un mouvement forcé.)

b. *Articulations carpo-métacarpiennes des quatre derniers doigts.* — Arthrodies formées par l'union du 5° et du 4° métacarpien avec l'os crochu, du 3° métacarpien avec le grand os, du 2° métacarpien à la fois avec le trapèze, le trapézoïde et le grand os. L'interligne articulaire, vu par sa face dorsale, est très irrégulier. Des ligaments *dorsaux*, *palmaires*, *interosseux*, réunissent les surfaces articulaires que tapisse une seule et même synoviale (communication fréquente avec la synoviale médio-carpienne). Mobilité très faible (rareté des luxations).

7° Articulations inter-métacarpiennes. — Arthrodies réunissant entre elles les bases des 2°, 3°, 4° et 5° métacarpiens. Elles nous présentent des ligaments *dorsaux*, *palmaires*, *interosseux* (celui qui unit le 2° métacarpien au 3° est difficile à sectionner dans la désarticulation du 2° métacarpien). Une seule synoviale, diverticule de la synoviale carpo-métacarpienne.

8° Articulations métacarpo-phalangiennes. — Condylarthoses constituées : 1° du côté des métacarpiens, par une *tête ;* 2° du côté des phalanges, par une *cavité glénoïde*, qu'agrandit, au niveau de la face palmaire, un *fibro-cartilage glénoïdien* (retenir que celui du pouce présente deux os sésamoïdes ; il joue, dans l'irréductibilité des luxations en arrière de ce doigt, un rôle très important).

Les surfaces articulaires sont réunies par une *capsule*, deux *ligaments latéraux*, et un *ligament transverse*.

Chaque articulation possède une synoviale. Mobilité très grande (flexion, extension, inclinaison latérale, circumduction), d'où fréquence des luxations (surtout pour le pouce).

9° Articulations inter-phalangiennes. — Trochléarthroses, formées : 1° du côté de l'extrémité inférieure de la phalange, par une *poulie ;* 2° du côté de l'extrémité supérieure, par deux petites *cavités glénoïdes*, agrandies par un fibro-cartilage glénoïdien.

Chacune nous présente une capsule et deux ligaments latéraux, une synoviale.

Mouvements d'extension et de flexion (tendance à l'enraidissement et à l'ankylose quand les doigts sont immobilisés).

10° Rapports généraux, exploration et voies d'accès. — Les os et articulations de la main sont recouverts en avant par d'épaisses parties molles ; en arrière au contraire et sur les côtés, ils sont presque sous-cutanés. Aussi est-ce en arrière, par la face dorsale, qu'on les explore (inspection, palpation, examen aux rayons X) et qu'on les aborde (*voie postérieure*).

CHAPITRE II

MEMBRE INFÉRIEUR

Les membres inférieurs, encore appelés *membres abdominaux* ou *pelviens*, se détachent des parties latérales du bassin et, se portant de là verticalement en bas, viennent prendre contact avec le sol par une base relativement large, la région plantaire. Ce sont les principaux agents de la locomotion. Nous les diviserons, comme les membres supérieurs, en six segments : 1° la *hanche* ; 2° la *cuisse* ; 3° le *genou* ; 4° la *jambe* ; 5° le *cou-de-pied* ; 6° le *pied*.

ARTICLE PREMIER

HANCHE

La hanche, homologue de l'épaule, est la racine du membre inférieur. Elle comprend à la fois l'articulation coxo-fémorale et les parties molles qui l'entourent. Ses limites sont : 1° en haut, la crête iliaque et le pli de l'aine ; 2° en bas et en arrière, le pli fessier ; 3° en bas et en dedans, le pli génito-crural ; 4° en bas et en avant, une ligne horizontale passant par le sommet du triangle de Scarpa. Elle nous présente quatre régions, savoir : 1° en arrière, la *région fessière* ; 2° en dedans, la *région obturatrice* ; 3° en avant, la *région inguino-crurale* ; 4° au centre, la *région articulaire*, constituée par les *os et articulations de la hanche*.

§ 1 — RÉGION FESSIÈRE

La région fessière, la plus élevée comme aussi la plus étendue des quatre, occupe la partie postérieure de la hanche.

1° Limites. — *Superficiellement* : 1° en haut la crête iliaque ; 2° en bas, le *pli fessier* ; 3° en dedans, le bord latéral de la colonne sacro-coccygienne ; 4° en dehors, une verticale, descendant de l'épine iliaque antéro-supérieure au pli fessier. *En profondeur* : jusqu'à l'os coxal et l'articulation coxo-fémorale.

2° Forme extérieure et exploration. — La région fessière est convexe et arrondie dans toute son étendue. On y reconnaît à la palpation : 1° la tubérosité ischiatique ; 2° les épines iliaques antéro-supérieure et postéro-supérieure ; 3° le grand trochanter (il est tangent, sauf le cas de fracture et de luxation du fémur, à la ligne qui unit l'ischion à l'épine iliaque antéro-supérieure) ; 4° la gouttière ischio-trochantérienne (névralgie sciatique). — L'exploration comprend, ici comme ailleurs, l'inspection, la palpation des divers plans constitutifs, l'examen aux rayons X.

3° Plans constitutifs. — Au nombre de cinq : 1° la *peau ;* 2° le *tissu cellulaire sous-cutané ;* 3° l'*aponévrose ;* 4° la *couche sous-aponévrotique ;* 5° le *plan squelettique.*

a. *Peau*. — Très épaisse (surtout en haut), très souple, se laissant facilement distendre. — Poils peu abondants ; mais glandes sébacées fort nombreuses (fréquence des furoncles).

b. *Tissu cellulaire sous-cutané*. — Très riche en graisse : elle s'y tasse, comme à la région palmaire, dans un système d'aréoles (*stéatopygie* des boschimanes). Il se continue avec celui des régions voisines. Deux bourses séreuses fréquentes : la *bourse trochantérienne superficielle* et la *bourse ischiatique superficielle*.

c. *Aponévrose*. — L'aponévrose, *aponévrose fessière*, recouvre la région dans toute son étendue, présentant les mêmes limites qu'elle. Détachée de la crête iliaque et du bord postérieur du tenseur du fascia lata, elle se porte vers le bord antéro-supérieur du grand fessier, où elle se divise en trois feuillets : 1° *feuillet superficiel*, passant sur le grand fessier et se continuant, au delà de lui, d'une part avec l'aponévrose de la cuisse, d'autre part avec l'aponévrose de la région-coccygienne ; 2° *feuillet moyen*, tapissant la face profonde du grand fessier ; 3° *feuillet profond*, s'étalant sur le moyen fessier et les muscles profonds de la fesse.

d. *Couche sous-aponévrotique*. — Au-dessous de l'aponévrose se trouvent huit muscles, répartis sur deux plans :

α) Le *plan superficiel* comprend deux muscles : le *grand fessier* et le *moyen fessier*. — Le *grand fessier*, muscle quadrilatère, épais de 6 à 7 centimètres, formé par une série de gros faisceaux juxtaposés et parallèles, descendant de la partie postérieure du bassin vers la partie supérieure du fémur : il se termine sur la branche de bifurcation externe de la ligne âpre (quelques-uns de ses faisceaux vont à l'aponévrose fémorale). A noter, au-dessous du muscle, les deux *bourses séreuses ischiatique* et *trochantérienne profondes* (ne pas confondre avec les superficielles) : elles sont le siège de la périarthrite coxo-fémorale, d'hygromas suppurés (souvent avec fistules). — Le *moyen fessier*, muscle large et rayonné, situé au-dessous du précédent, mais le débordant en haut et en avant, allant de la crête iliaque et de la fosse iliaque à la face externe du grand trochanter : entre le muscle et le trochanter, la *bourse du moyen fessier*.

β) Le *plan profond* renferme des muscles fort nombreux, qui sont en allant de haut en bas : 1° le *petit fessier*, muscle en éventail, allant de la fosse iliaque au bord antérieur du grand trochanter (entre l'os et le tendon, *bourse du petit fessier*) ; 2° le *pyramidal du bassin*, muscle triangulaire, se détachant du sacrum, passant par la grande échancrure sciatique et se terminant sur le bord supérieur du grand trochanter ; 3° le *jumeau supérieur*, allant de l'épine sciatique au tendon de l'obturateur interne ; 4° *l'obturateur interne*, débouchant par la petite échancrure sciatique (entre le muscle et l'échancrure, *bourse de l'obturateur interne*), et venant se fixer sur la face interne du grand trochanter ; 5° le *jumeau inférieur*, allant de l'ischion au tendon de l'obturateur interne ; 6° le tendon de *l'obturateur externe*, se fixant à la cavité digitale du grand trochanter ; 7° le *carré crural*, se portant transversalement de l'ischion à la crête intertrochantérienne ; 8° enfin, tout en bas, sur la face postérieure de l'ischion, les origines du *biceps crural*, du *demi-tendineux* et du *demi-membraneux*. — De ces divers muscles, le pyramidal est le plus intéressant au point de vue chirurgical. En effet, son bord supérieur (il est repéré par la *ligne ilio-trochantérienne supérieure*) répond à l'émergence des vaisseaux et nerfs fessiers. Son bord inférieur (il est repéré par la *ligne ilio-trochantérienne inférieure*) correspond à l'émergence des vaisseaux ischiatiques et honteux internes et du nerf grand sciatique.

e. *Couche cellulo-adipeuse sous-fessière.* — Entre le grand fessier et les muscles du plan profond se trouve une nappe cellulo-adipeuse. Elle est indépendante de la couche cellulo-adipeuse sous-cutanée. Elle communique, par contre : 1° par la *grande échancrure sciatique* (au-dessus et au-dessous du pyramidal), avec le tissu cellulaire du bassin ; 2° par la *petite échancrure sciatique*, avec celui de la fosse ischio-rectale ; 3° en bas, le *long du grand sciatique*, avec la loge postérieure de la cuisse (migration des abcès, hernie sus-pyramidale, hernie sous-pyramidale, hernie de la petite échancrure sciatique).

f. *Plan squelettique.* — Il est constitué, en allant de bas en haut : 1° par le *grand trochanter ;* 2° par la face postérieure du *col du fémur ;* 3° par la *capsule articulaire de la hanche ;* 4° par l'*os coxal*, avec la fosse iliaque externe, la crête iliaque et, sur son bord postérieur, la grande échancrure sciatique, l'épine sciatique, la petite échancrure sciatique, l'ischion. A noter que cet os, articulé en haut avec le sacrum (*articulation sacro-iliaque*) est séparé, en bas, du sacro-coccyx par une vaste échancrure que comblent en partie, mais en partie seulement, les deux ligaments *grand sacro-sciatique* et *petit sacro-sciatique* (p. 346). Grâce à eux, l'échancrure précitée se trouve transformée en deux orifices : un orifice supérieur (*grand trou sciatique*), quadrilatère, répondant à la grande échancrure sciatique, traversé par le pyramidal ; un orifice inférieur (*petit trou sciatique*), plus petit, répondant à la petite échancrure sciatique, livrant passage à l'obturateur interne.

4° Vaisseaux et nerfs. — Outre les vaisseaux et nerfs qui lui appartiennent en propre, la région fessière nous présente beaucoup de vaisseaux et nerfs qui ne font que la traverser.

a. *Artères.* — Dans le tissu cellulaire sous-cutané (*artères superficielles*), artérioles sans importance. Au-dessous du grand fessier (*artères profondes*), trois artères volumineuses, la fessière, l'ischiatique, la honteuse interne. — L'*artère fessière*, la plus importante, émerge du bassin entre le bord supérieur du pyramidal et le point le plus élevé de la grande échancrure sciatique (repère pour la ligature), à 8 centimètres de la crête épineuse. Après un court trajet, elle se porte de bas en haut et se divise en deux branches, superficielle et profonde, qui se distribuent aux muscles fessiers. — L'*artère ischiatique* s'échappe du bassin au-dessous du bord inférieur du pyramidal, immédiatement en dehors du sommet de l'épine sciatique (repère pour la ligature). Elle donne des branches dont les unes se perdent dans le grand fessier, dont les autres descendent à la face postérieure de la cuisse (voy. p. 503). — L'*artère honteuse interne* sort du bassin avec l'ischiatique, en dedans de laquelle elle est le plus souvent placée. Puis, elle s'engage dans la petite échancrure sciatique et pénètre dans la fosse ischio-rectale pour se distribuer aux organes du périnée (voy. cette région).

b. *Veines*. — Se distinguent en superficielles et profondes. — Les *veines superficielles* communiquent avec celles des régions voisines; elles aboutissent à la fémorale. — Les *veines profondes*, accompagnant les trois artères précitées (deux pour chaque artère), rentrent dans le bassin pour se jeter dans l'iliaque interne. A noter qu'elles forment autour de l'artère comme une sorte de plexus, qui rend très difficile l'isolement du vaisseau.

c. *Lymphatiques*. — Ils se distinguent, de même, en superficiels et profonds. — Les *lymphatiques superficiels* se rendent aux ganglions de l'aine. — Les *lymphatiques profonds*, accompagnant les vaisseaux sanguins, aboutissent aux ganglions intra-pelviens.

d. *Nerfs*. — Les nerfs se divisent, comme les vaisseaux, en superficiels et profonds :

α) Les *nerfs superficiels*, destinés à la peau, proviennent des nerfs lombaires, du petit sciatique, des nerfs sacrés, du grand abdomino-génital et du fémoro-cutané.

β) Les *nerfs profonds* sont au nombre de quatre : le fessier supérieur, le petit sciatique, le grand sciatique et le honteux nterne. — Le *nerf fessier supérieur* sort du bassin avec l'artère fessière ; il se distribue aux trois muscles moyen fessier, petit fessier, tenseur du fascia lata. — Le *nerf petit sciatique* ou *fessier inférieur* sort du bassin avec l'artère ischiatique. Il fournit de nombreux rameaux au grand fessier et à la peau qui le recouvre, envoie un rameau important au périnée et descend ensuite à la face postérieure de la cuisse. — Le *nerf grand sciatique* s'échappe du bassin au-dessous du pyramidal, par la partie inférieure de la grande échancrure sciatique. Verticalement descendant, il chemine au-dessous du grand fessier, croisant successivement, sur leur face postérieure, l'épine sciatique, le jumeau supérieur, l'obturateur interne, le jumeau inférieur et, enfin, le carré crural, tous muscles qui le séparent du fémur. Il est fréquemment le siège de lésions inflammatoires (*névrite sciatique*) ou traumatiques (*contusion, section, compression*), qui s'accompagnent de troubles paralytiques et de phénomènes douloureux plus ou moins accusés. — Le *nerf honteux interne* contourne l'épine sciatique comme l'artère homonyme en dehors de laquelle il est situé. Il ne fait qu'apparaître dans la région fessière pour disparaître aussitôt dans le périnée.

§ 2 — RÉGION INGUINO-CRURALE

La région inguino-crurale, située à la partie antérieure de la cuisse, comprend l'ensemble des parties molles qui se disposent en avant de l'articulation de la hanche.

1° Limites. — *Superficiellement :* 1° en haut, le pli de l'aine ; 2° en bas, une ligne horizontale passant par le sommet du triangle de Scarpa ; 3° latéralement, deux verticales qui seraient abaissées, l'externe par l'épine iliaque antéro-supérieure, l'interne par l'épine du pubis. *En profondeur :* le bord antérieur de l'os coxal et, au-dessous, le plan antérieur de l'articulation coxo-fémorale.

2° Forme extérieure et exploitation — La région inguinocrurale est convexe et uniformément arrondie chez les sujets gras. Chez les sujets maigres, au contraire, on y distingue trois saillies musculaires qui sont disposées en une sorte d'N et qui délimitent deux triangles : un externe et un interne ou *triangle de Scarpa*. — L'exploration comprend : l'inspection, la palpation, l'examen aux rayons X.

3° Plans superficiels. — Au nombre de deux : la *peau* et le *tissu cellulaire sous-cutané* avec les *vaisseaux* et *nerfs superficiels*.

a. *Peau*. — Mince, fine, mobile (excepté au pli de l'aine) ; glabre en dehors, recouverte en dedans de longs poils qui se continuent avec ceux du pubis et du scrotum.

b. *Tissu cellulaire sous-cutané*. — Il se divise en deux portions : une portion externe, *aréolaire*, plus ou moins riche en graisse (*pannicule adipeux*) ; une portion interne, *lamelleuse*, constituant le *fascia superficialis*.

c. *Vaisseaux et nerfs superficiels*. — Nous commencerons par les lymphatiques :

α) Les *lymphatiques* nous offrent à considérer : les ganglions, les vaisseaux afférents et les vaisseaux efférents. — Les *ganglions superficiels*, au nombre de 10 à 15, forment une nappe triangulaire, dont le sommet est dirigé en bas et dont la base répond au pli de l'aine : les supérieurs sont allongés transversalement ; les inférieurs, allongés verticalement ; les moyens, plus ou moins sphéroïdes. On les distingue en quatre groupes : *supéro-interne, supéro-externe, inféro-interne, inféro-externe*. Deux lignes, l'une horizontale, l'autre verticale, se croisant au niveau de l'embouchure de la saphène séparent les quatre groupes (*adénites inguinales*). — Les *lymphatiques afférents* proviennent : 1° pour le *groupe supéro-externe*, de la partie externe de la peau de l'ombilic et de la partie postéro-latérale de la paroi abdominale ; 2° pour le *groupe supéro-interne*, du scrotum, de la peau de la verge chez l'homme, de la vulve chez la femme, du périnée, de l'anus, de la partie interne de la fesse, de la partie antérieure de la portion sous-ombilicale de la paroi abdominale ; 3° pour les deux *groupes inférieurs*, de la peau du membre inférieur. — Les *lymphatiques efférents*, perforant l'aponévrose, se terminent comme suit : ceux des deux groupes inférieurs, dans les ganglions inguinaux profonds (voy. plus loin) ; ceux des deux groupes supérieurs dans les ganglions rétro-cruraux (quelques-uns dans le ganglion de Cloquet).

β) Les *artères superficielles* sont au nombre de deux : 1° l'*artère sous-cutanée abdominale*, branche de la fémorale, qui passe dans la région inguino-abdominale ; 2° l'*artère honteuse externe supérieure*, autre branche de la fémorale, qui se dirige transversalement vers les bourses.

γ) Les *veines superficielles* aboutissent à la fémorale. Elles sont représentées par les *veines sous-cutanées abdominales*, les *veines honteuses externes* et la portion terminale (contournée en crosse) de la *saphène interne* (varices de la saphène interne, opération de Trendelenburg).

δ) Les *nerfs superficiels*, destinés à la peau, sont fournis, en dehors par le fémoro-cutané, en dedans et à la partie moyenne par le crural et le génito-crural. Toutes ces branches nerveuses viennent du plexus lombaire.

4° Aponévrose. — Portion antérieure et supérieure de l'aponévrose fémorale, elle s'étend sur toute la région : en haut, elle se fixe à l'arcade crurale ; sur tout le reste de son pourtour, elle se continue avec celle des régions voisines. Elle comprend trois parties : 1° une partie externe, épaisse, c'est la *fascia lata* ; 2° une partie interne, mince ; 3° une partie moyenne, triangulaire à sommet inférieur, criblée de trous, c'est le *fascia cribriformis*. Parmi ces trous, le plus important est celui qui livre passage à la crosse de la saphène interne (*fosse ovale*) ; il est limité en dehors par le *repli falciforme* d'ALLAN BURNS.

5° Couche sous-aponévrotique. — Au-dessous de l'aponévrose, entre elle et le plan squelettique se voient : 1° des *muscles* ; 2° un canal fibreux ou *canal crural* ; 3° des *vaisseaux et des nerfs profonds*.

A. MUSCLES. — Ils forment deux plans, superficiel et profond :

a. *Plan superficiel*. — En allant de dehors en dedans : le *tenseur du fascia lata*, partant de l'épine iliaque antéro-supérieure, verticalement descendant ; le *couturier*, partant également de l'épine iliaque antéro-supérieure, oblique en bas et en dedans ; le *premier* ou *moyen adducteur*, se détachant du corps du pubis, oblique en bas et en dehors ; le *droit interne*, enfin, se détachant des branches ischio-pubiennes, verticalement descendant.

Ces quatre muscles circonscrivent deux triangles, l'un externe, l'autre interne. — Le *triangle externe*, à sommet supérieur (épine iliaque), a pour côtés : en dehors, le tenseur du fascia lata ; en dedans, le couturier ; en bas, la limite même de la région. — Le *triangle interne* ou *triangle de Scarpa*, à sommet inférieur (rencontre du couturier et du moyen adducteur), a pour côtés : en dehors, le couturier ; en dedans, le moyen adducteur ; en haut, l'arcade crurale.

b. *Plan profond*. — Les muscles du plan profond remplissent l'aire des deux triangles précités. Ce sont :

1° Dans le triangle externe, le *droit antérieur de la cuisse* et, plus profondément, le *vaste externe ;*

2° Dans le triangle de Scarpa, le *psoas-iliaque* (en dehors) et le *pectiné* (en dedans), s'inclinant l'un vers l'autre et formant ainsi une sorte de gouttière verticale, à laquelle répond le *canal crural*.

B. CANAL CRURAL. — Canal fibreux, descendant verticalement dans le triangle de Scarpa et renfermant des vaisseaux fémoraux. De forme prismatique triangulaire, il nous offre à considérer : 1° trois *parois* ; 2° une *extrémité supérieure* ; 3° une *extrémité inférieure* ; 4° un *contenu*.

a. *Parois*. — Se distinguent en antérieure, postéro-externe, postéro-interne. — La *paroi antérieure* est formée par l'aponévrose fémorale superficielle, prenant ici le nom de fascia cribriformis. — La *paroi postéro-externe* est constituée par le feuillet profond de l'aponévrose fémorale qui, du bord interne du couturier, descend sur le psoas-iliaque et se fusionne là avec le fascia iliaca. — La *paroi postéro-interne* est formée par ce même feuillet profond qui recouvre le pectiné (en se fusionnant avec son aponévrose) et remonte ensuite vers le bord externe du moyen adducteur où il se continue avec l'aponévrose superficielle.

b. *Extrémité supérieure*. — Elle se confond avec l'anneau crural : elle n'est autre que l'anneau crural lui-même. De forme triangulaire, l'anneau crural est formé : en avant (*bord antérieur*), par l'arcade crurale ; en dehors (*bord externe*), par la bandelette ilio-pectinée ; en dedans (*bord interne*), par le bord concave du ligament de Gimbernat. — Il laisse passer les vaisseaux fémoraux faisant suite aux vaisseaux iliaques : en allant de dehors en dedans, on trouve successivement l'*artère*, la *veine*, les *vaisseaux lymphatiques* (avec le *ganglion de Cloquet* à cheval sur le ligament de Gimbernat ; son inflammation pouvant en imposer pour une hernie crurale étranglée). — A se rappeler, à propos de l'anneau crural, que le fascia transversalis, d'une part se fixe sur le côté supérieur de l'artère et de la veine (ne laissant aucun espace entre l'arcade crurale et les vaisseaux), d'autre part sur le côté interne de la veine en descendant jusqu'à la crête pectinéale (formant là une sorte de diaphragme, le *septum crural*, point faible de la paroi abdominale où se font, dans l'immense majorité des cas, les *hernies crurales*).

c. *Extrémité inférieure*. — Le canal crural se termine, en bas, au point où la veine saphène interne se jette dans la fémorale. Là, il est continué par un canal plus étroit, qui est la gaine des vaisseaux fémoraux.

d. *Contenu*. — Le canal crural renferme : dans son tiers externe, l'*artère fémorale* ; dans son tiers moyen, la *veine fémorale*. Son tiers interne, qui ne loge que quelques vaisseaux et ganglions lymphatiques, constitue, en dedans de la veine, comme un espace inoccupé, c'est l'*infundibulum crural* : il commence, en haut, au septum crural, qui le ferme ; il se termine, en bas, à l'abouchement de la saphène interne.

Les vaisseaux fémoraux, dans le canal crural, sont séparés par du tissu conjonctif, quelquefois par de véritables *cloisons* disposées en sens sagittal. Dans ce dernier cas, il existe trois loges (externe, moyenne et interne) pour l'artère, la veine, les lymphatiques.

C'est dans l'infundibulum que descendent les hernies dites *crurales* (les plus fréquentes après les hernies inguinales). Elles s'y engagent par l'anneau crural (nécessité de le fermer quand on pratique la cure radicale). Arrivée dans l'infundibulum, la tumeur herniaire peut, soit y rester cantonnée (*hernie incom-plète*), soit en sortir par un des orifices du fascia cribriformis (*hernie complète*) ; elle s'étrangle fréquemment. Se rappeler que, dans ce cas, le débridement du collet d'étranglement doit se faire seulement sur le ligament de Copper, c'est-à-dire en arrière.

C. VAISSEAUX ET NERFS PROFONDS. — Région de passage comme l'aisselle, la région inguino-crurale nous présente des vaisseaux et des nerfs très importants :

a. *Artères.* — L'*artère fémorale* est l'artère principale de la région. Continuation directe de l'iliaque externe, elle se porte en bas suivant une ligne (*ligne d'opération*) qui, partant, du milieu de l'arcade crurale, viendrait aboutir à la partie postérieure du condyle interne du fémur. — Elle est en rapport : 1° *en dedans*, avec la veine fémorale ; 2° *en dehors*, avec le fascia iliaca qui la sépare du psoas et du nerf crural ; 3° *en arrière*, avec l'émi-nence ilio-pectinée d'abord, puis avec la gouttière que forment, en s'adossant l'un à l'autre, le psoas-iliaque et le pectiné ; 4° *en avant*, avec l'aponévrose, le tissu cellulaire sous-cutané et la peau (plaies et contusions, anévrysmes). — En descendant dans le triangle de Scarpa, la fémorale fournit cinq collaté-rales : 1° la *sous-cutanée abdominale*, qui se porte en haut ; 2° la *honteuse externe supérieure*, qui se porte en dedans (super-ficielle) ; 3° la *honteuse externe inférieure*, qui se porte également en dedans, mais au-dessous de l'aponévrose (profonde) ; 4° la *musculaire superficielle* ou *artère du quadriceps*, que nous retrouverons à la cuisse ; 5° la *fémorale profonde*, la plus volu-mineuse de toutes, qui se détache de la fémorale à 4 centimètres au-dessous de l'arcade crurale (très variable, souvent au-des-sus ou au-dessous), abandonne tout près de son origine les deux circonflexes antérieure et postérieure, puis disparaît à la cuisse en passant au-dessous des moyen et petit adducteurs. A noter que la musculaire superficielle et les branches de la fémorale profonde s'anastomosent, d'une part avec l'obturatrice, d'autre part (à la région postérieure de la cuisse) avec l'ischiatique et la fessière, branches de l'iliaque interne : d'où rétablissement facile de la circulation après la ligature de la fémorale au-des-sous de l'arcade.

b. *Veines*. — Deux veines pour chacune des artères précitées. Elles aboutissent à la veine fémorale, veine unique située sur le côté interne de l'artère et lui adhérant intimement : dénuder l'artère avec prudence pour ne pas léser le vaisseau veineux (phlébite, phlegmatia alba dolens ; plaies de la veine fémorale nécessitant sa ligature, opération rendue possible par les nombreuses anastomoses qui unissent les veines de la cuisse à celles du bassin).

c. *Lymphatiques*. — Les lymphatiques profonds sont représentés par 3 ou 4 *ganglions* (y compris le ganglion de Cloquet) situés sur le côté interne de la veine, dans l'infundibulum. — Ils reçoivent (*vaisseaux afférents*) un certain nombre de vaisseaux efférents des ganglions superficiels d'abord, puis les lymphatiques profonds du membre inférieur. — Ils émettent, d'autre part (*vaisseaux efférents*), un certain nombre de troncs, qui traversent le septum crural pour aboutir aux ganglions iliaques externes ou rétro-cruraux, au rétro-crural interne principalement (*varices lymphatiques* et *adéno-lymphocèle*).

d. *Nerfs*. — Trois nerfs, tous les trois branches du plexus lombaire : 1° le *nerf fémoro-cutané*, sortant de l'abdomen un peu au-dessous de l'épine antéro-supérieure, perforant l'aponévrose et descendant à la face antérieure de la cuisse (*méralgie paresthésique*) ; 2° la *branche crurale du génito-crural*, arrivant au triangle de Scarpa par la partie externe de l'anneau crural (en avant de l'artère), puis perforant le fascia cribriformis pour devenir sous-cutanée ; 3° le *nerf crural*, arrivant à la région sur le côté externe de la bandelette ilio-pectiné (qui le sépare de l'artère fémorale) et se divisant là en quatre branches, le *musculo-cutané externe*, le *musculo-cutané interne*, le *nerf du quadriceps* et le *saphène interne*, qui, tous les quatre, quittent le triangle de Scarpa pour descendre à la région antérieure de la cuisse, où nous les retrouverons.

6° Plan squelettique. — Il est représenté par le bord inférieur de l'os coxal et, au-dessous de ce bord, par le plan antérieur de l'articulation coxo-fémorale. Entre la capsule articulaire et le psoas iliaque se trouve la *bourse du psoas*, remontant parfois jusqu'à la fosse iliaque interne. Elle communique fréquemment avec la synoviale de la hanche (hygromas, psoïtis se propageant à l'articulation, suppuration de la bourse dans les cas d'arthrite ou de coxalgie).

§ 3 — RÉGION OBTURATRICE

La région obturatrice ou ischio-pubienne comprend l'ensemble des parties molles qui reposent extérieurement sur le trou obturateur et sur son cercle osseux.

1° Limites. — *Profondément*, limites très nettes : en dehors, le côté interne de l'articulation de la hanche ; en dedans, la branche ischio-pubienne ; en haut, la branche horizontale du pubis ; en bas, l'ischion. *Superficiellement*, la région n'affleure à la surface tégumentaire qu'à la partie toute supérieure de la face interne de la cuisse, où elle a pour limites : en avant, le bord antérieur du droit interne ; en arrière, le bord interne du grand adducteur ; en haut, le pli génito-crural ; en bas, une ligne horizontale, continuant celle qui limite la région inguino-crurale. Ses parties constitutives, on le voit, sont en grande partie recouvertes par cette dernière région.

2° Forme extérieure et exploration. — La région obturatrice est convexe dans le sens transversal. Son exploration est difficile : elle comprend le palper hypogastrique combiné avec le toucher vaginal (chez la femme) ou le toucher rectal (chez l'homme).

3° Plans constitutifs. — Cinq plans superposés : 1° la *peau ;* 2° le *tissu cellulaire sous-cutané ;* 3° l'*aponévrose superficielle ;* 4° la *couche musculaire ;* 5° le *plan squelettique.*

a. *Peau, tissu cellulaire sous-cutané, aponévrose superficielle.* — Rien de particulier à signaler dans ces trois premiers plans. Ils se confondent avec les plans homonymes des régions voisines.

b. *Couche musculaire.* — Nous rencontrons tout d'abord : 1° le *droit interne* et le *grand adducteur*, qui se détachent de la branche ischio-pubienne ; 2° le *petit adducteur*, qui descend du corps du pubis. Ces trois premiers muscles passent à la cuisse (ils sont parfois, surtout chez les cavaliers, le siège de ruptures, suivies dans certains cas d'ostéomes). Au-dessous d'eux se trouve le principal muscle de la région, l'*obturateur externe* : il naît à la fois sur le pourtour du trou obturateur et sur la membrane obturatrice ; de là, il se porte en dehors et disparaît derrière l'articulation de la hanche pour aller s'insérer, on le sait, dans la cavité digitale du grand trochanter.

c. *Plan squelettique.* — Il est représenté par le pourtour du trou obturateur et par la membrane obturatrice.

α) Le *pourtour du trou obturateur* est formé successivement, par la branche horizontale du pubis, la branche ischio-pubienne, le corps de l'ischion. Le trou obturateur plus ou moins ovalaire ou triangulaire, nous présente en haut la *gouttière obturatrice* ou *sous-pubienne* : sa largeur, entre les deux lèvres, est de 5 ou 6 millimètres.

β) La *membrane obturatrice* comble entièrement le trou obturateur, sauf sa partie supérieure, celle qui répond au canal souspubien. Elle est renforcée en avant par une lame fibreuse, la *bandelette sous-pubienne*, qui va du ligament transverse de l'acétabulum au corps du pubis : en se fusionnant par son bord inférieur avec la membrane obturatrice, elle forme avec cette dernière une gouttière transversale dont l'ouverture regarde en haut.

4° Canal sous-pubien. — Conduit ostéo-fibreux, répondant à la gouttière sous-pubienne et faisant communiquer l'excavation pelvienne avec la partie antéro-interne de la cuisse.

Formé en haut par la gouttière sous-pubienne, il est constitué en bas : par le bord supérieur du muscle obturateur interne, par le bord supérieur de la membrane obturatrice, par la gouttière précitée que forme cette dernière membrane avec la bandelette sous-pubienne, enfin par le bord supérieur du muscle obturateur externe. — Son *orifice interne* ou *postérieur*, ovalaire (15 millimètres de largeur sur 10 millimètres de hauteur), est délimité en haut par un rebord osseux, en bas par une sorte d'arcade fibreuse (agent habituel d'étranglement des hernies obturatrices). — Son *orifice externe* ou *antérieur*, également ovalaire (18 millimètres sur 15 millimètres), est formé en haut par le rebord de la gouttière sous-pubienne, en bas par le bord supérieur de l'obturateur externe.

Le canal sous-pubien livre passage au nerf obturateur et aux vaisseaux obturateurs : ils baignent dans une atmosphère cellulo-adipeuse, communiquant, d'une part avec le tissu cellulaire pelvi-sous-péritonéal, d'autre part avec celui de la cuisse (migration des collections purulentes du bassin dans la région obturatrice).

C'est par le canal crural que se produisent les *hernies obturatrices* (encore appelées *hernies sous-pubiennes, ovalaires, iliaques antérieures*). On en distingue trois variétés, *interstitielle, rétropectinéale, anté-pectinéale*. A retenir que, quelle que soit la variété, la tumeur herniaire contracte des rapports importants : 1° avec les vaisseaux obturateurs (ils sont habituellement en arrière et en dehors du collet du sac : ne pas les léser quand on pratique le débridement) ; 2° avec le nerf obturateur (il est lu aussi en arrière et en dehors : sa compression s'accompagne de douleurs irradiées et de crampes des adducteurs).

5° Vaisseaux et nerf. — Par le canal sous-pubien passent l'artère obturatrice, la veine obturatrice, le nerf obturateur.

α) L'*artère obturatrice*, branche de l'iliaque interne (quelquefois de l'épigastrique), se divise peu après son entrée dans le canal en deux branches, l'une interne, l'autre externe. Elles contournent, l'une le rebord interne, l'autre le rebord externe du trou obturateur et s'anastomosent à la partie inférieure de ce trou obturateur, formant ainsi autour de lui un cercle artériel complet. A noter, partant de la branche externe, un *rameau articulaire*, qui pénètre dans l'articulation de la hanche à travers l'échancrure ischio-pubienne et se porte, le long du ligament rond, jusqu'à la tête du fémur.

β) La *veine obturatrice*, généralement unique, est placée un peu au-dessous et au dedans de l'artère homonyme. Elle traverse le canal, pour aller s'ouvrir dans l'iliaque interne. A noter, au-devant de l'obturateur externe, un riche réseau veineux, tributaire de la veine fémorale, mais communiquant toujours avec l'obturatrice : anastomose importante entre la fémorale et l'iliaque.

γ) Le *nerf obturateur*, branche du plexus lombaire, après avoir fourni le *nerf supérieur de l'obturateur externe*, se divise en deux branches qui, toutes les deux, sortent du canal : 1° une *branche antérieure*, qui se distribue au petit adducteur, au moyen adducteur et au droit interne ; 2° une *branche postérieure*, qui, après avoir fourni un rameau articulaire pour la hanche donne des rameaux à l'obturateur externe (*nerf inférieur l'obturateur externe*) et au grand adducteur.

§ 4 — OS ET ARTICULATION DE LA HANCHE

Les os et articulation de la hanche sont représentés : 1° par l'*os coxal* ; 2° par l'*extrémité supérieure du fémur* ; 3° par l'*articulation coxo-fémorale*.

1° **Os coxal**. — Sa face externe, la seule que nous ayons à étudier ici (la face interne ayant été décrite à propos du bassin), nous offre à considérer la *fosse iliaque externe* et le *cotyle* :

a. *Fosse iliaque externe*. — Plane plutôt qu'excavée, sauf à sa partie moyenne. A retenir que le point situé à mi-chemin entre les épines iliaques antéro-supérieure et postéro-supérieure répond au point où on trépane le bassin dans le cas d'abcès intra-pelviens.

b. *Cavité cotyloïde*. — Sphéroïde creux nous offrant à considérer : 1° une *surface intérieure*, dont la portion périphérique est épaisse, lisse et articulaire, dont la portion centrale ou *arrière-fond de la cavité cotyloïde* est très mince et percée de trous vasculaires (fractures assez fréquentes et souvent méconnues ; siège d'ostéite dans la coxalgie acétabulaire) ; 2° un *rebord* ou *sourcil cotyloïdien*, très résistant (fractures rares), sur lequel se voient trois échancrures (ischio-pubienne, ilio-pubienne, ilio-ischiatique) ; 3° un *bourrelet cotyloïdien*, anneau fibro-cartilagineux, fixé sur le rebord du cotyle et comblant les échancrures sus indiquées (sauf l'ischio-pubienne au-dessus de laquelle il forme le *ligament transverse de l'acétabulum*).

2° Extrémité supérieure du fémur. — Elle nous présente : 1° une *tête* articulaire ; 2° un *col anatomique ;* 3° deux *tubérosités ;* 4° un *col chirurgical.*

a. *Tête*. — Représente les deux tiers d'une sphère régulière ; elle est creusée, un peu au-dessous et en arrière de son centre, d'une petite excavation, la *fossette du ligament rond.*

b. *Col*. — Cylindre aplati d'avant en arrière, réunissant la tête à la diaphyse. Son axe fait avec l'axe de la diaphyse un angle (*angle de flexion* ou d'*inclinaison*) de 127 à 130°, ouvert en bas et en dedans. Il fait encore, avec l'axe transversal de l'épiphyse inférieure, un autre angle (*angle de torsion* ou *de déclinaison*) de 12° en moyenne, ouvert en dedans et en avant. A retenir que les modifications que subissent ces angles (à la suite d'ostéites, de fractures, de troubles dans le développement) entraînent des attitudes vicieuses et une gêne de la marche (*coxa valga, coxa vara*).

c. *Tubérosités*. — Au nombre de deux, le *petit* et le *grand trochanters.* — Le *petit trochanter* est placé à la partie postérieure et inférieure du col — Le *grand trochanter* (deux faces, quatre bords) est situé en dehors et au-dessus du col.

d. *Col chirurgical*. — Placé immédiatement au-dessous des tubérosités qu'il réunit à la diaphyse de l'os.

e. *Développement*. — Quatre points d'ossification (tête, grand trochanter, petit trochanter, col). Le cartilage de conjugaison est intra-articulaire (les ostéomyélites de croissance s'accompagnent forcément d'arthrite, d'où confusion fréquente avec la coxalgie).

f. *Structure*. — Coque de tissu compacte (*éperon fémoral* au niveau du bord inférieur du col) entourant une masse de tissu spongieux dont les travées s'entre-croisent en ogives superposées : raréfaction de ce tissu spongieux chez les vieillards et, par suite, fréquence, chez eux, des fractures *du col du fémur.*

3° Articulation coxo-fémorale. — Enarthrose constituée

par la tête du fémur d'une part, la cavité cotyloïde et le bourrelet cotyloïdien d'autre part.

a. *Moyens d'union*. — Au nombre de deux : 1° une *capsule*
doublée de faisceaux de renforcement ; 2° un ligament intra-
articulaire, le *ligament rond*.

α) La *capsule* a la forme d'un manchon tronconique (à ouvrir
en deux valves quand on fait la désarticulation de la hanche),
inséré d'une part sur le pourtour du sourcil cotyloïdien, d'autre
part sur le col fémoral : à noter que les insertions s'étendent
beaucoup plus loin sur la face antérieure du col que sur la face
postérieure. Elle est essentiellement formée de deux plans de
fibres : 1° un plan profond de fibres circulaires ou *zone orbiculaire* (la sectionner avec soin dans la désarticulation) : 2° un
plan superficiel de fibres longitudinales. Elle se trouve renforcée
par trois puissants ligaments destinés à limiter les mouvements
de l'articulation, le *ligament ischio-fémoral*, le *ligament ilio-
fémoral* (*ligament de Bertin, ligament en* **Y** *de Bigelow*), le *ligament pubo-fémoral*. L'épaisseur et la résistance de la capsule
sont considérables, d'où la rareté relative des *luxations traumatiques de la hanche* (*luxations en dedans* ou *ventrales, luxations
en dehors* ou *dorsales.*

β) Le *ligament rond* est une bandelette fibreuse de 30 à 35 millimètres de longueur, attachée sur la fossette de la tête fémorale
d'une part, et, d'autre part, sur les bords de l'échancrure ischio-
pubienne, sur le ligament transverse de l'acétabulum et l'arrière-fond du cotyle.

b. *Synoviale*. — La synoviale (elle est le siège de lésions dans
le cas d'*arthrite* ou d'*ostéo-arthrite* de la hanche) comprend deux
parties : 1° une *partie principale* ou *synoviale proprement dite*
répondant à la capsule ; 2° une *partie plus petite* ou *synoviale du
ligament rond* entourant ce ligament. Elle communique parfois
avec la bourse séreuse du psoas (voy. p. 490).

c. *Mouvements*. — Extension, flexion, adduction, abduction,
circumduction. A noter que ces mouvements peuvent être en
partie suppléés, dans le cas de lésion de l'articulation, par ceux
du bassin sur la colonne lombaire.

4° Rapports généraux, exploration et voies d'accès. — Les os et articulation de la hanche sont entourés de tous côtés par des masses musculaires épaisses (en avant par les parties molles de la région inguino-crurale, en arrière par celles de la région fessière) au milieu desquelles cheminent des vaisseaux et nerfs importants : lésion possible de ces vaisseaux et nerfs dans le cas de luxation de la hanche. Leur exploration (inspection, palpation méthodique, examen aux rayons X) est assez difficile. On peut les aborder soit par la *voie antérieure* ou *inguino-crurale*, soit mieux, par la *voie postérieure* ou *fessière*.

ARTICLE III

CUISSE

La cuisse s'étend de la hanche au genou. Du côté de la hanche, elle est délimitée, en arrière par le pli fessier, en avant par la ligne, toute conventionnelle, que nous avons assignée comme limite aux deux régions inguino-crurale et obturatrice. Du côté du genou, elle a pour limite une ligne horizontale et circulaire passant à deux travers de doigt au-dessus de la base de la rotule. La cuisse peut être comparée à un tronc de cône, dont la grande base serait située en haut : elle n'est pas verticale, mais inclinée de haut en bas et de dedans en dehors. Ici, comme pour le bras, nous admettrons trois régions : une *région fémorale antérieure* ; 2° une *région fémorale postérieure* ; 3° une région intermédiaire ou squelettique, représentée par le *corps du fémur*.

§ 1 — RÉGION FÉMORALE ANTÉRIEURE

La région fémorale antérieure comprend l'ensemble des parties molles qui se disposent en avant du corps du fémur.

1° Limites. — *Superficiellement* : 1° en haut, une ligne horizontale, passant par le triangle de Scarpa ; 2° en bas, une deuxième horizontale, passant à deux travers de doigt au-dessus de la rotule ; 3° latéralement, deux verticales, l'une externe allant du grand trochanter au condyle externe (elle répond au tenseur du fascia lata), l'autre interne allant du pubis au condyle interne (elle répond au droit interne). *En profondeur* : la cloison intermusculaire externe en dehors et, en dedans, le grand adducteur.

2° Forme extérieure et exploration. — La région fémorale antérieure est convexe dans tous les sens. On y voit, chez les sujets maigres et musclés, un certain nombre de reliefs et de méplats dus aux masses musculaires sous-jacentes. — L'exploration comprend l'inspection, la palpation des divers plans constitutifs, l'examen aux rayons X.

3° Plans constitutifs. — Cinq plans superposés : 1° la *peau* 2° le *tissu cellulaire sous-cutané* ; 3° *l'aponévrose* ; 4° la *couche sous-aponévrotique* ; 5° le *plan squelettique*.

a. *Peau.* — Plus épaisse en dehors qu'en dedans ; poils courts et clairsemés ; très mobile (*épanchements de sérosité tremblotante*).

b. *Tissu cellulaire sous-cutané.* — Assez serré à la partie externe de la région. Partout ailleurs, lamelleux avec véritable fascia superficialis (*phlegmons superficiels*).

c. *Aponévrose.* — C'est la portion antérieure du manchon aponévrotique (*aponévrose fémorale* ou *fascia lata*) qui entoure la cuisse. Analogue, comme disposition, à celle du bras. Par sa face profonde, elle jette vers le fémur deux cloisons disposées en sens sagittal : 1° l'une externe (*cloison intermusculaire externe*), se terminant successivement sur la ligne rugueuse qui va du grand trochanter à la ligne âpre, sur la lèvre externe de la ligne âpre et, en bas, sur sa branche de bifurcation inférieure et externe ; 2° l'autre interne (*cloison intermusculaire interne*), se terminant successivement sur la ligne rugueuse qui va du trochanter à la ligne âpre, sur la lèvre interne de la ligne âpre et sur sa branche de bifurcation inférieure et interne jusqu'au tubercule du troisième adducteur. Grâce à ces cloisons, la cavité cylindrique que circonscrit le manchon aponévrotique est divisée en deux loges : l'une antérieure, l'autre postérieure. A noter que notre région, sur le côté interne du fémur, ne s'arrête pas à la cloison interne, mais va plus loin jusqu'au grand adducteur.

d. *Couche sous-aponévrotique*. — Renferme, outre les vaisseaux et nerfs, sept corps musculaires répartis sur trois plans :

α) Dans le *plan superficiel*, deux muscles : 1° le *tenseur du fascia lata*, quadrilatère, aplati, mince, naissant de la crête iliaque et se terminant, au quart supérieur de la cuisse, sur des faisceaux tendineux qui s'entremêlent avec l'aponévrose fémorale ; 2° le *couturier*, rubané, traversant la région à la manière d'un diagonale, c'est le *muscle satellite* de la fémorale.

β) Dans le *plan moyen*, les quatre portions du *quadriceps crural* : 1° le *droit antérieur* (ou *longue portion*), verticalement descendant, très épais à sa partie moyenne ; 2° le *vaste externe*, appliqué sur le côté externe du fémur, naissant principalement sur la lèvre externe de la ligne âpre et sur le grand trochanter ; 3° le *vaste interne*, recouvrant la face interne du fémur (mais sans s'y insérer), naissant principalement sur la lèvre interne de la ligne âpre ; 4° le *crural*, situé au-dessous des vastes, à la fois sur la face interne et sur la face antérieure de la diaphyse fémorale, naissant principalement sur ces deux faces du fémur ainsi que sur la lèvre externe de la ligne âpre. A noter que ces quatre portions se terminent sur la face antérieure du genou (voy. *Région rotulienne*) et sont le principal extenseur de la jambe (leur *atrophie* dans les affections du genou).

γ) Dans le *plan profond* (situé tout entier en dedans du fémur et en arrière de la cloison intermusculaire interne), cinq autres muscles : 1° le *droit interne*, verticalement descendant, situé à la partie la plus interne de la région ; 2° le *pectiné*, le *moyen adducteur* et le *petit adducteur* (déjà vus dans les régions inguino-crurale et obturatrice), se portant obliquement en bas et en dehors pour venir se fixer sur la partie supérieure de la ligne âpre ou ses lignes de bifurcation ; 3° le *grand adducteur*, muscle triangulaire et fort large, descendant lui aussi de la région obturatrice pour se fixer à l'interstice de la ligne âpre, ainsi que sur sa ligne de bifurcation inférieure et interne ; il forme comme le *plancher* de la région ; à noter l'existence, au niveau de ses insertions fémorales, d'une série d'orifices pour le passage de vaisseaux (ils font communiquer la région antérieure avec la région postérieure) ; de ces orifices, le plus important est l'*anneau du troisième adducteur*, livrant passage aux vaisseaux fémoraux (il est situé à 8 centimètres au-dessus du condyle interne).

e. *Plan squelettique*. — Il est constitué par les trois faces de la diaphyse fémorale et par la cloison intermusculaire externe.

4° Vaisseaux et nerfs. — A remarquer que les gros vaisseaux de la cuisse se trouvent dans cette région, tandis que les gros nerfs passent dans la région postérieure.

a. *Artères*. — Elles sont représentées par la *fémorale* et par un certain nombre de ses collatérales :

α) L'*artère fémorale* parcourt la région suivant une ligne menée du milieu de l'arcade crurale à un point situé derrière le condyle interne (*ligne d'opération*). Accompagnée par la veine fémorale (située tout d'abord en dedans, puis en arrière) et, sur une partie de son parcours, par le nerf saphène interne, elle chemine dans une gouttière que lui forment le vaste interne en dehors, les adducteurs en dedans. Elle se trouve recouverte par la peau, le tissu cellulaire sous-cutané, l'aponévrose, le couturier son *muscle satellite* (il croise obliquement l'artère). Dans sa partie inférieure (*canal de Hunter ou des adducteurs*), elle est recouverte, en outre, par une lame fibreuse qui renforce, en ce point, la gaine celluleuse des vaisseaux fémoraux et qu'il faut inciser immédiatement en dehors du bord interne du grand adducteur quand on pratique la ligature à ce niveau.

β) Les *branches collatérales* que la fémorale fournit à la région sont au nombre de trois : 1° la *fémorale profonde*, descendant entre le grand adducteur et les deux autres adducteurs (qui la recouvrent) donnant trois *perforantes* qui passent à la région postérieure en traversant les trous du grand adducteur, puis y passant elle-même ; 2° l'*artère du quadriceps*, pour les quatre portions du muscle quadriceps; 3° la *grande anastomotique*, se détachant de la fémorale au niveau de l'anneau des adducteurs (se rappeler que les deux précédentes naissent dans le triangle de Scarpa et se portent en bas et en dehors vers la région rotulienne).

b. *Veines*. — Elles se distinguent en superficielles et profondes. — Les *veines superficielles* forment, dans le tissu cellulaire sous-cutané, un réseau à mailles larges et irrégulières. La plus importante est la *saphène interne*, longeant le côté interne de la région. — Les *veines profondes* suivent le trajet des artères (au nombre de deux pour chacune d'elles, sauf la fémorale qui est unique).

c. *Lymphatiques*. — Ils se divisent de même en : 1° *superficiels*, se terminant dans les ganglions superficiels de l'aine (de préférence dans les inférieurs) ; 2° *profonds*, aboutissant aux ganglions profonds de la même région.

d. *Nerfs*. — Ils se distinguent encore en superficiels et profonds. — Les *nerfs superficiels*, destinés à la peau, proviennent du *fémoro-cutané*, du *crural* (par les perforants principalement), du *filet satellite de la saphène interne* et de l'obturateur. — Les *nerfs profonds* sont représentés par les quatre branches du crural : le *musculo-cutané interne*, le *musculo-cutané externe*, le *nerf du quadriceps* et le *saphène interne*, ce dernier descendant dans la gaine des vaisseaux fémoraux.

§ 2 — RÉGION FÉMORALE POSTÉRIEURE

Située sur le plan de flexion du membre, elle comprend toutes les parties molles qui se disposent en arrière du corps du fémur.

1° Limites. — *Superficiellement : 1°* en haut, le pli fessier *;* 2° en bas, une ligne horizontale située à deux travers de doigt au-dessus de la base de la rotule ; 3° latéralement, comme pour la région précédente (p. 497). *En profondeur :* la ligne âpre du fémur.

2° Forme extérieure et exploration. — La région fémorale postérieure est convexe dans toute son étendue : on y voit, chez les sujets maigres, les reliefs des muscles sous-jacents. L'exploration comprend l'inspection, la palpation, l'examen aux rayons X.

3° Plans constitutifs. — Cinq plans superposés, exactement comme dans la région précédente :

a. *Peau*. — Plus épaisse qu'en avant ; très mobile ; poils fort courts et peu abondants.

b. *Tissu cellulaire sous-cutané*. — Mêmes caractères que dans la région précédente. Il se continue, en haut avec celui de la fesse et du périnée, en bas avec celui du creux poplité (*phlegmons superficiels*).

c. *Aponévrose*. — Comme dans la région antérieure.

d. *Couche sous-aponévrotique*. — Elle comprend sept muscles, se disposant sur trois plans.

α) Dans le *premier plan*, trois muscles : 1° le *demi-tendineux* en dedans et la *longue portion* du *biceps* en dehors, descendant tous les deux de la région fessière au creux poplité ; 2° la portion inférieure du *grand fessier*, occupant l'angle supéro-externe de la région.

β) Dans le *deuxième plan*, deux muscles : le *demi-tendineux* en dedans et la *courte portion du biceps* en dehors, descendant l'un de la fesse, l'autre de l'interstice de la ligne âpre.

γ) Dans le *troisième plan*, sur le côté interne du fémur seulement, la face postérieure du *grand adducteur* (avec ses trous pour les vaisseaux perforants) et du *droit interne*, que nous avons déjà rencontrés dans la région antérieure et qui constituent la limite respective entre les deux régions.

Tous ces muscles sont des fléchisseurs de la jambe. Autour d'eux, couche cellulo-adipeuse développée surtout au-dessous du plan superficiel. Elle communique : 1° en haut avec la couche cellulo-adipeuse sous-fessière ; 2° en bas, avec la couche cellulo-adipeuse profonde du creux poplité ; 3° en avant (par les orifices du grand adducteur) avec la région fémorale antérieure (extension des *phlegmons profonds* d'une région à l'autre).

e. *Plan squelettique*. — Il est représenté : 1° par la ligne âpre (se bifurquant en bas, se trifurquant en haut) ; 2° en dehors de la ligne âpre, par la cloison intermusculaire externe.

4° Vaisseaux et nerfs. — A noter que c'est dans la région fémorale postérieure que se trouvent les gros nerfs de la cuisse, tandis que les gros vaisseaux passent dans la région antérieure :

a. *Artères*. — Elles proviennent : 1° de *l'artère ischiatique* (elle donne *l'artère du nerf sciatique*) ; 2° de *l'artère circonflexe postérieure*, branche de la fémorale profonde ; 3° de la *fémorale profonde*, par les perforantes (3 ou 4), s'anastomosant entre elles et aussi avec les artères précédentes par ce système anastomotique rétro-fémoral s'explique le rétablissement de la circulation après ligature de la fémorale.

b. *Veines*. — Se distinguent en superficielles et profondes. — Les *veines superficielles* aboutissent à la saphène interne et, de là, à la fémorale à noter le canal anastomotique, *saphène anastomotique*, entre les deux saphènes interne et externe. — Les *veines profondes* suivent le trajet des artères.

c. *Lymphatiques*. — Ils se divisent en superficiels et profonds les premiers aboutissent en suivant la saphène interne aux ganglions superficiels de l'aine ; les seconds se rendent en suivant les vaisseaux ischiatiques aux ganglions pelviens.

d. *Nerfs*. — Ils se distinguent encore en superficiels et profonds. — Les *nerfs superficiels*, destinés à la peau, proviennent : en dehors, du fémoro-cutané ; en dedans, de l'obturateur ; à la partie moyenne, des rameaux du petit sciatique. — Les *nerfs profonds* sont représentés : 1° par le *petit sciatique*, qui descend verticalement au-dessous de l'aponévrose en suivant la ligne axiale du membre ; 2° par le *grand sciatique*, qui, plus profond, chemine au-dessous des muscles superficiels, entre ces derniers et le grand adducteur ; sa direction est donnée par une ligne menée d'un point situé à un travers de doigt du bord externe de la tubérosité ischiatique au milieu du pli de flexion de l'articulation du genou ; on l'atteint en passant entre le biceps et le demi-tendineux. Au cours de son trajet, le grand sciatique donne des branches à tous les muscles postérieurs de la cuisse y compris le grand adducteur et passe dans la région poplitée.

§ 3 — OS DE LA CUISSE : CORPS DU FÉMUR

1° Forme. — Obliquement dirigé de haut en bas et de dehors en dedans, un peu incurvé en arrière et légèrement tordu sur son axe, le corps du fémur est prismatique triangulaire ,donc trois faces et trois bords.

2° Structure. — Le corps du fémur est formé par un cylindre de tissu compacte, épais et résistant (cependant les *fractures du corps du fémur*, directes ou indirectes, sont fréquentes), creusé d'une cavité médullaire. Il est entouré par un périoste adhérent à la ligne âpre, mais aisément décollable sur les faces antérieure et latérales : ne pas l'oublier quand on fait l'amputation de la cuisse.

3° Rapports, exploration et voies d'accès. — Le corps du fémur est entouré de tous côtés par d'épaisses masses musculaires, où cheminent, en avant des vaisseaux importants, en arrière un nerf volumineux. Aussi son exploration (palpation, examen aux rayons X) est-elle assez difficile. On l'aborde, en chirurgie opératoire, par la *voie externe*.

ARTICLE III

GENOU

Le genou, homologue du coude, comprend l'articulation de la jambe avec la cuisse, ainsi que toutes les parties molles qui l'entourent. Nous lui assignerons pour limites : en haut, un plan horizontal passant à deux travers de doigt au-dessus de la rotule ; en bas, un deuxième plan horizontal passant par la tubérosité antérieure du tibia. Le genou, comme le coude, nous présente trois régions : 1° une *région antérieure* ou *rotulienne ;* 2° une *région postérieure* ou *poplitée ;* 3° une région intermédiaire, comprenant les *os et articulations du genou.*

§ 1 — RÉGION ROTULIENNE

La région rotulienne ou région antérieure du genou comprend toutes les parties molles qui se disposent en avant de l'articulation de la cuisse avec la jambe.

1° Limites. — *Superficiellement :* 1° en haut, une ligne horizontale passant à deux travers de doigt au-dessus de la rotule ; 2° en bas, une deuxième horizontale, passant par la tubérosité antérieure du tibia ; 3° latéralement, deux verticales, l'une interne, l'autre externe, menées par le rebord postéro-externe des deux condyles. *En profondeur :* le plan squelettique.

2° Forme extérieure et exploration. — La région rotulienne nous offre à considérer une série de saillies et de dépressions. Sur la ligne médiane, c'est d'abord la *rotule*, entourée en haut et sur les côtés par des dépressions (culs-de-sac de la synoviale) et à laquelle fait suite le *ligament rotulien* avec le *paquet adipeux antérieur;* puis, la *tubérosité antérieure du tibia.* Sur les côtés, ce sont les *méplats interne* et *externe,* les *tubérosités interne* et *externe du fémur* et du *tibia,* le *tubercule du troisième adducteur,* la *tête du péroné,* le *tubercule de Gerdy.* L'exploration comprend : l'inspection, la palpation, l'examen aux rayons X.

3° Plans constitutifs. — Cinq plans superposés : 1° la *peau;* 2° le *tissu cellulaire sous-cutané;* 3° l'*aponévrose;* 4° la *couche sous-aponévrotique;* 5° le *plan squelettique.*

a. *Peau.* — Relativement épaisse en avant, elle s'amincit sur les côtés interne et externe. Très mobile (seulement à sa partie moyenne); d'autre part très résistante et vivace (apte par conséquent à faire d'excellents lambeaux).

b. *Tissu cellulaire sous-cutané.* — Assez serré sur les côtés, il devient, sur le milieu, lamelleux et lâche (fascia superficialis) : peu riche en graisse. A la partie moyenne de la région, une bourse séreuse, la *bourse prérotulienne :* ordinairement petite, existe huit fois sur dix. Parfois deux autres bourses professionnelles : la *bourse prétibiale superficielle* et la *bourse des cavaliers,* situées, la première au-devant de la tubérosité antérieure, la seconde au niveau du condyle interne.

c. *Aponévrose.* — Dépendance de l'aponévrose d'enveloppe du membre. Elle se continue avec celle de la cuisse, celle de la jambe, celle du creux poplité. Par sa face profonde, elle adhère intimement à la tubérosité antérieure, aux deux tubérosités interne et externe; d'autre part, elle s'unit, au niveau des condyles, avec les deux cloisons intermusculaires de la cuisse. Elle est renforcée, en dehors par le tendon du muscle tenseur du fascia lata, en dedans par le tendon du couturier (*plan superficiel de la patte d'oie*).

d. *Couche sous-aponévrotique*. — Au-dessous de l'aponévrose, plan musculo-tendineux formé par : 1° le *quadriceps crural*; 2° son *expansion aponévrotique*; 3° le *plan profond de la patte d'oie*.

α) Le *quadriceps crural* comprend, ici comme à la cuisse, ses quatre portions : 1° au milieu, le *droit antérieur*, venant s'insérer, par un tendon aplati, sur le bord antérieur et sur la base de la rotule; 2° sur les côtés, les deux *vastes*, se terminant, en partie sur la base de la rotule (par l'intermédiaire d'un tendon commun large et aplati), en partie sur les bords de cet os ; 3° profondément, le *crural*, se fixant lui aussi sur la base de la rotule, en arrière des vastes. Le tendon rotulien du quadriceps se compose ainsi de trois lames se superposant d'avant en arrière : lame superficielle pour le droit, lame moyenne pour les vastes, lame profonde pour le crural (*rupture du tendon rotulien*).

β) L'*expansion aponévrotique* du quadriceps continue ce muscle (principalement les vastes) au-dessous de son insertion rotulienne. Elle occupe donc la moitié inférieure de la région : *à la partie moyenne*, ses faisceaux s'entre-croisent en sautoir à la face antérieure de la rotule (au-dessous d'elle, entre elle et la rotule, espace celluleux avec bourse séreuse, la *bourse prérotulienne profonde*), puis, au-dessous de cet os, se confondent avec l'aponévrose superficielle; *sur les côtés*, ses faisceaux verticalement descendants s'insèrent en partie sur les bords de la rotule, en partie sur les bords latéraux des plateaux du tibia. A noter l'existence de faisceaux de renforcement, allant directement de la rotule au tibia, *retinacula patellæ* ou *ligaments rotuliens accessoires*. L'expansion quadricipitale, plus ou moins fusionnée avec l'aponévrose superficielle sur les côtés de la région (*ailerons rotuliens interne et externe*), en est séparée, au niveau de la rotule par un espace triangulaire (*espace sous-aponévrotique*) que comble un tissu cellulaire lâche : dans ce tissu cellulaire une bourse séreuse, la *bourse prérotulienne moyenne* ou *sous-aponévrotique*, existant 14 fois sur 15 (inflammation aiguë ou chronique, hygroma).

γ) La *patte d'oie* est l'ensemble aponévrotique à branches multiples et divergentes que forment, sur la face inféro-interne du genou, les tendons terminaux des trois muscles couturier, droit interne et demi-tendineux, en allant s'insérer sur le tibia. Elle forme deux plans : *plan superficiel*, représenté par le tendon du couturier ; *plan profond*, représenté par les deux autres tendons. Entre les deux plans une bourse séreuse constante, la *bourse de la patte d'oie : hygromas* aigus ou chroniques, s'accompagnant d'une demi-flexion de la jambe sur la cuisse.

e. *Plan squelettique.* — Il est représenté par le plan antérieur de l'articulation du genou, savoir : 1° *au milieu*, la rotule ; 2° *au-dessus de la rotule*, le prolongement sous-quadricipital de la synoviale du genou, avec son muscle tenseur ; 3° *sur les côtés*, les parties latérales de cette même synoviale, les ligaments latéraux du genou, plus un certain nombre de fibres transversales, qui vont de la rotule aux condyles en prenant part ainsi à la constitution des ailerons ; 4° *au-dessous de la rotule*, le ligament rotulien et, tout en bas, sur le côté externe, le plan antérieur de l'articulation péronéo-tibiale supérieure (voy. § 3).

4° Vaisseaux et nerfs. — Peu volumineux et, partant, d'une importance secondaire pour le chirurgien.

a. *Artères.* — Elles proviennent : 1° de la *grande anastomotique*, branche de la fémorale ; 2° des deux *articulaires supérieures* et des deux *articulaires inférieures*, branches de la poplitée ; 3° de la *récurrente tibiale antérieure*, branche de la tibiale antérieure. Toutes ces artères forment un réseau plus ou moins riche, le *réseau prérotulien* ou *cercle artériel du genou*, grâce auquel se rétablit la circulation après ligature de la poplitée.

b. *Veines.* — Elles se distinguent en superficielles et profondes. — Les *veines superficielles* (sauf la *saphène interne*, qui longe le côté interne de la région) sont de petit calibre, sans importance. — Les *veines profondes* accompagnent les artères.

c. *Lymphatiques.* — Ils aboutissent aux ganglions superficiels de l'aine (lymphangite pouvant se propager à la bourse prérotulienne).

d. *Nerfs*. — Ils proviennent : 1° en dehors, du *fémoro-cutané*; 2° en dedans, du *saphène interne*; 3° au milieu, des *rameaux perforants* du crural.

§ 2 — RÉGION POPLITÉE

La région poplitée ou *creux poplité* occupe la région postérieure de l'articulation du genou. Elle est, au membre inférieur, l'homologue du pli du coude.

1° Limites. — *Superficiellement* : en haut et en bas, deux horizontales passant, l'une à deux travers de doigt au-dessus de la base de la rotule, l'autre par la tubérosité antérieure du tibia; sur les côtés, comme pour la région rotulienne. *En profondeur* : le plan postérieur de l'articulation du genou.

2° Forme extérieure et exploration. — La région poplitée a la forme d'un quadrilatère plus haut que large. Sur la jambe placée en extension (*position opératoire*), elle est convexe, tendue et résistante. Sur la jambe en flexion (*position d'exploration clinique*), elle se transforme en une excavation profonde (*creux du jarret*), dont les parois sont molles et dépressibles. — L'exploration comprend : l'inspection, la palpation, l'examen aux rayons X.

3° Plans superficiels. — Au nombre de deux : la *peau* et le *tissu cellulaire sous-cutané* (avec ses *vaisseaux* et ses *nerfs*).

a. *Peau*. — Fine, à peu près glabre, absorbant rapidement (lieu d'élection pour les frictions mercurielles); très mobile, se laissant facilement distendre. A sa surface plusieurs plis transversaux, très variables, non utilisables comme repères.

b. *Tissu cellulaire sous-cutané*. — Comme à la région postérieure de la cuisse (p. 502).

c. *Vaisseaux et nerfs superficiels*. — Les *artères*, toujours petites et peu nombreuses, négligeables. — Les *veines*, également peu nombreuses et de petit calibre. — Les *lymphatiques* se portent vers le bord interne de la cuisse et, de là, aux ganglions superficiels de l'aine. — Les *nerfs* proviennent, pour la plupart, du *petit sciatique*. En plus, quelques filets du *cutané*

péronier (pour la partie inféro-externe) et du *saphène interne*
(pour la partie interne).

4° Aponévrose. — Lame fibreuse recouvrant toute la région.
Elle se continue en haut avec l'aponévrose de la cuisse, en bas
avec celle de la jambe, en avant avec celle de la région rotulienne.
Par sa face profonde, elle envoie vers le fémur deux cloisons
sagittales (l'une interne qui répond au demi-tendineux et au
demi-membraneux, l'autre externe qui répond au biceps), qui
viennent se fixer d'autre part sur les deux branches de bifurcation inférieure de la ligne âpre. A noter que l'aponévrose
poplitée adhère assez intimement aux tendons sous-jacents.

5° Couche sous-aponévrotique. — Au-dessous de l'aponévrose nous avons le creux poplité, avec ses parois ou *contenant*
et son *contenu*.

A. Contenant. — Le creux poplité a la forme d'un losange
à grand axe vertical. Son petit axe, allant d'un condyle à l'autre,
le divise en deux triangles, l'un supérieur, l'autre inférieur. Nous
lui considérerons six parois (*postérieure, latérales* et *antérieure*).

a. *Paroi postérieure*. — Elle n'est autre que l'ensemble des
trois couches ci-dessus décrites.

b. *Parois latérales*. — Au nombre de quatre, dont deux *supérieures* pour le triangle supérieur et deux *inférieures* pour le
triangle inférieur.

α) Les *parois supéro-latérales* sont formées : 1° en dedans
(*bord supéro-interne*), par le demi-tendineux sur un premier plan
et, sur un second plan, par le demi-membraneux (se rappeler
que ce dernier muscle s'insère dans la région par trois tendons :
un faisceau descendant pour la tubérosité interne du tibia, un
faisceau antérieur, qui gagne la partie antérieure de cette même
tubérosité; un faisceau récurrent, remontant vers le condyle
externe); 2° en dehors (*bord supéro-externe*), par les deux portions du *biceps crural*, descendant obliquement l'une et l'autre
vers la tête du péroné.

β) Les *parois inféro-latérales* sont formées : 1° en dedans (*bord
inféro-interne*), par le jumeau interne; 2° en dehors (*bord inféro-*

externe), par le jumeau externe, doublé profondément par le *plantaire grêle*.

Il convient d'ajouter que les différents muscles qui forment les quatre parois latérales du creux poplité sont recouverts, du côté de la cavité, par des lames fibreuses ou cellulaires, qui, se détachant de l'aponévrose, viennent se fixer au fémur : la cavité a donc pour parois, non les muscles eux-mêmes, mais les lames aponévrotiques (pouvant être considérées comme n'ayant qu'une médiocre importance) qui tapissent ces muscles. Nous verrons plus loin qu'elle est incomplètement fermée.

c. *Paroi antérieure.* — Elle n'est autre que le plan squelettique (voy. plus loin, p. 512).

B. Contenu. — Le creux poplité renferme : 1° des *artères ;* 2° des *veines ;* 3° des *lymphatiques ;* 4° des *nerfs ;* 5° du *tissu cellulo-adipeux.*

a. *Artères.* — Elles sont représentées par l'artère poplitée et ses branches :

α) L'*artère poplitée* s'étend de l'anneau du troisième adducteur à l'anneau du soléaire, où elle se termine en se bifurquant. Accompagnée de la veine poplitée (placée en arrière et un peu en dehors de l'artère) et du nerf sciatique poplité interne (situé en arrière et en dehors de la veine), elle est en rapport : 1° *en avant*, avec le fémur, le ligament postérieur de l'articulation et le poplité qui la sépare du tibia ; 2° *en dehors*, avec le biceps, le condyle externe du fémur, le jumeau externe ; 3° *en dedans*, avec le demi-membraneux, le condyle interne du fémur et le jumeau interne (ligature par les procédés de Jobert et de Marchal) ; 4° *en arrière*, avec la peau, le tissu cellulaire sous-cutané, l'aponévrose, le tissu graisseux, des ganglions, le sciatique poplité interne et la veine poplitée (organes ou formations à inciser ou à récliner dans la ligature de l'artère par le procédé classique).

β) Les *branches de l'artère poplitée* sont au nombre de sept, savoir : les *jumelles* (interne et externe), destinées aux jumeaux ; les *artères articulaires supérieures* (interne et externe), l'*artère articulaire moyenne*, les *artères articulaires inférieures* (interne et externe). Ces articulaires forment autour de la rotule un riche réseau anastomotique, que grossissent encore la grande anastomotique et la récurrente tibiale antérieure (gravité des anévrysmes de la partie inférieure de la poplitée, amenant l'oblitération d'une partie de ces collatérales).

b. *Veines.* — Chacune des branches artérielles sus-indiquées est accompagnée de deux veines : elles se jettent dans une veine collectrice unique, la *veine poplitée*. Elle est située en arrière et un peu en dehors de l'artère, s'étendant comme cette dernière de l'anneau du soléaire à l'anneau des adducteurs, où elle prend le nom de fémorale. La veine poplitée est unie à l'artère par du tissu conjonctif très dense : d'autre part, elle ressemble beaucoup à une artère. A sa partie moyenne, elle reçoit la veine *saphène interne*, laquelle est réellement sous-aponévrotique dans tout son trajet poplité. A noter un canal anastomotique (*saphène anastomotique*), qui, partant de la saphène externe tout près de sa terminaison, remonte jusqu'à la saphène interne (p. 503).

c. *Lymphatiques.* — Quatre ou cinq ganglions lymphatiques, tous situés au-dessous de l'aponévrose, autour des vaisseaux, à la partie moyenne du creux poplité : l'un deux est placé au point d'abouchement de la saphène externe. — A ces ganglions aboutissent (*vaisseaux afférents*) les lymphatiques profonds de la jambe et, en plus, quelques vaisseaux lymphatiques provenant de l'articulation du genou. — De ces ganglions partent (*vaisseaux efférents*) : 1° quatre troncs qui, par l'anneau des adducteurs, passent à la cuisse et viennent se jeter dans les ganglions inguinaux profonds ; 2° quelques lymphatiques accessoires (et pas constants), qui accompagnent la saphène anastomotique ou le nerf grand sciatique pour aboutir, les premiers aux ganglions superficiels de l'aine, les autres aux ganglions du bassin.

d. *Nerfs.* — Il y en a deux : le sciatique poplité interne et le sciatique poplité externe, branches de bifurcation du grand sciatique.

α) Le *sciatique poplité interne*, le plus gros des deux, descend verticalement de l'angle supérieur à l'angle inférieur de la région (en dehors et en arrière de la veine poplitée), s'engage au-dessous des jumeaux et disparaît dans l'anneau du soléaire. Il fournit le saphène externe, et, en plus, des rameaux moteurs aux jumeaux, au plantaire grêle, au poplité et au soléaire.

β) Le *sciatique poplité externe* se porte obliquement en bas et en dehors, le long du tendon du biceps (son muscle satellite). Il croise le condyle externe et, sur le col du péroné, qu'il contourne en demi-spirale, il se bifurque en musculo-cutané et tibial antérieur (sa compression possible sur le péroné, inflammation et paralysie à la suite des lésions de cet os). Comme collatéraux, il fournit le *cutané péronier* et l'*accessoire du saphène externe*.

c. *Tissu cellulo-adipeux*. — Une masse cellulo-adipeuse comble, ici comme ailleurs, tout l'espace laissé libre par les vaisseaux et les nerfs. Il se continue : 1° en haut, d'une part avec celui de la région postérieure de la cuisse (et par son intermédiaire avec celui de la fesse et du bassin), d'autre part (par l'anneau des adducteurs) avec celui de la région antérieure de la cuisse ; 2° en bas, par l'anneau du soléaire, avec celui qui, à la région postérieure de la jambe, sépare les muscles superficiels des muscles profonds (migration des phlegmons et abcès).

6° **Plan squelettique**. — Il est constitué : 1° par le plan postérieur du fémur (espace poplité, condyles, espace intercondylien) ; 2° par le ligament postérieur de l'articulation du genou ; 3° par le plan postérieur du tibia et la partie postérieure de la tête du péroné. Sur ce plan ostéo-ligamenteux s'étale le muscle poplité et les faisceaux péroniers du soléaire.

7° **Bourses séreuses de la région poplitée**. — Elles se divisent en deux groupes, interne et externe.

α) Les *bourses séreuses internes* sont au nombre de trois : 1° *bourse du jumeau interne*, communiquant d'ordinaire avec la synoviale articulaire ; 2° *bourse commune au jumeau interne et au demi-membraneux*, situé entre ces deux muscles, indépendante chez les jeunes sujets, communiquant une fois sur cinq chez l'adulte avec la synoviale articulaire ; 3° *bourse propre du demi-membraneux*, habituellement indépendante.

β) Les *bourses externes* sont également au nombre de trois : la *bourse du biceps*, la *bourse du ligament latéral externe* et la *bourse du jumeau externe*, non constantes et très variables.

Ces diverses bourses séreuses sont le siège des *kystes latéraux du creux du jarret : kystes internes*, de beaucoup les plus fréquents, siégeant dans la bourse commune au jumeau et au demi-membraneux ; *kystes externes*, développés parfois dans la synoviale du tendon du poplité. Les *kystes médians* proviennent de la synoviale articulaire.

§ 3 — OS ET ARTICULATIONS DU GENOU

Ce sont : *l'extrémité inférieure du fémur, l'extrémité supérieure du tibia* et du *péroné*, la *rotule, l'articulation du genou* et *l'articulation péronéo-tibiale supérieure*.

1° Extrémité inférieure du fémur. — Fortement renflée, elle nous présente : 1° une surface articulaire en forme de poulie (*trochlée fémorale*), à laquelle fait suite *l'échancrure intercondylienne*, séparant l'un de l'autre le *condyle interne* et le *condyle externe* ; 2° en avant, au-dessus de la trochlée, le creux sustrochléaire ; 3° en arrière, au-dessus de l'échancrure intercondylienne, une surface plane délimitée par la bifurcation de la ligne âpre.

Elle se développe par un seul point d'ossification (il existe d'ordinaire sur le fœtus à terme). Le cartilage de conjugaison, très actif (le respecter si on fait la résection du genou chez un enfant), répond à la limite supérieure des condyles. Il est en rapport, en avant et en arrière, avec la synoviale articulaire (d'où possibilité pour l'ostéomyélite de croissance de se propager à l'articulation).

La structure de l'extrémité inférieure du fémur est celle des épiphyses : tissu spongieux (siège fréquent d'ostéo-sarcome), dont les travées sont, pour la plupart, verticales (fractures sus-condyliennes, fracture unicondylienne, fracture en Y ou en T).

2° Extrémité supérieure du tibia. — Elle se compose de deux masses volumineuses ou *tubérosités* (externe et interne). Sa surface supérieure, articulaire, nous présente les deux *cavités glénoïdes* (interne et externe), que séparent *l'épine du tibia* et les *surfaces pré-* et *rétro-spinales*. Les surfaces latérales nous offrent, l'interne une gouttière, l'externe la *facette articulaire péronière*. Sur sa face antérieure se voient la *tubérosité antérieura du tibia* et le *tubercule de Gerdy* ; sur sa face postérieure, l'échancrure séparant les deux tubérosités.

Elle se développe par deux points d'ossification, un pour l'épiphyse, un pour la tubérosité antérieure : ce dernier ne se soude à la diaphyse que vers l'âge de 25 ans (d'où possibilité de *décollement tubérositaire*).

Elle est constituée par du tissu spongieux, travées verticales et travées horizontales (fractures cunéennes).

3° Rotule. — Os court, en forme de triangle à base supérieure, à sommet inférieur. Sa face antérieure répond aux parties molles de la région rotulienne ; sa face postérieure est articulaire ; ses bords latéraux donnent atteinte aux ailerons rotuliens et aux faisceaux inférieurs des vastes. Elle se développe par un point d'ossification et est constituée par du tissu spongieux (fractures directes ou indirectes fréquentes).

4° Extrémité supérieure du péroné. — Encore appelée *tête*. De forme pyramidale, elle nous offre un *col*, une *apophyse styloïde*, et, sur sa face interne, une facette articulaire pour le tibia. Elle se développe par un point d'ossification et est constituée, elle aussi, par du tissu spongieux (travées ogivales). Ses fractures, rares, se compliquent souvent de lésion du nerf sciatique poplité externe.

5° Articulation du genou. — Articulation trochléenne nous offrant à considérer :

a *Surfaces articulaires*. — Formées par la trochlée et les condyles fémoraux d'une part, la face postérieure de la rotule et les cavités glénoïdes du tibia d'autre part.

b. *Menisques semi-lunaires*. — Au nombre de deux, l'un externe en forme d'**O**, l'autre interne en forme de **C**, ils nous présentent une face supérieure convexe, une face inférieure plane, une grande circonférence épaisse, adhérente à la capsule, une petite circonférence, mince, regardant le centre de la cavité glénoïde. Ils sont fixés au tibia (épine et surface pré- et rétro-spinales). A noter que, dans certains mouvements forcés du genou, ils peuvent se luxer (*luxation des ménisques*).

c. *Moyens d'union.* — Ils sont représentés par une capsule et par des ligaments de renforcement :

α) La *capsule* est une sorte de manchon inséré sur le fémur et sur le tibia un peu au delà du revêtement cartilagineux.

β) Les *ligaments* sont au nombre de six, savoir : 1° un *ligament antérieur* ou *ligament rotulien* (sa percussion détermine le *réflexe rotulien*) très large, très épais, très résistant (ruptures possibles), séparé en haut de la synoviale par le paquet adipeux antérieur du genou, isolé de la partie supérieure de la tubérosité antérieure du tibia (sur laquelle il s'attache) par la *bourse séreuse infra-patellaire* ou *prétibiale profonde* (siège possible d'hygromas) ; 2° un *ligament postérieur*, formé par les *coques fibreuses condyliennes* sur les côtés, par des *expansions fibreuses* émanées des muscles voisins et par le *ligament poplité arqué* sur la ligne médiane ; 3° un *ligament latéral interne*, aplati et rubané ; 4° un *ligament latéral externe*, épais et arrondi ; 5° un *ligament croisé antérieur* et, 6° un *ligament croisé postérieur*, encore appelés *ligaments intra-articulaires* ou *interosseux*, qui s'entre-croisent d'avant en arrière et de dehors en dedans et qui sont très forts et très résistants (leur déchirure s'observe rarement).

d. *Synoviale.* — La plus étendue et la plus complexe des séreuses articulaires ; ses lésions (arthrites, hémarthroses, hydarthroses) s'observent fréquemment. — En avant, elle envoie entre le quadriceps et le fémur un vaste cul-de-sac (*cul-de-sac sous-quadricipital*). — En arrière, elle entoure en partie les ligaments croisés, en leur formant une sorte de méso (ces ligaments sont donc en réalité extra-articulaires), et envoie deux prolongements, l'un constant qui accompagne le tendon du poplité, (siège possible des kystes du jarret), l'autre inconstant au-dessous du jumeau interne. — Sur les côtés, elle se divise en deux portions, sus- et sous-ménicales.

e. *Mouvements.* — Flexion et extension (très légers mouvements de rotation et d'inclinaison latérale lorsque la jambe est en demi-flexion). L'exagération de ces mouvements peut produire, soit une simple *entorse du genou*, soit, plus rarement, une *luxation du genou* (latérale, antérieure, postérieure).

6° Articulation péronéo-tibiale supérieure. — Arthrodie possédant une capsule fibreuse, renforcée par deux ligaments (antérieur et postérieur) et une synoviale (communique 1 fois sur 11 avec celle du genou). Simples mouvements de glissement.

7° Rapports généraux, exploration et voies d'accès. — Les os et articulations du genou sont recouverts en arrière par l'épaisse couche des parties molles de la région poplitée, tandis que, en avant et sur les côtés, ils sont seulement tapissés par la mince couche des parties molles rotuliennes. C'est donc par la *voie antérieure* qu'on les explorera en clinique (inspection, palpation et recherche du choc rotulien, examen aux rayons X) et qu'on les abordera en chirurgie opératoire (arthrotomie, résection).

ARTICLE IV

JAMBE

Intermédiaire au genou et au cou-de-pied, la jambe est limitée : en haut, par un plan horizontal passant par la tubérosité antérieure du tibia ; en bas, par un deuxième plan horizontal passant par la base des malléoles. Elle nous présente, comme l'avant bras, trois régions : 1° l'une, antérieure ou *région jambière antérieure* ; 2° la deuxième, postérieure ou *région jambière postérieure* ; 3° la troisième, moyenne, comprenant les *os de la jambe*.

§ 1 — RÉGION JAMBIÈRE ANTÉRIEURE

Située sur le côté antéro-externe de la jambe, elle répond assez exactement aux deux groupes musculaires antérieur et externe de l'anatomie descriptive.

1° Limites. — *Superficiellement :* 1° en haut, une ligne horizontale passant au-dessous de la tubérosité antérieure du tibia ;

2° en bas, une ligne horizontale passant par la base des malléoles ; 3° latéralement, deux verticales répondant, l'interne à la crête du tibia, l'externe au bord externe du péroné. *En profondeur :* les deux os de la jambe et le ligament interosseux.

2° Forme extérieure et exploration. — La région jambière antérieure a la forme d'un quadrilatère allongé dans le sens vertical, légèrement convexe dans le sens transversal. — L'exploration comprend l'inspection, la palpation de chacun des plans constitutifs, l'examen aux rayons X.

3° Plans constitutifs. — Cinq plans superposés : 1° la *peau ;* 2° le *tissu cellulaire sous-cutané ;* 3° l'*aponévrose ;* 4° la *couche sous-aponévrotique ;* 5° le *plan squelettique.*

 a. *Peau.* — Mince, peu mobile, plus ou moins velue, reposant directement sur le squelette au niveau de la crête du tibia (siège d'élection pour l'*ecthyma* et l'*ulcère variqueux*).

 b. *Tissu cellulaire sous-cutané.* — Fascia superficialis existant sur toute l'étendue de la région, sauf à sa partie inféro-externe.

 c. *Aponévrose.* — C'est une dépendance (la partie antérieure) de l'aponévrose d'enveloppe du membre. Partie du bord antérieur du tibia, elle se porte en dehors et puis en arrière : au niveau du péroné, elle envoie au bord postérieur de cet os une cloison transversale, la *cloison intermusculaire externe*, limite profonde de la région. En haut, elle se continue avec l'aponévrose du genou ; en bas, avec celle du cou-de-pied. A noter que, par sa face profonde et tout en haut, elle donne insertion à un grand nombre de faisceaux musculaires.

 d. *Couche sous-aponévrotique.* —Une cloison, *cloison intermusculaire antérieure*, allant de l'aponévrose au bord antérieur du péroné, divise l'espace compris entre l'aponévrose et le squelette en deux loges, l'une interne, l'autre externe :

 α) La *loge interne* renferme quatre muscles : 1° le *jambier antérieur*, naissant à la fois sur le tibia (face externe et tubercule de Gerdy) et sur le ligament interosseux ; 2° l'*extenseur commun des orteils*, situé en dehors du précédent, naissant à la fois sur le tibia, sur le péroné et sur le ligament interosseux ; 3° le *péronier antérieur*, dépendant du précédent, se détachant du péroné ; 4° l'*extenseur propre du gros orteil*, situé entre le jambier antérieur et l'extenseur commun, naissant à la fois sur le péroné et le ligament interosseux. Ces quatre muscles, charnus en haut, tendineux en bas, passent à la région antérieure du cou-de-pied. Ce sont des extenseurs du pied. A noter que le tissu cellulaire lâche qui les entoure peut être le siège, au niveau de la partie inférieure de la région et à la suite de marches longues et pénibles, d'une sorte de cellulite (*aï crépitant de la jambe*).

β) La *loge externe* contient deux muscles : 1° le *long péronier latéral*, se détachant à la fois du péroné (tête et face externe), de l'aponévrose jambière et des deux cloisons intermusculaires externe et antérieure ; 2° le *court péronier latéral*, situé au-dessous du précédent, se détachant du tiers moyen de la face externe du péroné. Comme les précédents, ils sont charnus en haut et tendineux en bas. Ils passent au cou-de-pied. Ces muscles, comme du reste ceux de la loge antérieure, sont innervés par le sciatique poplité externe et leur paralysie détermine une déformation particulière du pied (*pied bot varus équin paralytique*).

e. *Plan squelettique.* — Il est formé : 1° par le *tibia* (face externe) ; 2° par le *péroné* (face externe et partie de la face interne située en avant de la crête interosseuse) ; 3° par le *ligament interosseux*, allant de cette crête interosseuse au bord externe du tibia (voy. § 3).

4° Vaisseaux et nerfs. — Très nombreux, mais moins volumineux et moins importants que dans la région postérieure.

a. *Artères.* — L'artère la plus importante est la *tibiale antérieure*. Cette artère pénètre dans la région au niveau de l'anneau du soléaire et la parcourt suivant une ligne droite allant du tubercule du jambier antérieur au milieu de l'espace intermalléolaire. Accompagnée de deux veines et du nerf tibial antérieur (en avant de l'artère), elle chemine au fond du premier espace intermusculaire (jambier antérieur en dedans, extenseur commun, puis extenseur propre en dehors) que l'on rencontre en dehors de la crête du tibia. Elle fournit, chemin faisant, la *récurrente tibiale antérieure*, des *rameaux musculaires*, la *malléolaire externe* et la *malléolaire interne*.

b. *Veines*. — Elles se distinguent en superficielles et profondes. — Les *veines superficielles*, disposées en un réseau toujours très irrégulier, aboutissent à la saphène interne et à la saphène externe. Les *veines profondes* suivent le trajet des artères (deux pour chaque artère).

c. *Lymphatiques*. — Ils se divisent encore en superficiels et profonds. — Les *lymphatiques superficiels*, se portant vers le côté interne du membre, aboutissent aux ganglions inférieurs du pli de l'aine (lymphangites et phlegmons superficiels). — Les *lymphatiques profonds*, suivant le trajet des vaisseaux, se rendent aux ganglions poplités en traversant la partie supérieure du ligament interosseux (quelquefois un *ganglion tibial antérieur* en avant de ce ligament).

d. *Nerfs*. — Ils se distinguent en superficiels et profonds. — Les *nerfs superficiels* proviennent : dans les deux tiers supérieurs de la région, du *cutané péronier*, branche du sciatique poplité externe ; dans le tiers inférieur, du *musculo-cutané*, qui, à ce niveau, devient sus-aponévrotique. — Les *nerfs profonds* sont au nombre de deux : 1° le *musculo-cutané*, branche de bifurcation du sciatique poplité externe, fournissant les rameaux des deux péroniers, puis traversant l'aponévrose ; 2° le *tibial antérieur*, autre branche de bifurcation du sciatique poplité externe, cheminant à côté de l'artère (qu'elle croise en X : en dehors d'elle d'abord, puis en avant puis en dedans) et donnant des rameaux aux quatre muscles de la loge antérieure.

§ 2 — RÉGION JAMBIÈRE POSTÉRIEURE

Elle comprend l'ensemble des parties molles qui se disposent en arrière du tibia et du péroné.

1° **Limites**. — *Superficiellement :* en haut et en bas, deux lignes horizontales passant, la supérieure au-dessous de la tubérosité antérieure du tibia, l'inférieure par la base des malléoles ; en dehors, une verticale répondant au sillon de séparation des péroniers et du soléaire ; en dedans, le bord interne du tibia. *En profondeur :* les deux os de la jambe et le ligament inter-osseux.

2° Forme extérieure et exploration. — La région jambière postérieure est large et convexe en haut (*mollet*) ; elle
devient de plus en plus étroite en descendant. L'exploration
comprend l'inspection, la palpation, l'examen aux rayons X.

3° Plans constitutifs. — Cinq plans superposés : 1° la
peau ; 2° le *tissu cellulaire sous-cutané* ; 3° l'*aponévrose* ; 4° la
couche sous-aponévrotique ; 5° le *plan squelettique*.

a. *Peau*. — Mêmes caractères que dans la région antérieure ;
un peu plus épaisse.

b. *Tissu cellulaire sous-cutané*. — Mêmes cacactères que dans
la région précédente.

c. *Aponévrose*. — Dépendance du manchon aponévrotique
qui entoure la jambe. Se continuant en dehors avec l'aponévrose
de la région antérieure, elle se fixe en dedans au bord interne
du tibia.

d. *Couche sous-aponévrotique*. — Une lame fibreuse, *aponévrose
jambière profonde*, allant du bord interne du tibia au bord
externe du péroné, divise l'espace compris entre l'aponévrose
superficielle et le plan squelettique en deux loges : l'une antérieure, l'autre postérieure. Elles sont comblées par des muscles.

α) La *loge postérieure* renferme quatre muscles : 1° sur un
premier plan, les *deux jumeaux*, réunis l'un à l'autre suivant la
ligne axiale du membre et se jetant sur le tendon d'Achille ;
2° sur un deuxième plan, le *plantaire grêle*, tout petit, triangulaire, se jetant sur un tendon très mince, qui gagne le côté
interne du tendon d'Achille (le *coup de fouet*) ; 3° sur un troisième
plan, le *soléaire*, muscle quadrilatère, très épais et très large,
s'insérant en haut sur le péroné et sur le tibia (se rappeler, entre
le tibia et le péroné, l'*arcade du soléaire*), se terminant en bas sur
le tendon d'Achille qui devient ainsi le *triceps de la jambe* ou *triceps sural* ; à noter l'*aponévrose intramusculaire* du soléaire, point
de repère important pour la ligature de la tibiale postérieure et
de la péronière au niveau du mollet.

β) La *loge antérieure* renferme quatre muscles : 1° tout en
haut, le *poplité* (voy. *Région poplitée*), n'appartenant à la région
que par son insertion inférieure, laquelle se fait sur la ligne

oblique du tibia et sur la surface tibiale située au-dessus ; 2° au-dessous du poplité, trois muscles à direction verticale, le *long fléchisseur commun des orteils*, le *fléchisseur propre du gros orteil* et le *tibial postérieur*, se détachant du tibia, du péroné, du ligament interosseux et passant dans la région du cou-de-pied. Ces trois derniers muscles sont des extenseurs du pied sur la jambe (leur paralysie, à la suite d'une lésion du sciatique poplité interne, déterminant le *pied bot talus paralytique*).

e. *Plan squelettique.* — Il est représenté : 1° par la face postérieure du *tibia*, avec sa *ligne oblique ;* 2° par la face postérieure du *péroné*, ainsi que par la partie postérieure de la face interne du même os; 3° par la face postérieure du *ligament interosseux*, qui va d'un os à l'autre (voy. § 3).

4° Vaisseaux et nerfs. — A la fois nombreux et importants : la plupart, ici comme au creux poplité, ne font que traverser la région pour se rendre aux régions situées plus bas.

a. *Artères.* — Abstraction faite de la tibiale antérieure, qui ne fait que traverser la partie supérieure de notre région, celle-ci renferme le *tronc tibio-péronier* et ses deux branches, la *tibiale postérieure* et la *péronière*.

α) *Le tronc tibio-péronier* continue l'artère poplitée. Il chemine, en compagnie de deux veines et du nerf tibial postérieur (placé un peu en arrière de l'artère), le long du jambier postérieur. Il est recouvert par le soléaire, le plantaire grêle et les jumeaux (à traverser ou à récliner pour découvrir le vaisseau). Il fournit des *rameaux musculaires* et l'*artère nourricière du tibia*.

β) L'*artère tibiale postérieure* (deux veines et le nerf tibial postérieur l'accompagnent; ce dernier est placé en dehors d'elle) descend d'abord un peu obliquement en bas et en dedans, puis verticalement, appliquée sur le jambier postérieur et le fléchisseur commun des orteils par l'aponévrose jambière profonde. Elle est recouverte par le soléaire et les jumeaux (à traverser ou à récliner pour découvrir l'artère), séparés ou fusionnés suivant le point où on les considère. Elle fournit des *rameaux musculaires* et des *rameaux osseux*.

γ) L'*artère péronière*, d'abord obliquement dirigée en bas et en dehors, puis verticalement descendante, repose, au niveau du tiers supérieur de la jambe, sur le jambier postérieur, comme la tibiale postérieure. Arrivée au tiers moyen de la jambe, elle pénètre dans l'épaisseur du fléchisseur propre du gros orteil et chemine au contact du bord interne du péroné (repère pour la ligature à ce niveau). Elle donne l'*artère nourricière du péroné*, des *rameaux musculaires* et se termine en se bifurquant en *péronière antérieure* et *péronière postérieure*.

b. *Veines*. — Elles se distinguent en superficielles et profondes.

α) Les *veines superficielles* aboutissent aux deux saphènes : 1° la *saphène interne*, longeant la face interne de la jambe ; 2° la *saphène externe*, suivant le milieu de la face postérieure (à noter que superficielle en bas, elle perfore l'aponévrose au niveau de la malléole externe et, de ce fait, devient sous-aponévrotique).

β) Les *veines profondes* suivent le trajet des artères, au nombre de deux pour chacune d'elles. Fréquence des varices du membre inférieur : elles occupent à la fois les deux réseaux superficiel et profond, rendus solidaires par de nombreuses anastomoses.

c. *Lymphatiques*. — Ils se divisent, comme les veines, en superficiels et profonds. — Les *lymphatiques superficiels*, accompagnant les veines saphènes, aboutissent, les uns aux ganglions poplités, les autres aux ganglions superficiels de l'aine. — Les *lymphatiques profonds*, accompagnant les vaisseaux sanguins, se rendent aux ganglions poplités (leur inflammation déterminant le phlegmon, soit superficiel, soit profond).

d. *Nerfs*. — Ils se distinguent encore en superficiels et profonds.

α) Les *nerfs superficiels* proviennent : 1° pour la partie interne, du *saphène interne* ; 2° pour la partie externe, du *cutané péronier* ; 3° pour la partie moyenne, du *saphène externe* (ulcères variqueux, consécutifs d'après certains auteurs à une névrite).

β) Les *nerfs profonds* sont représentés par le *nerf tibial postérieur* : il chemine entre les deux couches musculaires ; il est, d'abord, à égale distance des vaisseaux péroniers et des vaisseaux tibiaux postérieurs ; puis, il se rapproche de la tibiale postérieure et l'accompagne, en longeant son côté externe. Il fournit des rameaux aux muscles soléaire, jambier postérieur, fléchisseur propre du gros orteil, fléchisseur commun des orteils.

§ 3 — OS DE LA JAMBE

Le squelette de la jambe est constitué par le *corps du tibia*, le *corps du péroné* et le *ligament interosseux*.

1° Tibia. — Très légèrement incurvé en S italique. Prismatique triangulaire dans ses deux tiers supérieurs : trois faces, interne, externe, postérieure ; trois bords, interne, externe, antérieur ou *crête du tibia*. Il devient cylindrique dans son tiers inférieur.

Il se développe par un point d'ossification.

Il est constitué par un cylindre de tissu compacte, creusé à son centre d'un large canal médullaire et recouvert par un périoste facilement décollable. Sa résistance est très grande : cependant, ses fractures sont très fréquentes, soit isolément, soit en même temps que le péroné.

2° Péroné. — Fort grêle ; sa forme est prismatique triangulaire (trois faces, trois bords). Il se développe par un point d'ossification et est constitué par du tissu compacte circonscrivant un canal médullaire très étroit. Fractures très fréquentes.

3° Ligament interosseux. — Membrane fibreuse, comblant incomplètement l'espace interosseux délimité par le péroné et le tibia : orifices en haut et en bas ; voie de passage pour les collections purulentes.

4° Rapports généraux, exploration et voies d'accès. — Les parties molles de la jambe se disposent d'une façon différente autour de chacun des deux os. — Le péroné, sauf en haut et en bas, est complètement entouré par elles : son exploration (palpation) est donc difficile et on ne peut l'aborder qu'en passant dans l'interstice qui sépare les péroniers des muscles de la région postérieure. — Le tibia est, au contraire, sous-cutané au niveau de sa face interne ; il est donc très facile à explorer et à découvrir.

ARTICLE V

COU-DE-PIED

Situé entre la jambe et le pied, il a pour limites : en haut, un plan horizontal passant par la base des malléoles ; en bas, un plan oblique qui, partant de la face antérieure de la région à trois centimètres au-dessous de l'interligne tibio-tarsien, viendrait aboutir aux insertions calcanéennes du tendon d'Achille. Il revèt, dans son ensemble, la forme d'un tronc du cône à base inférieure. Nous lui distinguerons, comme au poignet : 1° une *région antérieure ;* 2° une *région postérieure ;* 3° une région intermédiaire, comprenant les *os et articulations du cou-de-pied.*

§ 1 — RÉGION ANTÉRIEURE

Elle comprend toutes les parties molles qui se disposent en avant de l'articulation tibio-tarsienne.

1° Limites. — *Superficiellement :* 1° en haut, une ligne horizontale menée par la base des malléoles ; 2° en bas, une ligne transversale, passant à trois centimètres au-dessous de l'interligne tibio-tarsien et aboutissant à 1 centimètre au-dessous des deux malléoles ; 3° sur les côtés, deux verticales passant par le sommet des malléoles. *En profondeur,* jusqu'au squelette.

2° Forme extérieure et exploration. — La région antérieure du cou-de-pied est convexe dans le sens tranversal, concave dans le sens vertical. Elle nous présente : 1° une série de saillies osseuses (*malléoles interne* et *externe*), — et tendineuses ; 2° les dépressions *pré-malléolaires interne* et *externe*. — Son exploration comprend l'inspection, la palpation des divers plans constitutifs, l'examen aux rayons X.

3° Plans constitutifs. — Cinq couches superposées : 1° la *peau ;* 2° le *tissu cellulaire sous-cutané ;* 3° l'aponévrose ; 4° la *couche sous-aponévrotique ;* 5° le *squelette.*

A. PEAU. — Mince, fine (surtout en dedans), très mobile.

B. TISSU CELLULAIRE SOUS-CUTANÉ. — Il affecte une disposition franchement lamelleuse avec fascia superficialis. Elle est plus mince au niveau des malléoles (parfois bourse séreuse) qu'à la partie moyenne de la région.

C. APONÉVROSE. — Elle recouvre toute la région, se continuant en haut avec l'aponévrose de la jambe, en bas avec celle du pied. Elle est renforcée, à sa partie moyenne, par le ligament annulaire antérieur du tarse, lequel ligament comprend deux plans : 1° un *plan superficiel,* partant du calcanéum et se fixant en dedans par un faisceau ascendant sur le tibia, par un faisceau descendant sur le bord interne du pied (disposé en Y); 2° un *plan profond,* reposant sur le squelette et se fusionnant, à ses deux extrémités, avec le plan superficiel.

Des cloisons sagittales allant d'un plan à l'autre circonscrivent quatre espaces ou coulisses : tout en dehors, une loge pour la portion initiale du pédicule ; puis successivement, en allant de dehors en dedans, la *coulisse de l'extenseur commun* (avec le péronier antérieur), la *coulisse de l'extenseur propre du gros orteil,* la *coulisse du jambier antérieur.*

A noter que le paquet vasculo-nerveux passe en arrière du plan profond du ligament, un peu en dedans de l'extenseur propre du gros orteil.

D. COUCHE SOUS-APONÉVROTIQUE. — Elle renferme les muscles et tendons énumérés ci-dessus, avec, pour ceux qui traversent les trois coulisses internes, des synoviales tendineuses ou *bourses séreuses.* Nous en comptons trois : 1° la *bourse séreuse du jambier antérieur,* remontant en haut jusqu'à 3 ou 4 centimètres au-dessus du ligament annulaire, s'arrêtant en bas au niveau de l'articulation de l'astragale avec le scaphoïde ; 2° la *bourse séreuse* de *l'extenseur propre du gros orteil,* commençant un peu au-dessus de l'interligne tibio-tarsien et descendant jusqu'au premier métatarsien ou jusqu'au gros orteil ; 3° la *bourse de l'extenseur commun,* enfin, remontant jusqu'à 2 ou 3 centimètres au-dessus du ligament antérieur du carpe et descendant jusqu'au scaphoïde.

E. Plan squelettique. — Il est représenté par le plan antérieur de l'articulation du cou-de-pied, avec ses os et ses ligaments.

4° Vaisseaux et nerfs. — La plupart ne font que traverser
la région pour se rendre à la région dorsale du pied.

a. *Artères.* — Au nombre de quatre : 1° l'*artère tibiale antérieure* (elle occupe le milieu de l'espace intermalléolaire), s'engageant au-dessous du ligament annulaire, entre le tendon de
l'extenseur commun des orteils, qui est en dehors, et le tendon
de l'extenseur du gros orteil qui, d'abord externe, puis interne,
la croise obliquement ; au-dessous du ligament, elle prend le
nom de *pédieuse* ; 2° les deux *artères malléolaires interne* et
externe, branches de la tibiale antérieure ; 3° la *péronière antérieure*, qui, après avoir traversé le ligament interosseux, descend vers le tarse et s'y anastomose avec la malléolaire externe
et la dorsale du tarse.

b. *Veines.* — Elles se distinguent en superficielles et profondes. — Les *veines superficielles* sont situées dans le tissu cellulaire sous-cutané. A noter la *saphène interne*, cheminant
au-devant de la malléole interne. — Les *veines profondes* suivent les artères (deux pour chacune d'elles).

c. *Lymphatiques.* — Ils se divisent, de même, en *superficiels* et
profonds : les premiers aboutissent aux ganglions de l'aine ;
les seconds, aux ganglions poplités.

d. *Nerfs.* — Ils se distinguent en superficiels et profonds. —
Les *nerfs superficiels* proviennent, comme à la région antérieure
de la jambe, du musculo-cutané et des deux saphènes interne
et externe. — Les *nerfs profonds* sont représentés par le *tibial
antérieur* (il chemine tout à côté de l'artère, le plus souvent en
dedans d'elle) et ses deux branches de bifurcation.

§ 2 — RÉGION POSTÉRIEURE

Située en arrière de la précédente, elle comprend l'ensemble
des parties molles qui s'étagent en arrière de l'articulation tibio-
tarsienne et de la saillie du talon.

1° Limites. — *Superficiellement :* 1° en haut, une ligne horizontale passant par la base des malléoles; 2° en bas, une ligne en forme de fer à cheval, dont la partie moyenne répondrait aux insertions inférieures du tendon d'Achille et dont les deux extrémités seraient situées l'une et l'autre à un centimètre au-dessous du sommet des malléoles; 3° sur les côtés, comme pour la région précédente (p. 523). *En profondeur*, jusqu'au plan squelettique.

2° Forme extérieure, et exploration. — La région postérieure du cou-de-pied est convexe dans le sens transversal, comme dans le sens vertical. Elle nous présente trois saillies (*malléoles interne* et *externe, tendon d'Achille*) et deux profondes gouttières (*gouttières rétro-malléolaires externe* et *interne*). — Son exploration comprend l'inspection, la palpation, l'examen aux rayons X.

3° Plans constitutifs. — Cinq plans superposés : 1° la *peau*; 2° le *tissu cellulaire sous-cutané;* 3° l'*aponévrose ;* 4° la *couche sous-aponévrotique ;* 5° le *squelette*.

A. Peau. — Plus épaisse que dans la région antérieure ; très mobile, sauf à la partie inférieure du talon. Excoriations fréquentes, point de départ de lymphangites.

B. Tissu cellulaire sous-cutané. — En haut, même disposition que dans la région antérieure : structure lamelleuse, avec fascia superficialis. En bas, structure rappelant celle de la région plantaire : assez souvent, une ou plusieurs petites bourses superposées, les *bourses séreuses rétro-calcanéennes superficielles* (leur inflammation, talalgie).

C. Aponévrose. — Ici, comme dans la région précédente, elle recouvre toute la région, se confondant aux limites de celle-ci, avec les aponévroses des régions voisines. Elle est renforcée, en dedans, par le *ligament annulaire interne* (allant du bord postérieur de la malléole interne à la partie postérieure et inférieure de la face interne du calcanéum) et, en dehors, par le *ligament annulaire externe* (allant du bord postérieur de la malléole externe à la face externe du calcanéum).

D Couche sous-aponévrotique. — Elle est occupée par de

nombreux tendons, qui de la jambe se rendent au pied. A noter, tout d'abord, que la cloison intermusculaire externe d'une part (p. 517), l'aponévrose jambière profonde d'autre part (p. 520) divisent l'espace compris entre l'aponévrose superficielle et le plan squelettique en trois espaces secondaires ou loges : loge postérieure, loge externe et loge interne.

a. *Loge postérieure*. — La loge postérieure renferme deux tendons : le tendon d'Achille et le tendon du plantaire grêle. — Le *tendon d'Achille* (sa percussion donne lieu au *réflexe achilléen*), tendon commun des deux jumeaux et du soléaire, descend verticalement vers la face postérieure du calcanéum, où il se fixe. Sa partie la plus étroite répond à 2 ou 3 centimètres au-dessus du calcanéum : c'est là que se font ses ruptures, là qu'on pratique la ténotomie. Entre le calcanéum et le tendon, *bourse séreuse rétro-calcanéenne*, dont l'inflammation donne lieu à l'*achillodynie*. Recouvert en arrière par la peau et l'aponévrose, le tendon d'Achille est séparé de l'articulation tibio-tarsienne par une masse considérable de tissu cellulo-adipeux, dont l'inflammation (dans le rhumatisme, la blennorrhagie, les traumatismes) constitue la *cellulite péritendineuse* de KIRMISSON. — Le *tendon du plantaire grêle* longe le côté interne du tendon d'Achille et se fixe avec lui sur le calcanéum.

b. *Loge externe*. — La loge externe renferme les tendons des deux péroniers : le *long péronier latéral*, gagnant la région plantaire ; le *court péronier latéral*, venant se fixer à l'extrémité postérieure du cinquième métatarsien. Gaine ostéo-fibreuse très résistante, simple en haut, double en bas (luxation des tendons péroniers). Une bourse séreuse, la *bourse séreuse des péroniers*, commençant à 3 ou 4 centimètres au-dessus du sommet de la malléole externe et s'arrêtant en bas au niveau de l'articulation du calcanéum avec la cuboïde : comme la gaine ostéo-fibréuse, la bourse est simple en haut, double en bas (en **Y** renversé **Λ**).

c. *Loge interne*. — La loge interne nous présente les trois tendons du *jambier postérieur*, du *long fléchisseur commun des orteils* (ou *fléchisseur tibial*) et du *long fléchisseur propre du gros orteil* (ou *fléchisseur péronier*), chacun dans une coulisse spéciale.

Autant de coulisses autant de bourses séreuses : la *bourse du jambier antérieur*, la *bourse du fléchisseur commun* et la *bourse du fléchisseur propre*. En haut, la première remonte à 4 centimètres au-dessus de l'interligne tibio-tarsien ; les deux autres, à 2 centimètres seulement. En bas, les trois bourses descendent jusqu'à la ligne articulaire de la première rangée du tarse avec la deuxième (*synovites* et, en particulier, *synovites tuberculeuses*).

La partie tout inférieure de notre loge interne celle qui répond au calcanéum, prend le nom de *canal calcanéen*. Il se termine en bas, par deux orifices : un *orifice supérieur* (plus petit) qui aboutit dans la loge plantaire interne ; un *orifice inférieur* (plus large) qui s'ouvre dans la loge plantaire moyenne. La loge interne du cou-de-pied et le canal calcanéen, qui lui fait suite, sert ainsi de trait d'union entre la région jambière postérieure et la région plantaire.

E. Plan squelettique. — Il est représenté : 1° par la face postérieure de la mortaise tibio-péronière et par la face postérieure de l'astragale, le tout recouvert par le ligament postérieur de l'articulation tibio-tarsienne ; 2° par la face supérieure du calcanéum (dans sa portion rétro-articulaire) ; 3° par la face postérieure du même os.

4° Vaisseaux et nerfs. — Ici, comme à la région antérieure, ils ne font, pour la plupart, que traverser la région.

a. *Artères.* — Elles proviennent de la tibiale postérieure et de la péronière postérieure.

α) L'*artère tibiale postérieure* chemine entre le tendon du fléchisseur commun et le tendon du fléchisseur propre, simplement recouverte par la peau et deux aponévroses : l'une le ligament interne du tarse ; l'autre, l'aponévrose jambière profonde (pour la lier, incision dans la gouttière rétro-malléolaire passant à égale distance du bord interne du tendon d'Achille et du bord postérieur de la malléole tibiale). Après avoir fourni quelques rameaux calcanéens sans importance, la tibiale postérieure se bifurque en plantaire interne et plantaire externe (voy. *Région plantaire*).

β) L'*artère péronière postérieure* descend derrière la mal-

léole externe en arrière des péroniers. Elle se ramifie à la par
tie externe du talon.

b. *Veines*. — Se divisent en superficielles et profondes. — Le
veines superficielles, irrégulières, cheminent de bas en haut. La
plus importante, la *saphène externe*, est située en arrière de la
malléole péronière. — Les *veines profondes* suivent le trajet
des artères (deux pour chacune d'elles). A noter de nombreuses
anastomoses entre les deux réseaux.

c. *Lymphatiques*. — Ils se divisent également en *superficiels*
(aboutissant aux ganglions de l'aine) et *profonds* (aboutissant
aux ganglions poplités).

d. *Nerfs*. — Ils se distinguent en superficiels et profonds. —
Les *nerfs superficiels* proviennent des deux saphènes et du
rameau calcanéen du tibial postérieur. — Les *nerfs profonds*
sont représentés par le *tibial postérieur* (suivant le même trajet
que l'artère homonyme, en arrière de laquelle il est situé) et
ses deux branches de bifurcation, le *plantaire interne* et le *plantaire externe* (voy. *Région plantaire*).

§ 3 — OS ET ARTICULATIONS DU COU-DE-PIED

Les os et articulations du cou-de-pied sont représentés par
l'*extrémité inférieure du péroné* et du *tibia*, l'*astragale*, l'*articulation péronéo-tibiale inférieure*, l'*articulation du cou-de-pied*.

1° Extrémité inférieure du péroné. — Volumineuse saillie
malléole externe), de forme pyramidale triangulaire, présentant trois faces (interne ou articulaire, antéro-externe, postéro-
externe), trois bords, une base, un sommet. Elle se développe
par un point d'ossification complémentaire : le cartilage de
conjugaison affleure la synoviale articulaire en dedans. Elle est
constituée par du tissu spongieux (travées surtout verticales).
Ses fractures sont très fréquentes.

2° Extrémité inférieure du tibia. — De forme cuboïdale.
Elle nous présente six faces : supérieure, inférieure ou articulaire, antérieure, postérieure, interne (prolongée en bas par la
malléole interne), externe (facette pour s'articuler avec le pé-

roné). Elle se développe par un point complémentaire : le cartilage de conjugaison est à 1 centimètre au-dessus de l'interligne et répond, en dedans, à la synoviale. Elle est constituée par du tissu spongieux (travées verticales et travées obliques). Ses fractures (*malléolaires* et *sus-malléolaires*) sont très fréquentes.

3° Astragale. — Os court, aplati de haut en bas et allongé d'avant en arrière, constituant la clef de voûte du pied (d'où la fréquence relative de ses *luxations* et de ses *fractures*). Il nous offre à considérer un corps, une tête, un col. — Le *corps* est irrégulièrement cubique. On lui distingue six faces : supérieure (*poulie astragalienne*), inférieure (large facette séparée de la facette inférieure de la tête par le *sinus du tarse*), externe (facette triangulaire pour la malléole externe), interne (facette en virgule couchée pour la malléole interne), antérieure, postérieure (bord plutôt que face). — La *tête*, articulaire sur toute son étendue, est arrondie en forme de tête. — Le *col* forme le *sinus du tarse*. Son axe fait, avec celui du corps, un *angle* dit de *déclinaison* et un *angle d'inclinaison*. — L'astragale, bien qu'il se développe par un seul point d'ossification, se compose de deux os : l'astragale et l'*os trigone* (pathogénie de la fracture de l'extrémité postérieure de l'astragale). — Il est constitué par du tissu spongieux (pour la direction des travées, voy. p. 546).

4° Articulation péronéo-tibiale inférieure. — C'est une arthrodie. Les surfaces articulaires sont réunies par une *capsule*, laquelle se trouve renforcée par des *ligaments*, antérieur, postérieur, interosseux (déchirures fréquentes dans les traumatismes du cou-de-pied ; possibilité de *diastasis de l'articulation tibio-péronéale inférieure*). La synoviale est un prolongement de la synoviale tibio-tarsienne. Les mouvements consistent en légers déplacements du péroné.

5° Articulation tibio-tarsienne. — C'est une trochléarthrose. Elle nous présente à étudier :

α) Des *surfaces articulaires*, formées : 1° du côté du pied, par la poulie astragalienne ; 2° du côté de la jambe, par l'extrémité inférieure du tibia et celle du péroné, réunies par l'articulation sus-indiquée en une sorte de mortaise ; la solidité de la mortaise et l'exacte coaptation des surfaces articulaires sont indispensables pour que la marche soit possible ;

β) Des *moyens d'union*, représentés par une *capsule*, que renforcent : 1° des ligaments antérieur et postérieur (négligeables, peu résistants) ; 2° surtout, deux *ligaments latéraux*, solides et résistants, le *ligament latéral externe* (trois faisceaux péronéo-astragalien antérieur, péronéo-astragalien postérieur, péronéo-calcanéen) et le *ligament latéral interne* (deux plans : plan superficiel ou ligament deltoïdien et plan profond). Ces ligaments peuvent, dans les traumatismes du cou-de-pied, soit se déchirer (*entorses*), soit arracher la malléole sur laquelle ils s'insèrent (*fractures malléolaires*) ;

γ) Une *synoviale*, lâche en avant et en arrière, fortement bridée sur les côtés ;

δ) Des *mouvements*, qui sont la flexion et l'extension ; en outre, et dans des conditions mécaniques toutes spéciales, mouvements très limités d'adduction, d'abduction, de rotation interne et de rotation externe. A retenir que l'exagération de l'un ou l'autre de ces mouvements peut produire soit une *entorse*, soit une *fracture* : fracture des malléoles par arrachement, fracture bimalléolaire par rotation, fracture transversale sus-malléolaire, fracture marginale, fracture du péroné par divulsion.

6° Rapports généraux, exploration et voies d'accès. — Les os et articulations du cou-de-pied sont entourés par les parties molles des régions antérieure et postérieure du cou-de-pied. Mais ils s'en libèrent sur les côtés et, en ces points, ils viennent se mettre en contact avec les plans superficiels. C'est donc surtout en dedans et en dehors qu'on les explorera (palpation, examen aux rayons X) et qu'on les abordera (arthrotomie, résection).

ARTICLE VI

PIED

Le pied, segment terminal du membre inférieur, homologue de la main, forme avec la jambe un angle à peu près droit ouvert en avant, avec une face supérieure et une face inférieure, cette dernière en contact avec le sol. Toute modification dans l'orientation du pied constitue, on le sait, le *pied-bot*, que l'on distingue en *pied-bot congénital* et *pied-bot paralytique* ou *acquis* : suivant sa direction, le pied-bot est *équin, talus, varus, valgus*. Nous étudierons dans le pied : 1° la *région dorsale ;* 2° la *région plantaire ;* 3° les *orteils ;* 4° les *os* et les *articulations du pied.*

§ 1 — RÉGION DORSALE

La région dorsale comprend toutes les parties molles qui se disposent au-dessus du tarse et du métatarse.

1° Limites. — *Superficiellement :* 1° en arrière, une ligne transversale passant à 3 centimètres au-dessous de l'interligne tibio-tarsien; 2° en avant, une ligne courbe passant par les commissures des orteils ; 3° sur les côtés, le bord interne et le bord externe du pied. *En profondeur :* jusqu'au squelette.

2° Forme extérieure et exploration. — La région dorsale du pied, étroite en arrière, relativement large en avant, nous présente, perceptibles à la palpation, une série de saillies osseuses (tubercule du 1er métatarsien, tubérosité du 5e métatarsien, tubercule du scaphoïde, tête de l'astragale, grande apophyse du calcanéum) repères importants pour la détermination clinique des os et articulations du pied. — Son exploration comprend, ici comme ailleurs, l'inspection, la palpation des divers plans constitutifs, l'examen aux rayons X.

3° Plans superficiels. — Au nombre de deux : la *peau* et le *tissu cellulaire sous-cutané*.

a. *Peau*. — Mince, fine, souple, soulevée par les veines, très extensible et très mobile.

b. *Tissu cellulaire sous-cutané*. — Tissu conjonctif lâche, à structure lamelleuse, peu riche en graisse (ce qui permet d'explorer les inégalités du squelette sous-jacent), se laissant facilement infiltrer par les liquides pathologiques (*œdème, érysipèle, phlegmons diffus*).

4° Aponévrose dorsale superficielle. — Aponévrose mince, quoique résistante, recouvrant toute la région. Elle se continue, en haut, avec les ligaments annulaires. En bas, elle se perd sur les métatarsiens et les phalanges. En dedans et en dehors, elle se fixe sur les deux bords interne et externe du pied et, là, se continue avec l'aponévrose plantaire.

5° Plans sous-aponévrotiques. — Au-dessous de l'aponévrose se voient successivement les cinq plans suivants :

a. *Couche tendineuse*. — Elle est constituée par un certain nombre de tendons qui sont, en allant de dedans en dehors : 1° le *tendon du jambier antérieur*, venant se fixer sur le premier cunéiforme et sur le premier métatarsien ; 2° le *tendon de l'extenseur propre du gros orteil*, allant aux phalanges du gros orteil ; 3° les *tendons de l'extenseur commun*, au nombre de quatre, se rendant aux quatre derniers orteils ; 4° le *tendon du péronier antérieur*, se fixant à l'extrémité postérieure du cinquième métatarsien ; 5° le *tendon du court péronier latéral*, se fixant également sur l'extrémité postérieure du cinquième métatarsien (pour les bourses séreuses de ces divers tendons, voy. p. 525).

b. *Aponévrose du pédieux*. — Aponévrose fort mince, s'attachant en dehors sur le bord externe du pied, s'étalant ensuite sur la face dorsale du pédieux et se fusionnant avec l'aponévrose superficielle au niveau du tendon de l'extenseur propre du gros orteil.

c. *Pédieux*. — Muscle aplati et mince, naissant en arrière sur la partie antéro-supérieure du calcanéum ainsi que sur les trousseaux fibreux du creux calcanéo-astragalien, se partageant en avant en quatre tendons pour les quatre premiers orteils.

d. *Aponévrose dorsale profonde*. — Elle répond aux muscles interosseux et à la face dorsale des métatarsiens (*aponévrose interosseuse dorsale*).

e. *Plan squelettique*. — Il est constitué : 1° en arrière, par la face supérieure des os du tarse ; 2° en avant, par la face dorsale des cinq métatarsiens et par les interosseux dorsaux (p. 540).

6° Vaisseaux et nerfs. — Les mêmes vaisseaux et les mêmes nerfs que dans la région antérieure du cou-de-pied.

a. *Artères*. — Abstraction faite de quelques rameaux de la

péronière, toutes les artères de la région sont fournies par la *pédieuse*. — Cette artère, continuation directe de la tibiale antérieure, se porte vers l'extrémité postérieure du 1er espace interosseux, qu'elle perfore pour venir s'anastomoser avec la terminaison de la plantaire externe. Elle repose sur le squelette et est en rapport, en dedans avec le tendon de l'extenseur propre du gros orteil, en dehors avec le faisceau interne du pédieux qui la croise vers sa terminaison (repère pour la ligature). Elle fournit la *dorsale du tarse*, la *dorsale du métatarse*, l'*interosseuse dorsale du 1er espace*.

b. *Veines*. — Se divisent en superficielles et profondes. — Les *veines superficielles* forment un riche réseau, se disposant parfois en arcade, l'*arcade veineuse dorsale du pied*. Elle reçoit les *veines des orteils* et émet, en dedans et en dehors, la *veine dorsale interne* et la *veine dorsale externe*, lesquelles, au cou-de-pied, prennent le nom de *saphène interne* et de *saphène externe*.

c. *Lymphatiques*. — Se divisent en superficiels et profonds. — Les *lymphatiques superficiels*, forment un riche réseau. Ils aboutissent, suivant qu'ils suivent la saphène externe ou la saphène interne, aux ganglions poplités ou aux ganglions superficiels de l'aine. — Les *lymphatiques profonds*, suivant le trajet des vaisseaux tibiaux antérieurs, se rendent au ganglion tibial antérieur et aux ganglions poplités.

d. *Nerfs*. — Se distinguent encore en superficiels et profonds. — Les *nerfs superficiels* proviennent du musculo-cutané. En plus, sur les deux côtés, quelques fins rameaux du saphène interne et du saphène externe. — Les *nerfs profonds* proviennent du *tibial antérieur*, lequel, en arrivant à la région, se partage en deux branches ; une branche externe, qui va au pédieux ; une branche interne, qui descend dans le premier espace interosseux et s'y anastomose avec la division correspondante du musculo-cutané.

§ 2 — RÉGION PLANTAIRE

La région plantaire, homologue de la région palmaire, comprend l'ensemble des parties molles qui se disposent à la face inférieure du pied.

1° Limites. — *Superficiellement :* 1° en arrière, une ligne courbe à concavité antérieure, embrassant le talon ; 2° en avant, le pli digito-plantaire ; 3° sur les côtés, les deux bords interne et externe du pied. *En profondeur :* jusqu'au plan ostéo-articulaire.

2° Forme extérieure et exploration. — La région plantaire a la forme d'un quadrilatère allongé d'avant en arrière, plus étroit en arrière qu'en avant, plus ou moins excavé au niveau de la partie moyenne de son bord interne, *voûte plantaire* (ses modifications suivant que le pied est cambré, ou plat, ou creux). Son exploration comprend : 1° l'inspection ; 2° la palpation (on peut reconnaître le tubercule du premier métatarsien, la petite apophyse du calcanéum, le tubercule du scaphoïde, la tubérosité du cinquième métatarsien, la partie postérieure de la face inférieure du calcanéum) ; 3° l'examen aux rayons X.

3° Plans superficiels. — Au nombre de deux : la *peau* et le *tissu cellulaire sous-cutané.*

a. *Peau.* — Lisse et fine au niveau du creux plantaire, elle est dure et cornée sur les points qui reposent sur le sol (*talon postérieur* et *talon antérieur*) : durillons et durillons forcés, mal perforant plantaire. Elle est dépourvue de poils et de glandes sébacées. Elle renferme, par contre, de nombreuses glandes sudoripares (*hyperidrose plantaire*). Très utilisable, dans les amputations, pour recouvrir les extrémités osseuses.

b. *Tissu cellulaire sous-cutané.* — Il se dispose comme à la région palmaire : couche graisseuse mince au niveau de la voûte, épaisse au contraire au niveau des points qui touchent le sol. Trois bourses séreuses (Lenoir) : 1° la *bourse sous-calcanéenne,* située sous le talon (talalgie) ; 2° et 3° la *bourse du premier métatarsien* et la *bourse du cinquième métatarsien,* situées sous la tête de ces deux os (susceptibles de s'enflammer).

c. *Vaisseaux et nerfs superficiels.* — Les *artères,* de tout petit calibre, proviennent de la tibiale postérieure et des plantaires. — Les *veines,* très petites mais très nombreuses (*semelle veineuse* de Lejars), comme enchâssées dans de véritables canaux dermiques, se portent : les postérieures, vers les veines de la jambe, les internes et externes vers la région dorsale du pied, les antérieures également vers la région dorsale du pied, en contournant les espaces interdigitaux. — Les *lymphatiques* se portent à la région dorsale et, de là, gagnent les ganglions de l'aine. — Les *nerfs* proviennent : 1° pour le tiers postérieur, du rameau calcanéen et du rameau plantaire du tibial postérieur; 2° pour les deux tiers antérieurs, des deux nerfs plantaire interne et plantaire externe. L'excitation de ces filets nerveux (piqûre de la peau de la plante) détermine à l'état normal le *réflexe plantaire* et, dans certains cas pathologiques, le *phénomène dit des orteils*.

4° Aponévrose plantaire superficielle. — Elle se divise, comme à la main, en trois parties : moyenne, externe et interne.

α) L'*aponévrose plantaire moyenne*, très épaisse, très résistante, d'aspect nacré, se dispose comme à la main (p. 464).

β) L'*aponévrose plantaire interne* représente l'aponévrose thénar. Mince dans ses deux cinquièmes postérieurs, elle s'épaissit à sa partie antérieure.

γ) L'*aponévrose plantaire externe* représente l'aponévrose hypothénar. Très épaisse dans sa moitié postérieure, elle s'amincit en arrivant à la tête du cinquième métatarsien.

5° Couche sous-aponévrotique. — Au-dessous de l'aponévrose se trouvent, comme à la main, des *muscles*, des *synoviales*, des vaisseaux et des nerfs, le tout se disposant dans un certain nombre de loges, les *loges plantaires*.

A. Loges plantaires. — Sur les points où l'aponévrose moyenne se continue avec les aponévroses latérales, se détachent, comme à la main, deux cloisons fibreuses, qui gagnent le plan squelettique et qui viennent s'insérer : *l'interne*, sur le calcanéum, le scaphoïde, le premier cunéiforme et le premier métatarsien ; *l'externe*, sur la gaine du long péronier latéral et le cinquième métatarsien. Ces deux cloisons divisent notre couche sous-aponévrotique en trois loges (moyenne, interne et externe) qui correspondent assez exactement aux trois loges de la région palmaire. A noter que, si la loge externe est à peu près complètement fermée, les deux autres communiquent entre elles à leur origine et, d'autre part, prennent naissance dans une sorte de vestibule commun qui n'est autre que le *canal calcanéen* ci-dessus décrit (p. 529).

B. Muscles et tendons contenus dans les trois loges. — Chacune des trois loges sus-indiquées renferme tout d'abord des muscles et des tendons :

a. *Loge interne.* — La loge interne (homologue de l'éminence thénar) nous présente : 1° l'*adducteur du gros orteil*, muscle allongé, situé immédiatement au-dessous de l'aponévrose, allant de la tubérosité interne du calcanéum au sésamoïde interne et au côté interne de la première phalange du gros orteil ; 2° le *court fléchisseur du gros orteil*, situé au-dessous du précédent, naissant sur le cuboïde et le troisième cunéiforme, se terminant (par deux faisceaux) sur les deux sésamoïdes et sur les deux côtés interne et externe de la première phalange du gros orteil ; 3° le *tendon du fléchisseur propre du gros orteil*, cheminant entre les deux faisceaux du court fléchisseur. A signaler encore, dans la loge interne, l'insertion terminale du *jambier postérieur* et du *long péronier latéral.*

b. *Loge externe.* — La loge externe (homologue de la loge hypothénar) renferme trois muscles plus ou moins fusionnés entre eux : 1° l'*adducteur du petit orteil*, allant de la tubérosité externe du calcanéum au côté externe de la première phalange du petit orteil ; 2° le *court fléchisseur du petit orteil*, situé au-dessous du précédent, naissant sur la gaine du long péronier latéral et sur l'extrémité postérieure du cinquième métatarsien, se terminant sur la première phalange du petit orteil; 3° l'*opposant du petit orteil*, confondu en arrière avec le précédent, et se fixant en avant sur le cinquième métatarsien.

c. *Loge moyenne.* — La loge moyenne renferme : 1° sur un premier plan, le *court fléchisseur plantaire*, quadrilatère, aplati de haut en bas, naissant sur la tubérosité interne du calcanéum et sur l'aponévrose plantaire, se terminant en avant par quatre tendons (tendons perforés) pour les quatre derniers orteils ; 2° sur un deuxième plan, le *tendon du long fléchisseur commun des orteils* ou *fléchisseur tibial*, croisant en X le *tendon du fléchisseur propre du gros orteil* ou *fléchisseur péronier*, puis se divisant en quatre tendons (tendons perforants) pour les quatre derniers

orteils ; à noter qu'il reçoit sur son côté externe la *chair carrée*
ou accessoire du long fléchisseur ; à noter aussi qu'il donne naissance, comme à la main, aux quatre *lombricaux ;* 3° sur un
troisième plan, l'*abducteur du gros orteil* (avec ses deux faisceaux
oblique et transverse), allant au sésamoïde externe et au côté
externe de la première phalange du gros orteil, et le *tendon du
long péronier latéral* traversant obliquement la région pour
venir s'insérer à l'extrémité postérieure du premier métatarsien.

C. Synoviales tendineuses. — Les tendons du jambier postérieur, du fléchisseur commun, du fléchisseur propre, du long
péronier latéral ont chacun une gaine séreuse. Mais ces gaines
s'arrêtent à l'union de la première rangée du tarse avec la
seconde (sauf pour le long péronier qui présente une deuxième
gaine plantaire allant jusqu'au premier métatarsien). Elles ne
se fusionnent pas, comme à la main, avec les gaines digitales.

D. Vaisseaux et nerfs de la couche sous-aponévrotique. —
Ici encore analogie frappante avec ce qui existe à la main :

a. *Artères.* — Au nombre de deux, *plantaire interne* et *plantaire externe*, branches de bifurcation de la tibiale postérieure :
1° la *plantaire interne*, la plus petite des deux, chemine dans la
loge interne, le long de la cloison interne et se termine sur
la tête du premier métatarsien en s'anastomosant avec la collatérale interne ou en la fournissant ; 2° la *plantaire externe*, se
portant obliquement en dehors et en avant, passe entre le court
fléchisseur plantaire et l'accessoire, puis longe la cloison externe,
arrive à l'extrémité postérieure du cinquième métatarsien, s'infléchit alors en dedans et s'engage dans le plan interosseux, où
nous la retrouverons tout à l'heure.

Les deux plantaires s'envoient parfois, sur le court fléchisseur, une anastomose qui constitue l'*arcade plantaire superficielle :* existe 1 fois sur 20.

A retenir que ces deux artères peuvent être découvertes et
liées facilement à leur origine, dans le canal calcanéen. Au
delà de leur origine, on ne lie guère que la plantaire externe,
au point où celle-ci chemine entre le court fléchisseur et l'accessoire du long fléchisseur.

b. *Veines*. — Elles accompagnent les artères : deux pour chaque artère.

c. *Lymphatiques*. — Ils suivent les vaisseaux sanguins et aboutissent aux ganglions poplités (lymphangites pouvant déterminer les *phlegmons profonds* de la plante du pied).

d. *Nerfs*. — Au nombre de deux, le plantaire interne et le plantaire externe, branches terminales du tibial postérieur. — Le *plantaire interne* (homologue du *médian*) suit le trajet de l'artère homonyme, innerve l'adducteur et le court fléchisseur du gros orteil, le court fléchisseur plantaire, le faisceau interne de la chair carrée, puis se divise en quatre branches divergentes qui fournissent les sept premiers collatéraux des orteils. A noter que ces branches fournissent deux petits filets pour les deux premiers lombricaux. — Le *plantaire externe* (homologue du *cubital*) suit le trajet de l'artère homonyme, donne des rameaux musculaires (faisceau externe de la chair carrée et muscles de la loge externe) et arrive à l'extrémité antérieure du cinquième métatarsien, où il se divise en deux branches : *branche superficielle*, qui fournit les trois derniers collatéraux ; *branche profonde*, qui descend dans le plan interosseux. Les collatéraux peuvent être pincés entre deux têtes métatarsiennes : *métatarsalgie* ou *maladie de Morton*.

6° Plan interosseux. — Au-dessous des muscles et tendons ci-dessus décrits se trouvent : 1° une aponévrose, l'*aponévrose plantaire profonde*; 2° des muscles, les *muscles interosseux*; 3° des *vaisseaux* et des *nerfs*.

A. Aponévrose plantaire profonde. — Lame mince, mal différenciée, s'étalant sur toute la région ; se perdant en haut sur les éléments fibreux du tarse ; se continuant en bas avec le bord postérieur du ligament transverse du métatarse.

B. Muscles interosseux. — Se disposent comme à la main avec cette différence que l'axe du pied, au lieu d'être situé sur l'orteil du milieu (comme à la main), passe par le deuxième orteil. Leur paralysie produisant la *griffe pied creux* de Duchenne.

C. Vaisseaux et nerfs du plan interosseux. — Ce sont : 1° l'ar-

tère plantaire externe ; 2° des *veines ;* 3° des *lymphatiques ;* 4° la branche *profonde du nerf plantaire externe.*

α) L'*artère plantaire externe,* à ce niveau, se porte transversalement de la base du cinquième métatarsien à l'extrémité postérieure du premier espace interosseux, où elle s'anastomose à plein canal avec la pédieuse : c'est l'*arcade plantaire profonde* ou tout simplement l'*arcade plantaire.* Elle émet : 1° par sa concavité, quelques rameaux sans importance ; 2° par sa convexité, les *interosseuses plantaires ;* 3° par sa face supérieure, les *perforantes postérieures.* Elle peut être découverte et liée par une incision qui conduit sur la cloison externe ; la branche musculaire du nerf plantaire, qui accompagne l'artère, est un excellent repère.

β) Les *veines* suivent le trajet des artères : les deux *arcades veineuses plantaires.*

γ) Les *lymphatiques* suivent, eux aussi, le trajet des vaisseaux sanguins et aboutissent aux ganglions poplités.

δ) La *branche profonde du nerf plantaire externe* suit le trajet de l'arcade plantaire. Elle fournit des rameaux aux deux derniers lombricaux, à tous les interosseux, et se perd ensuite dans les deux faisceaux de l'abducteur du gros orteil.

7° Plan squelettique. — Il est représenté : 1° en arrière, par la face inférieure des os du tarse ; 2° en avant, par la face inférieure des métatarsiens ; 3° par les ligaments qui, inférieurement, unissent entre elles ces diverses pièces osseuses.

§ 3 — ORTEILS

Les orteils, homologues des doigts de la main, sont, comme ces derniers, au nombre de cinq ; *premier, deuxième, troisième,* etc., en allant de dedans en dehors. Chacun d'eux nous présente une *région supérieure* et une *région inférieure.*

A) — RÉGION SUPÉRIEURE

La région supérieure ou *dorsale* comprend l'ensemble des parties molles qui se disposent au-dessus des phalanges.

1° Limites. — *En arrière*, une ligne transversale passant par les espaces interdigitaux ; *en avant*, l'extrémité libre de l'ongle ; *sur les côtés*, deux lignes répondant aux bords des phalanges.

2° Forme extérieure et exploration. — La région dorsale des orteils, convexe transversalement, est plus large en avant qu'en arrière. L'exploration est des plus faciles.

3° Plans constitutifs. — Quatre plans superposés : 1° la *peau ;* 2° le *tissu cellulaire sous-cutané ;* 3° une *couche tendineuse ;* 4° le *squelette*.

a. *Peau*. — Mince et mobile ; quelques poils sur la première phalange (*excoriations* fréquentes, avec lymphangites, adénites, phlegmons ; *durillons* ou *cors*). A l'extrémité de la région se voit l'ongle, presque toujours atrophié et déformé (*onglc incarné, exostose sous-unguéale*).

b. *Tissu cellulaire sous-cutané*. — Couche mince, lamelleuse, peu riche en graisse.

c. *Couche tendineuse*. — Elle est constituée par les tendons extenseurs : il en existe deux (le long et celui du pédieux) pour les quatre premiers orteils ; un seul pour le petit orteil. Ces tendons reçoivent latéralement les expansions des lombricaux et des interosseux.

d. *Plan squelettique*. — Il est formé par la face postérieure (convexe) des phalanges et de leurs articulations.

4° Vaisseaux et nerfs. — Voy. p. 543.

B) – RÉGION INFÉRIEURE

La région inférieure ou *plantaire* comprend l'ensemble des parties molles qui se disposent à la face inférieure des phalanges.

1° Limites. — *En arrière*, le pli digito-palmaire ; *en avant*, l'extrémité antérieure de l'ongle ; *latéralement*, comme pour la région précédente.

2° Forme extérieure et exploration. — La face inférieure des orteils, convexe transversalement, est concave dans le sens antéro-postérieur. Elle se termine, en avant, par une extrémité .élargie. Son exploration est également facile.

3° Plans constitutifs. — Cinq plans superposés : 1° la *peau* ; 2° le *tissu cellulaire sous-cutané* ; 3° une *gaine fibreuse* ; 4° les *tendons fléchisseurs* ; 5° le *plan squelettique*.

a. *Peau*. — Très épaisse, surtout sur la dernière phalange : peu mobile ; dépourvue de poils et de glandes sébacées (*fissures, exulcérations, plaques muqueuses*).

b. *Tissu cellulaire sous-cutané*. — Mêmes caractères qu'à la région palmaire des doigts.

c. *Gaine des fléchisseurs*. — Comme aux doigts.

d. *Tendons des fléchisseurs*. — Comme aux doigts (rétraction des tendons constituant l'*orteil en marteau*). Gaines synoviales, différant de celles des doigts en ce que toutes les cinq ne dépassent pas en arrière la tête des métatarsiens et, par conséquent, ne communiquent pas avec les synoviales tarsiennes.

e. *Plan squelettique*. — Il est représenté par la face inférieure (concave) des phalanges et de leurs articulations.

4° Vaisseaux et nerfs des orteils. — Les *artères, veines* et *lymphatiques* se disposent comme aux doigts (p. 475). — Les *nerfs* présentent eux aussi à peu près la même disposition qu'aux doigts : des 10 *collatéraux plantaires*, les 7 premiers proviennent du plantaire interne (homologue du médian), les 3 derniers sont fournis par le plantaire externe (homologue du cubital) ; des 10 *collatéraux dorsaux*, les 7 premiers sont formés par le musculo-cutané, les 3 derniers par le saphène externe.

§ 4 — OS ET ARTICULATIONS DU PIED

' Ils sont représentés par les *os du tarse*, par les *os du métatarse*, par les *phalanges des orteils*, et par les *articulations* qui unissent ces divers os.

1° Os du tarse. — Au nombre de sept : 1° l'*astragale* (voy. p. 531) ; 2° le *calcanéum*, os volumineux, de forme irrégulièrement cuboïdale présentant six faces : supérieure (deux facettes articulaires), inférieure (deux tubérosités), externe (tubercule

externe), interne (petite apophyse), antérieure (facette articu-
culaire supportée par la grande apophyse), postérieure ; 3° le
scaphoïde, en forme de nacelle ; 4° les *trois cunéiformes*, (premier, deuxième, troisième en allant de dedans en dehors),
enclavés à la manière de coins, entre le scaphoïde, le cuboïde
et les quatre premiers métatarsiens ; 5° le *cuboïde* en forme de
cube irrégulier.

Ces divers os appartiennent à la classe des os courts. Ils se
développent par un seul point d'ossification (sauf le calcanéum
qui en possède deux).

Ils sont constitués par du tissu spongieux, dont les travées
ont une direction spéciale (voy. plus loin).

2° Os du métatarse. — Homotypes des métacarpiens. Ils
sont au nombre de cinq et nous présentent un *corps*, une *extrémité postérieure* ou *base*, une *extrémité antérieure* ou *tête*. Même
développement et même structure que les métacarpiens ; mais
ils sont beaucoup plus fragiles (fractures indirectes fréquentes).

3° Phalanges. — Conformées sur le même type que celles
des doigts (voy. p. 477).

**4° Articulation astragalo-calcanéenne ou sous-astraga-
lienne**. — Double *arthrodie* constituée, du côté du calcanéum
comme du côté de l'astragale, par deux facettes articulaires : une
facette postéro-externe, une facette antéro-interne. Elles sont
séparées par le *creux astragalo-calcanéen* ou *sinus du tarse*.

Trois *ligaments*, deux périphériques sans importance, un
interosseux très puissant (*clef de l'articulation* ; on l'aborde,
quand on pratique la désarticulation sous-astragalienne, par la
partie externe, large, du sinus du tarse), maintiennent les surfaces articulaires en présence.

Elle possède deux *synoviales*. — Elle est le siège principal des
mouvements d'adduction et *d'abduction* du pied sur la jambe.

5° Articulation médio-tarsienne ou de Chopart — Formée par deux articulations distinctes : l'une, interne ou *astra-
galo-scaphoïdienne*, est une énarthrose (tête de l'astragale, face
postérieure du scaphoïde creusée d'une cavité glénoïde qui se

trouve agrandie en bas et en arrière par un fibro-cartilage) ; l'autre, externe ou *calcanéo-cuboïdienne*, appartient au genre des articulations par emboîtement réciproque (face antérieure du calcanéum, face postérieure du cuboïde).

Chaque articulation nous présente des *ligaments propres*. Il existe, en outre, un ligament commun ou ligament en **Y**, *clef de l'articulation ;* dans la désarticulation de Chopart, on l'aborde par sa partie supérieure. Chaque articulation possède encore une *synoviale distincte*.

L'articulation médio-tarsienne est le siège de *mouvements de flexion*, d'*extension*, d'*adduction*, d'*abduction* et, principalement, de *rotation*.

6° Articulation des os de la deuxième rangée du tarse entre eux. — Ce sont de simples *arthrodies*. — *Ligaments dorsaux, plantaires, interosseux.* — Deux *synoviales*, l'une relativement vaste, l'autre petite. — Elles ne possèdent que des *mouvements de glissement.*

7° Articulation tarso-métatarsienne ou de Lisfranc. — Série d'*arthrodies* constituées par l'extrémité postérieure des cinq métatarsiens d'une part, l'extrémité antérieure des trois cunéiformes et du cuboïde d'autre part : l'interligne décrit une courbe convexe en avant, irrégulière au niveau de la base du deuxième métatarsien. — Elle nous présente des *ligaments dorsaux, plantaires, interosseux :* celui qui unit la face externe du 1er cunéiforme à la base du 1er et du 2e métatarsien est très puissant; sa section, dans la désarticulation de Lisfranc, se pratique par le *coup de maître*. — Trois *synoviales* distinctes. — L'articulation tarso-métatarsienne ne possède que des *mouvements de glissement.*

8° Articulations intermétatarsiennes, métatarso-phalangiennes, interphalangiennes des orteils. — Entièrement analogues aux articulations homonymes de la main (voy. p. 477).

9° Vue d'ensemble, architecture du pied. — Envisagé dans son ensemble, le squelette du pied représente une véritable voûte (*voûte plantaire*), reposant sur le sol, en arrière par l'extrémité postérieure du calcanéum, en avant par les têtes des métatarsiens. Cette voûte, comme le prouve la direction des travées osseuses dans les os du pied, est elle-même formée de deux voûtes secondaires, juxtaposées en avant, superposées et fusionnées en arrière en un pilier commun : 1° une *voûte externe*, surbaissée, servant à l'appui du corps (*voûte de l'appui*); 2° une *voûte interne*, plus cintrée que la précédente, servant à la propulsion du corps (*voûte du mouvement*). Son affaissement, pendant l'adolescence, caractérise l'affection connue sous le nom de *tarsalgie des adolescents* ou *pied plat valgus douloureux*.

10° Rapports généraux, exploration et voies d'accès. — Les os et articulations du pied sont recouverts, sur leur face plantaire, par des parties molles épaisses, au milieu desquelles cheminent des vaisseaux et nerfs importants. Sur leur face dorsale, au contraire, on ne trouve qu'une mince couche et une seule artère. Aussi est-ce par la face dorsale qu'on les explorera en clinique (inspection, palpation, examen aux rayons X) et qu'on les abordera en chirurgie opératoire.

TABLE DES MATIÈRES

LIVRE PREMIER

TÊTE

LIVRE II

RACHIS

LIVRE III

COU

LIVRE IV

THORAX

LIVRE V

ABDOMEN

LIVRE VI

BASSIN